海洋药物导论

（第二版）

主　编　张　文

副主编　李　玲　吴文惠

主　审　易杨华

上海科学技术出版社

图书在版编目(CIP)数据

海洋药物导论 / 张文主编. —2 版. —上海:上海科学
技术出版社,2012.9(2023.6 重印)
ISBN 978 - 7 - 5478 - 1276 - 1

Ⅰ.①海… Ⅱ.①张… Ⅲ.①海洋药物—概论
Ⅳ.①R282.77

中国版本图书馆 CIP 数据核字(2012)第 078166 号

海洋药物导论(第二版)

主编 张 文

上海世纪出版(集团)有限公司
上海 科 学 技 术 出 版 社 出版、发行
(上海市闵行区号景路 159 弄 A 座 9F - 10F)
邮政编码 201101 www.sstp.cn
上海当纳利印刷有限公司印刷
开本 787×1092 1/16 印张 24
字数:530 千字
2004 年 9 月第 1 版
2012 年 9 月第 2 版 2023 年 6 月第 8 次印刷
ISBN 978 - 7 - 5478 - 1276 - 1/R·413
定价:58.00 元

内容提要

　　本书简要介绍海洋药物的发展历程、研究方法和成果及面临的问题。全书共分 16 章,包括总论和各论两个部分。总论部分主要涉及海洋天然产物研究的一般方法、关键技术、热点领域及海洋生物资源等,以方便读者从总体上全面把握学科研究的一般问题;各论部分按照海洋天然产物的结构类型,对海洋天然产物的特性和研究方法进行阐述,并对各类物质研究的重要成果给予介绍,既有试验依据又有理论概括。本书具有显著的学科特色、系统的理论性和科学性,可供海洋药物、天然药物化学、海洋生物化学、海洋水产及海洋生物资源等本科生、研究生及科研人员作为教材和参考书。

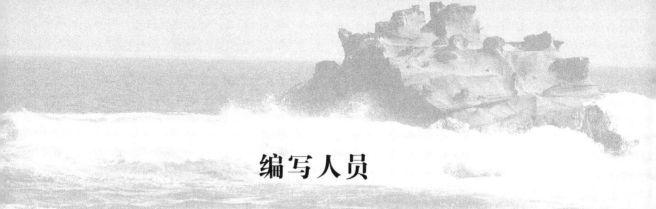

编写人员

主　编

　　张　文

副主编

　　李　玲　吴文惠

主　审

　　易杨华

编著人员（以姓氏笔画为序）

　　朱伟明　孙　鹏　李　玲　李志勇　吴文惠

　　佘志刚　张　文　林厚文　易杨华　贾彦兴

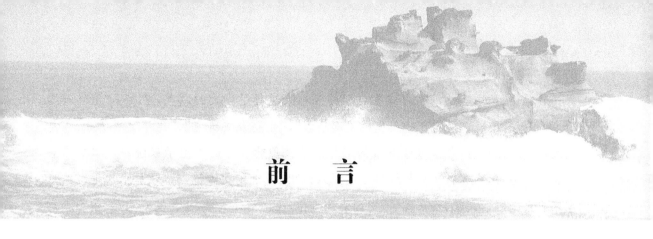

前　言

　　21世纪是一个海洋的世纪,是人类开发利用海洋资源的新世纪。海洋药物的研究开发即是这一进军号中的一个重要音符。海洋药物研究历经60余年的发展,已经日臻成熟,成为药物化学领域中一个新的独立学科和未来天然药物新的发展方向和增长点。

　　海洋药物起源于海洋天然产物的研究,但推动该学科发展的主要动力是它所具有的潜在的应用价值。近数十年来,世界上许多出色的科学家付出了艰辛努力,利用现代色谱技术和波谱技术,从海洋生物中获得了两万余种化学成分。经药理活性研究,从中发现了为数众多的活性化学成分,这些活性成分有的已经开发成具有重要价值的治疗药物,有的作为新药候选药物或新药先导化合物正在进行临床或临床前研究。海洋天然产物由于本身具有活性强、结构新颖等优于陆生生物成分的特点,备受世界各国学者的关注。

　　我国是一个海洋大国,具有利用海洋药物的悠久历史,近年来科学家也相继开展了海洋药物研究及保健功能食品开发应用等方面工作,但是在海洋天然产物应用基础研究以及海洋药物开发研究方面,与发达国家的差距依然显著。其主要原因是相关研究起步晚、基础薄弱、研究手段落后、研究人才匮乏等。针对这种情况,加大对海洋天然产物基础研究的投入,引进先进的研究技术,大力加强专业人才的培养和后备人才的储备,是改变目前落后状态的根本措施,而专业人才的培养是事关学科长远发展的重中之重。

　　《海洋药物导论》一书就是在上述背景下应运而生的,于2004年第一次出版,目的是为海洋药物相关专业研究人员提供入门教材和参考书。该书的编撰和出版,为该专业的教学提供了有益的参考,填补了国内海洋、医药院校相关教学的空白。首版教材出版以后,有力地推动了海洋药物研究的教学和人才培养工作,受到了相关教学单位的欢迎。

　　鉴于海洋天然产物近年来日新月异的发展及过去7年中的课程教学体会,新版《海洋药物导论》的内容及编排方式在原版的基础上进行了较大的调整,增加了"海洋药物研究的一般方法"、"海洋药物研究的关键技术"、"生物合成研究"、"化学合成研究"等总论及研究热点内容,各论部分章节的编排严格按照化合物的类型予以统一。本书具有学科特色显著,内容新颖且其编排方式深入浅出、易于接受等特点。参加本次编写的专家来自第二军医大学、北京大学、中国海洋大学、上海海洋大学、上海交通大学、中山大学等,多为多年来专业从事海洋药物研究的国内知名学者,有着较高的专业素养和全面的学科知识,使本书更为全面、科学。

由于国内外有关海洋药物的参考书为数甚少,本书成书过程中参照了 *Bioactive Marine Natural Products* 及 *Drugs from the Sea* 两本专著,大多数文献资料均来自不同时期的专业学术期刊。本书的出版将有助于读者全面系统地了解海洋药物的研究与发展现状,对促进我国的海洋药物研究必定有所帮助。由于编者水平有限,缺点和错误在所难免,敬请同道批评指正。

编 者
2012 年 4 月

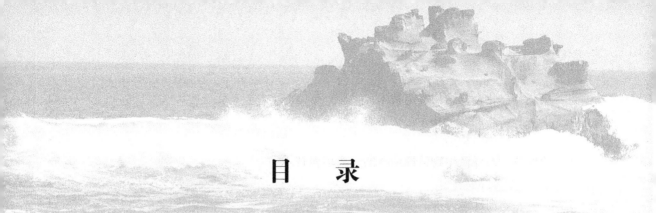

目　录

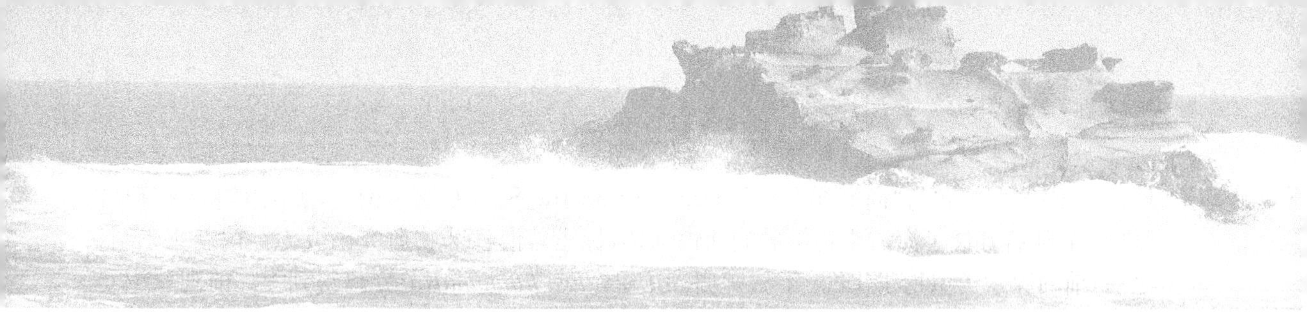

第一章
绪　论

人类目前栖息生活的地球上有 70.8% 的面积是海洋。海洋不仅是地球万物的生命之源,亦是地球上生物资源最丰富的领域。据报道,地球上约有 100 万种生物生活在海洋中,已为人类认知或命名的海洋物种为 25 万种。这其中除了已为人类所熟知的鱼、虾、贝类等生物外,仅较低等的海洋生物物种(如海绵,珊瑚,软体动物等)就有 20 多万种。这些海洋生物虽不太为人类所熟悉,但它们在海洋生物食物链中占有重要的地位,起着关键的生态作用。不仅如此,由于海洋生态环境的特殊性(高压、高盐、缺氧、避光),使得各种海洋生物物种之间的生存竞争非常激烈。为能在严酷的环境下进化生存,很多海洋生物在生命过程中代谢产生一些结构特殊、生物活性显著的小分子化学物质即次生代谢产物。这些化学物质的主要作用是防范潜在天敌的进攻、避免海洋微生物及浮游杂物的附着,以及进行物种之间的信息传递,往往具有非常显著的药理生物活性。由于海洋生物与陆地生物生存环境的不同,导致海洋生物次生代谢产物的生物合成途径和反应系统与陆地生物相比有着巨大的差异,因而海洋生物次生代谢产物有着更大的化学多样性。海洋生物资源的相对完整性、丰富的生物多样性以及其次生代谢产物化学结构多样性和显著的药理活性,使之成为创新药物研究的重要源泉。特别是现代医药工业的迅猛发展以及人类对治疗重大疾病高效低毒创新药物的迫切需求,使得世界各国,尤其是西方发达国家,纷纷斥巨资用于海洋生物的资源、化学、生态学、生物活性等多方面的研究,目的是为了从海洋生物资源中寻找能有效预防、治疗严重威胁人类生命健康的创新药物。海洋生物资源是一个巨大的潜在的未来新药来源的宝库已成为一种共识。

国际上对海洋药物(化学和生物功能)的研究起始于 20 世纪 50 年代初。1955 年,Bergmann 和他的同事 Burke 从采自加勒比海域的一种海绵(*Crypthoteca crypta*)中分离得到两种罕见的海绵核苷(spongothymadine)及海绵尿苷(spongouridine)[1],以此为基础研制的阿糖腺苷(Ara－A)和阿糖胞苷(Ara－C)目前仍然是活跃于临床一线的抗病毒和抗肿瘤的重要药物。1964 年日本京都第三届天然产物化学国际会议上报道了河豚毒素(tetrodotoxin)的发现;两年后,抗真菌药物硝吡咯菌素(pyrrolnitrin)从海洋来源的假单胞菌(*Pseudomonas bromoutilis*)中发现[2],这种抗生素目前仍在应用中。这一系列的重要发现,引起了相关学者对海洋药物的极大兴趣和重视。1967 年,美国海洋技术协会(Marine Technology Society of the United States) 在罗德岛大学(University of Rhode Island,

Kingston)主办了题为"向海洋要药"(Drugs From the Sea)专题讨论会,美国国家肿瘤研究院(NCI)随后开展了海洋生物抗肿瘤活性筛选,标志着海洋药物研究已成为一门新兴学科。之后,前列腺素类似物于 1969 年从柳珊瑚 Plexaura homomalla 分离得到[3]。前列腺素是具有强烈生理活性和广谱药理效应的物质,由于其在自然中存量极微,合成也很困难,当时价格远远高于黄金价格,限制了对其深入研究。从柳珊瑚发现含量丰富的前列腺素,不但具有重要的学术价值而且具有极高的商业价值,成为当时具有轰动效应的重要事件,并直接导致了第一次海洋天然产物化学研究的高潮。

海洋药物化学与其他学科的关系从一开始便十分密切,并且各个学科之间一直相互渗透、关联、影响。早期的海洋药物化学的研究沿袭和借鉴了植物化学和昆虫生态化学的研究方法和方向,主要以传统的化学手段确定化合物的结构。由于海洋天然产物分子骨架往往十分奇特、新颖、复杂,而且化合物在生物中的含量、得率很低,从而给结构解析、确定带来了相当大的困难,所以开始阶段的研究进展相当缓慢。只是到了 20 世纪 80 年代,由于样品采集、储藏、鉴定新技术,色谱分离纯化新技术,波谱结构解析新技术的出现和普遍应用,特别是各种高分辨质谱、高分辨核磁共振技术的迅猛发展,给海洋天然产物的研究带来了极大的推动,使得原来极为困难复杂、耗时耗钱的海洋天然产物结构研究工作变得相对简单,目前甚至不足 1 mg 的微量样品的复杂结构都能得到确定。新化合物的纯化与鉴定不再是海洋天然产物研究的障碍。而分子水平的生物活性筛选模型及高通量筛选技术的建立,为其生物学活性的发现跟踪提供了技术保障,从而使海洋天然产物研究的高效、精细、目标化和生态化成为可能。由此,以生物活性为先导的对于海洋生物化学成分的研究揭开了新的篇章。

海洋天然产物研究的范围主要包括海洋植物、低等无脊椎动物和微生物三大种群。由于生态环境的巨大差异,海洋生物的次生代谢产物无论结构还是生理功能均与陆地生物有很大不同。其分子结构特点主要表现为分子骨架的重排、迁移和高度氧化,分子结构庞大、复杂、分子中手性原子多。海洋化合物的类型包括萜类、甾体、生物碱、多肽、大环内酯、前列腺素类似物、聚多烯炔化合物、聚醇、聚醚等。海洋次生代谢产物往往结构中含有一些独特的化学功能团,如多卤素取代的化合物,含硫甲胺基的化合物,含腈基、异腈基、异硫腈基的倍半萜和二萜等;许多化合物如以 máeganedin A (1)[4]为代表的大环二胺类海洋生物碱的生物合成途径至今仍不清楚。海洋天然产物的复杂分子结构,给其结构鉴定带来了极大挑战。迅速发展的现代波谱学与化学的完美结合与综合运用,为这些化合物的结构鉴定提供了可能的技术手段。一些著名的海洋天然产物如短裸甲藻毒素(brevetoxin B, 2)[5]、草苔虫内酯(bryostatin 1, 3)[6]和沙海葵毒素(palytoxin, 4)[7, 8]都是通过化学手段结合波谱技术(包括单晶 X 衍射)成功确定结构的范例。特别是水溶性聚醚沙海葵毒素的结构测定历经 10 年才得以完成,这是综合运用光谱解析和化学方法确定复杂天然产物结构的一个成功典范,是当今天然产物化学的重大成果。而随后完成的对该化合物的全合成,则被认为是现代化学研究领域的重大进展[9, 10],并直接影响了海洋天然产物及相关学科发展达 30 年之久。

海洋天然产物的另一个重要特点是具有强烈的药理生物活性。以沙海葵毒素为例,其毒性比河豚毒素高一个数量级,是毒性最强的非蛋白毒素之一。研究表明它具有强烈的抗肿瘤活性,以 84 μg / kg 的剂量给药,就能 100％地抑制小鼠艾氏腹水瘤;它还是最强的冠状动脉收缩剂,其效能比血管紧张素 Ⅱ 高 100 倍以上。令人感兴趣的是它对离子通道通透性的作用机制与河豚毒素相反,能使钠离子(Na+)通道开放。许多海洋化合物显示多种多样的生物活性,其中以抗菌、抗炎和细胞毒性尤为突出。这些显著的生物活性显示出海洋药物强大的生命力及潜在的药用前景,引起化学家、生物学家、药理学家的广泛兴趣。

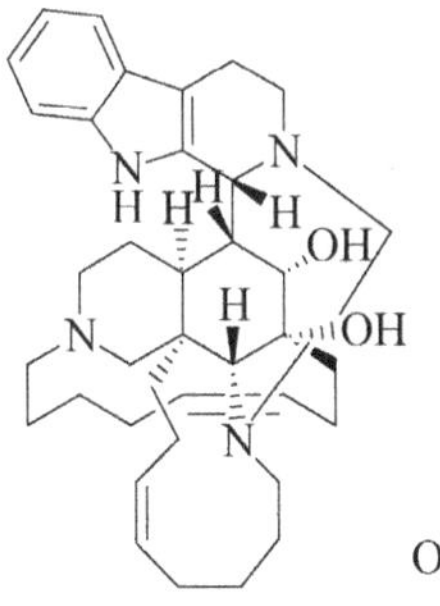

美国是世界上最早开展海洋药物研究的国家。美国国立卫生研究院(NIH)癌症研究所(NCI)每年投于海洋药物研究的科研经费占全部天然药物研究经费的一半以上,他们的巨大投入已获得丰厚的回报。近期获批进入市场的 3 个海洋来源的新药中有 2 个是 NIH 前期资助的项目,包括芋螺毒素(ziconotide,**5**)[11] 及 ecteinascidin 743(**6**)[12];其他如 bryostatin 1(**3**)[6]、pseudopterosin A(**7**)[13]、salinosporamide A(**8**)[14]等目前仍在临床研究阶段,前景看好。在美国科学家的带领下,欧洲、日本及其他国家学者相继开展了海洋生物的化学、生物学、生态学等多方面的基础研究和针对人类重大常见疾病如肿瘤、心血管疾病的基础研究。日本科学家也从海绵中发现了具有显著抗肿瘤作用的活性物质

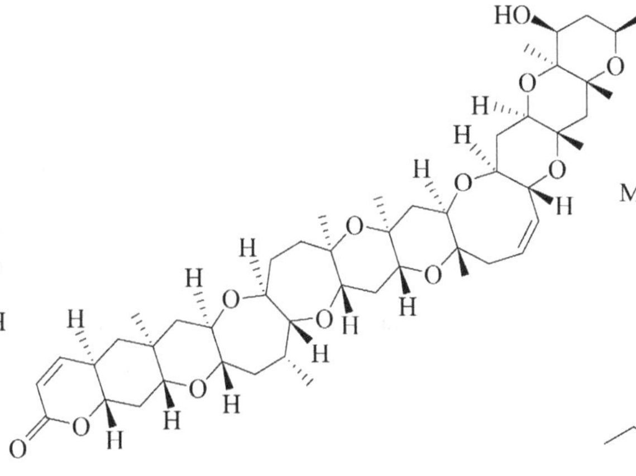

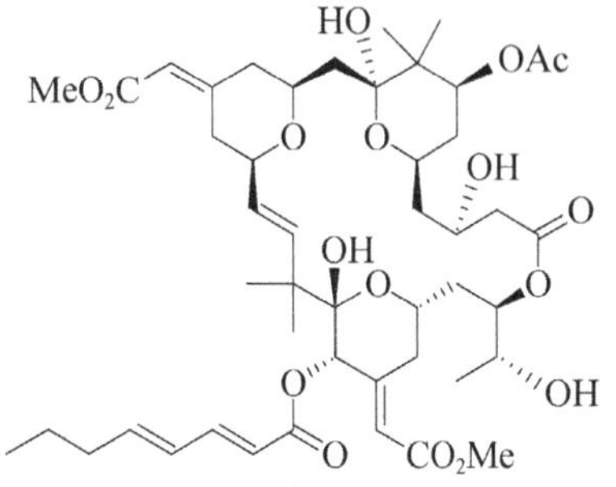

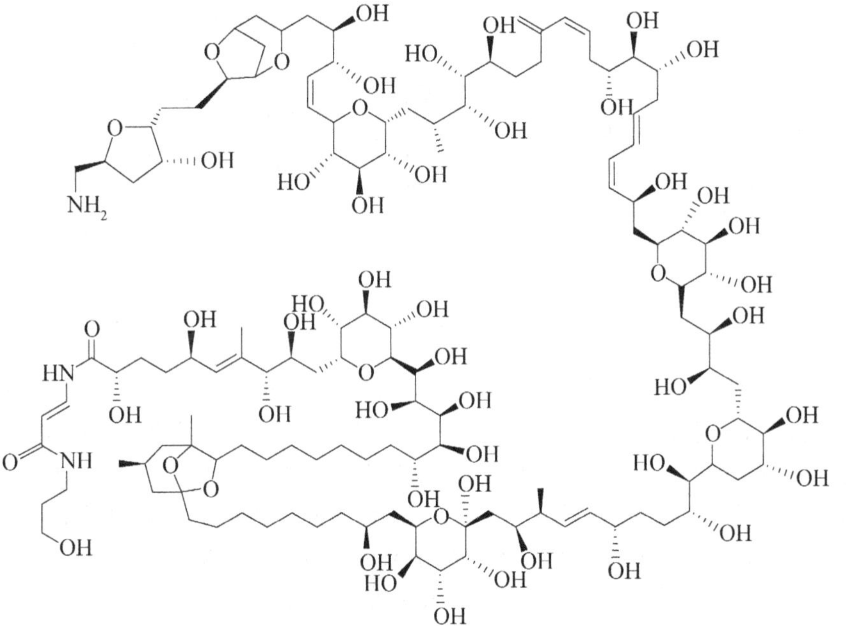

halichondrin B[15]，并进行了深入研究。最近，halichondrin B 的结构类似物 eribulin (**9**)得到美国 FDA 批准，成为近年来第 3 个获批进入市场的海洋来源的新药[16]。

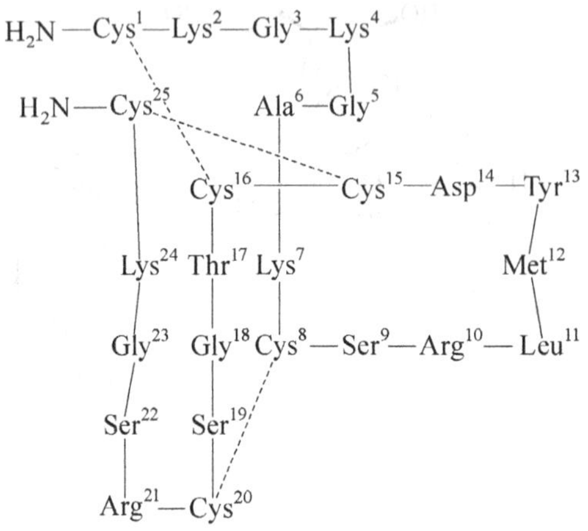

$$H_2N—Cys^1—Lys^2—Gly^3—Lys^4$$

$$H_2N—Cys^{25} \qquad Ala^6—Gly^5$$

$$Cys^{16}———Cys^{15}—Asp^{14}—Tyr^{13}$$

$$Lys^{24}\ Thr^{17}\ Lys^7 \qquad\qquad Met^{12}$$

$$Gly^{23}\ Gly^{18}\ Cys^8—Ser^9—Arg^{10}—Leu^{11}$$

$$Ser^{22}\ Ser^{19}$$

$$Arg^{21}—Cys^{20}$$

5

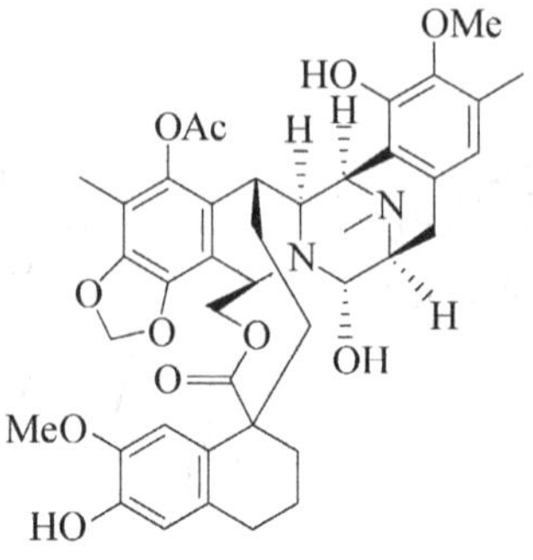

6

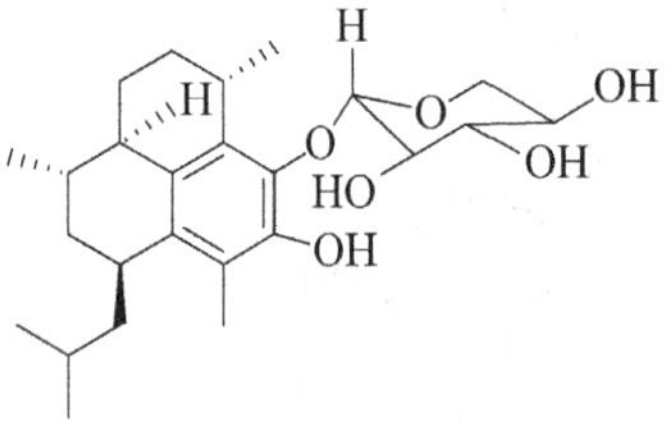

7 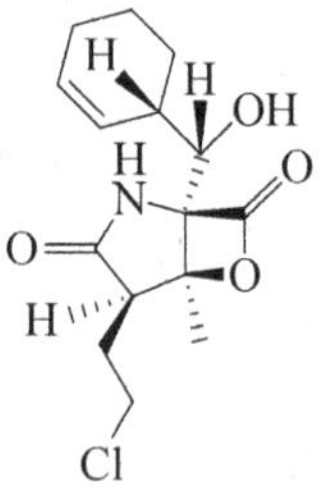　　　　**8** 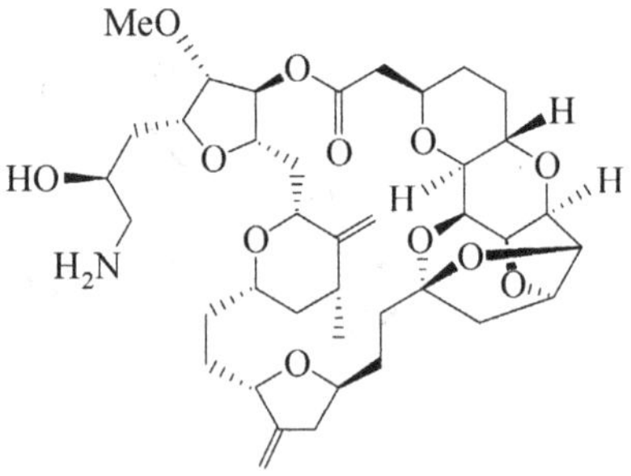　　　　**9**

在过去 40 多年时间里海洋天然产物研究取得了飞速迅猛的发展，成为当前国际上一个生机勃勃的新兴学科和热点研究领域。科学家已从海洋植物、无脊椎动物等海洋生物中发现了近两万种海洋天然产物。这些海洋化合物具有多方面的生物活性，如降糖、杀虫、抗炎、抗菌、抗凝血、抗污损、抗肿瘤、抗早老痴呆等。海洋天然产物数量以平均每 4 年增加 50% 的速度递增。长期的系统研究和持续投入也终于取得了可喜的成果，除了美国 FDA 已经批准上市的 6 个海洋新药以外，近十年来进行临床前研究的新药先导化合物多达 1 450 余个，至少有 14 个进入了临床研究。事实上，还有很多源于海洋天然产物的药物正处于临床研究的不同阶段，只是出于知识产权保护和竞争需要而没有公开。

我国是海洋大国，海域辽阔(享有产权和管辖权的海域面积约 300 万平方公里)，海洋生物资源丰富。目前我国已有记录的海洋生物有 20 278 种，其中生活在南海的物种就有 13 860 种，占到了总物种的约 70%。我国不仅海洋生物资源丰富，而且还是世界上最早利用海洋生物治疗疾病的国家。早在公元前的《尔雅》内就有关于蟹、鱼、藻类用作治病药物的记载。而在《本草纲目》中收载的约 1 892 种药物中，来源于海洋湖沼生物的药物有近 90 种。

我国虽有历史和资源两方面的优势，但由于多方面的原因，在现代海洋天然产物研究方面起步较晚。早期仅有个别学术机构开展了一些零星分散的针对海藻及珊瑚等海洋生物化学成分及生物活性的研究[17]。由于海洋天然产物研究本身存在的困难，加之研究技术手段落后,所以开始阶段的研究与国际上发达国家相比进展相当缓慢,研究工作的深度和广度与世界先进水平相比存在着巨大明显的差距。到了 20 世纪 80 年代后期,国际海洋天然产物的研究复苏和二次崛起引起了国家对于海洋天然产物研究的重视,也极大地鼓舞了我国海洋天然产物研究人员的积极性,吸引了一批优秀的天然产物化学家投身到海洋天然产物研究的领域中。到 20 世纪末,我国海洋天然产物研究开始逐步进入高速发展期。据不完全统计,我国迄今发表的 600 余篇海洋天然产物化学专业论文中,发表于 1982 年以前的仅 50 余篇,其中半数来自台湾和香港地区,主要都是中文文章,中国大陆没有英文文章发表。到 1995 年中国大陆仅发表英文论文 10 余篇。从 1995 年开始,发表英文研究论文的数量逐年明显增多,仅 1996 年一年就发表 10 余篇,相当于之前所有英文文献的总和[17, 18]。

21 世纪初,大批国外留学科研人员的回归,在带来先进研究技术的同时也带来了崭新的科研理念,广泛开展了对海洋动、植物和微生物活性成分的研究,取得了一系列研究成果,逐步缩小了与国际先进水平间的差距。这一时期我国海洋天然产物研究领域发表的论文在数量上急剧上升,在质量上明显提高。一个明显的特征就是文章更注重细节,论据更为充分,系统性、完整性更强。在样品的采集、储存、分离纯化及单体化合物的结构鉴定方面更加系统、有序和科学化。从年平均报道的化合物数量来看,2000 年之前,中国与北美、日本、欧洲、澳洲及印度等国家和地区均有较大差距;2001～2007 的七年间,中国学者在每年报道化合物数量年均突破 200 个,一跃成为全球之首[19]。另外,研究领域也从以活性成分为主导的传统研究模式扩展到海洋生物化学生态学方面的研究,这是海洋天然产物研究方向和理念的重要转变。但主要工作仍没有脱离海洋天然产物发现的主旋律。海洋天然产物化学合成工作相对较弱,生物合成方面的工作几乎没有涉及,而这两个领域恰恰是目前国际上海洋天然产物化学最活跃和最具代表性的领域,说明我国在海洋天然产物的研究方面与国际水平仍然存在较大差距。

海洋生物似乎能提供无穷尽的新天然产物。尤其是近年来,随着相关分析手段的提高和新生物活性筛选模型的发展,海洋生物中新化合物发现的速度和数量均超出了人们的想象,且不断有全新骨架的海洋天然产物被报导[18]。这些研究成果极大的丰富了有机化学的内容,促进了有机化学、药理学、分子生物学等相关学科的发展。虽然海洋新天然产物的数量增长很快,但只占到了陆地生物中发现化合物数量的 10%,从已研究的生物资源数量上来看,目前已被测定过的海洋生物种类仅几千种,由此可见海洋生物的开发与研究具有巨大的潜力和发展空间,是新药发现不可替代的宝贵资源。

海洋药物研究在历经了兴起—低潮—突破—发展的曲折历程之后,正逐步进入其收获季节,显示出独特的魅力和巨大潜力。现代波谱学、现代色谱学及现代分子生物学等相关研究技术的不断突破和迅猛发展为海洋药物研究带来了勃勃生机。在经过了新世纪前 10 年的高速发展之后,新一轮海洋药物研究的浪潮还会远吗[20]?

参考文献

[1] Bergmann W, Burke DC. Contributions to the study of marine products. XXXIX. The nucleosides of sponges. III. Spongothymidine and spongouridine. *J Org Chem* **1955**,20,1501-1507.

[2] Burkholder PR, Pfister RM, Leitz FH. Production of a pyrrole antibiotic by a marine bacterium. *Appl Microbiol*. **1966**,14,649 - 653.

[3] Weinheimer AJ, Spraggins RL. The occurrence of two new prostaglandin derivatives (15 - epi - PGA2 and its acetate, methyl ester) in the gorgonian *Plexaura homomalla* Chemistry of Coelenterates. ⅩⅤ. *Tetrahedron Lett* **1969**,10,5185 - 5188.

[4] Tsuda M, Watanabe D, Kobayashi J. *Tetrahedron Lett*. **1998**,39,1207 - 1210.

[5] Lin Y-Y, Risk M, Ray SM, et al. Isolation and structure of brevetoxin B from the red tide dinonagellate *Gymnodinium breve*. *J Am Chem Soc* **1981**,103,6773 - 6775.

[6] Pettit GR, Herald C L, Doubek DL, et al. Isolation and structure of bryostatin 1. *J Am Chem Soc* **1982**,104,6846 - 6848.

[7] Moore RE, Scheuer PJ. Palytoxin: a new marine toxin from a coelenterate. *Science* **1971**,172, 495 - 498.

[8] Moore RE, Bartolini G. Structure of palytoxin. *J Am Chem Soc* **1981**,103,2491 - 2494.

[9] Armstrong RW, Beau JM, Cheon SH, et al. Total synthesis of a fully protected palytoxin carboxylic acid. *J Am Chem Soc* **1989**,111,7525 - 7530.

[10] Suh EM, Kishi Y. Synthesis of palytoxin from palytoxin carboxylic acid. *J Am Chem Soc* **1994**,116, 11205 - 11206.

[11] Olivera BM, Gray WR, Zeikus R, et al. Peptide neurotoxins from fish-hunting cone snails. *Science* **1985**,230,1338 - 1343.

[12] Wright AE, Forleo DA, Gunawardana GP, et al. Antitumor tetrahydroisoquinoline alkaloids from the colonial ascidian *Ecteinascidia turbinate*. *J Org Chem* **1990**,55,4508 - 4512.

[13] Look SA, Fenical W, Matsumoto GK, et al. The pseudopterosins: a new class of antiinflammatory and analgesic diterpene pentosides from the marine sea whip *Pseudopterogorgia elisabethae* (octocorallia). *J Org Chem* **1986**,51,5140 - 5145.

[14] Feling RH, Buchanan GO, Mincer TJ, et al. Salinosporamide A: a highly cytotoxic proteasome inhibitor from a novel microbial source, a marine bacterium of the new genus *Salinospora*. *Angew Chem Int Ed* **2003**,42,355 - 357.

[15] Hirata Y, Uemura D. Halichondrins-antitumor polyether macrolide from a marine spone. *Pure Appl Chem* **1986**,58,701 - 710.

[16] Mayer AMS, Glaser KB, Cuevas C, et al. The odyssey of marine pharmaceuticals: a current pipeline perspective. *Trends Pharm Sci* **2010**,31,255 - 265.

[17] Zhang W, Guo Y-W, Gu Y-C. Secondary Metabolites from the South China Sea Invertebrates: Chemistry and Biological Activity. *Curr Med Chem* **2006**,13,2041 - 2090.

[18] Blunt JW, Copp BR, Munro MHG, et al. Marine natural products. *Nat Prod Rep* **2011**,28,196 - 268, and references therein.

[19] Blunt JW, Copp BR, Hu W-P, et al. Marine natural products. *Nat Prod Rep* **2009**,26,170 - 244.

[20] Montaser R, Luesch H. Marine natural products: a new wave of drugs? *Future Med Chem* **2011**,3, 1475 - 1489.

(张　文)

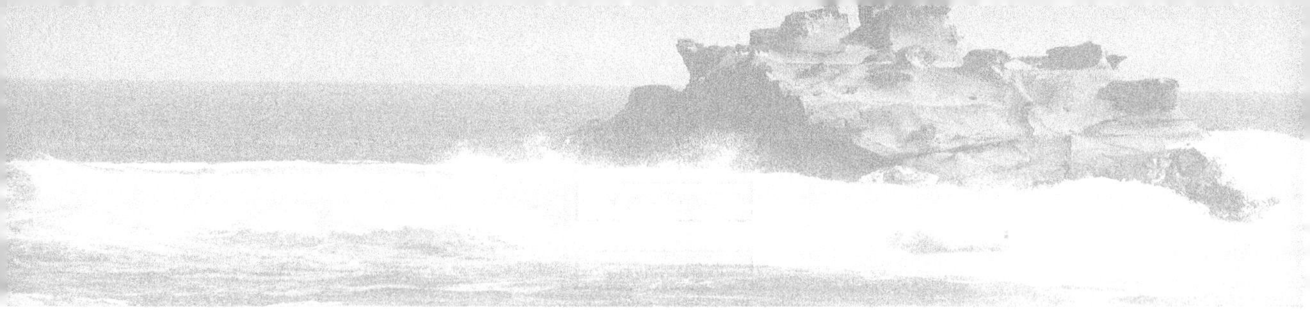

第二章
海洋药物研究的一般方法

现代海洋药物研究是 20 世纪 60 年代派生于天然药物研究的一门新兴学科，早期的研究手段和方法完全借鉴和模仿了天然药物研究手法，一般的研究方法至今也没有脱离天然药物研究的领域和范畴，但基于海洋生物生存环境的艰难苛刻（高盐、高压、缺氧、缺少光照等）以及海洋生物的多样性以及生物活性物质的多样性等特点，海洋药物研究又有着自身显著的特点：海洋生物中蕴藏着大量化学结构新颖、生物活性极其强烈的物质；活性物质含量极低，导致药源问题一直是海洋药物研究与开发的制约因素之一，寻找可人工再生的、对环境无破坏的、稳定的、经济的药源已成为海洋药物研究领域最紧迫的课题；一些海洋物质活性极强但毒性较大，后续的结构改造和药理研究工作量较大。一般来讲，海洋药物研究的一般方法包括海洋生物样品的采集、活性筛选与活性先导化合物的发现、化合物的结构优化及构效关系研究、临床前药理和毒理研究及临床试验等几个主要步骤。其中，先导物的发现是海洋药物开发的基础和源泉，对于某些存在着活性较低或毒性较大的活性成分，通过结构优化以期获得活性更高、毒性更小的新的化学成分。药理学研究为阐明药物作用机制、改善药物质量、提高药物疗效、开发新药、发现药物新用途并为探索细胞生理生化及病理过程提供实验资料等。海洋药物的研究开发的大体程序如图 2-1 所示。

第一节　样　品　采　集

一、文献调研

海洋生物种类繁多，在自然界 36 个动物门中，海洋生物就有 35 个门，其中 13 个是海洋特有的门类。地球上 80％的动物栖息在海洋中，此外，还存在大量的海洋植物和微生物，因此海洋生物中蕴藏着大量化学结构新颖、生物活性极强的物质。由于我国海域辽阔，纵跨暖温带、亚热带和热带 3 个气候带，生物物种、生态类型和群落结构方面有显著的多样性特点。因此，在进行海洋生物样品的采集前，要进行必要的文献调研，了解所需采集样品的动物学、生态学分布等生物资源方面的情况，掌握其种属特性、外观特征、分布海域、生长环境以及采集时需要注意的事项，方能保证采集工作可以顺利进行；同时还需要了解其化学成分、活性

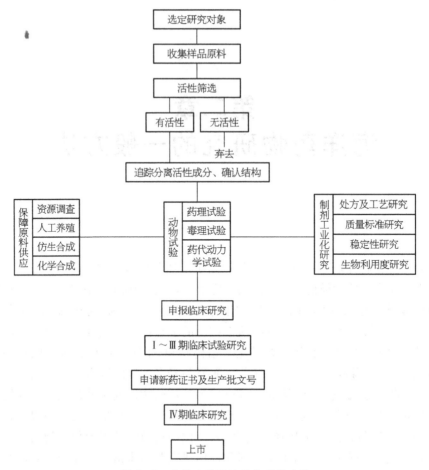

图 2-1　海洋生物活性成分研究流程

报道等学术研究方面的内容,做到有目标、有目的地采集。

二、采集方式与采样记录

(一)采集方式

采集样品的时候,具体的采集方式视所采集的生物种类不同而异,以下简介部分种类的常用采集方式:

1. 海洋动物样品的采集　新鲜动物样品采集后应立即冷冻保存或加乙醇进行防腐,装入密封的容器。有些海洋生物仅需研究其分泌物或毒液,如海蛇毒液、芋螺毒液等。采集时应尽量保证捕捉到活的生物个体,并采用与其栖息环境相似的条件饲养。也可在现场即刻采取毒液等样品,如在研究毒芋螺的过程中,有人用 Eppendorf 试管挖去盖子,放入鱼鳍,再在鱼鳍上覆一层薄膜,吸引芋螺吮吸试管使其将毒液排入试管中。应挑选体长大致相似的个体,如壳上有附着物,应用不锈钢刀或较硬的毛刷去除,彼此相连个体应用刀分开,用现场海水冲刷干净后,放入双层聚乙烯袋中冷冻保存。

2. 海洋植物样品的采集　采集大型植物样品后用现场海水冲洗干净,放入双层聚乙烯袋中冷冻保存或现场摊凉、晒干后包装。

对水体中的微藻类植物可直接采集海水,通过滤膜过滤(孔径 0.6 μm)可富集微藻;对于较大的浮游微藻可用浮游生物网(孔径 10 μm)采集和浓缩;水表漂浮的微藻可用无菌的平板将表层海水转入无菌容器中获得;对于生活在生物或非生物结构表面的微藻,可用无菌小刀将微生物的表面膜刮下,也可将琼脂平板压在微生物定居的表面;微藻寄生的较小的植物和动物可潜水获得;浮游动物可用网收集;底栖型微藻可用载玻片收集,将载玻片放于水体底积物中一段时间,让附着型微藻定居在上面;对沉积物种的微藻也可采用将沉积物铺于琼脂平板表面的方法,或将沉积物悬液涂布于分离平板;对空气中的微藻可用敞开的液体培养基或平板收集。样品采集后必须在短时间内进行观察、鉴定和分离,因为有些重要的藻体在几小时后就开始解体,导致样品中藻类多样性下降,存活种类减少。

3. 海洋微生物样品的采集　样品采集的范围包括海水和海底沉积物、浸泡于海水中的木头及其他纤维物质、浮木、诱饵木片、植物根部、红树植物、藻类、海草、含有孢子的海水泡沫、海洋动物等。对于海水和海泥,可用采样器采集。采集的样品最好立即或尽快进行目的菌的分离,如无条件,则要将样品暂存于 4～8 ℃的低温环境中。

(二)采样记录

采集样品时要做必要的记录,记录的完整性对海洋资源的考察及生物样本的富集都有重要作用。首先要记录样品的地理位置,这是因为很多生物活性物质受环境的影响较大,有时比受遗传影响还大。此外,还要记录生物的性别、生长阶段等,这些也是影响其代谢产物活性的重要因素。

采集样品时尽量保持生物个体不受损伤。栖息在岩石或其他附着物上的个体,要用凿子凿取;栖息在沙底或泥底的生物个体可用铲子铲取或铁钩子扒取。如条件许可,应尽量挑选完好且大小相近的生物个体并记录体长(贝类应记录壳长、壳高和壳宽)。

三、采集方法

从潮汐地带到水深千米的世界各大海洋区域均有海洋生物的存在,原料的采集常需使用船只,离海岸远的则要使用大船,采集深水生物甚至需要使用潜水器等设备,常用的样品采集方式主要有三种,即潜水采集、拖网采集以及其他的采集方式。

(一)潜水采集

潜水采集必须由经过科研潜水培训且有生物学知识的潜水员或者具有丰富实践经验的渔民来完成,常受以下因素的限制:潜水深度、每天下水次数、连续采集的天数以及潜水的危险性。海洋生物采集的危险性比陆地生物样品的采集大得多,故需要周密计划,并对人员进行专业培训。

对于浅水区域(<30 m),一般采取浮潜或者佩戴水肺等便携设备的潜水方式。过去由于技术原因,样品采集只能在浅水海域,现在这个障碍已经被突破,人工操作潜水器的应用使得采集者可以深入水下 1 000 m 采集样品。尽管目前样品采集工作还要靠潜水员人工进行,但今后的趋势是越来越多地运用新技术,比如 20 世纪 90 年代,无人遥控潜水装置 ROV(remote operated vehicles)的应用已使采集可以到达更深的海域。

(二)拖网采集

渔民采用拖网作业时,渔网在捕捞鱼群的同时,亦可以捕获到多种多样的其他海洋生物,包括一些在海底生存的低等生物。研究者可随船对捕获物进行辨识、捡拾,以获得所需的研究样品。为了大量采集某一特定海洋生物样品可以雇用专门的海洋考察船到该生物富集海域进行拖网捕捞;如仅以收集多种海洋生物样本进行活性筛选为目的,研究人员可以搭乘远洋渔船,在其捕捞作业时进行收集,这可节省研究成本。

但是拖网采集也有一定的局限性。比如浮游生物很易破碎而漏出渔网,因此长期未被人们发现,直到 1985 年使用人工操作的潜水装置采集并进行活性筛选后,才引起科学家的兴趣。

(三)机械手等深海采集

随着现代科学技术的发展以及对于海洋认识程度的提升,对于海洋活性物质样本的研究不单单停留在浅水区域,深海区域的样本也越来越引起了科研工作者的关注,但是随着下潜深度的增加,海水产生的巨大压力以及低温环境对潜水设备的要求也越来越高,例如我国研发的"蛟龙号"载人潜水器设计最大下潜深度为 7 000 m,工作范围可覆盖全球海洋区域的 99.8%,对于深海样本的采集研究有着重大的意义。

(四)其他采集方式

所要研究的生物样品不同,采样的采集方式也会有所区别:对于一些生存于滩涂或潮汐地区的生物样品,可以在落潮时直接去捡拾、挖掘,而不必动用船只;有些生物喜附生于水产养殖的缆绳或鱼箱上,可请渔民协助收集;在某些特殊气候条件下,如台风过后,海底的生物常会被大量卷集到岸边,可趁机去捡拾。

四、样品的处理与保存

海洋生物样品采集后要进行品种鉴定、处理并运输至实验室,在研究前还要经历一段贮藏期。

(一)处理

生物样品采集后,在使用前应尽可能保持原料的新鲜状态,避免晒干或风干。在海上采集到的样品运输到实验室通常要花费较长时间,这给原料保存带来了难度。因此,采集后最好立即用液氮或干冰冻结,或保存在其他冷冻设施中,以冷冻状态带回实验室;也可以用乙醇等合适的有机溶剂浸渍保存。为了保持生物材料中的活性成分免遭破坏,最好避免长时间保存不用。

1. 冷冻保存 采集过程中可携带液氮罐或干冰贮器来保存样品,如无条件也可在保温桶或泡沫塑料箱中放入冰块来存放。少量样品可置聚乙烯袋中,压出袋内空气,将袋口打结,与样品标签一起放入另一聚乙烯袋(或洁净广口玻璃瓶)中,封口,冷冻保存。对于成分未知或含肽类等易变活性成分的生物样品应尽量采用此种方式。

2. 有机溶剂浸渍保存 样品采集后浸渍乙醇等有机溶剂,密封入塑料袋或桶中,可防止腐败变质现象的发生,运回实验室后也可直接用于提取活性成分。此法简易,便于操作,是海洋生物样品的常规处理保存方法,但对含遇有机溶剂变性成分(如多肽)的样品不适用。

3. 晒干或晾干保存 晒干或晾干处理经常会损失部分有效成分,但在已知活性成分较稳定或大批量采集时也可适用。在晴朗天气采集后立即摊晾在沙滩上晒干或风干,可防腐败霉变,利于保存及运输。一些大型藻类采集时常用此法。

4. 活体饲养 需用活体样品研究时,采集后应营造与生物个体生存环境相近的条件饲养,并尽早运回实验室。物种不同,饲养条件也有很大差异,有些物种可能难以饲养或饲养的代价高昂。

(二)运输

样品采集后应尽早运回实验室处理。在前述现场处理的基础上,把样品放入样品箱(或塑料桶)中,封闭严实,并对照采样记录和样品登记表清点,填好装箱单和送样单,由专人负责,采用适合的交通工具,将样品运回实验室冷冻($-20\ ℃$以下的冰柜)保存或进行提取。

(三)生物种类鉴定

生物材料采集后,必须确定种属。由于海洋生物种类繁多,鉴定比较困难。首先可对照文献图谱辨认,但对于非生物分类学家而言,即使有图谱亦难以确定种类,更何况很多海洋生物没有现成的图谱可供借鉴,因此,有必要请海洋生物分类学专家帮助鉴定。如无专家同行,应制作并保存好完整标本以待鉴定。

第二节　活性先导化合物的发现

海洋生物活性物质是指从海洋生物中分离的具有生物活性的天然物质,探索药用活性物质是当前最活跃的研究领域之一。海洋生物活性物质有与陆地天然产物或合成产物不同的特点,如微量、高活性及活性多样性等。因此,海洋生物样品的初筛需要多种筛选模型,在活性确定后的分离纯化研究中也要尽量贯彻活性跟踪的原则,如此才会有满意的结果。

一、有效部位的处理

通常采用海洋生物的提取部位进行活性筛选,而非通常的总提取物。这是因为,海洋生物中含有大量的无机盐(海水中就含有 3.5%),这些无机盐会干扰某些分析结果,此外,由无机盐引起的皂化也是一个问题。

海洋生物样品的处理有其特殊性,如常用的动物性样品多需在低温下进行匀浆处理,或进行冷冻干燥粉碎等。但是,总体处理方法与陆地生物样品是相似的,其提取体系也包括水相提取体系和有机相提取体系两种,纯化过程也多用柱色谱体系,近些年来,超临界 CO_2 萃取技术在海洋生物活性物质的提取分离中已得到应用,在分离纯化鱼油和多管藻中不饱和脂肪酸的研究开发方面已获得成功(图 2-2～图 2-4)。

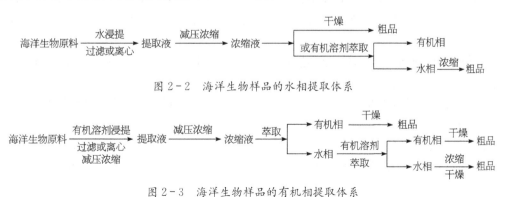

图 2-2　海洋生物样品的水相提取体系

图 2-3　海洋生物样品的有机相提取体系

海洋生物原料 →〔浸提 过滤或离心〕→ 减压浓缩 → 浓缩液 →〔溶解 微孔过滤超滤〕→ 柱色谱 分部收集组分 →〔浓缩 冷冻干燥〕→ 目标成分

图 2-4　海洋生物样品的柱色谱体系

超临界 CO_2 萃取法(supercritical CO_2 fluid extraction，SFE-CO_2)的优点是用无毒、不残留的 CO_2 代替有机溶剂或水作为萃取介质并在接近室温的条件下萃取；超临界 CO_2 溶剂的性质，在很广的范围内可以调控，只要简单的改变温度或压力就可使溶质在 CO_2 中溶解度发生很大的变化，这为高度选择性提取和分离提供了可能性；其最大优点是将萃取、分离、纯化和除去溶剂等过程合而为一，从而简化工艺流程、提高效率，不像有机溶剂会污染环境，又不像水的提取物有变腐烂等问题。

二、活性初筛

海洋生物种类繁多，数量巨大，它们产生的千万种代谢产物亦结构各异，功能不同。如何从中发现我们所需要的活性代谢产物是一个高度技术性、技巧性和工作量甚大的工程。可见，在海洋生物活性物质研究的过程中，活性筛选的作用至关重要。

活性筛选的发展经历了三个不同阶段。第一阶段：仅是有目的的寻找某类已知的活性化合物及其类似物，通过测定不同生物中感兴趣的化合物的含量就可达到目的，活性测定方法仅作为参考证据。第二阶段：研究目的是寻找具有某种生物活性的物质，但这种物质可能为未知物，这需要采用某一筛选模型对大量样品进行广泛筛选，在确定样品具有活性后再开展深入研究。当前多数研究尚处于此阶段。但这种筛选模式仅采用某一特定的药理模型(如抗癌活性模型)。会造成很多不具有该药理作用的活性成分被漏筛。为此，高通量筛选方法(high throughput screening，HTS)，亦即采用多种药理模型，在分子、受体水平上对大量样品进行快速、高效、低成本的活性筛选工作。近年来，人类基因组计划的成功实施，使生物医学领域进入了一个崭新的时代，高内涵筛选(high content screening，HCS)正逐步成为一种全新的新药研究手段。通过研究基因编码的蛋白质在生理或病理状态下的功能变化、与其他生物大分子(如 RNA，DNA 等)的相互作用以及对信号转导途径的影响，有助于深入认识各种疾病发生发展的分子机制，发现新的药物作用靶点。

(一) 常用的筛选模型

根据所选用的材料、药物作用对象以及操作特点的不同，又可将活性筛选模型分为三大类：整体动物水平模型、组织器官水平模型、细胞及分子水平模型、高通量药物筛选和高内涵筛选。

1. 整体动物水平模型与传统筛选程序　用整体动物进行药物筛选，是长期以来备受重视的方法，单纯从新药筛选的角度看，此模型的最大优点是可以从整体水平直观的反映药物的治疗作用、不良反应以及毒性作用。由整体动物模型获得的筛选结果，对预测被筛选样品的临床价值和应用前景具有重要价值。

由于整体动物的特殊性，决定了筛选过程主要依赖于手工操作，且样品量有限，特别是目前在实验动物身上复制出的病理模型太少，因此，此模型具有显著的局限性、低效率和高成本等不足之处。

2. 组织器官水平模型和体外药物筛选方法　通过观察药物对特定组织或器官的作用，可以分析药物作用原理和可能具有的药理作用。应用组织器官模型筛选药物，是药物筛选技术的一大进步。其缺点主要是规模小、效率低、反映药物作用有限、对样品的需求量仍然较大、不易实现一药多筛等，此外，人工操作技术要求高等也是影响这种方法在药物筛选中应用的主要原因之一。

3. 细胞、分子水平模型和高通量药物筛选　细胞生物学、分子药理学、分子生物学、生物化学、病理学等学科的发展，为观察药物作用提供了新的方法，大量分子细胞水平的药物筛选模型不断出现并应用到药物研究和药物筛选实践中。细胞、分子水平的药物筛选模型具有材料用量少、药物作用机制比较明确、可实现大规模筛选等特点，已成为目前药物筛选的主要方法。此模型的应用为自动化奠定了基础，由传统的手工筛选形式转变为由计算机控制的自动化大规模筛选的新技术体系，形成了高通量药物筛选。

4. 高内涵筛选　所谓高内涵筛选是指在保持细胞结构和功能完整性的前提下，同时检测被筛样品对细胞形态、生长、分化、迁移、凋亡、代谢途径及信号转导各个环节的影响，在单一实验中获取大量相关信息，确定其生物活性和潜在毒性。从技术层面而言，高内涵筛选是一种应用高分辨率的荧光数码影像系统，在细胞水平上检测多个指标的多元化、功能性筛选技术，旨在获得被筛样品对细胞产生的多维立体和实时快速的生物效应信息。高内涵筛选技术的检测范围包括：靶点激活、细胞凋亡、分裂指数、蛋白转位、细胞活力、细胞迁移、受体内化、细胞毒性、细胞周期和信号转导等。虽然高通量药物筛选的结果较为准确，易于评价，但其检测模型均建立在单个药物作用靶分子的基础上，无法全面反映被筛样品的生物活性特征，如化合物对细胞产生的多种特异效应包括毒性作用。通过同步应用报告基因、荧光标记、酶学反应和细胞可视化等高内涵筛选常规检测技术，研究人员可以在新药研究的早期阶段获得活性化合物对细胞产生的多重效应的详细数据，包括细胞毒性、代谢调节和对其他靶点的非特异性作用等，从而显著提高发现先导化合物的速率。

（二）常用的筛选方法

生物活性的筛选方法各式各样，筛选效率直接与实验的设计有关，靶标越明确，越有可能获得特定活性的产物，因此如果对病理和药理方面有越深入越具体地了解，就越有利于筛选，以下筛选模型大多已被海洋生物活性物质研究者采用。

1. 抗菌活性　抗菌活性筛选是目前应用非常广泛的活性筛选方法之一，特别在药用微生物和抗生素的筛选上，本方法起着举足轻重的作用。抗菌活性筛选主要包括抗细菌、抗真菌和抗支原体活性的筛选。

（1）抗细菌药物筛选：一般按 WHO 规定的标准方法，即 Bauer - Kirby 纸片法进行药效测定。而厌氧菌是一类对游离氧敏感的衍生物，生长需要一定的厌氧环境，目前对抗厌氧菌药物筛选尚无一种公认的标准方法。筛选中心采用微量液体稀释法筛选抗变形链球菌药物和琼脂稀释法筛选抗幽门螺杆菌药物。

（2）抗真菌药物筛选：真菌是高级进化的微生物，种类多，生长发育过程复杂，其菌体可分化成菌丝型和酵母型，对药物的敏感性不同。在新药筛选时，除用纸片法或稀释法测定药效、测量抑菌圈外，还要仔细观察被测物质是否阻止分子孢子萌发，抑制菌丝生长扩散，或造成菌丝畸形等。筛选中心采用琼脂稀释法进行药物筛选和活性测定。

（3）抗支原体药物筛选：支原体是介于病毒和细菌之间没有细胞壁的微生物，广泛分布于自然界,能引起人类和动植物的感染以及各种组织细胞培养的污染。支原体能在特殊的培养条件下生长繁殖,引起 pH 变化,故采用颜色改变单位检定其生长状况。当被测物质发挥生长抑制效应或杀灭支原体时,含有指示剂的培养基不再变色,据此判断药效。

2. 观察对动物的影响

(1) 对动物幼体的定殖或变态的抑制:环节动物、鲍鱼以及咸水虾的幼体可用于检测样品对动物的毒性或其他影响。通常把多个幼体置于样品液中,然后观察对致死性或对变态过程、定殖效果、虫室形成等方面的影响。

(2) 对无脊椎动物运动的影响:在加有样品的溶液中,如果一个饲养着的水螅或其他动物总是保持收缩状态,可认为是遇到了有毒性的代谢物。

(3) 金鱼毒性试验:样品对小金鱼的影响,可表现为致死或失去平衡等。

(4) 通过器官和生理系统检测:可检测对心脏、血压、肌肉等的作用活性。

3. 细胞水平筛选 利用多种来源清楚、病理分析明确且对药物敏感的人恶性肿瘤细胞株,在细胞培养板上观察被测物质在体外对肿瘤细胞的生长抑制或杀伤作用;采用四氮唑盐酶还原法或磺酰罗丹明 B 法测定化合物对肿瘤细胞的生物效应。

4. 酶抑制剂筛选法 已知多种病症是因为特定酶的活性增强或减弱而引起的,以该酶为靶标筛选抑制剂或激动剂,将大大增加获得适用的活性代谢物的可能性。这是一种针对具体靶标分子的筛选方法,比起应用整个动物或整个细胞作为试验靶标有其优越之处。

应用酶抑制剂(激动剂)筛选法,可以获得具有抗肿瘤、抗血栓、抗糖尿病、抗病毒、抗炎以及降血脂、降血压等活性的代谢物。

抗肿瘤活性筛选的靶酶有 DNA 拓扑异构酶、芳香酶、法尼基转移酶、蛋白激酶等。

抗血栓形成活性筛选的靶酶有凝血酶、血小板活化因子酰基转移酶等。

抗病毒活性筛选的靶酶有蛋白酶、与复制有关的酶等。

抗糖尿病活性筛选的靶酶有醛糖还原酶等。

抗炎活性筛选的靶酶有溶磷脂酶、磷脂酶 A_2、脂氨酶等。

抗神经退化活性筛选的靶酶有乙酰胆碱酯酶(需要同时筛选对丁酰胆碱酯酶不抑制的活性)。

降血脂活性的筛选靶酶有鲨烯合成酶、脂酰辅酶 A、胆固醇酰转移酶(A-CAT)、β-羟基-β-甲基戊二酰辅酶 A(HMG-CoA)等。

降血压活性的筛选靶酶有肾上腺素合成酶、内皮素转换酶等。

5. 免疫调节活性代谢物的筛选法 免疫调节分为免疫活性增强和免疫活性抑制,在医学上分别有其重要作用。可通过皮肤注射反应来观察样品对抗原免疫反应的增强或抑制作用,也可在体外应用淋巴细胞进行免疫试验。

6. 受体拮抗活性筛选 每一生化反应系统都有严密的机制进行调控,信号分子往往需要与受体分子结合而启动生理、生化过程。如样品能与受体亲和结合,则会与正常信号分子产生竞争从而抑制该生化过程。

用于抗肿瘤活性筛选的受体包括非甾类雌激素受体或雄激素受体等。

用于抗血栓活性筛选的受体包括纤维蛋白原受体。

用于降血压活性筛选的受体包括内皮素受体、血管紧张素 II 受体。

7. 抗病毒的活性筛选 通过体外抗病毒实验和体内抗病毒药效得出样品细胞毒性、细胞内抗病毒作用(如以细胞致病效应及感染细胞保护率为指标)和体内抗病毒药效。

8. 其他活性筛选 其他如神经系统、抗炎、心血管疾病药物、抗氧化等筛选均是采取离体实验(离体的细胞、组织和器官等病理模型)和在体实验(病理动物模型)进行多方法、多指标结合的筛选。根据筛选内容的不同在不同筛选方法上各有侧重。

三、活性化合物的分离纯化

按照上述提取法得到的海洋生物粗提物通常是一种混合物,需要进一步分离、纯化,才能获得单一化合物。具体做法随着海洋生物物种及其活性物质性质的不同而异。

(一)溶剂分离法

通常总提取物是一种浸膏(溶于水、乙醇或 CO_2),这些浸膏常常是胶状物,难以均匀的分散在低极性溶剂中,而影响分离效果。此时,可拌入适量硅藻土或纤维粉等惰性填料。然后低温或自然干燥,经粉碎后,选用三、四种不同极性的溶剂,由低极性到高极性分布进行分离,此种溶剂分离法(solvent isolation)可使其活性物质在不同极性溶剂中,由于溶解度的差异而得到分离。

如果是水浓缩液,可以一次选择几种与水不相混溶的有机溶剂,分成若干部位,或者析出某杂质,而达到分离纯化目的。目前,海藻多糖和甲壳质多糖等的提取分离,多数是采用水溶解、浓缩、加入乙醇或丙酮析出的办法。此外,也可以利用某些成分能在酸或碱中溶解,又通过加碱或加酸改变溶液的 pH,成为不溶物而析出,达到分离纯化的目的。

常用有机溶剂的极性大小顺序:甲醇>乙醇>丙酮>正丁醇>乙酸乙酯>乙醚>氯仿>苯>环己烷>石油醚。

(二)沉淀法

在海洋生物的水提取物中加入某些无机盐(铅盐、氯化钠、硫酸钠、硫酸铵、氯化钙等)或某些试剂(氢氧化钡、氢氧化铝、明矾、乙醇),可以使有机酸、氨基酸、蛋白质、酸性苷类和部分黄酮或生物碱产生沉淀,这种沉淀法(deposition)可得到有效成分或除去杂质。乙醇是使用最广泛的沉淀剂,乙醇沉淀法既可以定量回收多糖,又是一种简单的分级分离方法。如果使用铅盐要注意彻底脱除铅。脱铅的试剂有硫化氢、硫酸、磷酸、硫酸钠、磷酸钠等,硫化氢脱铅比较彻底,但要设法除去溶液中过量的硫化氢。如从海人草中获得海人草酸是使用铅盐沉淀法。

(三)透析法

透析法(dialysis)是利用无机盐、单糖、双糖等小分子物质在溶液中可通过膜(透析、超滤、反渗透等),而大分子物质不能通过膜的性质,而达到分离纯化的目的。膜分离过程是在常温、无相变的条件下实现物质分离和可利用低品位原料以及不产生环境污染等特点,是一项高效、节能的新技术。常常使用此方法分离纯化海洋生物中的多糖、多肽、苷类和蛋白质等。膜的分离效率与透析膜、超滤膜、反渗透膜的类型和质量有关。

透析膜有天然的蛋白质胶膜、动物膜、火棉胶膜和高分子合成材料的超滤膜和反渗透膜(纤维素膜、硅橡胶模)。在透析过程中要经常更换试剂,使膜内外溶液的浓度差大,必要时可通过加热或搅拌来提高透过率。有时还可以采用点透析法,即在渗透膜等两边的溶剂上放置两个电极,接通电路,膜内带正电荷的无机阳离子、生物碱等向阴极移动,而带负电荷的无机阴离子、有机酸等向阳极移动，中性化合物及高分子化合物仍留在渗透膜内。透析法已广泛应用于制备多糖时的脱盐、浓缩工作，已成功地从海洋动物中提取分离具有抗肿瘤作用的黏多糖和从海带中制取甘露醇等。

（四）重结晶法

多数海洋生物活性物质在常温下是固体物质，可以根据溶解度的不同，使用结晶法来达到分离纯化的目的。一般被结晶出来的晶体，大部分是比较纯的化合物，但并不一定是单一化合物，有时结晶体也有混合物，此时可考虑通过多次重结晶的办法达到比较纯的单一化合物。如果还没有达到比较纯的化合物，就必须改用其他办法。另外，有些化合物即使达到很纯的程度，还不能被结晶，只是呈无定形粉末状固体。例如，海洋生物中的苷类、多糖类等物质。

通常说，将不是结晶状的物质处理成结晶状物质的过程叫结晶，而将比较不纯的结晶体用结晶法精制得到较纯的结晶体叫重结晶。海洋生物中的活性产物通常用重结晶法（recrystalligation）进行纯化。要做好这样两个过程必须选择合适的条件：①一般来说，活性物质在被结晶的混合物中含量逾高逾容易结晶，所以海洋生物的总提取物需要进行必要的除杂过程才能进行结晶；②要注意选择合适的溶剂和适量的溶剂，合适的溶剂最好是在热时对所需要成分的溶解度大，在冷时溶解度小，溶剂的沸点亦不宜太高；③有些化合物不易结晶，可制备成盐类（有机酸盐）或乙酰衍生物（含羟基化合物等）后容易结晶。

方法是使用适量的溶剂，在加热的情况下将混合物溶解，放置至室温，即达到过饱和溶液状态，让其结晶。如果在室温下还不能析出结晶体，可放置冰箱中。有时结晶体的形成常常需要 2～3 天，甚至更长时间才能结晶。制备结晶溶液可以选用单一溶剂，也可以选用混合溶剂。通常是先将混合物溶于易溶的溶剂中，再在室温下滴加适量的难溶溶剂，直到溶液呈混浊状态，并将此溶液微微加热，使溶液完全澄清后放置，让其结晶。

（五）色谱法

色谱法（chromatography）有如下内容：

1. 薄层色谱法（thin layer chromatography，TLC） 薄层色谱法通常将吸附剂均匀地分布在平面板如玻璃板上，用毛细管把分析的样品（少量溶剂溶解）点加到薄层上，使溶剂挥发，然后在装有合适溶剂的密封器皿中展开，当展开剂的前沿到达适当的位置后，取出色谱板并使展开剂完全挥发，显色检查色谱板上的斑点，判断某一化合物是否纯或者某些成分的分离效果如何。这是一种快速、微量、简便的色谱方法。如用柱色谱难以将某些混合物分离或样品较少（数 10 毫克）时，往往采用 TCL 能获得纯的化合物。

注意：①展开剂与柱色谱的冲洗剂相同；②展开时点在色谱板上的样品切勿浸入溶剂中，展开剂的展开高度以 3/4 为宜；③显色的方法有紫外灯、碘蒸气和喷洒显色剂等；④某一成分的最佳分离条件通常是 $R_f = 0.2 \sim 0.6$。

2. 柱色谱法（column chromatography） 通常装有填充剂的柱色谱分离方法是一种广泛用于海洋生物活性物质的实验室分离纯化的方法。由于填充剂的不同，可分为吸附柱色谱、离子交换柱色谱、凝胶柱色谱等。填充剂是决定柱效的重要因素，要根据被分离化合物的类型来决定选用何种类型的柱色谱法。

（1）吸附柱色谱（adsorption chromatography）：吸附柱色谱一般是将分离的物质吸附在

色谱柱内的吸附剂(填充剂)上,然后用冲洗剂进行冲洗,收集各种流分,按照被分离的物质特性进行检测(可用 TCL)来判断其分离效果。由于吸附剂对不同化合物的吸附、解脱能力大小不同,从而达到分离纯化的目的。吸附剂有硅胶、氧化铝和活性炭等。洗脱剂与溶剂分离法中常用的溶剂相同,多采用混合溶剂。吸附剂的颗粒直径越小,直径范围越窄,其分离效果越好。如果吸附剂的颗粒太小,冲洗剂的流速太慢,可以采用加压或者减压的方法,提高冲洗剂的流速。

(2) 离子交换柱色谱(ion exchange chromatography):离子交换柱色谱是一种离子型的合成树脂作为固定相,用水溶液作为流动相。在洗脱过程中,流动相中的离子性物质与固定相中的交换基进行离子交换反应而被吸附,当遇到新的交换溶液时发生解脱作用,这是一个动态的平衡过程,利用各种物质的洗脱能力的不同,经过多次的吸附、解脱过程,而达到分离纯化的目的。此方法可适合氨基酸、蛋白质、多糖等化合物的分离纯化。

1) 固定相是离子交换树脂,可分为阳离子交换树脂(含—SO_3H、—COOH、—PO_3H_2 等基团的树脂)和阴离子交换树脂[含—$N(CH_3)_3X$、—NR_2、—NHR、—NH_2 等基团的树脂]。

2) 固定相为大孔吸附树脂(marcro-reticular resins),这是一种不含离子交换基团的而具有大孔结构的高分子吸附材料。大孔树脂分为低极性吸附树脂和高极性吸附树脂两种,这种树脂也是一种吸附、解脱过程。适用于水溶性的低极性和非极性化合物的分离纯化,其脱盐效果比其他树脂都好。

3) 流动相多数是使用水,有时也使用水-甲醇混合溶剂,甚至有时还在溶液中加入醋酸、氨水等缓冲剂。

(3) 凝胶柱色谱(gel filtration chormatography)。

1) 葡聚糖凝胶 G:通常是以葡聚糖凝胶 G 和聚丙烯酰胺凝胶作为固定相。凝胶是一种具有一定交联度的多羟基多孔三维空间网状结构的聚合物。这种凝胶柱色谱均在水溶液中进行,凝胶颗粒在适当的水溶液中浸泡,待充分膨胀后装入色谱柱,加样后用相同的溶液进行冲洗。在冲洗过程中,样品较小的分子进入凝胶的网孔中,较大的分子不能进入网孔而随着流动相流动,这是一个动态平衡过程。由于被分离物质分子不同,所以流出液的各组分是按照分子的大小顺序排列的,而达到分离纯化目的。

2) 葡聚糖凝胶 LH_{20}:固定相是在葡聚糖凝胶 G 的分子中引入羟丙基基团的凝胶,它不仅具有亲水性又有亲脂性,可以在多种有机溶剂中膨胀,可适用于一些难溶于水、亲脂性的有机物的分离纯化。流动相使用的是甲醇、氯仿等有机溶剂。

(4) 高效液相色谱法(high performance liquid chromatography, HPLC):现代高效液相色谱法是采用色谱柱的内径为 1～3 mm,长为 10～30 cm 的内壁抛光的不锈钢管,内装有 2～10 μm 微粒的固定相,用输液泵在高压(30～60 MPa)下将洗脱剂输入柱内,流动相以快速(1～10 ml/min)流出。同时,配有高灵敏度的检测器和自动扫描仪及馏分收集仪。从进样品到检测过程都在一个封闭体系中进行,实现了仪器化、连续化操作。

现代高效液相色谱法与气象色谱法和经典液相色谱法相比,具有分析速度快、分离效率高、检测灵敏度高和应用范围广泛等优点,特别适合于大分子、高沸点、极性大和稳定性较差的海洋生物活性物质的分析和制备工作。通常是在室温下操作,只要样品在流动相中有一定的溶解度便可以进行工作,有时为了提高柱效或改善分离效果可以升高柱温,但不应超过 65 ℃。

四、活性化合物的结构鉴定

所需要的生物活性物质分离纯化之后,要进行结构测定,只有确切地了解活性物质的化学结构,才可能更好地了解其结构与功能之间的关系,从而有可能对分子进行修饰,增强其活性或进行化学合成。

测定结构常用到红外光谱(IR)、紫外光谱(UV)、磁共振谱(NMR)、质谱(MS)、旋光谱(ORD,CD),圆二色谱、蛋白质和核酸序列分析,以及 X 线晶体衍射分析等技术。仅靠一种分析方法通常难以确定分子结构,常常需要多种方法相互配合才有可能,特别是要确定一种未知化合物的分子结构更是如此。红外光谱是记录有机分子吸收红外光后产生化学键振动而形成的吸收光谱,常用来确定各种羰基、烷基、芳环及炔烃等基团的特征吸收峰;紫外光谱是记录有机分子在吸收紫外光后产生电子振动而形成的吸收光谱,常用来测定分子内的共轭系统;质谱是研究物质粒子的质量谱,使用质谱仪,仅需几微克甚至更少的样品,就能精密地得到化合物的相对分子质量和分子式,同时因为各类化合物在质谱裂解中有一定的规律,从质谱的碎片及自己相互关系可以得到分子结构的线索,质谱在海洋生物活性的结构测定中成了不可缺少的工具。近年来,质谱技术发展很快,现在已有很多种离子源的质谱技术,如电子轰击质谱(EI)、场离子质谱(FI)、场解析质谱(FD)、化学离子质谱(CI)、快速原子轰击质谱(FAB)、电喷雾离子质谱(ESI)等。质谱除可用来确定相对分子质量外还可得到大量的结构信息,可用来推导结构,目前新发展的一种激光解吸飞行时间质谱(MAL-TOF-MS)对生物分子分析十分有用。

磁共振谱也许是有机分子结构测定中最重要也是发展最快的,表现在两个方面:一是采用超导磁铁如 500 MHz、600 MHz 或 1 000 MHz 等高磁场 NMR 技术的开发应用;二是采用脉冲傅里叶变换的脉冲技术开发。迄今已开发了数百种脉冲系列及各种二维(2D-NMR)及三维(3D-NMR)技术。有机分子一般由碳、氢组成,氢谱和碳谱及相关谱对有机分子测定至为重要。氢谱(^{1}H-NMR)提供了分子中氢原子的数目及其化学环境以及氢与氢之间的一些关系。碳谱(^{13}C-NMR)可以提供很多信息,包括碳原子数目、所处的化学环境。碳谱的一些技术,如 DEPT 技术能指定分子中 CH_3、CH_2、CH 以及季碳及双键羰基等功能团。二维磁共振中最常用的有质子-质子相关普(^{1}H-^{1}H-COSY)、杂原子相关谱(如同碳的碳-氢相关 HMQC、远程碳-氢相关谱如 HMBC 等),还有 NOESY、ROESY 相关谱等,用这些技术可以显示分子中质子与质子、质子与碳原子等的相关系统,从而对推导分子骨架结构与功能团的位置起到重要作用。

三维共振技术是近年发展起来的最新技术。对于分子量很大又非常复杂的化合物,2D-NMR 谱上各种峰之间存在严重重叠,以致无法解释和归属,3D-NMR 技术的发明,极大地提高了信号的分辨率,它是在 2D-NMR 上引入第三领域,理想的减少 2D-NMR 的重叠度。利用 3D-NMR 技术可测定相对分子质量近 15 000 的蛋白质的一、二级结构。旋光谱和圆二色谱可用来推定化合物的构型;蛋白质和核酸序列自动分析技术用于确定氨基酸和核苷酸分别在蛋白质和核酸分子中的排列顺序;X 线晶体衍射技术则用来测定晶体的空间结构。如岩沙海葵毒素(palytoxin)的分子量达到 2 680,分子式为 $C_{129}H_{223}O_{54}N_3$,其结构测定就是先把它分裂为几个碎片,分别测碎片结构后根据现代波谱数据把它们连接起来,其结构测定于 1981 年年底完成,被誉为当今产物化学的一个重大成果。

第三节　化合物的结构优化和构效关系研究

一、先导化合物的结构优化

先导化合物的来源有一部分是海洋生物,海洋占地球表面积的71%,其中蕴含着丰富的生物资源,海洋天然活性产物已经成为寻找和发现先导化合物的重要来源。从20世纪70年代开始,在国际上兴起了海洋天然产物研究的高潮。

先导化合物的结构优化是将有活性的化合物演化成候选药物的过程,使药物的安全性、药效学、药动学、代谢稳定性和药学(物理化学)等性质同步地构建于一个分子之中。由于在新药的研发链中越在后期失败损失越大,为减少失误,需要对优化的化合物用体外或动物体内的试验模型预测并模拟对人体的作用,将试验结果实时地反馈于新一轮的设计与合成中,直至化合物的诸多性质达到最佳的匹配。

优化的内容包括:①对靶标分子的选择性或特异性;②用细胞或功能性试验评价活性和强度;③提高化合物的代谢稳定性;④整体动物的药代动力学试验,使ADME达到设定的标准;⑤改善溶解性和化学稳定性,消除化学不稳定原子或基团;⑥根据药物的作用部位调节化合物的脂分配性;⑦提高安全性,在高于药理有效浓度(或剂量)下试验化合物的不良反应或毒性,确保候选药物的安全性。进行细胞毒试验和对心肌hERG钾通道抑制试验等。

先导化合物的优化方法主要有以下几种:

(一)烷基链或环的结构改造

对先导物优化最简单的方法是对化合物烷基链作局部的结构改造,得到先导物的衍生物或类似物。天然产物一般是多环化合物,与环的改造相关的方法是把环状分子开环或把链状化合物变成环状物。将先导物的不同环系分别剖裂也是一种常用的方法,如对镇痛药吗啡进行优化时,将其五个环系逐步剖裂,分别得到了一系列四环、三环、二环、单环等结构简化的合成类镇痛药(图2-5)。

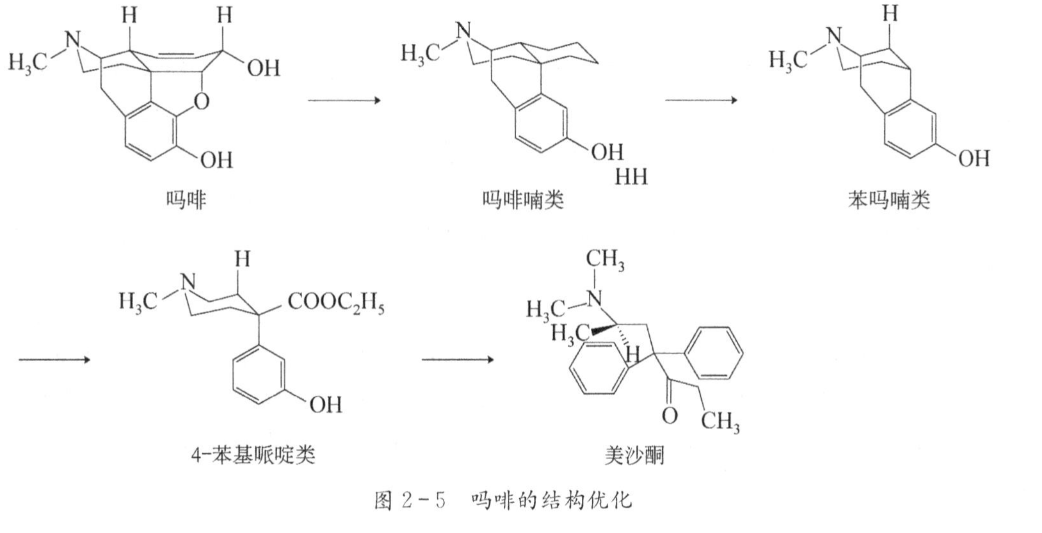

图2-5　吗啡的结构优化

对烷基链做局部结构改造的另一个方法是减少双键或引入双键,称为插烯原理,往往可以得到活性相似的结构。插烯规则是在 1935 年由美国有机化学家 Fuson 总结出来的一条经验规则。减少双键及插烯规则后来被广泛用在合成上,在药物设计中,常用来优化先导化合物。当减少或插入一个及多个双键后,药物的构型、分子形状和性质发生改变,可影响药物与受体的作用,进而对其生物活性产生影响,如胡椒碱(图 2-6)是从民间验方得到的抗癫痫有效成分,全合成有一定困难,经减少一个双键得到桂皮酰胺类的衍生物,合成简单,而且增强了抗癫痫的活性。

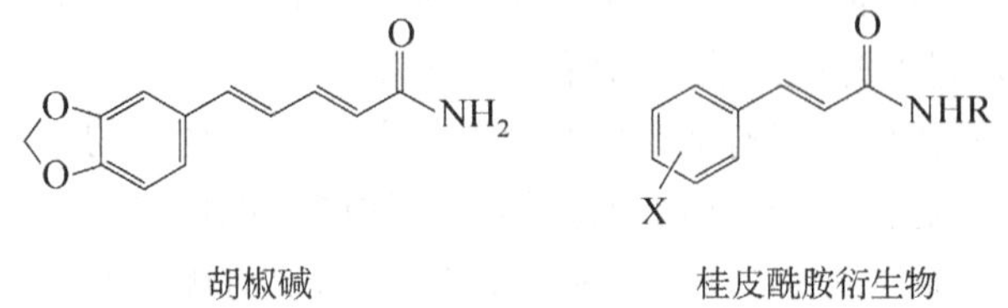

胡椒碱　　　　　　　　　　　　桂皮酰胺衍生物

图 2-6　胡椒碱的结构优化

药物设计中可以采用烃链的同系化原理,通过对同系物增加或减少饱和碳原子数,改变分子的大小来优化先导化合物。当烃链增长、缩短或分支化时,或保留原活性,或产生拮抗作用,或产生其他作用。如我国设计的利福喷汀,是将原药利福平的甲基哌嗪增加同系物的碳原子数,引入环戊基,活性比原药强 2~10 倍(图 2-7)。

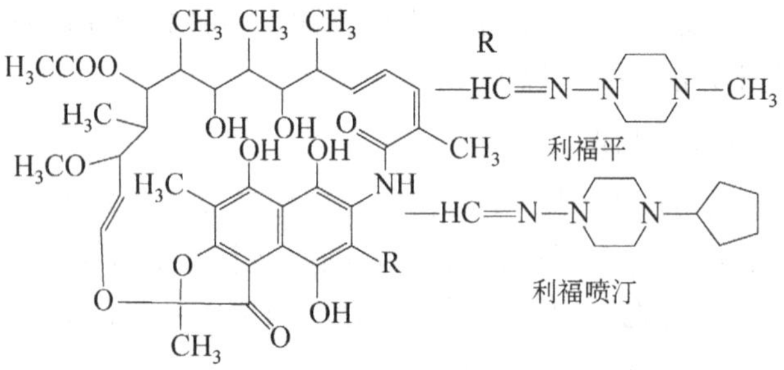

图 2-7　利福平的结构优化

(二) 生物电子等排

生物电子等排体是指一些原子或基团因外围电子数目相同或排列相似,而产生相似或拮抗的生物活性并具有相似物理或化学性质的分子或基团。广义的等排体概念不局限于经典的电子等排体,分子中没有相同的原子数、价电子数,只要有相似的性质,相互替代时可产生相似的活性或者拮抗的活性,都称为生物电子等排体。如对氨基苯甲酸分子中的—COOH 替换为—SO_2NH 基,得到的磺胺类药物可以与之争夺二氢叶酸合成酶,抑制细菌的代谢过程,—COOH 和—SO_2NH 称为生物电子等排体。

生物电子等排原理常用于对先导物优化时进行类似物的变换,是药物设计中优化先导化合物的非常有效的方法,已有许多成功的例子。进行生物电子等排体变换和替代时,需要考虑相互替代的原子或原子团的原子大小、形状、电荷分布和脂水分配系数等。用生物电子等排体不仅仅是取代先导化合物的某个部分,还可以将复杂的结构简单化。用生物电子等排体原理设计优化先导化合物,具有以下一些特点。

（1）用生物电子等排体替代时，往往可以得到相似的药理活性。通过药物设计可以得到新的化学实体或类似物。

（2）用生物电子等排体替代后，可能产生拮抗的作用，常常应用这种原理设计代谢拮抗剂类的药物。

（3）用生物电子等排体替代后得到的化合物，毒性可能会比原药低。

（4）用生物电子等排体替代后，还能改善原药的药代动力学性质。

（三）前药原理

在药物设计中前药原理是一种最常用的对先导化合物优化的原理。前药是指一类在体外无活性或活性较小，在体内经酶或非酶作用，释放出活性物质而产生药理作用的化合物。它常常是把活性药物（原药）与某种无毒性化合物相连接而形成的。对药物结构进行修饰时，常常需要研究药物代谢的规律，如代谢部位、催化反应的酶、代谢产物等，作为结构修饰的设计依据。

前药设计的目的是为了改变药物的物理化学性质，原药经修饰后，可以达到提高药物对靶部位作用的选择性；或改善药物在体内的吸收、分布、转运与代谢等药代动力学过程；或可延长作用时间；或提高生物利用度；或降低毒副作用；或提高化学稳定性；或可增加水溶性；或改善药物的不良气味；或消除特殊味道及不适宜的制剂性质等多种目的。

前药的特征一般包括三个方面：①前药应无活性或活性低于原药；②原药与载体一般以共价键连接，但到体内可断裂形成原药，此过程可以是简单的酸、碱水解过程或酶促转化过程；③一般希望前药在体内产生原药的速率应是快速的，以保障原药在靶位有足够的药物浓度。但当修饰原药的目的是为了延长作用时间，则可设计代谢速度缓慢的前药。

前药原理设计的中心问题是选择合适的载体，并根据机体组织中酶、受体、pH等条件的差异，使在合适的作用部位能释放原药。

制备前药的方法有多种，要依原药和载体分子的结构而定。一般来说，醇类羟基是容易代谢的基团，药物设计中常常把羟基酰化，可采取形成酯、缩醛或缩酮、醚等的形式，以延长药物的半衰期，改变药物的溶解度及生物利用度等方面的性质。具羧基的药物，在口服给药时，常对胃肠道产生刺激且不易吸收。因此具羧基药物常需要进行化学结构修饰以改善性质，羧酸类宜形成酯、酰胺，如布洛芬（ibuprofen）对胃肠道有刺激性，与吡啶成甲酯后，刺激性大为改善。胺类可采用形成酰胺、亚胺、偶氮、氨甲基化等形式；羰基类则可通过 Schiffs 碱、肟、缩醛或缩酮等的形成来制备前药。

（四）软药

软药设计是近年来提出的，用以设计安全而温和的药物。与前药相反，软药是一类本身具有治疗活性，在体内以可预料的和可控制的方式，代谢成为无毒和无药理活性的代谢产物的药物。通常是为了降低药物的毒副作用，在原药分子中设计极易代谢失活的部位，称为软部位，在设计时要考虑药物的代谢因素，使药物在体内产生活性后，迅速按预知的代谢方式（如酶水解）及可控的速率（如通过改变分子结构上的基团），转变为无毒活性的代谢产物。软药缩短了药物在体内的过程，而且避免了有毒的代谢中间体的形成，使毒性和活性得以分开，减轻药物的毒副作用，提高了治疗指数。

可以以无活性的代谢物为先导物，或用硬药的软性类似物，或用控释内源物质来设计软药。软药设计需要研究药物在体内的代谢过程，以发现药物代谢产生的既无毒又无活性的中间产物,将该产物用生物电子等排体替代。

(五)硬药

硬药与软药相反,硬药是指在体内不能被代谢,直接从胆汁或者肾排泄的药物,或者是不易代谢,需经过多步氧化或其他反应而失活的药物。20 世纪 70 年代,Ariens 提出硬药机制,即设计一类在体内不能代谢或极少代谢的药物,避免生成有毒性的代谢物,使其基本以原药的形式排出。硬药可以解决药物代谢产生毒性产物的问题,因此使用安全。但在实际的药物开发中,由于体内酶的作用很强,使得开发成功的硬药数量非常有限。只有亲水或疏水性极强的化合物,或由于功能基的位阻较大,不易代谢的化合物,才符合硬药的定义。

(六)孪药

孪药是指将两个相同或不同的先导化合物或药物经共价键连接,缀合成的新分子,在体内代谢生成以上两种药物而产生协同作用,增强活性或产生新的药理活性,或者提高作用的选择性。常常应用拼合原理进行孪药设计,经拼合原理设计的孪药,实际上也是一种前药。孪药设计方法主要是将两个作用类型相同的药物或同一药物的两个分子,拼合在一起,以产生更强的作用或降低毒副作用,或改善药代动力学性质等。构成孪药的两个原分子可以具有相同的药理作用类型,也可以将两个不同药理作用的药物拼合在一起,形成孪药,以产生新的或联合的作用。

孪药设计的方式大致有两种。一种是与前药相同的方法,使孪药进入体内后分解为两个原药;另一种是在体内不裂解的方式。

(七)用定量构效关系方法进行先导化合物的优化

20 世纪 60 年代开始,定量构效关系研究作为药物化学的新的分支开始发展起来,在药物设计中的应用越来越重要,现已成为发现和优化先导化合物的常用手段。

(八)海洋活性产物结构修饰实例

柳珊瑚酸是中山大学化学系巫中德等于 1982 年首次从中国南海柳珊瑚中分离出的一种具有独特化学结构的无氮神经毒素。药效学试验表明,在高剂量时表现为抗胆碱作用,而在低剂量时表现为 ACh‐E 保护作用,属于可逆性胆碱酯酶抑制剂,因此 SA 及其类似物有希望开发成为新的治疗阿尔茨海默病药物。巫中德等对柳珊瑚进行了结构修饰,合成了 20 多个 SA 的类似物。

1. 对 SA 的羧基进行改造　从中得到一系列类似物,化学反应及其产物如下:

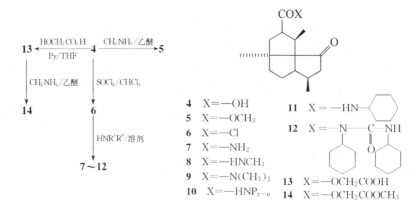

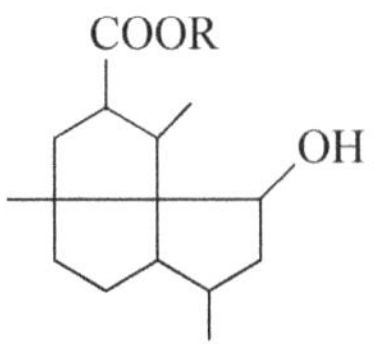

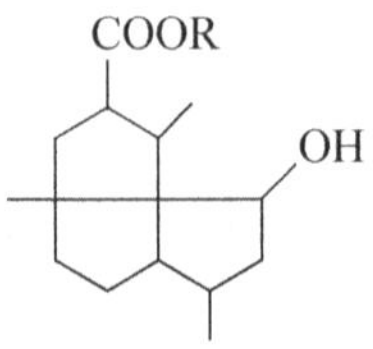

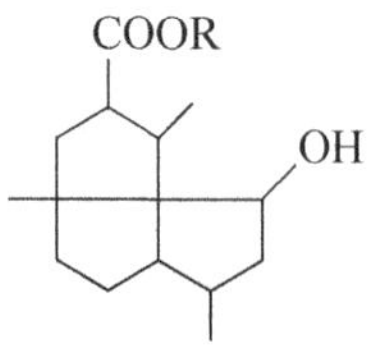

15 R=H
16 R=CH₃

17

18 R=I
20 R=OH

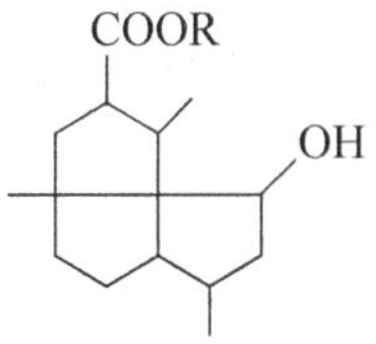

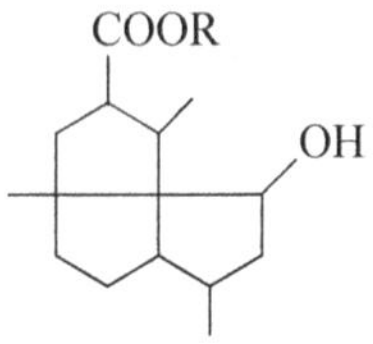

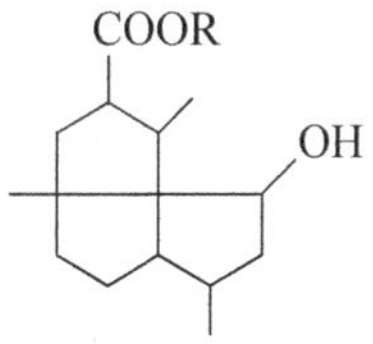

19

21 R=CH₃
22 R=H

23

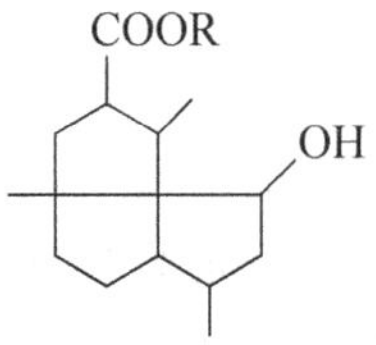

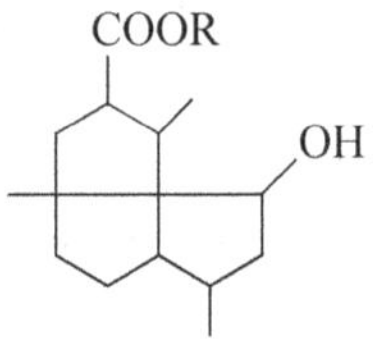

24

25

2. 对 SA 的同羰基进行移位得到 SA 的类似物(19)　反应过程如下:

$$\xrightarrow[80\%/乙醇]{NaBH_4} 15 \xrightarrow[乙醚]{CH_2NH_2} 16 \xrightarrow[吡啶]{PCl_3} 17 \xrightarrow[HPO_3]{KI} 18 \xrightarrow[甘醇二甲醚]{AgNO_3} 19 \xrightarrow[H_2O_2/NaOH]{B_2H_6/Thr} 20 \xrightarrow[丙酮]{H_2GrO_4} 21$$

$$\xrightarrow[乙醇]{KOH} 22$$

3. 1,2-环氧柳珊瑚酸的合成

$$4 \xrightarrow[CF_3COOH]{90\%H_2O_2} 23$$

4. 8-羟基-7,8-烯-柳珊瑚酸的合成

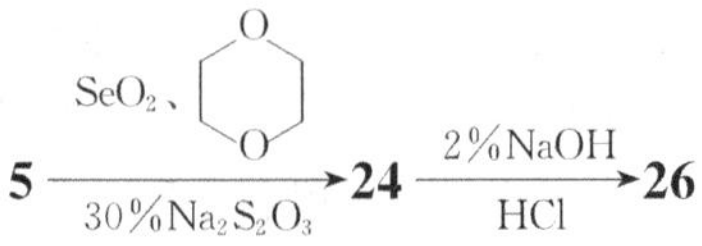

$$5 \xrightarrow[30\%Na_2S_2O_3]{SeO_2、} 24 \xrightarrow[HCl]{2\%NaOH} 26$$

二、构效关系

药物的化学结构与活性的关系,简称构效关系。

药物从给药到产生药效的过程可分为药剂相、药物动力相和药效相三个阶段。药物的结构对每一相都产生重要影响,理想的药物应该具有安全性、有效性和可控性,而这些是由药物的化学结构所决定的。本节重点讨论药物的化学结构与药效的关系,即与药效相关的因素。

(一)药物产生作用的主要因素

根据药物在体内的作用方式,把药物分为结构非特异性药物和结构特异性药物。前者的药物活性主要取决于药物分子的各种理化性质，与化学结构关系不大，当结构有所改变时，活性并无大的变化。后者的作用靶点是不同的受体，其活性除与药物分子的理化性质相关外，主要还与药物分子与受体的相互作用和相互匹配有关，化学结构稍加变化，会直接影响其药效学性质。大部分药物属于后者，是药物设计研究的重点。

药物在体内的基本过程是给药、吸收、转运、分布并到达作用部位、产生药理作用（包括副作用）和排泄，在这一系列过程中，每一步都有代谢的可能。分布到作用部位并且在作用部位达到有效的浓度是药物产生活性的重要因素之一。药物的转运过程与其物理化学性质有关，药物在作用部位与受体的相互作用则是产生药效的另一个重要因素。所以药物产生药效的两个主要的决定因素是药物的理化性质及药物和受体的相互作用。

（二）药物的理化性质对活性的影响

在口服给药时，药物由胃肠道吸收，进入血液。药物在转运过程中，必须通过各种生物膜，才能到达作用部位或受体部位。而口服抗菌药，需先通过胃肠道吸收，进入血液，再穿透细菌的细胞膜，才能起抑制或杀灭作用。以上一系列过程均与药物的理化性质有关。

药物分布到作用部位并且在作用部位达到有效的浓度，是药物与受体结合的基本条件。但能和受体良好结合的药物并不一定具有适合转运过程的最适宜理化参数，如有些酶抑制剂在体外试验具有很强活性，但因它的脂水分配系数过高或过低，不能在体内生物膜的脂相——水相——脂相间的生物膜组织内转运，无法到达酶所在的组织的部位，造成体内实验几乎无效。因此设计新药时不能只考虑活性，必须充分考虑到化合物的理化性质。

药物的药代动力学性质（吸收、转运、分布、代谢、排泄）会对药物在受体部位的浓度产生直接影响，而药代动力学性质是由药物理化性质决定的。理化性质包括药物的溶解度、分配系数、解离度、氧化还原势、热力学性质和光谱性质等。对药效影响较大的主要是溶解度、分配系数和解离度。

1. 溶解度和分配系数对药效的影响　对于作用于不同系统的药物，有着不同的亲脂性要求，在药物设计中要考虑靶组织对药物的亲脂性要求。当药物的亲脂性增强时，一般可使作用时间延长。但亲脂性过大，不利于药物在人体组织中的两相间转运，药物难以到达作用部位，不能产生理想的药效。对于需要较大分配系数的药物来说，同系物的活性随着碳链长度的增加而增强。但碳链过长，活性反而下降，适度的亲脂性，能显示最强的药物活性。

2. 酸碱性和解离度对药效的影响　人体$70\%\sim75\%$是由水组成的，药物的酸碱性对药效有很重要的影响。有机药物多数为弱酸或弱碱性，在人体 pH 7.4 环境中可部分解离。

当药物的解离度增加，则引起药物离子型浓度上升，未解离的分子型减少，会减少在亲脂性组织中的吸收；而解离度过低，离子浓度下降，也不利于药物的转运，一般只有合适的解离度，才使药物具有最大的活性。弱酸性药物在胃液（pH＝1）中解离度较小，很容易被吸收。弱碱性药物在肠道（pH＝7～8）中解离度小，吸收良好。完全离子化的化合物如季铵盐，在胃肠道均不易吸收，更不能进入神经系统。总之，一般来说，具有最适度解离度的药物才具有最佳的活性。

（三）药物和受体间相互作用对药效的影响

结构特异性药物的活性主要与药物和受体的相互作用有关。许多因素都能影响药物与受体间的相互作用，如药物受体的结合方式、药物的各官能团、药物的电荷分布及立体因素等。

1. 药物与受体的相互键合作用对药效的影响 药物与受体的结合的方式包括静电作用、氢键作用、疏水作用、范德华引力、电荷转移复合等，有可逆和不可逆两种。药物与受体以共价键结合时，形成不可逆复合物，共价键的键能最大，往往药物作用非常强而持久，但若有毒性，也是不可逆的。在大多数情况下，药物与受体的结合是可逆的，药物与受体可逆的键合方式主要是：离子键、氢键、偶极作用、范德华力、电荷转移复合物和疏水键等。

药物与受体往往是以多种键合方式结合的，一般来说，作用部位越多，作用力就越强，而药物活性就越好。

2. 药物的各功能基团对药效的影响 尽管药物的药理作用主要依赖于分子整体。但一些特定基团可使整个分子结构和性质发生变化，从而影响药物与受体的结合及药效。这是药物设计要考虑的问题。一般药物分子中常有好几种功能基，每种功能基对药物性质的影响不同。

在药物分子中引入烃基，可以增加药物与受体的疏水结合。在药物设计中，若想增加药物亲脂性或延长作用时间，引入苯基或烃基是首选的方法，尤其是作用于中枢神经系统药物。卤素是强的吸电子基，引入卤素，可影响药物的电荷分布，从而增强与受体的电性结合作用。引入羟基、巯基、磺酸基和羧基可增加水溶性。仅有磺酸基的化合物一般没有生物活性，引入磺酸基对活性没有影响。磺酸基在药物设计中常用于增加药物的亲水性和溶解度。与磺酸基类似的是羧基，羧基的水溶性及解离度均比磺酸基小，羧基进一步形成盐可增加药物的水溶性。另外，一些解离度较小的羧基可与受体的氨基结合，可提高药物的生物活性。羧基成酯的药物其生物活性与羧酸原药有较大区别，酯基的脂溶性增强，容易被吸收和转运，其生物活性也较强。酰胺键普遍存在于机体的蛋白质和多肽中，故含酰胺的药物能与生物大分子形成氢键，增强与受体的结合作用，常显示很好的生物活性。带有氨基的化合物易与受体蛋白质的羧基结合，其氮原子上的未共用电子对又可形成氢键，能表现出多种特有的生物活性。醚类化合物由于分子中氧原子具有一定亲水性，碳原子具有亲脂性，使化合物易于通过生物膜，有利于药物的转运。

3. 药物电荷分布对药效的影响 药物的电子云密度分布是不均匀的，药物的电性性质与生物活性有密切关系。如果电荷密度分布正好和其特定受体相适应，那么药物与受体容易形成复合物而增加活性。

如局部麻醉药是通过羰基的偶极作用与受体结合，普鲁卡因结构中的对位氨基取代基，由于其给电子的特性，通过共轭效应使羰基极化度增加，羰基氧原子的负电荷增加，使药物与受体结合更牢，并延长了作用时间。而硝基卡因，由于硝基的吸电子作用，降低羰基氧上的电荷密度，使与受体的结合弱，没有麻醉活性。

4. 立体因素对药效的影响 人体各组织、各生物膜上的蛋白质以及受体（酶）的蛋白结构，对配体药物的吸收、分布、排泄均有立体选择性，因此药物的立体结构会导致药效上的差别。另外，药物的三维结构与受体的互补性（匹配性）对两者之间的相互作用具有重要影响，药物与受体结合时，在立体结构上与受体的互补性越大，三维结构越契合，配体与受体的结合后所产生的生物作用也越强。立体因素对药效的影响包括：药物分子中官能团间的距离、药物构型和构象变化，这些因素均能影响药物与受体形成复合物的互补性，从而影响药物与受体的结合作用。

(1) 药物结构中官能团间的距离对药效的影响：药物结构中官能团间的距离，特别是一些与受体作用部位相关的官能团间的距离，可影响药物与受体之间的互补性。当这些基团之间的距离发生改变时，往往使药的活性发生极大的变化。

如在研究雌激素构效关系时，发现雌二醇有两个羟基可与受体形成氢键，所以两个氧原子间的距离与药理活性关系密切。己烯雌酚是人工合成的非甾体类雌激素，它的反式体两个氧原子间距离与雌二醇相似，均为 1.45 nm，具有很强的雌激素活性，而顺式体的两个氧原子之间的距离为 0.72 nm，故药理活性很低。

(2) 几何异构对药效的影响：当药物分子中含有双键，或有刚性或半刚性的环状结构时，可产生几何异构体。由于几何异构体在结构方面的差别较大，引起药物分子的药效基团和受体之间相互作用相差较大，因此其生物活性有较大的差别。例如抗精神病药氯普噻吨，其顺式异构体作用比反式体强 5～10 倍，分析其原因，与吩噻嗪类药物作用机制类似，其顺式体的构象与多巴胺受体的底物多巴胺更为接近。

(3) 光学异构体对活性的影响：生物体结构及有机化合物大多数都具旋光性质，比如，在生物体中构成蛋白质的 α-氨基酸都是 L 构型，DNA 都是右螺旋结构，天然存在的单糖则多为 D 构型。因此，含手性中心的药物对映体之间的生物活性往往存在着差异，和受体之间的作用有立体选择性。

手性药物是目前药物化学的一个热门领域，药物分子存在手性中心时，其光学异构体的性质及体内过程会有明显的区别，因此光学异构体的药理活性及在体内的吸收、转运、分布、代谢和排泄等常有明显的差异。

(4) 构象异构体对活性的影响：许多药物的生物活性与其分子构象密切相关。构象对药物与受体相互作用时的互补性影响很大，不同构象异构体的生物活性有着较大差异。受体的特异性越大，对药物的特异性构象要求越高。最低能量的构象，称优势构象。一般受体和酶的作用部位有高度立体专一性，受体只能与药物多种构象中的一种结合。只有能为受体识别并与受体结构互补的构象，才能产生特定的药理效应。把药物分子与受体相互作用时，与受体互补并结合的药物的构象称为药效构象。药效构象不一定是药物的优势构象。

随着新药研究和发现速度的加快，所合成的新化合物分子数量的增加，人们更加注重对构效关系的总结和研究，希望从中找出某些规律性来指导药物的设计和改进现有药物。20世纪 60 年代对构效关系的研究，开始由简单的定性研究走上定量研究。在此基础上发展起来的定量构效关系，是将化合物的结构信息、理化参数与生物活性进行分析计算，建立合理的数学模型，研究构-效之间的量变规律，为药物设计、先导化合物的结构优化和结构改造，提供理论依据和指导。1964 年 Hansch 和 Fuiita 提出了 Hanch 线性多元回归模型，Free 和 Wilson 提出了 Free-Wilson 加合模型，1976 年 Kier 和 Hall 提出了分子连接指数的方法。这些模型所用的参数大多是由化合物二维结构测得，称为二维定量构效关系(2D-QSAR)。2D-QSAR 的研究和应用加快了新药研究的步伐。在 20 世纪 70 年代后期的喹诺酮类合成抗菌药物的研究中，结合 2D-QSAR 的方法，发现了诺氟沙星(即氟哌酸)，从而研究和开发出一大批含氟的喹诺酮类抗菌药物。近年来，由于生命科学和计算机科学的进展，分子力学和量子化学向药学学科的渗透，X 射线衍射和核磁共振技术的发展，数据库、分子图形学的应用，为研究药物与生物大分子作用的三维结构、药效构象，以及两者的作用模式，探索构效关系提供了理论依据和先进手段,在此基础发展起来了三维定量构效关系(3D - QSAR),促进了计算机辅助药物设计发展,使药物设计更加趋于合理化。

第四节　新药的临床前研究及临床试验

一、新药临床前研究

新药的临床前研究要经历药学研究、药理学研究、毒理学研究、药物生产工艺研究及药物代谢研究五个阶段。根据新药的类别,各阶段的研究侧重点有所不同。

（一）药学研究

药学研究工作是新药研究的最基本工作。在进行临床研究以前首先应该确证新药化学结构或组分,在此基础上研究药物的制备工艺、制剂处方,并进行药物理化常数、纯度检查、含量测定、稳定性检测等质量研究,保证试制样品质量的一致性和进入临床试验后的安全性。系统的药学研究可阐明所研制药物的药学性质,确定其质量标准,从而为药理学与毒理学研究奠定基础。

（二）药理学研究

药理学研究包括药物的一般药理学研究、主要药效学研究以及药物动力学研究,以阐明药物作用的主要药理特征,对机体主要系统(如神经、心血管及呼吸系统等)的影响及其作用的靶器官等,并研究机体对受试药物的处置规律,这是药物向临床研究过渡的重要实验依据。系统的药理学研究,应当在药学研究得以完善后进行。

（三）毒理学研究

毒理学研究是药物安全性评价的重要部分,提供药物有关试验研究的安全剂量范围、药物毒性作用的靶器官以及毒性的可逆性等情况,为临床试验提供安全性依据。主要包括动物急性毒性试验和动物长期毒性试验。

1. 动物急性毒性试验　观察一次给药后动物出现的毒性反应并测定其半数致死量(LD_{50})。

2. 动物长期毒性试验　观察动物因连续用药而产生的毒性反应、中毒时首先出现的症状及停药后功能损害的发展和恢复情况。根据《药品注册管理办法》对不同种类药物的要求,毒理学研究有时还要增加局部用药的毒性试验、致突变试验、生殖毒性试验、致癌试验及依赖性试验等。

（四）药物生产工艺研究

药物生产工艺研究是海洋药物临床前研究极为重要的工作,是海洋药物研究的评级之一。在对新药的药学和药理毒理学性质、临床评价和市场潜力等进行分析和总结基础上,进行化学合成工艺路线的设计、选择或革新,对工艺条件研究的各种方案进行审议。

药物生产工艺路线是药物生产技术的基础和依据。工艺路线的技术先进性和经济合理性,是衡量生产技术水平高低的尺度。对于结构复杂、化学合成步骤较多的药物,其工艺路线设计与选择尤其重要。必须探索工艺路线的理论和策略,寻找化学合成药物的最佳途径,使它适合于工业生产;同时,还必须认真地考虑经济问题和清洁化生产问题。一种化学合成药物,由于采用的原料不同,其合成途径与工艺操作方法不同,"三废"治理等亦随之而异;最后所得产品质量、收率和成本也有所不同,甚至差别悬殊。药物生产工艺路线的设计和选择,必须先对该药物或结构类似的化合物进行国内外文献资料的调查研究和论证。优选一条或若干条技术先进、操作条件切实可行、设备条件容易解决和原辅材料有可靠来源的技术路线,写出文献综述报告和生产研究方案。新药的工艺研究还必须与国家药品监督管理局新药审评中心颁布执行的《新药审批办法》和国家环保法规相衔接,《新药审批办法》要求新药审批材料中要有新药的合成路线、反应条件、精制方法;确证其化学结构的数据和图谱数据;生产过程中可能产生或残留的杂质、质量标准;稳定性试验数据;"三废"治理试验资料等。

（五）药物代谢研究

近年来,代谢物鉴定已经成为药物发现过程中的主要推动力之一,帮助优化 ADME (absorption、distribution、metabolism 及 excretion)性质、提高药物的成功率。代谢物早期鉴定有多重目的,它可用于考察在体内可能形成的代谢物,分析代谢的物种差异,发现循环中的主要代谢物,选择合适的动物进行临床前毒理学研究,确定药理活性代谢物或毒性代谢物,以及帮助测定药物代谢酶抑制或诱导的效果。在药物发现阶段的早期产生这些信息的能力,作为评价候选化合物是否继续开发的基础,变得越来越重要。代谢物鉴定能够尽早发现潜在的代谢不稳定性或其他问题,这些信息可以引导化学合成人员合成代谢更稳定的化合物,从而使化合物具有更好的动力学性质。

二、新药临床研究

新药在动物试验之后和获得《新药证书》之前,必须进行临床试验研究。新药临床试验研究(包括生物等效性试验)必须经过国家食品药品监督管理局批准,严格执行《药物临床试验质量管理规范》,这是确保我国药品安全、有效、稳定的必要条件。

新药临床研究是新药在上市前,在人体(健康志愿者或患者)进行系统的药物研究,从中可以了解一种新的药物在人体上应用有无疗效,有无毒副作用,毒副作用如何等情况。无论在中国,还是在其他国家,新药上市前都必须进行临床试验。按照美国国家卫生研究院的观点,精心设计、实施的临床试验是寻找有效治疗措施的最快捷和最安全的一种途径。

（一）新药临床研究的一般要求

新药申请临床研究在取得国家食品药品监督管理局的同意后,按批准的权限,从国家食品药品监督管理局指定的药物Ⅰ期临床试验机构中选择承担药物临床试验的单位。在开展临床研究前,新药研制单位要与选定的临床试验负责单位签订临床试验合同,提供研究者手册,参照有关技术指导原则与研究者共同设计和完善临床试验方案。新药研制单位应当免费提供临床试验用药品和对照用药品,并承担临床研究所需的一切费用。疫苗类制品、血液制品、其他生物制品以及境外生产的临床试验用药物,必须经国家食品药品监督管理局指定的药品检验所检验合格后方可用于临床试验。非国家食品药品监督管理局指定的机构所提供的临床试验材料,只能作为参考,不能作为申请新药的临床研究资料。

根据我国药品现行实际情况,化学药品和中药新药的临床研究有所不同。

（二）化学药品新药的临床试验

临床试验一般分为Ⅰ、Ⅱ、Ⅲ、Ⅳ期。新药在批准上市前，应当进行Ⅰ、Ⅱ、Ⅲ期临床试验，Ⅳ期为上市后的临床试验。经批准后，有些情况下可仅进行Ⅱ期和Ⅲ期临床试验或者仅进行Ⅲ期临床试验。

1. Ⅰ期临床试验（phase Ⅰ clinicaltrail） 初步的临床药理学及人体安全性评价试验。研究人体对于新药的耐受程度及药物动力学研究，了解药物在人体内的吸收、分布、消除等规律，为制定初步的、安全有效的给药方案提供依据。其原则是在最大限度地保护受试者安全的前提下，进行适当、全面的实验室和体格检查，以获得该药的有关试验数据。一般第一、二类新药，含有毒性成分以及毒理试验提示有需要重视的毒性反应的第三类新药以及某些有特殊情况的第四、五类新药应进行Ⅰ期临床试验。

2. Ⅱ期临床试验（phaseⅡ clinicaltrail） 治疗作用初步评价阶段。目的是在有对照组的试验条件下，初步评价药物对目标适应证患者的治疗作用；评价药物的安全性；观察短期应用时的不良反应；验证短期应用的最适剂量。Ⅱ期临床试验分为两个阶段，第一阶段先在一个医院少数患者中试验，采用剂量递增设计，以初步评价药物剂量-效应关系。第二阶段是第一阶段的延续，在既往经验的基础上扩大试验范围，进行大样本（多发病一般不少于300例，其中主要病种不少于100例）、多中心（3个及以上）的临床试验。采用公认的平行剂量与效应设计，确定药物对可能适应证的剂量-效应关系。试验结果进行统计学处理后，结合其临床意义，作出评价和相应的结论，并结合Ⅰ期临床试验的结果，汇总写出正式的临床试验报告，经主管部门批准后即可进行新药的试生产。

Ⅱ期临床试验的研究设计可以根据具体的研究目的，采用多种形式，包括随机盲法对照临床试验。通常应该与标准疗法进行比较，使用安慰剂必须以不损害受试对象健康为前提，受试例数一般不低于100例，参照临床前试验和Ⅰ期临床试验的实际情况制定药物的剂量研究方案。Ⅱ期试验设计和实施必须结合现实条件，符合临床和统计学要求，保证样本的代表性、设计的合理性和结果的可重复性，为大规模临床试验奠定基础。

现举例说明Ⅱ期临床试验进行的方法：以bryostatin-1对转移性肾细胞癌的Ⅱ期试验为例，试验患者的特征：30例患者于1996年6月至1998年7月，在得克萨斯大学MD安德森癌症中心的泌尿生殖系统肿瘤医学部注册。所有患者提供书面知情同意，报告所有注册的患者的药物毒性和药物相关反应。所有患者在组织学上都证实患有肾细胞癌，如果原发肿瘤在组织学上被证实并且肿瘤的呈现具有典型性，就不需要对转移部位进行活检。所有患者均有二元可测量的疾病（疾病限于骨的患者考虑为不可测量疾病患者）。所有患者均有良好的生理指标。合格的标准是Zubrod体力状态级别在0～1，血红蛋白（无输血支持）≥9.5 g/dL，基线的白血细胞计数和血小板计数在正常范围内，估计肌酐清除率每分钟60 ml，转氨酶类小于或等于正常水平上限的2倍。排除标准：在之前的6个月内有已知的人类免疫缺陷病毒感染史，失控的中枢神经系统转移，任何脑血管疾病（包括短暂性脑缺血），以及有症状的充血性心力衰竭或动脉硬化症状，或是在妊娠、哺乳期或无法进行避孕的妇女。所有患者在早期工作的基础上根据NCI设置的剂量和时间表进行治疗，即在一个周期28天里的第1、8、15天按bryostatin-1 25 mg/m² 的剂量，每天静脉注射超过1 h。在一般情况下，除非遇到不可接受的毒性，治疗一直持续到取得进展或"最大效益"，由主治医生判断。由统计学者将30例受试者的序号随机分成两组（随机和设盲的方法参见《临床试验的设计和应遵循的原则》),A组为试验组,用试验药,B组用对照药,受试者所用药物分别逐例进行包装、编码。包装外面只标明编码,不得注明组别是 A 或 B,做到受试者所用药物的外观、用量、用法完全一致,使研究者和受试者均不知道所服药品的组别。盲底装入信封,封口处盖章,封皮写明"设盲编码和临床试验应急信件",由药物临床研究部门专人保存,以便遇紧急事件必须破盲时应用。各中心应在同一时间内开展临床试验。各中心选择受试者的人选标准和排除标准应统一,并让受试者签署知情同意书,把受试者的就诊日期、有关发病情况和各项检查等内容,用钢笔或圆珠笔写在病例报告表上并签名,填写时发现有误,不得在原处涂改或刮除,应在原字上轻轻画杠,在其旁写上新字,并签名和标明日期。另外,研究者根据所分得的设盲编码给受试者用药。可由若干医师分担研究任务,将编码按顺序分给各人,每人约 10个号。研究者应叮嘱受试者每天填写专门表格(记录用药情况、疗效和不良事件等)。治疗结束后进行有关项目复查,填写病例报告表,评定疗效、不良事件及处理结果,最后将病例报告表交给本中心研究负责人审阅签字。病例报告表一式三份,其中一份交申报者,另两份由中心的药物临床研究部门和负责科室分别保存。

3. Ⅲ期临床试验(phase Ⅲ clinicaltrail)　治疗作用的确证阶段。是新药得到主管部门批准试生产之后进行的扩大的临床试验,其目的是进一步验证药物对目标适应证患者的治疗作用和安全性,评价利益与风险关系,最终为药物注册申请的审查提供充分的依据。

Ⅲ期临床试验的设计是采用多中心开放随机对照试验,随机分组方法和药物编码方法与Ⅱ期临床试验类似,通过增加样本量,并根据试验目的调整选择受试者标准,适当扩大特殊受试人群,选择更为丰富的观察项目或指标,进一步考察不同个体所需剂量及依从性。Ⅲ期临床试验的条件应尽可能接近该药的正常使用条件,试验药品需经中国药品生物制品检定所检定合格才可应用,供药时,标明药物系专供临床试验用。

与Ⅱ期临床试验相比,Ⅲ期临床试验的特点是在Ⅱ期临床试验基础上,为验证药物疗效及观察其安全性的试验。其适应证相对固定,治疗方案相对确定,需要更广泛的足够的病例,对于预计长期应用的药物,药物的长期暴露试验通常在Ⅲ期临床试验进行,同时,为完善药物的使用说明书提供所需要的信息。

4. Ⅳ期临床试验(phase Ⅳ clinicaltrail)　新药获准上市后,临床广泛使用的最初一段时间内,由申请人申请进行的应用研究阶段。其目的是进一步考察新药的安全性和有效性,对新药的疗效、适应证、不良反应、治疗方案作进一步扩大的临床试验,评价在普通或者特殊人群中使用的利益与风险关系以及改进、完善治疗方案等。研究通常包括:附加的药物间相互作用研究、剂量-效应关系或安全性研究和支持药物用于许可适应证的研究(如死亡率、发病率的研究,流行病学研究)。

新药Ⅳ期临床试验是新药临床试验的一个重要组成部分,是上市前新药Ⅰ、Ⅱ、Ⅲ期试验的补充和延续。它可以验证上市前的结果,还可对上市前临床试验的偏差进行纠正,更重要的是可以弥补上市前临床试验缺乏的资料和信息,为临床合理用药提供依据。[7]

参考文献

[1] 易杨华,焦炳华.现代海洋药物学[M].北京:科学出版社,2006:12-33.

［2］许实波.海洋生物制药[M].北京:化学工业出版社,2002:48－87.

［3］尤启冬.药物化学[M].北京:化学工业出版社,2004:31－37.

［4］徐文芳.药物化学[M].北京:高等教育出版社,2006:35－37.

［5］徐文芳.药物设计学[M].北京:人民卫生出版社,2006:246－283.

［6］周文.药物流行病学[M].北京:人民卫生出版社,2007:80－83.

［7］Lance P,Danai D,Robert A,et al. Phase Ⅱ Trial of Bryostatin－1 for Patients with Metastatic Renal Cell Carcinoma [J]. Cancer,2000,89(3)：615－619.

（林厚文、吴文惠）

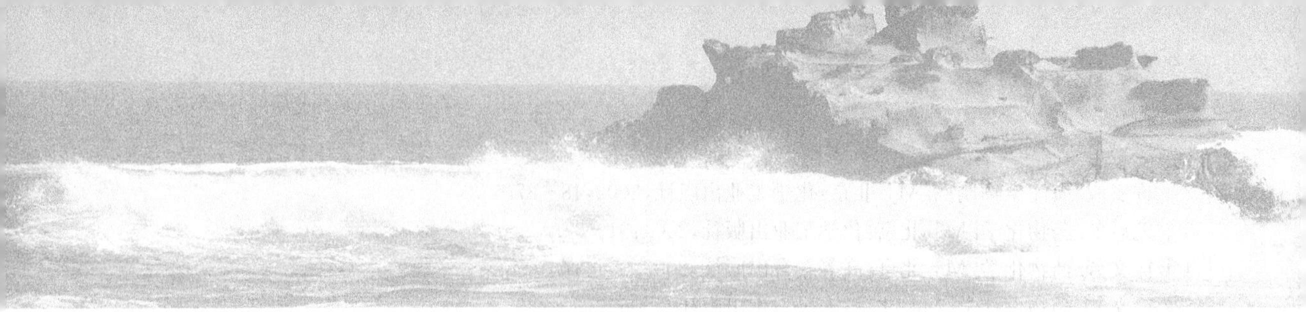

第三章
海洋药物研究的关键技术

　　海洋药物研究是以海洋生物为研究对象,从中发现新的活性物质并最终发展成药物的过程,是化学、药理学和分子生物学等多学科的交叉科学,研究过程分为药物发现、成药性研究、临床前研究及临床研究四个方面,其中药物的发现和成药性研究是重中之重,主要涉及活性物质的发现、分离纯化、结构优化和构效关系研究以及毒理学评价等方面内容。合理的筛选模型的建立和选择是发现活性物质的导向,精湛的分离纯化技术是得到活性物质的前提,结构鉴定和立体构型确定是确定新药先导化合物的基础,结构优化和构效关系研究以及毒理学评价为成药性研究提供保障。同时对于海洋微生物来源的活性物质研究来说,从浩如烟海的无数菌株中分离获得目标活性菌株也是海洋药物研究的关键技术之一。

第一节　生物活性筛选技术

　　早期的药物发现往往来源于对自然界的生态现象的观察,比如阿司匹林、青霉素的发现等。现代药物研究对活性物质的发现是一个相当主动的过程,在对疾病认知的基础上,建立适当的活性筛选模型,对未知物质进行筛选,进而发现活性物质,这已成为目前欧美发达国家及大型制药公司共同采用的方法。因此,活性筛选技术是新药发现的导向和探针,选择合适的活性筛选模型,就可能发现对应活性的化合物。当然,未被评价的活性并不代表化合物没有这类活性。新靶标及新筛选模型的发现和建立,因而成为现代药物研究成功的首要关键技术。

　　海洋天然产物的特点是结构复杂特异,活性高、含量低,因此有效筛选模型的建立和选择在海洋药物的发现过程中十分重要。传统的整体动物水平筛选方法能够从整体水平直观地反应被筛选样品的药效、毒性和不良反应,对预测其临床疗效和药用前景具有重要价值,但由于筛选过程过多依赖手工操作、样品需要量大、周期长,不适合作为海洋药物的快速筛选模型,只在后期的成药性评价和临床前研究时会加以应用。细胞生物学、分子生物学、分子药理学和病理学等的发展为药物筛选提供了很多新方法,大量细胞水平和分子水平的药物筛选模型不断出现并应用到药物筛选中。细胞和分子水平的药物筛选模型具有样品需要量少、作用靶点明确、可实现大规模筛选等优点,成为目前药物筛选的主要方法。这些模型的大量应用使药物筛选方法由传统的动物筛选转变为自动化大规模的筛选体系,并逐步形成了高通量和高内涵药物筛选。

一、活性筛选方法

生物活性的筛选方法多种多样,筛选效率与实验设计直接相关,对病理和药理方面的了解越深入、靶标越明确,越有可能获得特定活性的产物。下面列举了一些海洋天然产物研究常用的活性筛选方法[1]。

(一) 对动物的影响活性

(1) 对动物幼体的生长或变态的作用:环节动物、海胆以及海虾的幼体可用于检测样品的动物毒性或其他影响。通常把多个幼体置于样品液中,观察对致死性、变态过程、定殖效果、虫室形成等方面的影响。

(2) 对无脊椎动物运动的影响:在加有样品的溶液中,如果饲养的水螅或其他动物总是保持收缩状态,可认为样品有毒性。

(3) 鱼类毒性试验。

小金鱼毒性试验:样品对小金鱼的毒性,表现为致死或失去平衡等;

斑马鱼拒食实验:分别将加入待测物和空白溶媒的鱼食喂饲斑马鱼,观察斑马鱼对两者的捕食选择性,以寻找待测物中的化学防御物质。

(二) 细胞水平筛选

抗细菌或抗真菌活性:最简单的抗菌活性测试方法称生长抑制法,样品置无菌滤纸上,然后将滤纸放在接种有目标菌的固态培养基表面,培养一段时间后观察和测量抑制圈的大小,大多数抗生素都是这样筛选出来的。

细胞毒活性:对肿瘤细胞株的生长抑制活性。

(三) 酶抑制剂筛选

很多病症是因为特定酶的活性增强或减弱而引起的,以该酶为靶标筛选抑制剂或激动剂,将大大增加获得特异性活性代谢产物的几率。应用酶抑制剂(激动剂)的筛选法,可以获得具有抗肿瘤、抗血栓、抗糖尿病、抗病毒、抗炎以及降血脂、降血压等活性的代谢产物。

抗肿瘤活性筛选的靶酶有 DNA 拓扑异构酶、芳香酶、法尼基转移酶、蛋白激酶等。

抗血栓形成活性筛选的靶酶有凝血酶、血小板活化因子酰基转移酶等。

抗病毒活性筛选的靶酶有蛋白酶、逆转录酶等。

抗糖尿病活性筛选的靶酶有醛糖还原酶等。

抗炎活性筛选的靶酶有溶磷脂酶、磷酸脂酶 A_2、脂氨酶等。

抗神经退化活性筛选的靶酶有乙酰胆碱酯酶等。

降血脂活性筛选的靶酶有鲨烯合成酶、脂酰辅酶 A 胆固醇酰转移酶(A-CAT)、β-羟基-β甲基戊二酰辅酶 A(HMG-CoA)等。

降血压活性筛选的靶酶有肾上腺素合成酶、内皮质素转换酶等。

(四) 免疫调节活性筛选

免疫调节活性分为免疫增强活性和免疫抑制活性,在医学上分别有重要作用。可通过皮肤注射反应来观察样品对抗原免疫反应的增强或抑制作用,也可在体外应用淋巴细胞进行免疫试验。

（五）受体拮抗活性筛选

生化反应均受到严密的机制调控,信号分子需要与受体分子结合而启动生理、生化过程。如果样品能与受体发生结合,即与正常信号分子产生竞争从而抑制该生化过程。

用于抗肿瘤活性筛选的受体包括非甾体类雌激素受体或雄激素受体等。

用于抗血栓活性筛选的受体包括纤维蛋白原受体。

用于降血压活性筛选的受体包括内皮素受体、血管紧张素Ⅱ受体。

二、活性筛选方法实例

实验室可以根据研究目标建立合适的活性筛选模型,如果已知目标活性成分的结构类型,也可以建立结构特异性的筛选方法,如免疫筛选方法。随着细胞信号通路在调节细胞间的生物过程和疾病状态的作用逐渐被发现,许多以信号传导通路为基础的活性筛选方法被建立。

实例一、抗真菌药物筛选

Molinski等人为了从海洋无脊椎动物中寻找对麦角甾醇敏感的抗真菌化合物,建立了一种简单的方法,这种方法以白念珠菌为测试菌株,采用琼脂板扩散法检测提取物在麦角甾醇有或无的情况下抑制白色念珠菌生长的能力,从而鉴别提取物的抗真菌活性能否被麦角甾醇特异性的影响(如果提取物抑制了白色念珠菌中麦角甾醇的正常水平,其抑制作用能够被麦角甾醇恢复)。采用这种方法,研究者从116种受试的海洋生物提取物中发现了10种海绵具有抗真菌活性,其中3种海绵的抗真菌活性不受麦角甾醇的影响,还有3种海绵的抗真菌活性在麦角甾醇存在时显著下降。

实例二、抗肿瘤药物筛选

美国国家癌症研究所(NCI)早期进行海洋抗癌药物筛选的时候,采用P388白血病和L1210淋巴白血病细胞的筛选模型,但这种方法只能筛选出对快速增殖的肿瘤细胞具有杀伤作用的物质,难以获得对实体瘤等有效的化合物,因此只能用于初筛。后来,NCI建立了一套系统的、渐进式的抗癌药物筛选体系,用于鉴定和评价新先导化合物的抗肿瘤活性及其作用机制(图3-1,http://dtp.nci.nih.gov/index.html)。筛选体系分三个阶段:NCI 60株肿瘤细胞株体外筛选,中空纤维法筛选和人肿瘤细胞株异源接种裸鼠模型筛选。首先,选择代表白血病、黑色素瘤、肺癌、结肠癌、脑瘤、卵巢癌、乳腺癌、前列腺癌和肾癌等60种不同的人肿瘤细胞株进行抑瘤谱的筛选,筛选结果用一种模式识别程序分析,评价被测试样品对肿瘤细胞的抑制、杀伤活性和选择性,预测化合物的抗肿瘤作用机制,通过与已有抗肿瘤药物的相似性或差异性比较确定化合物的可能作用靶点。然后,筛选有效的先导化合物再进行中空纤维法筛选,方法是将肿瘤细胞株装入具有一定通透性的中空纤维管后,埋植于动物体内,再给予动物受试药物,以检验受试药物在动物体内对肿瘤细胞的生长抑制作用,该方法简便有效、能实现高通量,避免了动物实验需要消耗的大量实验动物、受试药品以及时间和人力。最终抗肿瘤活性评价采用一种或多种人肿瘤细胞株异源接种的裸鼠模型完成。采用这种筛选体系,NCI从海洋生物中发现了一系列的抗肿瘤活性药物,并已进入临床试验。

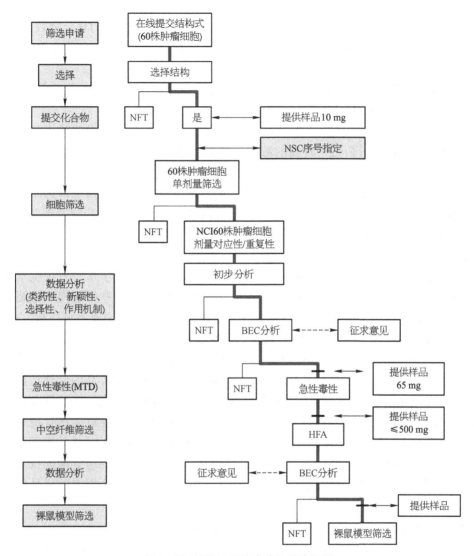

图 3-1　NCI 的抗肿瘤药物筛选流程

缩写：NFT——不再筛选；BEC——生物评价委员会；MTD——最大耐受剂量；HFA——中空纤维筛选法

三、高通量筛选和高内涵筛选

（一）高通量筛选（high throughput screening，HTS）

高通量筛选是指以分子水平或细胞水平的实验方法为基础，以微板形式为实验载体，自动化操作、快速、灵敏的采集实验数据，并利用计算机对实验数据进行分析处理，在同一时间完成对数以千万计样品的检测，并以数据库支持整体运转的筛选体系。主要包括五个子系统：高容量样品库系统，自动化操作系统，高灵敏度检测系统，高效率数据处理系统以及高特异性药物筛选系统[2]。

（1）高容量样品库系统是高通量筛选的先决条件，样品库来源于天然产物和合成化合物两个方面,微生物次生代谢产物、陆地天然产物和海洋天然产物都是天然产物样品库的来源,合成化合物主要依靠常规化学合成和组合化学两种途径。样品库的化合物数量越多,结构越多样,筛选前景则越好,如 Merck 公司的化合物库有 59 万～65 万个化合物,容易筛选出具有潜在药用价值的先导化合物。

(2)自动化操作系统通过软件操作控制整个实验,包括计算机及其操作软件、自动化加样设备、温孵离心设备和堆栈四个部分。

(3)高灵敏度检测系统可以采用液闪检测、化学发光检测、宽谱带分光光度仪或荧光光度仪检测等。亲和闪烁分析是一种新的液闪检测方法,通过亲和结合将放射配基结合到具有受体的闪烁球上,从而产生光子,使放射配基分析全自动进行,更适合于高通量筛选。

(4)HTS 数据库管理系统能够对数以万计的样品或化合物的多模型筛选结果进行处理,具有样品库管理、生物活性信息管理、高通量筛选服务、药物设计与药物发现四个方面的功能。它以生物活性数据的加工处理为主体,综合利用化合物的结构信息,可以更好地设计药物,加快新药发现速度。

(5)高特异性药物筛选系统依靠特异性的筛选模型,通过在分子水平或细胞水平上观察药物与分子靶点的相互作用,直接反映药物的作用机制。目前这些筛选模型主要集中在受体、酶、通道以及各种细胞反应方面,也出现了基因水平的筛选模型或者直接在生物芯片、基因芯片上进行的筛选,使药物筛选模型的选择范围更为广泛。

与传统的药物筛选方法相比,HTS 具有快速、高灵敏度和高特异性等显著性特点。每天可以对数十乃至数百块微孔板进行操作,完成对数千乃至数万的样品的活性检测。样品的活性检测在微孔板中进行,反应体积在几微升到 250 μl 之间,因此每一个检测仅需要微量的样品。基因表达的酶、受体、信号传导因子的广泛使用使得高通量筛选具有较高的特异性。同一化合物不同模型筛选的活性数据以及同一模型不同化合物的活性数据归纳出的构效关系可以为药物发现提供极有价值的信息,真正实现一药多筛。高通量筛选技术是目前大型制药公司发现先导化合物的主要手段,每年可以完成对 100 万个以上的样品的生物活性筛选。

(二)高内涵筛选(high content screening,HCS)

对于一些多基因疾病(如肿瘤、神经退行性疾病、代谢性疾病)和病毒感染等治疗药物的发现,针对单一靶点的 HTS 筛选难以适应。1997 年美国 Cellomics 公司开发出首个高内涵筛选技术平台,揭开了药物筛选的崭新一页。HCS 是指在保持细胞结构和功能完整性的前提下,同时检测被筛样品对细胞形态、生长、分化、迁移、凋亡、代谢途径及信号转导等多个环节的影响,在单一实验中获取与基因、蛋白及其他细胞成分相关的大量信息,确定其生物活性和潜在毒性的过程。同时,HCS 采用高分辨率的荧光数码影像系统,能够获得被筛样品对细胞产生的多维立体和实时快速的生物效应信息,在细胞水平上实现多个指标的多元化、多功能筛选[3,4]。

1. HCS 的优势　HCS 作为一种全新药物筛选手段虽然才出现几年,其在新药研发中的意义受到国外业界人士的高度评价,如果说高通量自动化 DNA 测序技术对顺利完成人类基因组计划的贡献是革命性的,那么 HCS 在当今药物发现中将起到同样的关键作用。与HTS 相比,HCS 的优势体现在多个方面:与传统的药理学筛选相比,HTS 取得了纵向上的突破,而 HCS 不仅在筛选量上超越了 HTS,而且实现了对多个靶点的同时检测,即取得了纵向和横向上的双重突破;HCS 筛选是以细胞为单位,而不像 HTS 以微板孔为单位,意味着研究者可以从细胞群体中的各种反应获取信息,而不是像 HTS 那样信息来源于一个微板孔中的所有细胞的平均反应;HCS 这种获取多个终点,包括单个和细胞群体的定量数据的能力帮助研究者更好解释获取的信息,为过去难度很大的细胞功能和作用机制研究提供了新视角;HCS 同步应用报告基因、荧光标记、酶学反应和细胞可视化等检测技术,可以在新药研究的早期阶段获得活性化合物对细胞产生的多重效应的详细数据,包括细胞毒性、代谢调节和对其他靶点的非特异性作用等,从而显著提高发现先导化合物的速率,降低开发后期的失败率。

2. HCS 系统的组成

(1)荧光显微系统:由于许多化合物只能引起在细胞形态、细胞器形态和分子分布方面相对微弱的改变,高分辨率荧光显微镜成为检测这些变化的理想选择。在该系统中,细胞结合荧光标记物反映出细胞的生理变化,细胞内的荧光探针捕获到细胞变化的丰富图像信息。

(2)自动化荧光图像获取系统:在观察到荧光标记的细胞变化后,利用高分辨率 CCD 相机拍摄图像。自动化荧光图像获取系统可快速精确地移动细胞培养板或载玻片,自由转换各种波长的激光及散射滤光片以满足不同研究需要。同时使用激光共聚焦技术与多种培养板匹配,短时间内完成 96 孔板或 384 孔板样品分析。

(3)检测分析仪器:观察并获取图像只是 HCS 的第一步,为了有效完成分析工作,必须利用检测分析仪器从图像中提取有价值的信息,国外医药公司开发了一些以变化终点检测和动态活细胞检测相结合为基础的分析工具,如美国 Cellomics 公司开发出的 ArrayScan HCS Reader 和 KineticScan HCS Reader 等。

(4)图像处理分析软件:图像处理分析软件分析基于形态学和荧光标记的细胞特征和参数的测定数据,如 Cellomics 公司开发的 BioApplication 软件,它可以在适合的环境下将图像数据转化为生物学信息,并能够处理多种来源的图像和数据,包括荧光检测、激光共聚焦扫描、流式细胞检测以及其他 HCS 仪器。

(5)结果分析和数据管理系统:上述应用软件可用于分析单个和群体细胞水平的多种特征,追踪分析多种细胞变化过程,包括信号分子转位、受体内源化、钙离子化、酶活化、细胞凋亡、细胞周期以及神经突生长等,获取有价值的生物信息并转变为对药物与细胞相互作用的全面认识。数据管理系统用来储存和管理已获取的图像和定量分析结果,并能够将结果以图像、图表和数字等形式在个体细胞和细胞群体的水平输出,便于研究者回顾和总结,并辅助决策。

第二节　分离纯化技术

陆生生物中天然产物研究所用的分离纯化方法均可用于海洋天然产物的研究,但海洋天然产物百变,从研究对象上来讲,陆地天然产物的研究对象主要是植物,而海洋天然产物的来源包括了低等无脊椎动物、海藻和海洋微生物,因而研究对象更复杂。从结构类型上来讲,海洋天然产物常见有烃类、萜类、聚酮、聚醚、大环内酯、多肽、生物碱以及许多无法归属的新类型,而少见陆地天然产物常见的黄酮、香豆素、木质素等,因而所采用的分离纯化手段有所不同。

海洋天然产物的分离纯化常受到以下几个因素的影响：①海洋生物的资源数据库不完善和分类学专业人员缺乏，所采样本很难得到及时准确的鉴定，无法预测可能含有的化合物和分离方法，种属鉴定错误也会造成分离纯化的困难；②海洋生物中的活性代谢产物经常含量很低，这给分离纯化带来挑战；③水溶性化合物因处理过程中必须使用甲醇、水等强极性溶剂以及高盐的影响使分离纯化比较困难；④一些化合物缺乏发色团无法进行 HPLC－UV 检测；⑤海洋生物中常含有一些不稳定的代谢产物，光、热、空气和 pH 变化均能引起降解，分离过程使用的一些填料也能激活如羟醛缩合、重排、加水或脱水反应，一些略带酸性的 NMR 溶剂(如 $CDCl_3$)能够导致 pH 敏感化合物的降解。

本节将综合考虑海洋天然产物特殊的来源、化学结构、理化性质以及可能的影响因素，着重探讨与其相应的一些分离纯化技术[5~7]。

一、分离纯化的常用技术

与传统天然产物研究模式略有不同，海洋天然产物研究非常关注目标化合物的分离纯化，如采用活性追踪分离，而不是试图分离提取物中的所有化合物。目标化合物可以是特定的结构类型，或具有特殊的理化性质，也可以是具有特定的生物活性，因此选择合适的筛选方法确定目标化合物是提取和分离纯化的首要任务。另外，排除重复也成为海洋天然产物研究中的关键步骤。虽然无法找到一种标准的分离流程适用于所有目标化合物的分离，一般来说分离纯化过程可以分为五个阶段(图 3－2)。

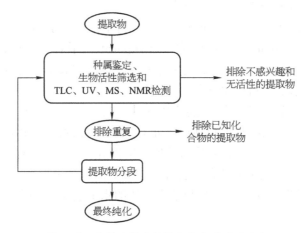

图 3－2 海洋天然产物提取分离的通用流程

(一) 提取

海洋天然产物常用的提取方法有三种，实际操作中根据需分离的目标化合物、可行性和优缺点选择最合适的方法。第一种方法是用溶剂浸泡海洋生物样品，通过过滤或离心收集浸泡液，反复操作直到提取完全，本法优点是简单，缺点是溶剂消耗大、时间长、不适合工业自动化；第二种方法是 NCI 的科学家建立的，用于大批量筛选具有抗肿瘤或抗病毒活性的海洋天然产物，样品冰冻后用干冰磨碎，首先在 4 ℃用水提取，离心获得水提物，固体部分分别用甲醇－二氯甲烷(1∶1)和纯甲醇提取获得有机相提取物，本法优点是高效、快速、避免化合物降解，缺点是只能少量处理样品；第三种方法是超临界流体(SCF)提取，常用的超临界流体是二氧化碳,本法优点是高效、无毒、不易燃和后处理简单,缺点是仪器昂贵和需要反复实验选择改性剂。

（二）目标化合物筛选

目标化合物的确认主要通过以下三种方式完成:

1. 种属鉴定 获取提取物中的化学成分和生物活性的信息,对设计分离流程和指导活性追踪分离非常重要,如果能够在早期对海洋生物进行种属鉴定,就可以了解从该物种或相近种属中已经得到的化合物,预测待研究样品可能含有的化学成分。需要指出的是,海洋生物中的化学成分随着采集地点或季节的不同可能会发生很大变化。

2. 生物活性筛选 生物活性筛选在海洋天然产物研究中广泛使用,用于寻找特定活性的化合物,是发现新药先导化合物的一种非常有效的手段。这种方法最大问题是需要注意假阳性和假阴性。假阳性常发生在提取物中的非活性成分能够非特异性与筛选模型的分子靶点结合(如能够沉淀蛋白,对酶靶点的筛选模型均显示抑制活性),一些非活性成分与筛选模型中的非靶点物质结合,或者干扰筛选模型的检测方法。筛选模型自身的局限性会导致假阴性,也有一些化合物体内具有活性,但是在体外筛选模型中表现为无活性。

3. 化学筛选 提取溶剂能提供一些信息,水提取物通常含有大极性成分和无机盐,有机提取物往往含脂肪酸和低极性成分。TLC 分析可以判断提取物成分的极性,也常用于指导柱色谱分离模式和洗脱系统的选择,TLC 的显色剂能够帮助判断化合物的类型。将 TLC 与活性筛选模型结合也可以用于确定提取物中的活性成分,比如在寻找抗生素时,将 TLC 板上的点通过在线提取直接上样抗生素筛选平板,通过抑菌圈大小确定活性成分。HPLC 与 UV、MS 和 NMR 等检测器联用检测可以提供更多有用信息。

（三）排除重复

在天然产物研究的过程中经常会获得已知化合物,而活性追踪分离也经常得到非目标化合物,这些均造成了时间和资源的巨大浪费,因此,排除重复是海洋天然产物研究的一个重要步骤,它能够快速检测出已知化合物,确保后期的分离、结构鉴定和药理活性研究的对象为新化合物。排除重复需要对化合物进行完全或部分鉴定,实现这一目的需要综合利用种属鉴定、活性筛选、色谱光谱特征以及数据库检索的信息。

排除重复主要依靠化学筛选,通常采用色谱质谱联用技术如 HPLC - DAD、HPLC - MS 和 HPLC - NMR。HPLC - DAD 能够在线采集化合物的 UV 吸收光谱,UV 吸收光谱的吸收峰数目、最大吸收波长(λ_{max})和吸收系数(ε)对应分子中的特定发色团,通过搜索 UV 吸收光谱库能够快速鉴别如聚酮、蒽醌等已知化合物,但由于 UV 吸收光谱不具备专一性,HPLC - DAD 不能起到决定性作用。MS 能够迅速获得化合物的分子量、分子式(HRMS)和碎片信息,且准确度、灵敏度高,因此 HPLC - MS 联用广泛用于海洋天然产物的排除重复,获得的分子量可以用于几乎所有数据库的检索,串联质谱(LC - MS - MS)可以获得特定的碎片离子信息,根据碎片模式能够推断更多结构信息,在一些由数个独立单元组成的化合物的鉴定中,如多肽、环肽、寡聚糖和皂苷等,这种模式非常可靠有效。Gautschi 等人采用 HPLC - MS 联合琼脂扩散方法(测试对小鼠和人的肿瘤细胞株的细胞毒性)对深海海绵来源的真菌发酵液进行筛选,从 *Penicillium coryophilum* 提取液中发现了七种 serinone,其中两种是在排除重复阶段确定的。HPLC - NMR 联用已经实现,高磁场 NMR 仪、毛细管微体积流通池和数字信号处理系统等的发展显著提高了 HPLC - NMR 对痕量成分的检测灵敏度,已经研制出的新探头能够抑制 HPLC 流动相的 NMR 背景信号,HPLC - NMR 联用能够准确的提供更多化合物结构的信息。生物活性筛选也可以为排除重复提供重要参考,已经建立了一些 HPLC 联用在线生物筛选的方法用于快速发现酶或受体的底物。例如在一个寻找与雌激素受体(ER)结合底物的试验中,提取物首先进行 HPLC 分析,流出组分中加入雌激素受体,孵化 30 s,然后让 ER 上另一活性位点与荧光试剂 coumestrol 结合,形成的 ER - coumestrol 的复合物在 340 nm 的激发光下产生 410 nm 发射光,方便荧光检测,利用类似方法可以筛选一系列酶,如激酶、磷酸酶、磷酸酯酶和血管紧张素转化酶等的底物。数据库检索是排除重复的重要依赖,过去二三十年建立了许多天然产物数据库,表 3 - 1 列举了一些商业化的海洋天然产物相关数据库。

表 3 - 1 海洋天然产物的常用数据库

Database	URL
MarinLit	http://www. chem. canterbury. ac. nz/marinlit/marinlit. shtml
Dictionary of Natural Products and others	http://www. chemnetbase. com/
Chemical Abstracts (CAS)	http://info. cas. org/
NAPRALERT (Natural Product Alert) database	http://www. cas. org/ONLINE/DBSS/napralertss. html
Beilstein CrossFire	http://www. mimas. ac. uk/crossfire/
Silverplatter	http://web5. silverplatter. com/webspirs/start. ws
NCI Data Search	http://dtp. nci. nih. gov/docs/dtp_search. html
Chemical Database Services	http://cds. dl. ac. uk/cds/
National Institute of Standards	http://webbook. nist. gov/chemistry/
Cambridge Structural Database	http://www. ccdc. cam. ac. uk/products/csd/
Marine Biological Laboratory, Woods Hole, USA	http://www. mbl. edu/
Chapman & Hall's Dictionary of Natural Products	CD - ROM

（四）提取物分组

将理化性质相近的化合物进行分组,富集目标化合物,去除大量的不需要物质,常用方法包括溶剂分配、脱脂和脱盐。改良的 Kupchan 法常用于溶剂分配,该法也可以脱脂和脱盐,脂类集中在正己烷部分,盐留在水相中。提取物的脱脂有很多方法,用 Sephadex LH - 20 柱和 MeOH - CH_2Cl_2(1:1)洗脱是非常有效的方法,脂肪和非极性物质较早流出。C_{18} 固相萃取柱(SPE)和 MeOH - H_2O 洗脱,脂肪成分保留在固定相上,其他成分则被洗脱下来。伴随海洋生物样品中的大量无机盐会对分离过程造成很大影响,脱盐可以说是处理海洋生物样品中比较困难的环节。大量无机盐的存在会干扰色谱分离,包括凝胶过滤等的使用。许多生物化学实验中使用的脱盐方法,如凝胶或膜,在分离小分子的海洋天然产物时并不适用。如果目标产物在甲醇中可溶,用甲醇多次抽提,可以除去大部分的无机盐。一些葡聚糖凝胶(Sephadex G - 10,G - 15)和吸附树脂也可以将小分子化合物与盐小心的分开。

West 和 Northcote 提出了一种比较有效的脱盐方法,提取物用甲醇溶解上样预平衡的 Diaion HP20 大孔树脂柱,洗脱成分浓缩后用水稀释重新上样,保证所有化合物都被树脂吸附,首先用大量水洗将盐完全脱去,然后用不同比例的甲醇水或丙酮水溶液将化合物按极性分段洗脱富集。

（五）最终纯化

海洋天然产物的最终纯化主要依靠制备型 HPLC,常用 HPLC-UV 检测。示差折光检测器(RI)能够检测无 UV 吸收的化合物,与 UV 互补,缺点是灵敏度低,在 HPLC 分析时只能进行等度洗脱;HPLC-蒸发光散射检测器(ELSD)也可以检测无 UV 吸收的化合物,且 ELSD 响应值只与检测成分的摩尔数成正比,不受其他因素的影响,因此也可以用来判断化合物的含量和纯度。

二、分离纯化的特殊问题

（一）微量成分的分离纯化

来自海洋无脊椎动物的活性成分经常是微量的甚至痕量的成分,因此不仅需要采集大量的海洋生物,而且造成分离纯化的过程非常复杂繁琐。例如制备 10.7 mg 的抗肿瘤活性的大环内酯 spongistatin 需要采集 2.5 t 的南非海绵 *Spirastrella spinispirulifera*;而分离纯化 1 mg 的抗肿瘤肽 dolastatin 10 需要从印度洋毛里求斯岛采集 2 t 海兔 *Dolabella auricularia*,采集过程花费了 10 年,分离纯化过程也非常难,最简单的流程共分成 20 000 个组分,最长采用了 23 步色谱分离。

分离纯化微量代谢产物需要根据目标化合物的化学结构和理化性质选择合适的色谱方法,无法找到一种标准的流程,但一些原则可供参考。进行微量成分分离时最好先建立一种检测方法,以便指导后续的分离纯化步骤,色谱检测方法通常选用 HPLC-UV, HPLC-MS 因灵敏度高也经常选用,HPLC-ELSD 能够检测无紫外吸收物质,可用于判断化合物纯度。分离微量成分经常需要处理大体积的提取物,实验室常规的溶剂萃取方法(EtOAc、正丁醇等)不可行,最好采用离心过滤、膜分离和大孔吸附树脂等方法,大孔树脂有很多类型,如常用的 Diaion HP20,具体使用时根据目标化合物的性质选择最适合的类型,如果目标化合物具有酸碱性,可选用离子交换树脂。微量成分的分离纯化需要很多步的色谱操作,每一步的分离效率、速率和损失程度都会影响到最终纯度和整体得率,尤其是早期的处理步骤,应当尽量减少样品损失,这些损失是后期无法拟补的,因此尽可能选择一些对样品损耗少的色谱方法。色谱方法的选择根据目标化合物的理化性质,使用较多的是选择性吸附树脂、离子交换色谱和制备型 HPLC,早期的色谱分离步骤用于快速除去大量杂质,富集目标化合物,最终将目标化合物与其类似物和一些微量杂质分开,通常采用制备型 HPLC 完成。如果目标化合物来自微生物,可以尝试优化微生物的发酵条件提高产量,许多微生物的野生型发酵产量在 1 mg/L 左右,通过发酵条件优化可以达到超过 100 mg/L。此外,也可以采用诱导突变、遗传调控或基因重组等方法提高目标化合物的产量,减少杂质。在对两种微量的海洋抗肿瘤性成分的制备过程中,从总合草苔虫 *Bugula neritina* 分离 bryostatin 1 和从加勒比海鞘 *Ecteinascidia tubinata* 中分离 ecteinascidin 743,都根据以上原则建立了一套非常有效的分离流程。

（二）水溶性成分分离

目前发现的海洋天然产物绝大部分都是亲脂性或中等极性的,水溶性大极性化合物相对较少。水溶性成分的分离和纯化是具有一定难度的,水溶性成分的提取过程中必须使用甲醇、水等大极性溶剂,在浓缩时需要较高温度,容易引起目标化合物变质,另外因含有表面活性剂也会引起浓缩过程的起泡或冲瓶。水溶液容易滋生微生物,它们会分解目标产物或产生脂多糖影响药理实验结果,可以添加一定量的乙醇或叠氮化钠来抑制微生物生长。水溶性化合物的分离纯化流程如图3-3[8],常用的色谱方法如下:

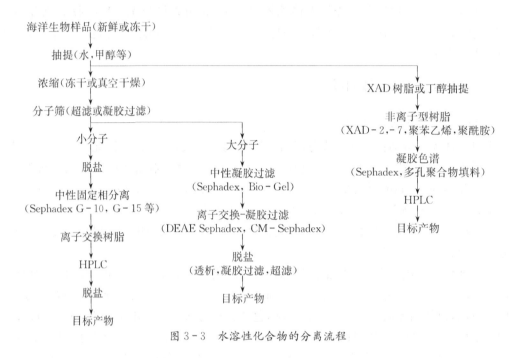

图3-3   水溶性化合物的分离流程

（1）使用凝胶过滤和膜过滤根据分子大小分离,其中,Sephadex LH-20不论对小极性还是大极性化合物都是一种非常有效的分离手段,对于许多分子量较大的水溶性化合物,如多糖、肽类和皂苷等,膜分离的方法比较适合。

（2）采用离子交换色谱分离,如果知道目标产物的离子特性可以采用离子交换的方法对水溶性成分进行分离,不过需要注意的是,许多化合物在强酸性或强碱性离子树脂以及极端pH洗脱液中不稳定,因此必须采用弱酸或弱碱性的树脂和洗脱液。

（3）采用反相柱色谱,各种疏水性反相柱填料结合适当的流动相,如甲醇、水、乙腈和缓冲液几乎可以分离各种极性范围的化合物。除传统的C_{18}或C_8色谱填料外,一些同时具有分子筛作用和吸附特性的填料,如TSK-125,TSK-250,TSK-400和苯乙烯-二乙烯苯共聚物,也可用于分离水溶性化合物。

（三）不稳定化合物

不稳定化合物的分离纯化过程应当尽量采取温和的条件,避免可能引起结构变化的极端处理方法。有时我们获得的最终产物并不是真正的天然产物,而是在分离和纯化过程中发生变化了的人工产物。了解一些不稳定化合物的变化规律,为如何处理实际操作中遇到的不稳定化合物提供参考。

例如,在分离来自海鞘 *Ascidia nigra* 的降血压成分 tunichrome B-1 的过程中,由于 tunichrome 对空气和水均十分敏感,从海鞘中采集时使用了一种干燥、无氧、充氩气的试管, 并且添加叔丁基羟基苯硫醚或叔丁基硫醚作为抗氧剂。一些海藻次生代谢产物,特别是分 子中含有二乙烯乙酸酯或多卤代基团的化合物(如来自绿藻的 **1** 和 **2**)非常不稳定,且难以分 离,新鲜采集的样品在冻干或长期溶液储存中均可能发生降解。通常在减压条件下浓缩有 机溶剂时,温度不要超过 35 ℃,以避免化合物降解,水溶液最好采用吸附或离心法浓缩,冷 冻干燥是处理不稳定样品的一种好方法,当提取物中含有无机盐或酸时,最好采用冷冻干燥 法进行浓缩,以避免引发催化反应。一些弱碱如醋酸钠和氨能够引起鬼臼毒素(**3**)C-8′位 发生异构化,形成混合物,而原始化合物剩余不到 1%,异构化反应甚至能在盐溶液中发生。 弱酸也能诱导形成人工产物,氯仿中含有的微量稀盐酸、柱色谱采用的中性氧化铝或硅胶均 可能引起(**4**)发生脱水反应。Eleutherobin (**6**)是来自西澳大利亚软珊瑚 *Eleutherobia* spp 的一种次生代谢产物,具有与紫杉醇类似的微管稳定活性,对肿瘤细胞株的体外细胞毒活性 比紫杉醇高约 50 倍,实际上 Eleutherobin (**6**)是 C-4 半缩酮醇(**7**)在甲醇溶液中的衍生产 物,当 C-15 被甲基、羟甲基或糖基取代时,类似反应还能发生;而当 C-15 被酯取代时该反 应不再发生。Zooxanthellamide Cs 是一系列来自海洋甲藻 *Symbiodinium* sp. 含有多羟基 的大环内酯化合物,其中三个化合物分别含有 63-、64-和 66-元内酯环(**8**)(可能是自然界 最大的大环内酯之一),尽管它们能够被 HPLC 分离纯化,但在 D_2O 和 CD_3OD 中均不稳定, 分别生成相应的羧酸(**9**)和甲酯(**10**)。分离过程使用的活性氧化铝时能引发一系列反应,包 括羟醛缩合、脱水、还原,质子转移,骨架重排等,当 isoindolobenzazepine 类生物碱进行硅胶 柱分离时可能发生 N-和 O-去甲基、氧化、Hoffmann β-消除、重排和扩环反应。许多化合 物在提取物中一直保持稳定,但在分离过程中可能对空气、溶剂和光敏感。对光不稳定的一 个例子是反式茶儿酮 tepanone,当 tepanone 或它的甲氧基衍生物的溶液暴露于实验室光照 下时就可以发生异构化,形成 E-和 Z-异构体的混合物。

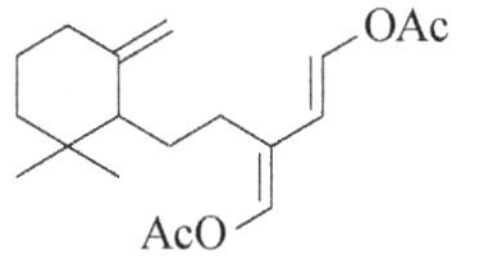

1

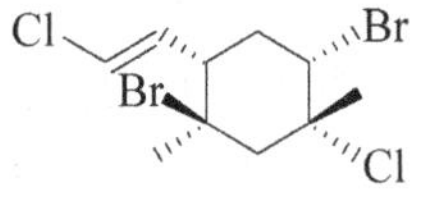

2

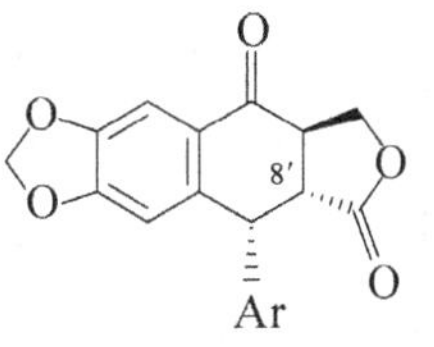

3

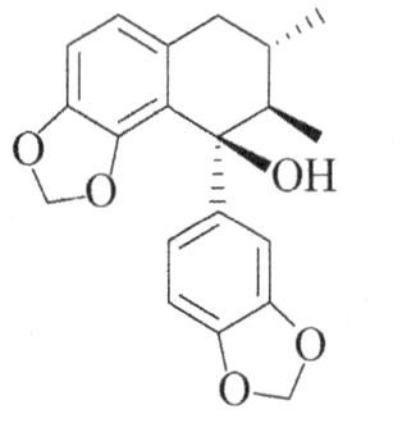

4

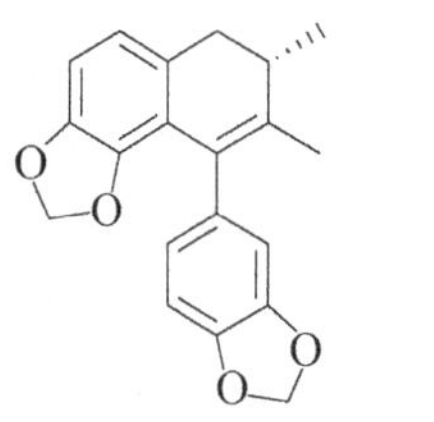

5

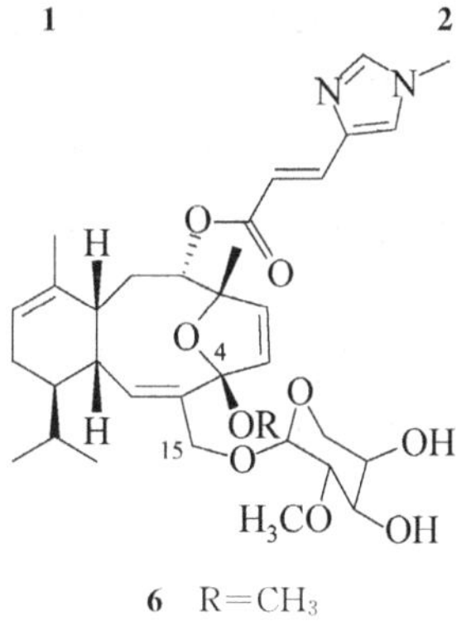

6 R=CH₃
7 R=H

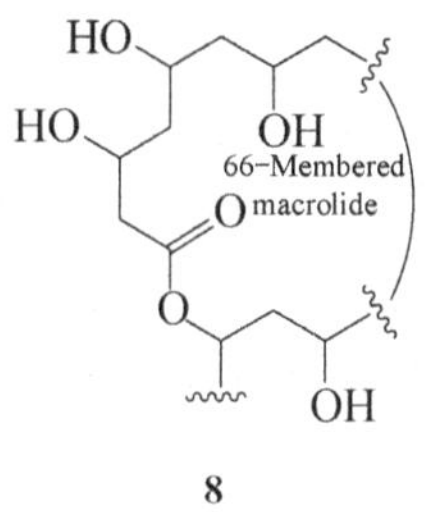

8

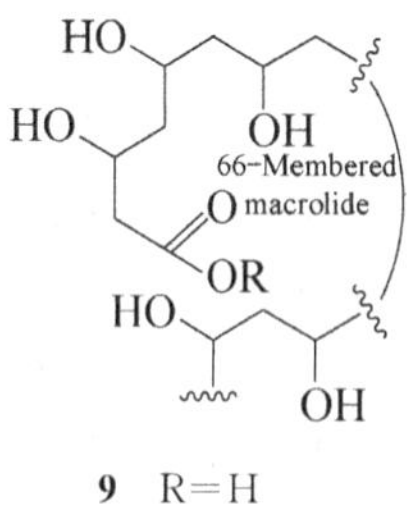

9 R=H
10 R=CD₃

第三节 化合物结构鉴定技术

一、平面结构和相对构型

与陆地天然产物的结构测定相似,海洋天然产物的结构测定也是依靠紫外、红外、核磁共振波谱和质谱等完成,海洋天然产物含量低、结构复杂和经常含有新骨架类型,平面结构和相对构型的测定多采用天然产物结构的系统解析策略[9,10],我们根据系统结构解析方法中的使用顺序介绍这些光谱方法,重点放在介绍采用一维和二维核磁共振谱(NMR),尤其是 2D-NMR 进行结构解析的方法。许多教科书、专著中都有详细介绍各种光谱的专业名词、技术参数和实验方法,本节不再列出。

(一)核磁共振波谱

核磁共振波谱技术对天然产物结构测定的方式已经产生了巨大的影响。以往确定一个全新骨架的天然产物的结构需要通过理化性质测定、波谱数据、化学转换、半合成等手段经过数月,乃至数年的努力才能完成。2D-NMR 波谱技术的发展,使天然产物的结构研究进入了跃进式发展的阶段,具有新颖构造的天然产物的结构测定只要数周乃至数日就能完成,也使以往无法鉴定的、结构新颖的、微量天然化合物的结构测定成为可能。

1. 官能团和结构片段的识别

(1) ^1H 化学位移:许多官能团可根据 ^1H 化学位移值做出结论性的鉴定,典型的例子如醛基:$\delta 9.5 \sim 10.5$,半缩醛:$\delta 4.5 \sim 6.0$,烷氧基:$\delta 4.0 \sim 5.5$,环氧丙烷:$\delta 2.5 \sim 3.0$,甲氧基:$\delta 3.5 \sim 4.0$,N-甲基:$\delta 3.0 \sim 3.5$,双键和芳环上的甲基:$\delta 1.8 \sim 2.5$。化学位移值低于 $\delta 0.5$ 的 CH 或 CH_2 质子可能为环丙烷基。乙炔基质子:$\delta 2.5 \sim 3.2$,乙烯基质子:$\delta 4.5 \sim 6.0$,芳环和杂芳环质子:$\delta 6.0 \sim 9.5$,其中富电子杂芳环(吡咯、呋喃、噻吩)质子:$\delta 6.0 \sim 7.0$,贫电子芳杂环(吡啶):$\delta 7.5 \sim 9.5$。

(2) 氘交换:连接于杂原子的质子(XH,其中 X 为 O,N,S)可以通过氢氘交换的 ^1H-NMR 谱鉴定,用少量的重水 D_2O 处理样品,XH 信号在 ^1H-NMR 谱中消失,取而代之在 $\delta 4.8$ 附近出现 HDO 信号,重氢(氘)交换是确定 XH 官能团的有力证据。

(3) ^{13}C 化学位移:许多含碳官能团可以通过 ^{13}C-NMR 波谱的特征化学位移值而鉴定,例如各种羰基 C 的特征化学位移值:酮羰基 C 出现在 $\delta 190 \sim 220$,其中环戊酮的化学位移值最大。醛基的 C 信号出现在 $\delta 185 \sim 205$,且在 ^{13}C-NMR 谱中以 CH 二重峰出现。酰胺的羰基出现在 $\delta 180 \sim 190$,而羧酸及其衍生物的羰基出现在 $\delta 160 \sim 180$。甲基 C 信号常常是有用的结构信息:醚类甲氧基一般出现在 $\delta 55 \sim 62$,酯类甲氧基出现在 $\delta 52$ 附近,N-甲基出现在 $\delta 30 \sim 45$,S-甲基出现在 $\delta 25$,连接双键的甲基信号,如 CH_3—CO—一般出现在 $\delta 20$ 左右。

(4) ^{15}N 化学位移:天然化合物中 ^{15}N 同位素天然丰度低,^{15}N 化学位移获得不易,随着核磁共振谱仪灵敏度的提高,^{15}N 化学位移测定已经逐渐成为可能,可以补充 ^1H 和 ^{13}C 化学位移的信息,对于含氮化合物的结构测定很有帮助。

2. 构建分子骨架(原子间的连接)

(1) HH 多重性:^1H 共振信号的裂分形态(多重度)能够提示质子与质子通过共价键的

标量偶合,利用这种多重度信息简单的根据 $n+1$ 规则鉴定有机分子中的结构单元,最简单的是 AX 和 AB 自旋体系,提示—CH_A—$CH_{X(B)}$ 结构单元的存在。对于烯烃、芳烃和杂芳烃,多种信号的特征精细结构其甚至于可以解析出完整的取代模式。

（2）CH 多重性：^{13}C 共振信号的多重性起源于 C-H 单键偶合常数（$^1J_{CH}$）,它反映 C 原子的不同键合模式：季碳（S）、叔碳（D）、仲碳（D）、伯碳（Q）。DEPT 技术能够把 CH 信号多重度信息和自旋-自旋偶合转变成为 ^{13}C 信号的相敏关系,用于区分四种碳信号。

（3）HH 偶合常数：根据质子间偶合路径的长短,可以分为隔二键的孪生质子间的偶合（$^2J_{HH}$）,隔三键的邻位质子间的偶合（$^3J_{HH}$）和相隔四键和五键以上的远程偶合（$^4J_{HH}$ 和 $^5J_{HH}$）。由于自旋-自旋偶合常数起源于原子核的磁矩和成键电子间的相互作用,它反映了偶合核之间的成键环境。孪生质子间的偶合对连接分子骨架无直接的贡献,但 $^2J_{HH}$ 偶合常数可以用来识别部分构造,如区分环己烷（-12.5 Hz）,环丙烷（-4.5 Hz）或末端烯质子（2.5 Hz）。邻位之间偶合在构建分子骨架方面非常有用,根据邻位质子间的偶合就可以把这两个质子所连接的 C 原子连接起来。远程质子间偶合能够提供通过季碳原子的连接关系,如,在苯和萘环体系中,邻位（$^3J_{HH}=7$ Hz）、间位（$^4J_{HH}=1.5$ Hz）和对位（$^5J_{HH}=1$ Hz）质子间偶合常数在确定取代基位置时特别有用。另外,天然化合物中的远程质子间偶合还有烯丙位偶合和 W 形偶合等,它们在天然产物的结构测定中是非常有用的。

（4）$^{13}C-^1H$ 偶合常数：$^{13}C-^1H$ 偶合常数是构建分子骨架的基本工具,可分为 CH 直接偶合（$^1J_{HH}$）、孪生偶合（$^2J_{HH}$）、相邻偶合（$^3J_{HH}$）和远程偶合（$^4J_{HH}$，$^5J_{HH}$）,CH 直接偶合（$^1J_{HH}$）能够把相应的 C 和 H 直接连接起来。CH 孪生偶合（$^2J_{HH}$）和相邻偶合（$^3J_{HH}$）能够提供 C-C 直接连接的信息,远程偶合（$^4J_{HH}$，$^5J_{HH}$）通常接近于零,对结构测定无帮助。

3. 相对构型与构象

（1）HH 偶合常数：邻位质子间的偶合常数（$^3J_{HH}$）能够清楚的说明相互偶合质子的相对构型,其关系取决于 Karplus-Conroy 方程：$^3J_{HH}=\alpha\cos^2\Phi-0.28$,（$\Phi\leqslant90°$，$\alpha=8.5$；$\Phi\geqslant90°$，$\alpha=9.5$）。对于取代乙烷的稳定构象,顺位质子间的偶合常数 $Js\approx3.5$ Hz,反位质子间偶合常数 $Ja\approx14$ Hz,如果有自由旋转,平均偶合常数为 7 Hz。环己烷及其杂环类似物以及乙烯基中偶合常数是特别富有结构信息的。环己烷中,反相平行的相邻质子有大的偶合常数（$^3J_{aa}\approx11\sim13$ Hz）,可以很清楚的加以鉴定。二双平键或竖-平键构型的质子间偶合常数比较小（$^3J_{ae}\approx{^3}J_{ee}\approx2\sim4$ Hz）,这些关系可以用于解析取代环己烷、环己烯、萜类、黄酮和糖的构型。在这些体系中,偶合常数 $^3J_{HH}$ 既反映质子的相对构型,也揭示了六元环的构象。例如,甲基吡喃葡萄糖 1，2 质子间的偶合常数 9 Hz,可以确定偶合质子间的双竖键构型,并且揭示了吡喃糖具有 $^4C_1$ 构象。如果是以更拥挤的 $^1C_4$ 构象存在,那么 1，2-H 之间会观测到双平键偶合常数（4 Hz）。如果存在构象体反转,偶合常数会是两者的平均值（6.5 Hz）。1，2-二取代乙烯基中,顺式质子间的偶合常数为 $6\sim12$ Hz,反式质子间的偶合常数为 $12\sim17$ Hz。

（2）CH 偶合常数：某些类型化合物的偶合常数 $^1J_{CH}$ 显示立体化学效应,特别是环烷烃和多环烷烃。典型的例子是,具有 $^4C_1$ 构象的吡喃糖中,其 α 构型异头碳原子的偶合常数 $^1J_{CH}$ 比 β 构型的大 10 Hz 左右,根据两种异头碳的数据就可以准确的确定糖苷键的构型。

（3）NOE 效应：当两个质子 H_A 和 H_B 在空间非常接近时,对 H_A 做饱和照射时,H_B 的信号强度会增加,这种现象称为 NOE 效应。NOE 效应在相对构型的归属中非常有用,NOE 差谱能够确定空间相互接近的质子。

4. 常用的二维核磁共振谱

(1) H，H - COSY 和 DQF - COSY：H，H - COSY 是一种最简单的二维 NMR 实验，它关联分子中偶合质子的化学位移。在此二维谱中，两个频率轴都以质子的化学位移作图，因此谱图是方形对称的。其一维[1]H - NMR 谱的投影出现与对角线上(称对角峰或对角信号)。对角线以外信号称交叉峰或相关信号，它们处于[1]H - 1D - NMR 信号的水平和垂直连线的交叉点上，表明对应的两个质子间相互自旋偶合。因此，H，H - COSY 谱图揭示的是质子与质子间的自旋偶合关系。它在结构测定中可以替代自旋去偶实验，快速确定分子中质子与质子间通过化学键的偶合关系，包括质子间孪生、邻位或远程如烯丙位和 W 形的偶合。通过在卷积期和检测期选择双量子相干转移进行双量子滤波能压制或除去某些不需要的信号，强调或突出某些需要的信号，如 COSY 实验采用双量子滤波就成为双量子滤波的相关谱(DQF - COSY)。DQF - COSY 方法的显著特点是它的所有峰都是吸收型的，谱图比较清晰、干净，不像普通 COSY 谱的对角峰是离散型的；所有的相关峰都有精细结构，它们包含有参与偶合质子信号的裂分形态的信息。

(2) HMQC 和 HMBC：借助双量子滤波的选择作用有效的抑制非 NMR 活性原子(^{12}C)上的质子信号，使人们可以反转的形式来测定异核 COSY 波，大大提高了 NMR 方法的检测灵敏度。用这种方法检测 C，H 之间的$^{1}J_{CH}$相关关系的叫异核多级量子相关(heteronuclear multiple quantum coherence，HMQC)谱。用这种方法检测 C，H 之间的$^{2}J_{CH}$和$^{3}J_{CH}$相关关系的叫异核多级键连接(heteronuclear multiple bond connectivity，HMBC)谱。随着脉冲梯度场技术的出现，只要简单的通过脉冲梯度场的量子选择作用，就能够有效的抑制非 NMR 活性原子(^{12}C)上的质子信号，这些借助于梯度场的反向检测实验分别称为 gHMQC 和 gHMBC，与 HMQC 和 HMBC 相比，灵敏度更高，实验用的时间更短。

(3) TOCSY 谱：各种接力相干转移实验，特别是 TOCSY 的出现解决了天然产物结构解析中的另一个难题，这就是质子信号重叠的问题。因为质子信号的重叠会妨碍 H 自旋偶合链的解析。当一个有多个 H 信号组成的偶合链中有一个 H 信号与非此偶合链的其他 H 信号相互重叠时，由于无法判别下一个相关峰是与该 H 偶合，还是与其他 H 偶合，偶合链的解析便无法继续进行下去。采用 TOCSY 实验能够轻易的克服这个困难：只要从该偶合链中选择一个分辨良好、不与其他信号重叠的信号作为解析的起点，便可以鉴定属于该偶合链的所有 H 信号。每一个 H 信号在偶合链中的序列归属可与 COSY 相互配合完成。

(4) NOESY 和 ROESY：NOESY 谱在天然产物的结构测定中广泛用于提供通过空间的连接和立体化学的信息。它对于分子内 H 的磁偶极弛豫分布比较窄(分子内质子的弛豫性质十分相近)的小分子的研究特别有用，其最大 NOE 增强可达到相应对角峰的 20%。随着研究的化合物更大、更复杂，如环肽、植物糖配体、大环内酯等，利用 NOESY 谱测定 NOE 相关往往信号很少。采用 TOCSY 实验中所用的自旋锁定脉冲程序列，在自旋锁定条件下，横向交叉弛豫分量防止了绕 z 轴的进动，所产生的旋转框架(rotating frame)NOE，其值总是正的，这样测定的 H，H 之间的 NOE 相关称为 ROESY 谱。对于分子量范围在 800～2 000 之间的复杂天然产物采用 ROESY，往往可以得到更多的 NOE 相关信号。当然这个方法也有局限性，就是在自旋锁定条件下，由于相干转移，容易产生假相关信号，应注意加以鉴别。

近代 NMR 波谱技术用于结构解析的巨大潜力已经促使这些技术在天然产物化学中得到广泛应用，用来解决未知化合物的结构问题、波谱数据的归属问题和复杂的立体化学问题。由于 NMR 测试方法种类繁多，对于每一个具体的结构问题常常有多种测试方法供选择，因此必须根据样品量的多少、结构的复杂性、样品的弛豫性质、实验的难易程度、所需分辨率和仪器的性能等因素来考虑具体采用何种实验方法，从多种多样的实验方法中选择最简便、最富有信息、最可靠的测试方法。

（二）质谱

质谱（mass spectroscopy，MS）是记录分析样品在质谱仪中经高温气化，在离子源受到一定能量冲击产生离子，而后在稳定磁场中按照质量和电荷之比（m/z）顺序进行分离并通过检测器表达的图谱。图中的每一个峰代表一个质量数。根据分子离子峰（通常为最高峰）与碎片峰的质荷比推导化合物的结构。高分辨质谱则直接给出相对分子质量的精确数字和分子式。这是解析化合物结构的重要基础，但质谱不能用平均相对原子质量（如 Cl 为 35.45）计算，而要用 ^{35}Cl 为 34.968 853 59 计算。

1. 电子轰击质谱　质谱常用的离子源是电子轰击源，即利用低能量（70 eV）的慢电子轰击样品的气体分子使成阳离子，成为电子轰击质谱（EI-MS）。目前最常用的是双聚焦高分辨质谱仪，分辨率达几千至几万，仅消耗几微克样品就能直接提供各种分子及许多碎片离子的精确相对分子量及元素组成和分子式，然后对这个化合物的碎片规律进行分析，为确定化合物化学结构提供重要数据。EI-MS 的缺点是不能用于受热易分解的化合物，有些化合物在电子轰击质谱中不出现分子离子峰或分子离子峰极不明显，如许多甾体化合物和配糖体测不出分子离子峰，可采用其他的离子源尝试。

2. 化学电离质谱　化学电离质谱是在高气压下，在质谱仪的离子源中引进反应气体（常用有甲烷、丙烷、异丁烷、氨、四甲基硅、二甲烷等），反应气体在 50～70 eV 电子轰击下电离生成一次离子和二次离子，这些气体离子与分析样品作用后产生碎片峰。化学电离质谱的最大优点是增强分子离子峰，并易于鉴别杂质的存在。其次，图谱简单，近相对分子质量区的峰比较明晰。当然，化学电离质谱不能完全代替电子轰击质谱，因为它的碎片峰是样品与反应气体离子作用而产生的。在进行结构分析时，往往同时运用两种图谱。

3. 场解吸质谱　场解吸质谱（FE-MS）是将样品不经气化与载体表面形成一个薄层，再与电离剂接触，为了测定极性大的大分子化合物和提高灵敏度，可加微量带阳离子的 Na^+、K^+ 等碱金属化合物，促使产生阳离子复合物，从而产生明显的带金属离子的分子离子峰和离子碎片，这种离子峰和碎片峰一般比电子轰击法于化学电离法所产生的离子峰更稳定，且强度更高。

4. 快原子轰击质谱　快原子轰击质谱（FAB-MS）是将样品溶解在甘油中由载体引入，分子经快原子氙轰击后进入质谱仪，可顺利的测定如万古霉素（分子量为 1 448）这样的环状糖肽化合物或分子量高达 4 084 的一种甲状旁腺激素（parathyroid hormone）。

质谱仪的最大发展是与色谱的联用，如 GC-MS、LC-MS 或 LC-MS-MS，极大促进了天然产物的结构解析和药物分析。近期发展的电喷雾电离（electrospray ionization，ESI）与基质辅助激光解吸电离（matrix-assisted laser desorption ionization，MALDI），和联有飞行时间的 MOLDI-TOF-MS 与 ESI-TOF-MS 仪可一次分析几千个生物大分子，大大促进了药物高通量筛选的进程。

（三）红外光谱

红外光谱（IR）是记录有机分子吸收红外光后产生化学键振动而形成的吸收光谱。测定

范围一般是 $500 \sim 4\,000$ cm^{-1},其中 $500 \sim 1\,500$ cm^{-1} 为 C—C、C—O、C—N 等单键区,$1\,500 \sim 1\,800$ cm^{-1} 为 C=C、C=O、C=N 等双键区,$2\,200$ cm^{-1} 附近碳碳、碳氮三键区,$3\,500$ cm^{-1} 附近为 O—H、N—H 氢键区。最常用的红外测定方法是将样品与 KBr 混合压片,它最少能处理 $5 \sim 10$ μg 样品。如果样品为液体也可以制成液膜直接测试。由于 NMR 和 MS 的普及,红外光谱的应用范围相对缩小,它主要用于鉴别各种羰基($1\,500 \sim 1\,800$ cm^{-1})、炔基与腈基($2\,200 \sim 2\,300$ cm^{-1})、羟基与胺基($3\,500 \sim 3\,600$ cm^{-1})等基团。此外也用于鉴定化合物的结构一致性,当两个化合物的红外光谱所有吸收峰,特别是灵敏的指纹区($500 \sim 1\,500$ cm^{-1})的吸收峰完全吻合,可以确定两个化合物的结构完全一致。

(四)紫外光谱

紫外光谱是记录有机分子在吸收紫外光($200 \sim 400$ cm^{-1})后产生电子跃迁而形成的吸收光谱,常用以测定分子内的含有共轭系统的发色团。

(五)从头开始的系统结构解析法

吴厚铭老师根据多年来利用 2D - NMR 等进行结构测定的经验,建立了一套从头开始的系统结构解析法[7],成功的测定了一系列皂苷、寡糖、环肽和大环内酯、聚醚类化合物等的结构,以下简单介绍这种系统解析法:

(1) 通过 ^{1}H - NMR、^{13}C - NMR、DEPT 谱分析,结合质谱、红外、紫外与可见光谱等的信息,确定化合物的相对分子量、分子式和化合物类型。

(2) 采用 DQF - COSY、TOCSY 等实验对分子内质子的自旋偶合链进行详尽的分析,完成对 ^{1}H - NMR 信号的归属。

(3) 通过 HMQC 实验获得分子的 $^1J_{CH}$ 相关信息,利用步骤(2)得到的信息对接氢 C 信号进行归属,并将分子内质子的自旋偶合链转变为分子部分构造的 C 骨架。

(4) 采用 HMBC 实验检测分子内的 $^2J_{CH}$ 和 $^3J_{CH}$ 相关信息,利用 $^2J_{CH}$ 和 $^3J_{CH}$ 相关信息进行跨越非接氢 C 原子和杂原子的连接,完成季碳原子的信号归属。

(5) 通过 NOESY(或 ROESY)实验检测质子间的 NOE 相关,利用 NOE 提供的通过空间的连接信息,补充和完善分子的平面构造解析,在此基础上进一步讨论分子的相对构型和溶液构象等立体化学问题。

上述五个步骤被认为是天然产物系统结构解析法的核心内容,余下的问题是绝对立体化学,如果分子内有手性中心,需要确定其绝对构型。

二、绝对构型

常用于确定海洋天然产物手性分子绝对构型的方法主要有四种:

(一)基于 NMR 的 Mosher 法[11]

1. 经典的 Mosher 法 该方法将仲醇(或伯胺)分别与 (R) - MTPA 和 (S) - MTPA(α - 甲氧基三氟甲基苯基乙酸)反应形成 Mosher 酯,然后比较 (R) - MTPA 和 (S) - MTPA 酯的 ^{1}H NMR,得到 $\Delta\delta(\Delta\delta = \delta_S - \delta_R)$,在与 Mosher 酯的构型关系模示图比较的基础上,根据 $\Delta\delta$ 的符号来判断仲醇手性碳的绝对构型。在 Mosher 酯的构型关系模示图(图 3 - 4)中,仲醇 H - α、MTPA 的羰基和 α -三氟甲基处于同一平面上,可以看出,由于苯环的抗磁屏蔽作用,L_2 基团的质子在 (R) - MTPA 酯中比在 (S) - MTPA 酯中 NMR 信号出现在较高场,所

以 Δδ 为正值；而 L₃ 基团的质子则刚好相反，Δδ 为负值。将 Δδ 为负的质子放在 MTPA 平面的左侧，将 Δδ 为正的质子放在 MTPA 平面的右侧，然后根据模示图来判断手性中心的绝对构型，经典的 Mosher 法仅限于运用 H-β 的 Δδ 值符号。

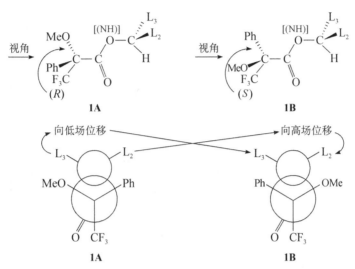

图 3-4　(R)-MTPA 酯(1A)和(S)-MTPA 酯(1B)的构型关系模示图

2. 改进的 Mosher 法　Takano 研究了 21 个 MTPA 酯，发现 MTPA 的苯环对非 β 位的远程质子同样存在抗磁屏蔽作用，与 H-β 或 H-β′ 处于同一侧的更远的质子，其去屏蔽作用与 H-β 或 H-β′ 相同，由此总结出改进的 Mosher 法，改进的 Mosher 酯的模示图见图 3-5。由于苯环的抗磁屏蔽作用，(R)-MTPA 酯中 H$_{A, B, C...}$ 的 NMR 信号比(S)-MTPA 酯相应的信号出现在较高场，所以 Δδ 为正值；而 H$_{X, Y, Z...}$ 刚好相反，为负值。将 Δδ 值为正的质子放在 MTPA 平面右侧，Δδ 值为负的质子放在左侧，根据 Model A 判断该仲醇的绝对构型。改进的 Mosher 法得到结果比经典 Mosher 法中仅运用 H-β 的 Δδ 符号来判断手性碳的绝对构型的结果更加可靠。

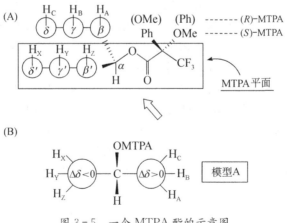

图 3-5　一个 MTPA 酯的示意图

质子 H$_{A, B, C}$ 及 H$_{X, Y, Z}$ 分别处于平面的右侧和左侧(A)确定仲醇绝对构型的模型 A(B)，所显示的是从箭头方向观察 A 圈时的情况除 MTPA 外,可选择的 Mosher 试剂还有 MPA,1-NMA,9-AMA,2-NMA 和 2-ATMA 等(图 3-6),根据所要分析化合物选择最合适的 Mosher 试剂。利用 Mosher 法可以对多元醇、伯醇和伯胺等类型化合物的绝对构型进行鉴定[12]。

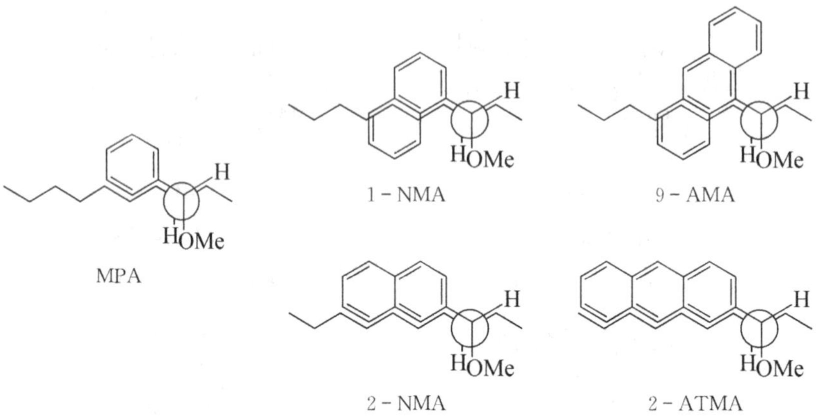

图 3-6　其他一些可选择的 Mosher 试剂

(二) 单晶 X 射线衍射分析

单晶 X 射线衍射分析法(X-ray Diffraction)是通过单色 X 光源(常用 CuKα 与 MoKα)对具有一定几何尺寸大小(0.01~1.00 mm)的单晶体样品(由多个晶胞组成)进行 X 射线衍射实验,记录衍射数据并经相位计算获得化合物分子立体构型的信息。单晶 X 射线衍射法是确定绝对构型的可靠手段,由于其可以独立确定分子的绝对构型,所以在其他信息缺乏的情况下,建议采用单晶 X 射线衍射法[13]。

单晶 X 射线衍射法测定绝对构型的原理是基于分子中各原子对 X 射线的反常散射效应,并通过绝对构型因子(flack parameter)计算来判断,其基本公式为 $|F_{hkl}|^2 = (1-x)|F_{hkl}|^2 + x|F_{-h-k-l}|^2$,式中 x 即为绝对构型因子,当 x 趋近于 0 时,式中右边第二项趋近于 0,此时所得到的分子模型即为化合物的绝对构型;当 x 趋近于 1 时,式中右边第一项趋近于 0,此时所得的分子模型即为化合物绝对构型的反型。当分子中含有重原子(原子序数大于硅原子),采用 CuKα 或 MoKα 辐射,均可获得具有显著意义的绝对构型因子,从而可判断分子的绝对构型。大多数天然产物分子由碳、氢、氧、氮组成,不含重原子,如果采用反常散射能力较强的 CuKα 辐射,对于大部分结构,仍然可以计算出正确的绝对构型。在只有 MoKα 辐射的条件下,如果需要测定不含重原子的天然产物的绝对构型,可采用以下方法:①参考局部已知构型来测定分子的绝对构型,氨基酸、羰基或其他已知构型的手性试剂均可作为参考对象;②与已知构型分子如酒石酸、枸橼酸共结晶;③向天然产物中引入重原子,常用的方法有形成生物碱的盐酸盐、氢溴酸盐或氢碘酸盐,或进行对溴苯甲酰化反应,例如在百步生物碱 neostenine 中引入溴苯甲酰化基团,从而利用溴原子的反常散射效应而获得分子的绝对构型。

单晶 X 射线衍射法的关键是获得良好的单晶,对单晶的生长条件和常用方法做一些简单介绍:

1. 培养单晶的一般条件　在实验室进行的单晶培养时需要保持温度相对恒定,震动小,最好保存在黑暗处。晶体生长必须在饱和溶液中,化合物在结晶条件下应当适当溶解,如果饱和时溶解度太大,容易得到丛生晶体;溶解度太小,倾向于得到小晶体。为得到正确的溶解性,需要通过反复实验,找到适合的溶剂组合。

2. 培养单晶的常用方法

(1) 缓慢蒸发溶剂法:将目标分子的不完全饱和溶液慢慢地蒸发除去溶剂,一旦达到饱和,晶体开始形成,溶剂不断的蒸发使溶质分子不断在晶体的生长面上添加。

(2) 冷却法:利用溶解度随温度降低而减少的特点使溶质在一定温度下溶解在溶剂中接近饱和,然后缓慢降温,理想条件是在水浴或晶体生长柜中采用温度梯度法降温。

(3) 混合溶剂或气相溶剂法:化合物溶解在混合溶剂中,其中易溶溶剂为少量,大部分为难溶溶剂,逐渐调整混合溶剂的比例获得单晶,通常是先将化合物溶解在易溶的溶剂中,然后添加难溶溶剂,有时也以非常低的流速滴加或用注射泵添加难溶溶剂。

(4) 制备衍生物:如果选择的化合物刚好不结晶,可以尝试制备衍生物的办法获得单晶。

(三) 旋光谱和圆二色谱及其相关方法

1. 旋光谱和圆二色谱[14]　非对称的有机化合物分子能使平面偏振光的偏振平面发生旋转,如果以旋光率$[\alpha]$为纵坐标,以波长为横坐标进行作图,即可得到旋光谱(optical rotatory dispersion,ORD)。正常的旋光谱是一条平滑谱线,当化合物含有发色团时常形成 Cotton 效应谱线,发色团的跃迁电偶极矩与磁偶极矩方向相同时,就会出现正的 Cotton 效应,反之则出现负的 Cotton 效应。非对称有机化合物分子对组成平面偏振光的左旋和右旋圆偏振光的吸收系数不相等,即$\varepsilon_L \neq \varepsilon_R$,这种性质被称为“圆二色性”。它们之间的差称为吸收系数差,标示为$\Delta\varepsilon = \varepsilon_L - \varepsilon_R$。如果使用$\Delta\varepsilon$对波长作图,得到的就是圆二色谱(circular dichroism,CD)。一个假想化合物的 UV 吸收光谱、ORD 光谱和 CD 光谱很好地表现了三者之间的关系(图 3-7)。

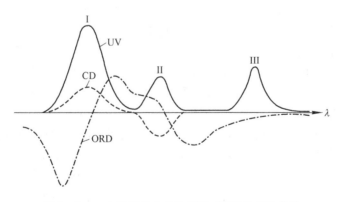

图 3-7　一个假想化合物的 UV、ORD 和 CD 光谱

根据旋光谱和圆二色谱的特征都可以获得化合物的立体化学。由于钟形的 CD 谱线比较简单,比 S 形的 ORD 谱线容易分析,特别是当分子的 UV 谱呈现有较多的吸收带,ORD 谱具有复合 Cotton 效应时,往往比较难以分析,而 CD 谱线能够分辨相应于每个吸收带的$\lambda_{\max}$和 Cotton 效应的正负性,从而可以推断各个发色团所处的立体化学环境。旋光谱和圆

二色谱用于推断非对称分子的立体化学,可以单独使用,如果与紫外光谱联合起来将更为有利。利用 ORD 和 CD 谱确定绝对构型的方法,概括地说,就是找到它们的谱线、Cotton 效应与结构之间关系的经验规律,运用该规律在谱线和结构之间相互联系推导,从而确定立体构型。最经典的经验规律是"八区律",可以测定含有酮基、共轭双键、α,β-不饱和酮、内酯以及通过简单的化学转变能够转换成含上述集团的化合物的立体化学,此外还有 klyne 的内酯扇形区规律、共轭双烯和共轭不饱和酮的螺旋规律等。对于许多新类型化合物,由于积累的实验资料还不够,尚未找到结构和谱线之间明确可靠的规律,常常采用对比法来解决。所谓对比法,就是用结构尽可能相似或相反的已知化合物与未知化合物进行谱线的比较,由于相对构型已知的化合物绝对构型通常只有两种,对比法能够帮助迅速推断化合物的绝对构型。

2. CD 激子手性法[15, 16]　　CD 激子手性法(exciton chirality method)是一种非经验性的确定有机化合物绝对构型的光学方法,其关键是通过衍生化引入合适的发色团,常用的发色团有苯甲酸酯、对二甲氨基肉桂酸酯、双吡咯酮酸、希夫碱和质子化希夫碱等。其原理是分子中处于手性位置上的两个相同的具有 $\pi-\pi^*$ 强吸收的发色团,经光照射激发后,两个发色团激发态(激子)之间由于发生相互作用(激子偶合),分裂成两个能级(这两个能级之差称为 Davydov 裂分),而形成两个符号相反的 Cotton 效应。二者波长相差 $\Delta\lambda$,代表 Davydov 裂分。这两个 Cotton 效应之和有两个极大值,长波长和短波长的极大值,分别称第一 Cotton 效应和第二 Cotton 效应,根据第一 Cotton 效应和第二 Cotton 效应的符号便可决定两个发色团在空间的绝对立体化学。由于"八区律"、"激子手性法"等方法的发展,圆二色谱在天然产物绝对构型测定中得到了广泛应用。

3. 振动圆二色谱[17, 18]　　传统的圆二色谱所用的平面偏振光的波长范围一般在 $200\sim400$ nm,属于紫外区,由于其吸收光谱是分子电子能级跃迁引起的,称为电子圆二色谱(electronic circular dichroism,ECD)。与此对应,当平面偏振光的波长范围在红外区时,由于其吸收光谱是分子的振动转动能级跃迁引起的,称为振动圆二色谱(vibrational circular dichroism,VCD),即红外光中的左旋圆偏光和右旋圆偏光的吸收系数之差 $\Delta\varepsilon$ 随波长变化的图谱。VCD 是近年来发展起来的另一项新技术,突破了 ECD 依赖紫外吸收的限制。傅立叶变换红外光谱等新技术的发展,使 VCD 的测量范围扩大为 $4\,000\sim750$ cm^{-1},测量精度不断提高,信噪比不断降低。由于振动光谱谱图的复杂性,VCD 很难形成如传统 ECD 那样的经验和半经验规则,以及像八区律、激子手性法那样的理论将谱图和化学结构联系起来。量子化学计算模拟为 VCD 光谱的解释提供了最有效最成功的方法,由于一对映体具有正负相反的计算谱图,通过比较实测谱图与量子化学计算所得谱图,就直接判断得出化合物的绝对构型。VCD 具有如下优点:①不需要化合物有紫外吸收,应用范围极广;②相对于 ECD,VCD 谱峰较窄,信号丰富,更容易判断;③ECD 计算的是分子在激发态的能量,VCD 计算的是分子在基态下的振动,从目前计算化学的能力方面考虑,计算 VCD 更加准确。VCD 已经被广泛应用于各种类型的天然产物的绝对构型的确定,如倍半萜、二萜、环烯醚萜和生物碱等。

（四）化学沟通和有机全合成

如果一个未知化合物能够通过简单的化学沟通转换成已知绝对构型的化合物,然后通过 NMR 的 ^{1}H、^{13}C 数据和 $[\alpha_D]$ 比对,就可以快速确定其绝对构型。有机全合成是最早的确定分子手性的方法,即将目标分子反合成分析,从初始已知手性的化合物开始,通过手性控制的有机化学反应,将其转化为目标化合物。很多富有挑战性的复杂手性化合物的合成如今已被有机化学家们所攻克,然而有机全合成始终是一项繁琐而辛苦的选择。

第四节 海洋微生物活性菌株的分离培养技术

海洋微生物数量巨大、种类繁多,它们产生的次生代谢产物也是结构各异、功能不同,海洋微生物天然产物研究的首要步骤是菌株的分离筛选。根据生态学知识和经验去寻找特定功能或活性的代谢物及其来源生物,是一种较为成功的做法。例如当人们发现一些咸水虾的卵子被真菌感染,而另外一些虾卵却保存完好时,研究者相信虾卵保存完好应该归功于抗真菌物质,结果在保存完好的虾卵表面发现了一种细菌,能够产生一种抗真菌代谢产物。类似的例子比如从日光暴晒的海边寻找抗紫外线的蓝细菌,从中找到抗紫外线物质;从热泉中寻找耐热菌,并从中寻找对热稳定的酶;从污染的港湾寻找降解农药的菌,从中发现有关的酶和基因。近年来活性筛选技术迅速发展,新的筛选方法不断出现,只要运用适当的筛选模型或方法就有可能获得特定生物活性的次生代谢产物。

海洋微生物的研究方法如图 3-8 所示。从图中可以看出,海洋微生物的分离、培养和活性筛选只是整个研究流程的早期步骤,但却非常关键,活性筛选方法、最佳分离条件和培养条件的选择对实验的成败至关重要[1]。

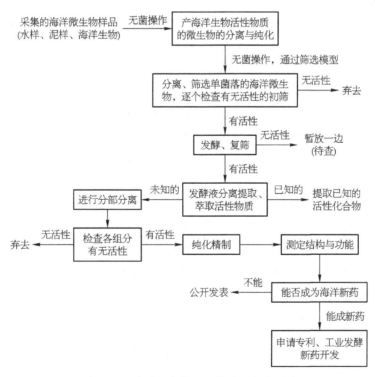

图 3-8 海洋微生物活性物质研究流程图

一、分离与纯化

已经分离到的微生物可能不到自然界总量的 5%,而这个比例在海洋微生物中更低,可能仅占 1%,如何把更多的微生物分离并培养出来是很多科学家期待解决的问题。分离某种微生物需要根据该微生物对营养、盐、酸碱度、氧等需求,提供适宜的培养条件。有时需加入某种抑制剂或采用选择性培养基造成只利于某种菌生长,而抑制其他种类生长的环境,再进行微生物的分离纯化,直至得到单一菌株[19, 20],常用分离方法如下:

(一)稀释分离法

选用合适的培养基制成平板,将采集到的样品进行一系列梯度稀释,再从各稀释管中取一定量涂布于培养上培养分离。将培养后长出的单个菌落分别挑取接入斜面,培养后涂片染色,用显微镜检查是否为单一的微生物,若有其他杂菌混杂,就要再一次进行分离、纯化,直至获得纯菌株。

(二)稀释混合平板法

此法与稀释涂布平板法基本相同,无菌操作也一样,所不同的是先分别吸取 0.5 ml 的稀释水样滴入平皿,然后再倒入熔化后冷却到 45 ℃ 左右的培养基,边倒边摇匀,使样品中的微生物与培养基混合均匀,冷凝成平板后倒置培养,待菌落长成后检查纯度。远海或深海海水中细菌的浓度常常很稀($10^2 \sim 10^3$ 个/L 或更少),必须将一定量样品通过超滤膜过滤,使细菌浓缩黏附于超滤膜上,再进行培养分离。

(三)板划线分离法

用接种环按无菌操作的要求从水样或沉积物悬液中取一环,在平板上边连续划线或平行划线,适宜温度下培养 2~7 天,至长出单菌落,在显微镜下涂片检查是否为单一微生物。如果不纯,可再划线分离,直至获得纯菌株。

(四)细胞分离法

为了确保菌株是由一个细胞发育而来需要进行单细胞分离。将稀释平板分离的悬液经过充分分散并稀释到合适稀度下,再经过脱脂棉过滤,这样在平板上长出的菌落,基本上是由单细胞组成的。较为可靠的单细胞分离法是:毛细管分离法、小滴分离法和显微镜操作法。

(五)海洋微藻和蓝细菌的分离与纯化

海水中的微藻大多数通过滤膜过滤富集,底栖型微藻可用载玻片收集。一些细胞较大的海洋微藻可用毛细管复洗技术进行分离,但大部分海洋微藻很容易被细菌污染,实现单一藻类的纯培养比较困难,需要利用离心洗涤技术、抗生素技术、紫外线处理技术和过滤技术等来进行分离纯化。海洋蓝细菌的分离纯化方法与微藻基本相同。

二、海洋微生物的培养

海洋微生物的培养条件与陆地微生物不同,需要根据海洋的各种生态环境、海水的营养组成、生态环境的理化条件等,设计不同的培养基和培养条件。自 20 世纪 40 年代佐贝尔(ZoBell)在海洋微生物培养方面的开拓性工作以来,各种培养基及培养技术日臻完全,但各种海洋微生物所需要的培养条件极不相同,因此至今仍没有一个完全统一的培养条件。因此,设计海洋微生物的培养条件时应掌握培养基配方设计的基本原则:首先要选择适宜的营养物质,综合考虑碳源、氮源、无机盐、微量元素、生长素、水、凝固剂等;其次要确定各种营养物质的比例;再次要调配和控制酸碱度。实际培养中必须考虑海洋微生物的特殊生境条件,给予合适的营养物质、培养温度和通气条件。如经常采用陈海水或人工海水;分离培养深海中的微生物时,需要考虑压力的影响。对一些生长在深海寒冷区或极区的嗜冷菌,培养时需要低温。对一些海底火山口附近的嗜热菌或高温菌则要考虑在高温条件下培养。一些海洋寡营养性细菌,在海水条件下只需添加 1.5%琼脂就可培养,较高的有机营养物有时反而抑制它们的生长。下面对一些热点海洋微生物的培养分别进行介绍[8, 19, 20]。

（一）海洋细菌

前苏联微生物学家设计的 ZoBell 2261E 是培养海洋好气性异氧细菌较好的培养基,所培养出来的菌落和细菌种类最多,该培养基一直沿用至今;对一些特殊类群的海洋微生物(如硫酸盐还原细菌、光合细菌、固氮菌、发光菌、弧菌等)则需要专门的培养基来进行分离和培养,常用的培养基如下:

1. ZoBell 2261E 培养基 蛋白胨 0.5%、酵母膏 0.1%、磷酸铁 0.01%、琼脂 1.5%、陈海水或人工海水 100 ml、pH 7.6~7.8。

陈海水:将天然海水放置暗处贮放 2~4 周,待其所含杂质沉淀后,过滤而成,其盐度为 28~30,即含 NaCl 约 2.8%~3.0%。

人工海水:无水氯化钙 0.147%、硼砂 0.002 6%、氯化钾 0.068%、无水氯化镁 1.078%、氯化钠 2.35%、EDTA 二钠盐 0.000 03%、碳酸氢钠 0.019 6%、硅酸钠 0.003%、硫酸钠 0.4%。蒸馏水 100 ml、pH 8.0。

2. 牛肉膏蛋白胨培养基 牛肉膏 0.3%、蛋白胨(鱼粉蛋白胨)0.5%、陈海水(或人工海水)100 ml、琼脂 1.8%、pH 7.0~7.2。

3. 葡萄糖-牛肉膏-蛋白胨培养基 葡萄糖 1%、牛肉膏 0.3%、鱼蛋白胨 0.5%、15%陈海水(或人工海水)100 ml、琼脂 1.8%、pH 7.0~7.2。

4. LB1 培养基(修改) 蛋白胨 1%、酵母膏 0.5%、NaCl 3%(或 5%)、琼脂 1.8%、pH 7.0。

5. CYT 培养基 酪蛋白 0.1%、酵母膏 0.05%、$CaCl \cdot H_2O$ 0.05%、$MgSO_4 \cdot H_2O$ 0.05%、琼脂 2%、pH 7.4。

6. 海洋弧菌培养基- TCBS 培养基 蛋白胨 1%、溴麝香草酚蓝 0.004%、柠檬酸铁 0.1%、牛胆盐 0.8%、氯化钠 1%、柠檬酸钠 1%、硫代硫酸钠 1%、蔗糖 2%、麝香草酚蓝 0.004%、酵母膏 0.5%、水 100 ml、琼脂 1.5~1.8、pH 8.6。

（二）海洋放线菌

1. 改良高氏 1 号培养基 KNO_3 0.1%、K_2HPO_4 0.05%、$MgSO_4 \cdot 7H_2O$ 0.05%、NaCl 2.0%、$FeSO_4 \cdot 7H_2O$ 0.001%、可溶性淀粉 2%、琼脂 1.8%、水 100 ml、pH 7.0~7.2。临用时在已融化的培养基中加入重铬酸钾(100 ppm)以抑制细菌和霉菌的生长。

2. 改良伊莫松(emerson)培养基 葡萄糖 1%、酵母膏 1%、牛肉膏 0.4%、蛋白胨 0.4%、氯化钠 2.5%、琼脂 1.8%、水 100 ml、pH 7.0~7.2。重铬酸钾加入方法同上。

3. 葡萄糖天门冬素琼脂培养基 葡萄糖 1%、天门冬素 0.05%、K_2HPO_4 0.05%、琼脂

1.8%、水(或人工海水)100 ml,pH 7.2~7.4。

4. 高氏-天冬素琼脂培养基 可溶性淀粉2%、L-天冬素0.05%、KNO_3 0.1%、$K_2HPO_4 \cdot 3H_2O$ 0.05%、NaCl 0.05%、$MgSO_4 \cdot 7H_2O$ 0.05%、$CaCO_3$ 0.1%、琼脂1.8%、自来水(或新鲜海水)100 ml,pH 7.5。

5. 甘油-酵母膏琼脂培养基 甘油2%、酵母膏0.2%、$CaCO_3$ 0.3%、琼脂1.8%、自来水(或新鲜海水)100 ml,pH 7.5。

（三）海洋真菌

1. 马丁(Martin)培养基(改良) KH_2PO_4 0.1%、$MgSO_4 \cdot 7H_2O$ 0.05%、葡萄糖1%、蛋白胨0.5%、陈海水(或人工海水)100 ml,琼脂2%,pH 6.0~6.5。

此培养基每1 000 ml中加1%孟加拉红水溶液3.3 ml。临用时,培养基融化后倒平板前加1%链霉素液0.5 ml(50 ppm),以抑制细菌生长。

2. 察氏(Czapek)培养基(改良) 蔗糖3%、$NaNO_3$ 0.2%、K_2HPO_4 0.1%、KCl 0.05%、$MgSO_4 \cdot 7H_2O$ 0.05%、$FeSO_4 \cdot 7H_2O$ 0.001%、琼脂2%、陈海水(或人工海水)100 ml,pH 6.5。

3. 马铃薯-蔗糖琼脂培养基(改良PDA) 20%马铃薯浸出液100 ml、蔗糖2%、NaCl 2%、琼脂2%,pH 6.5~7.0。

4. 葡萄糖-麦麸-昆布糖海带粉琼脂培养基 葡萄糖2%、麦麸3%、KH_2PO_4 0.05%、$MgSO_4 \cdot 7H_2O$ 0.1%、10%昆布糖海带浸出液10 ml、琼脂2%、水(或人工海水)90 ml,pH 6.5~6.8。

称取昆布糖海带10 g,加水100 ml,煮沸30 min,过滤,并补足到原有水量。

（四）海洋微藻

海洋微藻的培养需要考虑的因素较多,需要采用有机缓冲物来维持海水的pH,用螯合剂保存溶液中重要的微量元素,还需要加入许多必须的维生素,加入琼脂做成半固体(1%~1.2%)促使微藻形成群体,为提高细胞产量需要向培养液中加入$NaHCO_3$或充CO_2气体。培养基的用水也比较讲究,天然的海水比人工海水效果好,有毒物质含量低。此外,海洋微藻的培养容器需要透明和耐高温,培养过程尽量保持恒温,光照对海洋微藻的生长影响比较复杂,采用蓝色或蓝绿色的荧光能够模拟自然光照条件,光照时间通常采用12 h光照/12 h黑暗和14 h光照/14 h黑暗的光照周期。采用摇床轻轻转动可以模拟微藻在生长环境的水流影响。培养基的pH一般保持在8左右。一种常用的培养基配方如下:

生物素0.05,无水氯化钙0.2,氯化铁72.6,磷酸氢二钾1.05,氯化锰2.3,EDTA二钠盐300,钼酸钠2.5,硝酸钠2.5,VB_1 0.1,VB_{12} 0.5,用陈海水配制,60 ℃,4 h灭菌。(浓度以$\mu g/L$计算)

（五）海洋蓝细菌

海洋蓝细菌代谢产物复杂多样,其分离培养方法与海洋微藻大致相同。

（六）共附生的海洋微生物[21]

海洋无脊椎动物的共附生微生物可能是一些海洋天然产物的真正来源,采用流式细胞术、细胞培养技术和化学检测成功进行了一些物种的分离,如采用解剖和差速离心结合对海绵 *Theonella swinhoei* Gray 组织进行细胞分离和化学分析,发现其代谢产物

theopalauamide 分布于*丝状菌群*，而 swinholide A 由蓝细菌 *Geitlerinema* sp. Huszar 产生。对共附生的海洋微生物的研究主要依靠生物技术和化学分析，真正的分离培养还很困难。

（七）不可培养的海洋微生物

海洋无脊椎动物（如海绵、海鞘、珊瑚和苔藓虫）中存在着大量微生物在现有实验条件下无法人工培养，这些微生物可以采用宏基因组途径进行研究，从环境或共生体中克隆出其中存在的所有基因组 DNA，然后筛选和分离感兴趣的目的基因，并克隆和异源表达相关活性成分的基因簇，从而得到丰富多样的活性天然产物。

第五节　其他关键技术

海洋天然产物的含量低已经成为制约海洋药物研发的瓶颈问题，寻找经济的、可人工培养的、对环境无破坏的药源已成为海洋药物研发的紧迫课题，化学全合成和生物合成研究可能为解决药源问题取得成功。

化学全合成是解决药源问题的一个重要措施，例如，ecteinascidin 743（ET743；Yondelis™）是从加勒比海海鞘 *Ectetnascidia turbinata* 中分离得到的海洋生物碱，已经作为治疗软组织肉瘤和卵巢癌的孤药在欧洲获准上市。ET743 的天然含量很低，它的原料药最初采用大规模的海水养殖来提供，后来利用海洋微生物 *Pseudomonas fluorescens* 的发酵产物 cyanosafracin B 经过 21 步半合成转化来解决。海洋天然产物的结构复杂性也给化学合成家带来了巨大挑战，2003 年到 2009 年大约有 224 个海洋天然产物实现了首次全合成，更多的化合物被多次全合成。关于化学合成的研究将在第十六章有详细介绍。

生物合成研究将海洋药物引入了一个新阶段，可能成为解决药源问题另一项关键技术[21,22]。海洋天然产物的生物合成途径被不断揭开，enterocins 和 wailupemycins 是第一个来自海洋放线菌的生物合成基因簇被验证的次生代谢产物，其生物合成途径以苯甲酸为起始单元，经过七步聚酮链延伸，并发生了一个特殊的 Favorskii 重排形成最终的碳骨架。到目前为止，已经有 23 种海洋天然产物的生物合成基因被发现。基因测序方法的不断进步给海洋天然产物的生物合成带来新机遇，2007 年，产生抗癌药物 salinosporamide A 的第一个海洋放线菌 *Salinispora tropica* CNB-440 全基因组序列测序成功，其全基因组全长约 5.2 Mbp，包含了 salinosporamide A，sporolide A，ymphostin 和 alinilactam A 等 17 个 PKS 和 NRPS 基因簇，显示出次生代谢产物的复杂性和多样性。随后海洋放线菌 *Salinispora tropica* Scripps 和 *Salinispora arenicola* CNS-205 以及海洋蓝细菌 *Crocosphaera watsonii* WH8501 等相继被全测序，这些工作为研究海洋微生物的次生代谢产物和通过改变发酵方法提高它们的产量奠定了基因学基础。随着生物合成技术在海洋微生物中的应用，许多新方法已经进入到这一领域，为解决药源瓶颈问题、加快海洋药物发展提供新思路，例如：其一，利用基因组重组的手段将编码药物合成的基因簇导入工程菌，体外异源表达，产生大量合成该化合物的酶系，进而促进海洋天然产物的生物合成，解决药源问题；其二，随着越来越多的功能基因的发现和验证，将不同的功能基因进行组合生物合成，形成许多"非天然"海洋天然产物，为海洋新药研发提供更多的先导化合物。关于生物合成的研究将在第十五章有专门讨论。

参考文献

［1］易杨华,焦炳华. 现代海洋药物学[M]. 北京:科学出版社,2006:16-39,842-877,1398-1401.

［2］秦路平. 生物活性成分的高通量筛选[M]. 上海:第二军医大学出版社,2002:93-107.

［3］Koehn FE. High impact technologies for natural products screening [J]. Prog Drug Res. 2008;65 (175):177-210.

［4］孙婉,李敏. 药物筛选技术的最新进展—高内涵筛选[J]. 中国新药杂志. 2006;15(1):12-16.

［5］Satyajit DS, Zahid L, Alexander IG. Natural Products Isolation 2nd Ed [M]. Humana Press Inc. 2005:353-391.

［6］Steven MC, Russell JM. Bioactive Natural Products-Detection, Isolation, and Structural Determination, Second Edition [M]. CRC Press Taylor & Francis Group. 2007:221-245.

［7］Mander L, Liu HW. Comprehensive Natural Products Ⅱ [M]. New York Elsevier Ltd. 2010,5-49.

［8］林永成. 海洋微生物及其代谢产物[M]. 北京:化学工业出版社,2003,54-83.

［9］Giuseppe B, Paolo D, Luigi GP, Raffaele R. Determination of relative configuration in organic compounds by NMR spectroscopy and computational methods [J]. Chem. Rev. 2007, 107: 3744-3779.

［10］徐任生. 天然产物化学(第二版)[M]. 北京:科学出版社,2004:25-114.

［11］腾荣伟,沈平,王德祖等. 应用核磁共振测定有机化合物绝对构型的方法[J]. 波谱学杂志,2002,19 (2):203-223.

［12］José MS, Emilio Q, Ricardo R. The Assignment of absolute configuration by NMR [J]. Chem. Rev., 2004, 104 (1):17-118.

［13］江仁望,董福越. 单晶X射线衍射分析在天然产物绝对构型测定中的应用[J]. 第八届全国天然有机化学学术研讨会,2011,52.

［14］叶秀林. 立体化学[M]. 北京:北京大学出版社,1999:236-270.

［15］应百平,秦国伟,徐任生. 圆二色谱中的激子手性法在有机化学中的应用[J]. 有机化学,1987,3:165-173.

［16］陈业高,秦国伟,谢毓元. 圆二色谱激子手性法进展及其在天然产物绝对构型确定中的应用[J]. 天然产物研究与开发,2001,13(1):64-69.

［17］甘礼社,周长新. 振动圆二色谱:一种确定手性分子绝对构型的新方法[J]. 有机化学,2009,29(6):848-857.

［18］Gennaro P, Tibor K, Ulrich F, Karsten K. Absolute Structural Elucidation of Natural Products-A Focus on Quantum-Mechanical Calculations of Solid-State CD Spectra [J]. Chirality, 2009,21:E181-201.

［19］孔杰. 海洋微生物的筛选与培养. 海洋生物技术原理和应用[M]. 北京:海洋出版社,1997:6-27.

［20］Fenical W, Jensen PR. Developing a new resource for drug discovery:marine actinomycete bacteria [J]. Nat. Chem. Biol. 2006,2(12):666-673.

［21］张景红. 微生物在药物研究中的应用[M]. 北京:化学工业出版社,2011,211-313.

［22］Lane AL, Moore BS. A sea of biosynthesis:marine natural products meet the molecular age [J]. Nat Prod Rep. 2011, 28(2):411-428.

(孙 鹏)

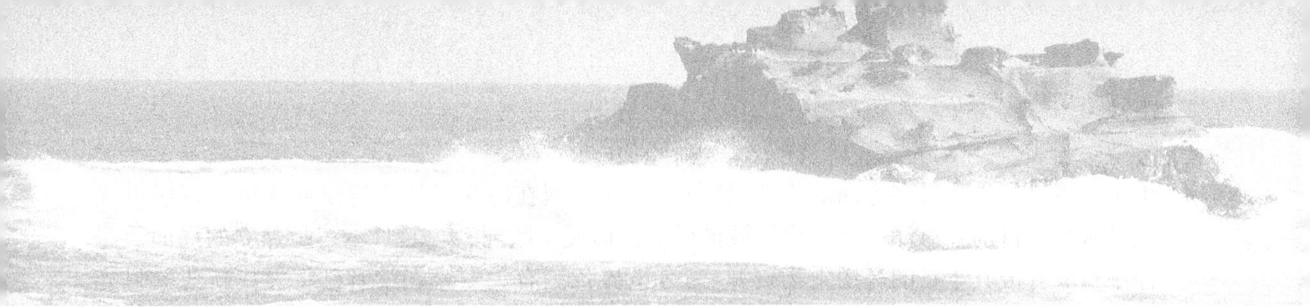

第四章
海洋生物资源

第一节　概　　述

　　海洋的总面积占地球表面积的 70.8%，它与陆地共同承载着人类发展的重负。海洋是生命之源，也是物质资源的天然宝库。据统计，海洋中约有 28 万种生物，其中已知鱼类约 1.9 万种，甲壳类约 2 万种。许多海洋生物具有开发利用价值，为人类提供了大量的优质蛋白质资源，还为医药、造纸、精细化工等工业提供了生产资源。

　　海洋生物在海洋复杂而恶劣的生态环境中，为了生存和发展，经过长期的进化，产生了与陆地生物不同的代谢系统和体内防御体系，存在大量的分子结构新颖、生物活性特异、陆地生物无法比拟的海洋生物活性物质，因而吸引了众多科学家从海洋天然产物中寻求治疗药物。目前药物失去作用的速度与科学家发现新药的速度差不多，因此，拓宽寻找新药的途径迫在眉睫[23]，而海洋是人类赖以生存与发展的资源宝库，人类社会正在以全新的姿态向海洋进军。新的可供开发利用的海洋生物资源不断发现，为解决困扰人类生存和可持续发展的资源与环境两大问题呈现出新的曙光。

　　早在公元前 1027 年至公元前 300 年海洋药物就已应用于医疗实践，《神农本草经》、《海药本草》、《本草纲目》和《本草纲目拾遗》都有海洋药物的记载。海洋药物历史悠久，丰富的海洋生物资源是大自然赐予我们的宝贵财富，极有必要采用现代科学技术加以研究和开发。

　　世界海洋天然产物的开发正方兴未艾，走在这一领域前列的是美国、日本及欧盟，最近发展很快的是韩国。这些科技发达国家投入可观的科研经费，对海洋药物进行开发和研究。在过去的几十年间，20 000 多种海洋天然产物被发现，其中有重要生物活性并已申请专利的新化合物至少有 300 多种，而在 70 年代只有少数几个有关前列腺素的专利申请，80 年代至今则数量大增[24]。在已发现的这些化合物中，不仅包括陆地生物中已存在的各种化学类型，并且还存在很多独特的新颖化学结构类型，尤其重要的是从海洋生物中发现了一系列高效低毒的抗肿瘤化合物，其中有些已进入临床前或临床试验阶段。美国是最早开展海洋生物活性物质研究的国家，随后各国学者相继开展了海洋生物抗肿瘤、抗病毒、抗真菌、抗心脑血管病、抗艾滋病等活性成分的研究。欧洲也是世界上最早开始海洋药物研究的地区之一，由于经济科技人才等多方面的优势,德英意法西等国在海洋天然产物研究领域一直居世界先进水平。目前在海洋天然产物领域世界上已形成了欧洲、美国、日本三足鼎立的局面。海洋中蕴藏着极其丰富的药用生物资源,当今世界各国有关专家和学者已将寻找新药的目光和研究重点逐步转向广阔的海洋。与来源于陆地生物的 15 万种天然产物相比,海洋天然产物至今才 2 万多种,因此海洋天然产物具有极大的潜力等待研究开发。

藻类(红藻、褐藻、绿藻)、海绵、腔肠动物(如珊瑚)、软体动物(如海兔)、棘皮动物(如海参)、被囊动物(如海鞘)、苔藓虫类、微生物与浮游生物等海洋生物资源来源的海洋天然产物被发现具有抗癌活性、抗菌、抗病毒活性,另外,抗心血管病(降压、降血脂等)、抗氧化、神经生长与功能调节活性等方面的报道也比较多[25]。1964 年 Schmeer 从文蛤中发现多糖类化合物蛤素[26]是海洋贝类产生的抗肿瘤活性物质。临床制剂海生素(KEMH),来自海洋贝类提取物,对癌细胞的总杀伤率为 55%以上,同时又具有显著的免疫增强功能[27]。来自于海鞘的膜海鞘素(Didemnin B)是第一个进入临床试验的抗癌海洋药物;从海绵中分离的大田软海绵酸(Okadaicacid)为 C38 长链脂肪酸的多醚衍生物,能抑制致癌基因,使其逆转为正常表现型,现已成为研究生命科学的重要工具药;第一个人工合成的海绵尿苷类抗嘧啶药物阿糖胞苷(Cytarabine),主要治疗急性白血病及消化道癌,它的合成成功表明,丰富的海洋天然产物不仅可直接作为药用资源,而且作为新药研究的结构模式,可提供有用的化学信息。

我国海洋生物资源种类繁多,是世界上 12 个生物多样性特别丰富的国家之一。现已记录的物种有 20 278 种,属于 5 个界,隶属 44 门,其中黄海、渤海 1 140 种,东海 4 167 种,南海 5 613 种,浅海、滩涂生物约 2 600 种,这些丰富的物种为研究开发海洋药物提供了极为有利的条件(表 4-1、表 4-2)[28]。

表 4-1　中国海已记录的界、门及物种数

种　　类	种数	种　　类	种数
原核生物界(Monera)	229	菌藻类(Mcophycophyta)	1
细菌(Bacteria)	79	植物界(Plantae)	1 203
放线菌(Actinobacteria)	18	红藻门(Rhodophyta)	443
蓝藻门(Cyanophyta)	1	褐藻门(Phaeophyta)	153
原绿藻(Prochlorophyta)	1	绿藻门(Chlorophyta)	194
原生生物界(Protista)	4 956	蕨类植物门(Pteridophyta)	11
硅藻门(Bacillariophyta)	1 395	裸子植物门(Gymnospermae)	3
甲藻门(Pyrrophyta)	255	被子植物门(Angiospermae)	399
金藻门(Chrysophyta)	14	动物界(Animalia)	12 794
黄藻门(Xanthophyta)	3	海绵动物门(Porifera)	106
隐藻门(Cryptopyhta)	1	腔肠动物门(Coelenterata)	989
纤毛虫门(Ciliophora)	291	栉水母门(Ctenophora)	9
肉足鞭毛虫门(Sarcomastigophora)	2 997	扁形动物门(Platyhelminthes)	574
真菌界(Fungi)	188	纽形动物门(Nemertea)	52
酵母(Yeast)	61	动吻动物门(Kinorhyncha)	10
其他真菌(Otherfungi)	127	线虫动物门(Nematoda)	122

(续表)

种 类	种数	种 类	种数
棘头虫动物门(Acanthocephala)	32	内肛动物门(Entoprocta)	9
轮形动物门(Rotifera)	17	腕足动物门(Brachiopoda)	8
曳鳃动物门(Priapulida)	2	帚虫动物门(Phoronida)	4
环节动物门(Annelida)	979	毛颚动物门(Chaetognatha)	37
星虫动物门(Sipuncula)	39	棘皮动物门(Echinodermata)	471
缢虫动物门(Echiura)	9	半索动物门(Hemichordata)	6
软体动物门(Mollusca)	2 554	尾索动物门(Urochordata)	125
节肢动物门(Arthropoda)	2 971	脊索动物门(Chordata)	3 181
苔藓动物门(Bryozoa)	490		

表4-2 中国海域5个生物界的物种数

中国海	黑潮流域	黄海	东海	南海
原核生物	136	127	234	229
原生生物	1 344	3 088	3 243	4 956
真菌	68	12	112	189
植物	325	661	802	1 203
动物	2 325	7 403	8 542	12 904
总计	4 198	11 291	12 933	20 278

据初步统计,我国近海已发现具有药用价值的海洋生物达700多种[28],这些海洋药用生物具有多种生物活性,在增强免疫力、促进机体新陈代谢、抑制肿瘤细胞生长、抗菌、抗病毒等方面都具有显著作用。

迄今为止,海洋生物中已发现的活性物质包括生物碱、萜、大环内酯、肽、聚醚及多糖等化合物,许多海洋生物天然物质具有抗肿瘤、抗病毒、抗真菌、抗艾滋病、抗心脑血管疾病、抗老年痴呆症以及抗疲劳、增强免疫、延缓衰老等功效。

海洋药物作为现代医药以及保健食品开发研究的热点,其基本的研究开发途径有两种:①以采集的海洋生物作为提取分离药物来源的资源型;②通过分子药物模型方法,从海洋生物中筛选出高活性的物质,然后通过人工合成或生物工程技术(如在实验室大量培养药用海洋生物)提供药源的非资源型。鉴于陆生资源的日益匮乏,对海洋生物资源的开发日益受到重视。随着人类对海洋探索地不断深入,新的可供开发利用的海洋生物资源将会不断涌现,这为解决人类生存和可持续发展的问题提供了新的解决途径。

第二节 海洋药用生物资源的主要种类及其特性

海洋药用生物资源包括海洋中的所有生物类型,即原核生物界、原生生物界、真菌界、植物界和动物界的物种,其中海藻、红树林植物、海洋无脊椎动物(珊瑚、海绵、海鞘、软体动物、棘皮动物等)、脊索动物及海洋微生物等为人们所熟知,近年来,海洋生物基因资源作为药用生物资源也受到普遍关注。

一、海藻

藻类是最古老而又原始的低等植物,是人类的一大自然财富,广泛分布于江、河、湖、沼和海洋中,种类繁多,形态各异,是植物界中的一大类群。我国很早就有利用海藻的历史。据考证,早在公元二世纪《神农本草经》,李时珍的《本草纲目》、吴其濬的《植物名实图考长编》等书中都有记载,如纶布、海带、昆布、石莼、紫菜、琼枝等的用途并肯定了它们的疗效。

现代研究发现,海藻中富含氨基酸、维生素、脂类、甾醇、萜类及多糖等多种生物活性物质,表现出抗肿瘤、抗病毒、抗菌、抗氧化剂、免疫调节作用、酶抑制作用等诸多生理活性。

按照亚历克索普洛斯(Alexopoulos)与博尔德(Blod)的分类系统海藻包含蓝藻门、裸藻门、轮藻门、硅藻门、甲藻门、金藻门、黄藻门、隐藻门、绿藻门、褐藻门、红藻门等11门,共约10 000多种。海洋活性物质研究主要涉及蓝藻门、绿藻门、褐藻门、红藻门4个类群的植物。

(一)蓝藻门(Cyanophyta)及其化学成分

蓝藻门约2 000种,是能进行光合作用放氧的原核生物。单细胞个体或群体,或为细胞成串排列组成藻丝的丝状体,不分枝、假分枝或真分枝。色质区主要由类囊体及其有关结构,藻胆体和糖原颗粒等组成,具叶绿素a、藻胆素、胡萝卜素、类胡萝卜素等光合色素,但无叶绿体膜,不形成叶绿体;蓝藻门生物具细胞壁,淡水和海水中、潮湿和干旱的土壤或岩石上、树干和树叶上、温泉中、冰雪上,甚至在盐卤池、岩石缝中都能生长和繁殖。

蓝藻门的化学成分以蓝藻毒素为代表,同时发现有环肽、内酯化合物等类型的化合物。涉及的研究种群包括念珠藻属(*Nostoe*)、色球藻属(*Chroococcus*)、颤藻属(*Oscillatoria*)、鱼腥藻属(*Anabeana*)、微囊藻属(*Microcystis*)和其他3属*Tychonema*、*Aphanizomenon*、*Cylindrospermopsis*的50种以上植物。其中对铜锈微囊藻(*Microcystis aeruginosa*)、水华鱼腥藻(*Anabaena flosaquae*)、水华束丝藻(*Aphanizomenon flosaquae*)、阿氏颤藻(*Oscillatoria agardhil*)、泡沫节球藻(*Nodularia spumigena*)和螺旋藻(*Spirulina*)等的活性成分研究较多。对*Tychonema bourrelly*、*Cylindrospermopsis raciborckii*、*Tychonema ourrellyi*和其他38种蓝藻的生物活性物质进行了初步的探讨。

(二)绿藻门(Chlorophyta)及其化学成分

绿藻门约8 600种,分布极广,绝大多数种类生长于淡水中,约7 740种,少数绿藻约900种生长于海水中。绿藻植物具有真核和叶绿体,叶绿体一至多个,形状有杯状、带状等(缺叶绿素b时称载色体),绿藻所含的色素与高等植物相似,也是叶绿素a、叶绿素b以及叶黄素和胡萝卜素等,但叶绿素多,因此植物体呈绿色。绿藻贮藏的养分为淀粉和脂类,细胞壁成分由纤维素构成。由于绿藻在色素的种类、细胞壁成分、贮藏的养分等方面与高等植物相似,因此多数科学家认为高等植物起源于绿藻。

绿藻含有丰富的蛋白质、维生素、微量元素、多种氨基酸等营养成份和生物活性物质,特别是因其含有基因生物活性物质绿藻细胞生长促进因子(chlorella growth factor, CGF)而倍受关注。

绿藻中的化合物以藻红素、甾醇和嘧啶等化合物为代表,还含有多酚、内酯(地芝普内酯,loloilide)、烯醇(大戟二烯醇,euphol)、叶黄素(zeaxanthin)等化合物。涉及的研究种群包括绿藻门、绿藻纲(Chlorophyceae)的全部 16 目,有团藻目(Volvocales)、四孢藻目(Tetrasporales)、绿 球 藻 目(Chlorococcales)、绿 囊 藻 目(Chlorosarcinales)、丝 藻 目(Ulotrichales)、环藻目(Sphaeropleales)、胶 毛 藻 目(Chaetophorales)、橘 色 藻 目(Trentepohliales)、鞘藻目(Oedogoniales)、石莼目(Ulvales)、刚毛藻目(Cladophorales)、顶管藻目(Acrosiphoniales)、双星藻目(Zygnematales)、松藻目(Codiales)、管 枝 藻 目(Siphonocladales)和绒枝藻目(Dasycladales)的约 350 种。其中对缘管浒苔(Ulva linza Linnaeus)、浒苔(Ulva prolifera)、基根硬毛藻(Chaetomorpha basiretorsa)、盾叶蕨(Caulerpa peltata)、小球藻(Chlorella)、条浒苔(Erueromorpha clathrata)、石莼(Ulva lactuca)、总状蕨藻(Caulerpa racemoso)、叉开松藻(Codium divaricatum Holmes)和孔石莼(Ulva pertusa)等的活性成分研究较多,发现了其中的顺式细辛醚(cis-asarone)、反式-细辛醚(trans-asarone)、欧细辛醚(γ-asarone)、植物醇(trans-phytol)、植物醇硬脂酸酯(phytyl-stearate)、植物醇乙酸酯(phytyl-acetate)、异植物醇(isophytol)、蕨藻红素(caulerpin)、蕨藻红素单甲酯(monomethyl caulerpinate)、β-谷甾醇(β-sitosterol)、β-谷甾醇-3-O-硫酸酯(β-sitosterol-3-O-sulfate)、尿嘧啶(uracil)和胸腺嘧啶(thymine)等化合物。

此外,对丝藻科(Ulothrichaceae)、礁膜科(Monostromaceae)、松藻科(Codiaceae)的一些种属也进行了一些初步研究。

(三)褐藻门(Phaeophyta)及其化学成分

褐藻门植物俗称褐藻(brown algae),绝大多数生长于大陆附近水域,现存约 250 属,1 500种。细胞内含有叶绿素 a、叶绿素 c、胡萝卜素、墨角藻黄素和大量的叶黄素等。藻体的颜色因所含各种褐藻素与叶绿素的比例不同而变化较大,主要呈黄褐色、深褐色。主要分布于海水中,淡水中罕见。褐藻纲外表从暗褐色到橄榄绿都有,其取决于比例。藻体大小各异,从数厘米的水云属到 100 米的巨藻属。褐藻同时可以无性生殖和有性生殖。

褐藻门只有褐藻纲(Phaeophyceae)一纲,根据生活史的类型、生长方式、藻体的构造、色素体是否含有蛋白核等特征分为水云目(Ectocarpales)、黑顶藻目(Sphacelariales)、线翼藻目(Tilopteriales)、索藻目(Chordariales)、马鞭藻目(Cutileriales)、毛头藻目(Sporochnales)、网管藻目(Dictyosiphonales)、萱藻目(Scytosiphonales)、网地藻目(Dictyotales)、酸藻目(Desmarestiales)、海带目(Laminariales)、墨角藻目(Fucales)、德威藻目(Durvillaeales)共 13目。除了马鞭藻目、线翼藻目和德威藻目之外,其他 10 个目我国均有发现。

褐藻门的化学成分以萜类、类脂、甾醇、酚类化合物为代表,毛头藻科(Sporochnaceae)褐藻和网地藻科(Dictyotaceac)褐藻含有大量半萜、单萜、倍半萜、苯酚化合物,囊链藻科(Cystoseiraccae)海藻是二萜醌类化合物的丰富来源,昆布科(Laminariophyceae)是分离类脂化合物的重要褐藻。对于褐藻门的研究涉及的种群包括 *Encyothalia*、*Sporochnus*、*Perithalia*、网翼藻属(*Dictyopteris*)、囊链藻属(*Cystoseira*)、囊载藻属(*Cystophora*)、酸藻属(*Desmarestia menziesii*)、马尾藻属(*Sargassum*)、四迭团扇藻属(*Padinatetraslromatica*)、微点雀尾藻(*Taonia atomaria*)、列子藻属(*Stoechospermum*)、厚缘藻属(*Dilophus*)、网地藻属(*Dictyota*)、双叉藻属(*Bifurcaria*)、基枝藻属(*Egregia*)、海带属(*Lamlnaria*)、褐舌藻属(*Spatoglossum*)等约 40 属的 500 种以上褐藻。其中对马尾藻属、墨角藻目、黑顶藻目、海带目等褐藻的化学成分研究最多。

对萱藻(*Cylosiphon lomentarius*)、绳藻(*Chorda filum Lamx*)、瓦氏马尾藻(*Sargassum vachellianum*)等一些稀有海藻也进行了初步探讨。

(四)红藻门(Rhodophyuta)及其化学成分

红藻门只有红藻纲一纲,约有 760 属,4 410 余种。红藻纲分紫菜亚纲和真红藻亚纲两个亚纲,绝大多数生长于海水,少数生长于淡水(约 220 种),红藻植物多数是多细胞的,少数是单细胞的,分布于世界各地,包括极地。已知我国有 127 属,约 300 种,分布于南北各海区。红藻藻体含有叶绿素 a、叶绿素 b、叶黄素和胡萝卜素,以及大量的藻红蛋白和藻蓝蛋白,常因各类色素的含量不同,藻体呈现鲜红、粉红、紫、紫红、暗紫红色等不同的颜色。

红藻门的经济价值很高。在红藻中,紫菜是一种食用藻类,它含有丰富的蛋白质,不仅营养丰富,而且味道鲜美,石花菜(*Gelidium amansii*)、海萝(*Gloiopeltis furcata*)等均可食用。鹧鸪菜(*Caloglossa leprieurii*)和海人草(*Digenea simples*)含有的海人草酸是以前常用的驱虫药,石花菜属、江篱属(*Gracilaria*)、麒麟菜属(*Eucheuma*)植物中提取的琼胶被广泛应用在医药工业、纺织工业和生物技术产业。

从红藻发现的最有代表性的化学物质是琼胶、卡拉胶、藻红蛋白和藻蓝蛋白,已经发现的主要化合物类型有倍半萜、二萜、三萜、甾体、脂肪酸、酚类等,有少量生物碱、脂肪烃、糖苷类化合物。研究较多的主要有蜈蚣藻、凹顶藻、麒麟菜等,其中尤以蜈蚣藻属研究得最为深入,从中得到的化合物已近百个,包括一系列新颖的多糖化合物、溴酚化合物及复杂萜类化合物。药理活性筛选表明,红藻植物中的大量化合物显示抗凝血、抗氧化、抗病毒抗菌、抗肿瘤、酶抑制、降压等生物活性。

红藻门海藻化学成分和生物活性作用研究涉及的种群主要有蜈蚣藻属(*Grateloupia C. Agardh*)等 14 属海藻植物。蜈蚣藻属含有的萜类、醛类、脂肪酸类、醇类、挥发油、多糖具有抗肿瘤、抗凝血、增强免疫力、抗菌、杀虫等作用;锯齿藻属(*Prionitis*)含有的多糖、糖蛋白对单纯疱疹病毒和驱虫作用有效;鱼栖苔属(*Acanthophora*)含有的甾体、二肽以及类黄酮具有细胞毒活性和抗血管平滑肌细胞增殖作用;凹顶藻属(*Laurencia*)含有的倍半萜、二萜、三萜以及 C15 聚乙酯分别具有抗肿瘤、免疫增强作用;叉枝藻属(*Gymnogongrus*)含有的溴代芳香醇对人肺癌细胞株(A 549)、人肝癌细胞株(Bel 7402)、人结肠癌细胞株(H CT 28)有较好的细胞毒活性;海头红属(*Plocamium*)含有的谷甾醇、对-羟基苯甲酸、尿嘧啶等有明显抑制小鼠体内 S180 肉瘤、H22 肝癌、艾氏腹水癌生长的作用;鸭毛藻属(*Symphyocladia*)含有的焦谷氨酸乙酯、4-杜松烯-1-醇、胆甾醇、棕榈酸甘油二酯具有抗氧化、清除自由基的活性;软骨藻属(*Chondria*)含有多羟基醇类化合物、环状多硫化合物、萜类、氨基酸和吲哚衍生物等;海萝属(*Gloiopeltis*)含有的海萝聚糖、叶酸、硫辛酸、硫琼胶、硫酸半乳聚糖、海萝凝集素等具有抗肿瘤、防止高血压、抗高血脂、抗突变、抗肝癌、治疗痢疾等疗效;多管藻属(*Polysiphonia*)含有的多糖、溴酚、不饱和脂肪酸具有降血糖、抗肿瘤等作用;鸡毛菜属(*Pterocladia*)含有的脂肪酸、卤代氨基酸具有抗氧化、抑菌、抗肿瘤、免疫调节等作用;麒麟菜属(*Eucheuma*)含有的卡拉胶、硫酸多糖牛磺酸、蕨藻红素具有抗菌、抗病毒、抗肿瘤的作用。黏管藻属(*Gloiosiphonia*)含有的不饱和脂肪酸、多烯化合物具有抗炎、抗肿瘤、抗氧化、免疫抑制等活性;珊瑚藻属(*Corallina*)含有的脂肪烃、萜类、酚类、牛磺酸、不饱和脂肪酸具有抗氧化和抗辐射作用。对红藻中的红毛菜属(*Bangia*)、紫菜属(*Porphyra*)、皮丝藻属(*Dermonema*)、石花菜属(*Gelidium*)、海柏属(*Polyopes*)、沙菜属(*Hypnea*)、江蓠属

(Graciuaria)、龙须菜属(Gracilariopsis)、角叉菜属(Chondrus)、杉藻属(Gigartina)、鹪鸪菜属(Caloglossa)等的红藻也进行了初步研究。

（五）红树植物及其化学成分

红树植物是指仅生长在大部分时间受潮汐影响的潮间带的木本植物。但有些木本植物既能在潮间带成为红树林群落的优势种，又能在内陆生长，这些称之为半红树植物。在红树林中所有的草本及藤本植物称为红树林的伴生植物。红树植物是初级生产者，在叶、茎和根上都生长附着生物(Balanus. spp.，Euraphia withersi，Saccostrea. spp. etc.)或钻孔生物(Bankia. spp，Teredo. spp. etc.)。在红树林的泥滩上有大量的蟹类(Uca. spp. etc.)和弹涂鱼(Scartelaos. spp.)。全世界的红树林植物共有 24 科、38 属、84 种，分布于南北纬 32°之间的海岸地带，大体上分为印度洋及西太平洋海岸的东方群系和美洲西印度群岛及西非海岸的西方群系两大群系。我国的红树林与东亚的红树林为同一类型，自然分布主要在海南、广西、广东、台湾和福建等省区沿海一带。

全世界的红树林资源据不完全统计(未包括中国)有 1 700 万公顷，红树林生境专有乔灌木(真红树)约 60 种，非专有而重要的种类(半红树植物)23 种。中国有真正红树植物 26 种(表 4-3)[30]，占世界 60 种的 43%，半红树林植物 11 种，伴生种 19 种。中国是西太平洋红树林植物分布的北部边缘。自海南榆林港至福建最北的福鼎和台湾北部都有间断性的自然分布，浙江平阳移植秋茄(Kandelia candel)获得了成功。中国的红树植物种数由南往北递减，海南 24 种，福建北部和台湾北部仅 1 种；半红树植物的种数分布也有同样规律性。中国现存红树林的面积仅为历史上的 1/2，为 1.3 万～1.5 万公顷。

表 4-3 中国红树植物的种类及分布

科　名	种　名		分　布
红树科 Rhizophoraceae	柱果木榄	*Bruguiera cylindrical*	①
	木榄	*B. gymnorhiza*	①②④⑤⑥⑦
	海莲	*B. sexangula*	①
	尖瓣海莲	*B. s. var. rhynchopetala*	①
	角果木	*Ceriops tagal*	①②④⑤⑥
	秋茄	*Kandelia candel*	①②③④⑤⑥⑦⑧
	红树	*Rhizophora apiculata*	①
	红海榄	*R. Stylosa*	①②④⑤
	红茄冬	*R. Mucronata*	⑥
爵床科 Acanthaceae	小花老鼠勒	*Acanthus ebracteatus*	①④
	老鼠勒	*A. Ilicifolius*	①②③④⑤⑥⑦⑧
	厦门老鼠勒	*A. Xiamenensis*	⑧
玉蕊科 Barringtoniaceae	玉蕊	*Barringtonia racemosa*	①
使君子科 Combretaceae	红榄李	*lumnitzera littorea*	①
	榄李	*L. racemosa*	①②④⑤⑥
海漆科 Euphorbiaceae	海漆	*Excoecaria agalloca*	①②④⑤⑥⑦
棟科 Meliaceae	木果棟	*Nylocarpus granatum*	①

（续表）

科　名		种　名		分　布
紫金牛科 Myrsinaceae	桐花树	*Aegiceras corniculatum*		①②③④⑤⑥⑦
棕榈科 Palmaceae	水椰	*Nypa fruticans*		①
茜草科 Rubiaceae	瓶花木	*Scyphiphora hydrophyllacea*		①
海桑科 Sonneratiaceae	杯萼海桑	*Sonneratia alba*		①
	海桑	*S. Caseolaris*		①
	海南海桑	*S. Hainanensis*		①
	大叶海桑	*S. Ovata*		①
梧桐科 Sterculiaceae	银叶树	*Heritiera littoralis*		①
马鞭草科 Verbenaceae	白骨壤	*Abicennia marina*		①②③④⑤⑥⑦

注：①海南、②香港、③澳门、④广东、⑤广西、⑥台湾、⑦福建、⑧浙江。

　　我国利用红树植物作为药用已有较长的历史，尤其民间用药。《全国中草药汇编》(1978年)就收录有老鼠勒、海芒果和黄槿，具有清热解毒、消肿散结、止咳平喘之功，主治淋巴结肿大、急慢性肝炎、哮喘等[29]，在印度、菲律宾等东南亚各国和我国海南民间广泛用于急慢性肝炎的治疗。但我国对红树植物的研究只停留在生态学方面，未涉及红树植物活性物质的提取、分离及其药理研究。世界各国对红树植物的活性物质结构及其药理研究表明，红树植物含萜类、甾体、多糖和生物碱等化合物，具有抗艾滋病、抗肿瘤、抑菌和抗氧化等活性[29，30]。

　　红树植物作为东南亚地区性特有植物，其化学成分研究主要始于 20 世纪中 70 年代末 80 年代初，Hogg、Ghosh 等先后从 11、7 种红树植物中分离到了脂肪酸、甾醇、碳水化合物和五环三萜系化合物[2]。特别是近十几年来，随着分析与测试技术的不断提高，对天然药物化学的研究进一步深入，目前，国际上对药用红树植物活性物质的结构及其药理研究进展迅速，主要集中在真红树植物爵床科(Acanthaceae，如老鼠勒和小花老鼠勒)、大戟科(Euphorbiaceae，如海漆)、红树科(Rhizophoraceae，红树、角果木等)和半红树植物豆科(Leguminoseae，如水黄皮、水芫花等)的化学成分与药理研究，这些植物大部分在我国均有分布；其中，以药用植物老鼠勒和有毒植物海漆在国际上报道最多。

　　70 年代末，印度学者 Agshikar 等[3]报道红树植物老鼠勒(*Acanthus ilicifolius*)具有麻醉和消炎活性。自 1993 年以来，日本学者 Premanathan 等[4-7]先后报道了红树科植物蛋白和多糖能有效地抑制 HIV 的表达与复制，如 *Ceriops decandra*、B. *cylindrical*(柱果木榄)、R. *mucronata*(红茄冬)和 R. *apiculata*(红树)。日本学者 Nakano 等[8]以专利的形式报道了半红树豆科植物 *Momordiia charantia* 和 *Aspalathus linearis* 酸性多糖抗艾滋病毒制剂的研制，该制剂能有效地抑制 HIV 的复制，且对人和动物无任何毒副作用。

　　最近，印度学者 Babu 等[9]报道了红树植物老鼠勒的乙醇提取物(浓度为 250～500 mg/kg)能有效地抑制肿瘤的生长和致癌物诱导的老鼠皮层瘤的生成等；日本学者 Konoshima 等[1]采用肿瘤催进剂 TPA(12 - O - 四癸酰基-佛波- 13 -乙酸酯)诱导的 EBV - EA(非洲淋巴细胞瘤病毒)活化的体外肿瘤模型，对从海漆木分离的 8 个 Labdane 型二萜化合物初步活性筛选，其中化合物之一在肿瘤催进剂 TPA 和激动剂 DMBA(7，12 -二甲基苯并蒽)协同作用的双阶段小鼠肿瘤模型中显示出显著的抗肿瘤活性；红树植物海漆二萜类化合物主要通过阻断信号传导而起到抗肿瘤作用。Chang 等[10]报道了从海芒果(*Cerbera manghas*)中分离的两种化合物具有抗增殖和抗雌激素活性,能明显地抑制人体结肠癌细胞系和伊沙科娃细胞系。此外,半红树植物 *Pongamia pinnata*(水黄皮)、*Pemphis acidula*(水芫花)和 *Barringtonia racemosa*(玉蕊)、*Pluchea ovalis* 等提取物具有抗肿瘤、消炎、抗氧化和抑菌等活性[31]。

近年来,国际上对药用红树植物的化学成分及其药理研究表明:红树植物具有抗艾滋病、抗肿瘤、抑菌和抗氧化等活性与其含有萜类、甾体、生物碱等化合物密切相关。

红树植物中的典型化合物是萜类化合物和生物碱,涉及到的种群主要是红树科(Rhizophoraceae)、爵床科(Acanthaceae)、卤蕨科(Acrostichaceae)、使君子科(Combretaceae)、大戟科(Euphorbiaceae)、楝科(Meliaceae)、紫金牛科(Mysinaceae)、海桑科(Sonneratiaceae)、梧桐科(Stirculiaceae)、马鞭草科(Verbenaceae)、*Fabaceae*、*Chenopodiaceae* 和科属不明确的红树林植物 Pluchea indica,被研究和药用的红树林植物约 30 种。

三萜类化合物是红树林植物的主要成分。到目前为止,从红树林植物中得到的三萜骨架类型有蒲公英甾醇型、齐墩果烷型、乌苏烷型、羽扇豆烷型、木栓烷型等 5 种。甾醇也是红树林植物中十分常见的一类成分,而且含量往往很高,分离到的甾醇类化合物主要有异盐藻甾醇、β-谷甾醇、菜油甾醇、豆甾醇、胆甾醇、豆甾烯醇、豆甾醇-β-D-葡萄糖苷等。红树林植物中生物碱类化合物报道不多,主要有 tropane 类生物碱、原小檗碱型生物碱和吡啶生物碱。从红树林植物中也得到一些鞣质化合物。环硫醚为红树林植物中一类较特殊的成分,目前仅在红树科的 *Brugiera* 属有发现。除以上化合物外,红树林植物还含有黄酮、木脂素类化合物、苯乙醇苷、脂肪醇苷、腺苷以及大量的脂类化合物。

楝科植物是研究比较多的红树林植物,国内外对楝科植物的化学成分和药理作用有很多研究报道,其化学成分结构类型涉及倍半萜、二萜、三萜、黄酮、类固醇、香豆素、鞣酸以及烃类等,富含倍半萜及三萜类化合物,文献报道的三萜类成分主要有四环或五环三萜类化合物,包括有甘遂烷型(Tirucallanc)、达玛烷型(Dammarane)、环阿尔廷烷型(Cycloartanc)、楝烷型(Mcliacin)、齐敦果烷型(Olcananc)、木栓烷型(Fcicdclanc)等,生物活性主要是驱虫、抗肿瘤、抗菌及抗病毒等。

红树植物尽管在世界上分布广泛,含有大量活性先导化合物可用于治疗人类重大疾病,但这一类植物资源在某些方面并未真正得到研究、开发和利用,尤其是其药用价值未得到应有的重视。因此,药用红树植物药物的筛选和开发将是今后利用红树林资源的重要研究方向之一。

二、刺胞动物

刺胞动物除极少数种类为淡水生活外,绝大多数种为海洋生活,大多数在浅海,有些在深海,现存种类大约有 11 000 种。刺胞动物为肉食性海洋生物,其躯干呈辐射对称,大多固着生活,体壁分表皮(Epidermis)和肠表皮(Gastrodermis)两层细胞,两层细胞之间有一层凝胶状的中胶层(Mesogloea),具支持作用。有口和消化腔,口也是排泄出口。刺胞动物有超过 20 种的刺胞,刺胞中含有刺丝囊,刺丝囊一端有鬃样突起的刺针,受刺激时,激起刺丝囊排空,有弥散的网状神经系统,水母体有感觉器官,能感受光和重力。刺胞动物门(Cnidaria)有珊瑚纲(Anthozoa)、钵水母纲(Scyphozoa)、十字水母纲(Staurozoa)、立方水母纲

(Cubozoa)、*Polypodiozoa*、水螅纲(Hydrozoa)和 *Trilobozoa*,其中对水螅纲(Hydrozoa)、钵水母纲(Scyphozoa)、珊瑚纲(Anthozoa)的研究较多。

(一)典型的刺胞动物珊瑚及其化学成分

利用珊瑚入药,具有悠久的历史。我国最早的国家药典《唐本草》上就曾记载:"珊瑚可明目、镇心、止惊等"。在《本草纲目》中对珊瑚的药用作了较为详细的记载。在我国沿海已发现多种药用珊瑚,各种珊瑚用处不同,有的具有清热解毒、化痰止咳作用;有的能治疗急性结膜炎、食管黏膜损伤和盗汗;有的止血、治腰痛,还有的能治疗小儿惊风等[20]。

国际上对药用珊瑚的研究一直非常重视。第二次世界大战期间,日本和美国政府就组织了对海洋毒物方面的调查与研究,发现了许多毒性强、结构独特的化合物,引起了人们对海洋生物的极大重视,海洋药用珊瑚的研究也以此为契机开展起来。

从 20 世纪 40 年代起对珊瑚的研究至今,国内外的科学家已从珊瑚中分离得到许多结构新颖且具有显著生物活性的化合物,这些化合物应用前景十分广阔。1942 年,美国 Kind 和 Bergman 首先报道了从丛柳珊瑚(*Plexaura flexuosa*)中分离到鲨肝醇(batyladecohol),这是一种片状晶体的化合物,熔点为 69~70 ℃,该化合物的化学结构为 $CH_2OHCHOHCHO(CH_2)_{17}CH_3$,这种化合物被发现在造血系统含量较多,可能是一种造血因子,有抗辐射的作用,能防止血细胞减少,可用来升高白细胞,也可用来治疗小儿粒细胞减少症。该化合物分布在很多种珊瑚中,如我国南海的多型短指软珊瑚(*Sinularia polydactula*)、豆荚软珊瑚(*Lobophytum* sp.)、肉芝软珊瑚(*Sarcophyton molle*)、辛氏短指软珊瑚(*Sinularia simpsoni Tix. Dur*)和 *Cladiella densa* 均含有这种化合物。1943 年,Bergman 等又从丛柳珊瑚(*Plexaura flexuosa*)中分离出柳珊瑚甾醇,这种化合物具有细胞毒性,在许多种柳珊瑚和软珊瑚中都能分离到这种物质。

近年来,国内外科学家在珊瑚有效成分的提取方面做了大量的工作,大大地推动了珊瑚的药用研究进展。如我国南海的细长短指软珊瑚(*Sinularia elongata*)、头状短指软珊瑚(*Sinularia capitalis*)、肉芝软珊瑚(*Sarcophyton molle*)、微短足软珊瑚(*Cladiella subtilis*)、粗茎黄软珊瑚(*Nephthea hirsuta*)、粒状茎黄软珊瑚(*Nephthea capenlliformin*)以及细弱磷花软珊瑚(*Lemnalia exilis*)的乙醇提取物对枯草杆菌、短小芽孢杆菌和藤黄八叠球菌都有不同程度的抑制作用。南海的粒状茎黄软珊瑚等的乙醇提取物对小鼠艾氏腹水癌细胞有不同程度的抑制作用。细弱磷花软珊瑚、软肉芝软珊瑚、细长短指软珊瑚、头状短指软珊瑚的乙醇提取物对猫有降低血压的作用。它们的乙醇提取物的毒性都很小,对小白鼠的半数致死剂量 LD_{50} 分别为:细弱磷花软珊瑚 3 868 mg/kg、软肉芝软珊瑚 3 759 mg/kg、细长短指软珊瑚 3 550 mg/kg、头状短指软珊瑚 3 550 mg/kg。它们的有效降压剂量都很低。另外,细弱磷花软珊瑚的乙醇提取物对小白鼠心血管具有生物活性,能改善小白鼠的脑和心肌营养性血流量,对离体兔心可以增加冠脉流量、减缓心率,对大白鼠的离体心脏心律不齐有缓解作用,对小白鼠有缓解心律不整和耐缺氧作用,对豚鼠回肠有明显的缓解痉挛的作用。目前,已从热带、亚热带海域普遍存在的柳珊瑚和软珊瑚中分离出许多具有生物活性的化合物,主要为萜类(terpenes)、甾醇(sterols)、聚乙烯丁烯羟酸内酯、前列腺素(prostaglandians)和含氮化合物等。

从许多药理实验的初步结果来看,珊瑚中成分的药效作用非常明显,除直接利用珊瑚提取有效成分外,某些有效成分已进行了人工合成。

1. 珊瑚主要种属 珊瑚是海洋中的低等动物,在动物分类学中属于腔肠动物门

(Coelenterata)。腔肠动物是原始多细胞动物，身体细胞已有明显的分化现象，如神经细胞和原始肌肉细胞。身体是由两个胚层组成：位于外面的细胞层称外胚层；里面的细胞层称内胚层。内外两胚层之间有很薄的、没有细胞结构的中胶层，因此腔肠动物为两胚层动物，它还有辐射对称的体制，故腔肠动物为两胚层辐射对称动物。这类动物无头与躯干之分，没有神经中枢，只有两侧对称的弥散神经系统。当受到外界刺激时，整个动物体都有反应。其生活方式有自由漂浮或固着或半埋藏于底层栖息地。

已知的珊瑚纲（Anthozoa）有 6 100 多种，通常包括软珊瑚（*Alcyonarian*）、柳珊瑚（*Gorgonian*）、红珊瑚（*Corallium*）、石珊瑚（*Scleractinian*）、角珊瑚（*Antipatharian*）、水螅珊瑚（*Hydrocorallinian*）、苍珊瑚（*Heliporian*）、笙珊瑚（*Tubiporian*）等。目前，作为珊瑚药用研究和利用的主要有软珊瑚、柳珊瑚和石珊瑚[32]。

2. 珊瑚化学成分　自从 20 世纪 40 年代起对珊瑚研究至今，国内外的科学家已从珊瑚中分离得到许多结构新颖且具有显著生物活性的化合物，这些化合物应用前景十分广阔。

目前，珊瑚无机成分最主要的用途是复合人工骨。珊瑚的主要无机成分是碳酸钙，含量在 90% 以上，除了碳酸钙，还有少量的氧化镁、氧化铁、氧化钾、氧化锰，以及微量的钡、镱、铋、锶等稀有元素。过去，用于修复人体骨骼的材料大多是金属或高分子聚合物，这些材料与人体骨骼不能直接结合，不能用来移植，因此人们一直在不断寻求更好的人工骨的材料，直接用于人体骨移植。1975 年，法国 Chiroff 首次将滨珊瑚（*Porites*）和角孔珊瑚（*Goniopora*）的骨骼代替兔骨植入，没有发现不良反应，而且有很好的生物相容性，这项研究成果把人工骨的研究带进了一个新的领域。现在我国也已开始这方面的研究，经过一系列处理制成的具有特殊结构的珊瑚人工骨。经临床研究表明，植入后动物体无明显全身急性中毒现象，且具有良好的生物相容性和骨亲和性，同时还具有一定的生物降解性。另外，还有学者应用珊瑚来制备各种高活力钙强化剂[33]。

珊瑚的有机化学组成非常复杂，种类不同，其化合物组成也是不同的。Yamada 等从日本 Miyazaki Prefecture 海域采集的日本软珊瑚（*Sinularia nanolobata*）中分离得到 4 种新 amphilectane 型二萜化合物对 L1210 和 KB 病毒细胞具有抑制作用[11]。Roussis 等[12] 从圣地亚哥沿岸海域采集的 *Eunicella labiafa* 中分离了 5 个 eunicellan 型的二萜化合物 labiatin B 具有抑制人体肠癌细胞毒性的作用。Sheu 等[13] 从台湾海峡采集的 *Pachyclavularia vidacea* 软珊瑚的乙醇提取物中分离出 pachyclavulariolide G～L 和 secopachyclavulariaenone A、pachyclavulariolide 和 pachyclavulariolide E 分别进行了 P388 淋巴白细胞、KB 细胞、A549 细胞和 HF29 肿瘤细胞的动物实验，对这些病毒都有很好的抑制作用。软珊瑚 *Briareum asbestinum*，柳珊瑚 *Plexaura homomalla*、*Plexauropsis crassa* 和 *Plexaurella dichotoma* 的提取物含有抗细菌物质。化合物 pachyclavulariolide E 显示出了非常强的抗 P388 和 HF29 肿瘤细胞的活性，另外，化合物 pachyclavulariolide I～J 均显示出强的抗 P388 肿瘤细胞的活性。从柳珊瑚中分离得到的次生代谢产物之一前列腺素（prostaglandinE, PGE），能抑制血小板聚集，扩张外周血管，对实验性动脉粥状硬化有明显的抑制或治疗作用，能使多种实验动物的血压下降，并扩张支气管，改进鼻道通气，对哮喘有明显的缓解作用。

从珊瑚分离到的化合物的类型主要涉及甾醇类、萜类、脂类、含氮化合物等，其中不少化合物结构新颖并具有强烈生理活性，如前列腺素类似物、三丙酮胺、柳珊瑚酸及衍生物、内酯二萜系列物、甾醇类等，主要有抗心脑血管系统疾病、抗肿瘤、抗癌等作用。

(二) 其他刺胞动物及其化学成分

刺胞门动物组织产生的化学物质在多种评价体系中具有生物活性。从刺胞门动物的乙醇提取物中分离鉴定出许多小分子化合物,包括四胺(tetramine)(四甲基氢氧化铵)、海葵素(thalassin)、组胺、5-羟色胺(Serotonin)、海葵毒素(congestin;actinocogestin)和水母毒素(meduso-congestin)和生物碱的 N-甲基羟吡啶姆(N-methylpyridinium hydroxide)、尤虾肌碱(homarine)、胡芦巴碱(trigonelline)和 γ-丁酰甘氨酸三甲内盐(γ-butyrobetaine)。

从刺胞门动物的酒精提取物还分离出来已知生物学活性的其他重要化合物,在这些物质中含有不寻常的碳磷键。已发现华丽黄海葵(*Anthopleura elegantissima*)和细指海葵(*Metridium dianthus*)含有 2-氨基乙基膦酸(2-aminoethylphosphonic acid);已报道黄海葵(*Anthopleura xanthogrammica*)的提取物含有 2-甲胺基乙膦酸和 2-三甲胺基乙膦酸甘氨酸三甲内盐(2-methylaminoethylphosphonic acid betaine),从 *Zoanthus sociatus* 分离出 α-氨基-β-亚磷羧基丙酸(α-amino-β-phosphonopropinic acid)。

群体海葵有 *Antillogorgia turgida*、*Antillogorgia americana*、*Rhipidogorgia flabellun*,其中 *A. turgida* 的生物活性尤其显著,这种动物的提取物能抑制鸣疸梭状芽胞杆菌(*Clostridium feseri*)、金黄色细球菌(*Micrococcus aureus*)、枯草杆菌(*Bacillussubtilis*)和大肠杆菌(*Escherichia coli*)生长。海扇 *R. flabellum* 的提取物抑制酿脓链球菌(*Streptococcus pyogenes*)和结核分支杆菌(*Mycobacterium tuberculosis*)的生长。*Pseudoplexaura* sp. 有抗酵母 *Rhodotorula pallida* 的抗菌活性。瓜水母(*Berocucumis*)所有组织都有抗假单胞菌(*Pseudomonas heterocea*)的有效抗菌物质。目前正在对这些抗菌物质的成分进行研究。

有研究发现,*A. aequorea*、多管水母(*Halistaura* sp.)、长管水母(*S. tubulosa*)和半球杯水母的提取物使 *Stomotoca atra* 停止游泳,沉下水底处于收缩状态,*S. atra* 的反应型式被认为是其缘膜的强直收缩。从多管水母得到的麻痹物质可能对 *S. atra* 是无毒的,当置于新鲜海水时,处于收缩状态时间长达 24 h 的 *S. atra* 恢复过来。

低浓度的海水水母神经节提取物使海月水母的节律性搏动增加。加大浓度时,发现海月水母神经节提取物通常降低海月水母和霞水母(*Cyanea capillata*)的分离节段的搏动速率。发现海月水母神经节提取物强烈地影响半球杯水母的搏动率(一般通过刺激),对甲壳类心搏率或蛤的心搏率没有影响。据报道,海葵组织的酒精提取物能改变高领细指海葵对电刺激的反应。霞水母(*C. capillata*)和拉氏霞水母触手提取物对半球杯水母有致死性。

推测上述的这些物质属于海洋生物毒素类化合物。

三、多孔动物

多孔动物也称海绵动物门(Spongiatia),一般称为海绵(Sponge)。海绵现在被认为是最原始最低等的水生多细胞动物,因为它们具备了几乎所有的基本动物特征,是具有分生组织的极原始的多细胞动物的代表。有几种内部细胞,但是没有口及消化道,也没有器官系统。身体是多孔性质的,含有一个至多个内腔,腔内被覆有鞭毛的细胞称为领细胞(choanocytes)。通常有很多小的进水孔和较大的出水孔。由领细胞的鞭毛使水循环。依据骨骼成分及水沟系类型多孔动物海绵分为普通海绵纲(Demospongea)、玻璃海绵纲(Hyalospongea)、钙质海绵纲(Calcispongea)、硬海绵纲(Sclerospongea)和普通海绵纲(Demospongea)等 5 个纲,共约 5 000 种。

（一）海绵主要种属

海绵主要生长于热带、亚热带海域。自 20 世纪 70 年代以来，已从海绵中发现许多结构独特的海绵化合物，许多具有强烈的抗菌、抗病毒、抗心血管和抗肿瘤等生理活性。

海绵中的代表化合物是由五个异戊二烯单位构成的二倍半萜化合物，除此之外，还含有甾醇、生物碱、神经酰胺、大环内酯及环肽等化合物。涉及到的种群主要有白枝海绵属（*Leucosolenia*）、*Pleraplysilla*、*Microciona*、*Axinella*、*Halichondria*、*Acanthella*、*Diacarnus*、*Halichondria*、*Hymeniacidon*、*Spongia*、*Thorectandra*、*Cacospongia*、*Rhabdastrella*、*Hippospongia*、*Polymastia*、*Erylus*、*Clathrialissoscle*、*Xestospongia*、*Corticium*、*Leucetta*、*Mycale* 等的约 500 种海绵，从这些海绵中发现了大环内酯（如 peloruside A）、神经酰胺（如 calyxoside）、生物碱（如 plakinamines）、甾醇（如 Clathriol）、三萜（如 Stellettin）、二倍半萜（如 thorectandrols）、异氰倍半萜（如 axisonitrile）等多种类型化合物。

海绵 *Microciona toxystilla* 是被研究的比较多的哥伦比亚海绵之一，仅仅是异氰倍半萜化合物就分离得到了 microcionin Ⅰ、microcionin Ⅱ、microcionin Ⅲ、microcionin Ⅳ 等 4 种。从 *Phllispongia* 属的海绵分离到 10 个以上的二倍半萜化合物，从 *Pachychalln* 属的海绵分离到 4 个以上的嘧啶类化合物。*Biemna* 属和 *Phllispongia* 属的海绵被认为是分离神经酰胺的重要海绵。

（二）海绵化学成分

从海绵 *C. crypta* 的丙酮提取物中分离到胸腺嘧啶核苷——海绵胸苷（spongothymidine）。后来又从这种海绵分离到两种其他的核苷——海绵核苷（spongosine）和海绵尿苷（spongouridine）。海绵核苷是一种不常见的嘌呤核苷，该化合物中嘌呤部分（2-甲氧基-腺嘌呤）含有一个甲氧基，海绵胸苷与海绵尿苷属于阿拉伯呋喃糖苷，海绵胸苷是胸腺嘧啶的 $1-\beta-D-$阿拉伯糖基衍生物。这些化合物都以游离态存在于海绵 *C. crypta* 的组织中，能用乙醇或丙酮提取。D-阿拉伯糖胞嘧啶在 *in vitro* 体系具有较强的药理学活性。

1985 年，Uemura 等[14]首次报道了从日本太平洋沿岸的大田软海绵（*Halichindria okadai*）中分离得到甲软海绵素 A（norhalichondrin A）具有抗肿瘤活性。1986 年，该研究组又陆续报道了从这种海绵中进一步分离得到的其他 7 种软海绵素，分别为去甲软海绵素（norhalichondrins）A、B、C，软海绵素（halichondrins）B、C 及高软海绵素（homohalichondrins）三大类。1991 年，Pettit 等[15]从采自西太平洋帛琉群岛的另一个海绵 *Axinella* sp. 中也分离得到软海绵素 B 和高软海绵素 B。以荷 B16 黑色素瘤、P388 白血病和 L1210 淋巴癌的小鼠对软海绵素 B 和高软海绵素 B 进行体内抗肿瘤活性试验，结果显示，相对与对照组（未给软海绵素）而言，给软海绵素 B 的 P388 白血病荷瘤小鼠的平均寿命提高了 300%，对高软海绵素 B 所进行的试验也观察到类似结果[16]。除了软海绵素 B 和高软海绵素 B 外，经生物活性追踪，从海绵 *Lissodendoryx n. sp.* 的提取液中还分离得到一种新型软海绵素类化合物异高软海绵素 B（isohomohalichondrin B），与高软海绵素 B 是同分异构体[17]，具有较强的抗肿瘤活性。

能产生海绵毒素的有鞘美丽海绵（*Callyspongia vaginalis*）、*Fibulia nolitangere*、细芽海绵（*Microciona prolifera*）、倔海绵（*Dydideaetheria*）、绿蜂海绵（*H. viridis*）、红网海绵（*Hemectyon ferox*）、*Spheciospongia vesparia*、小束羊海绵（*Ircinia fasciculata*）、

Pseudosuberites pseudos、寄居蟹皮海绵(*Suberites domunculus*)、居苔海绵(*Tedania ig-nis*)和毒苔海绵(*Tedania taxicalis*)。

据报道绿蜂海绵、倔海绵(*Dydideaetheria*)、居苔海绵(*Tedania ig-nis*)、樱桃海绵(*Oligocera hemorrhages*)、隐居穿贝海绵(*Clianacelata*)和细芽海绵(*Microciona prolifera*)的水提取物在固体浓度 0.05%～0.5%之间时对海胆 *Arbacia punctulata* 发育的胚胎是有毒的。在这样的浓度下,会造成细胞溶解、晚期的分裂中断、存活减少与形成异常的长腕幼虫。

将绿蜂海绵与蜂海绵(*H. magnicanulosa*)的粗提物与透析的提取物置于鱼所在的水中时,对鲤鱼(*Cyprinus carpia*)、金鱼(*Carassius auratus*)和底鳉(*Fundulus heteroclitus*)都是有毒的。鱼的征象初始是静止的,接着是失去平衡,这期间鱼可能跳出水面,难以控制自身的运动。最后窒息水底,对触觉刺激没有反应,只是鳃盖还持续微弱扇动。将鱼放入新鲜水中也不能恢复。将蜂海绵毒素以 270～945 mg/kg 给小鼠进行腹腔内注射时,对小鼠是有害的,在 1 h 内出现急性中毒效应,大剂量在 5 min 内出现急性中毒效应,症状包括震颤、惊厥、麻痹然后死亡。

海绵 *T. violacea* 提取物对鱼的作用与蜂海绵的提取物是不同的,将这种提取物置于水中是无效的。然而当将这种提取物进行腹腔内注射时,20 g 的鲤鱼给予 2～4 mg 的海绵粗提取物,就发生强直与麻木。2～3 min 胸鳍运动就难以协调,5～6 min 时胸鳍停于与身体呈 90°的位置,口保持张开。这时鱼沉水底,对强的触动也没反应,只是鳃盖微弱搏动。约 15 min 时,口的功能恢复,接着胸鳍运动。30 min 内对视觉与触觉刺激有反应,恢复集群行为。

毛樽海绵(*Sycon ciliatum*)特化分泌神经传递物质与神经分泌物质的细胞,通过组织化学方法初步鉴定出肾上腺素、去甲肾上腺素和 5-羟色胺。

加勒比海的面包软海绵(*Halichondria panicea*)、隐居穿贝海绵(*Clianacelata*)、居苔海绵(*Tedania ignis*)、绿蜂海绵(*H. viridis*)、倔海绵(*Dydideaetheria*)和樱桃海绵(*Oligocera hemorrhages*)的水提取物与乙醇提取物对琼脂平板上培养的大肠杆菌、铜绿假单胞菌、白念珠菌、金黄色葡萄球菌和分支杆菌具有抗菌活性。绿蜂海绵的水提取物对产气气杆菌(*Aerobacter aerogenes*)既有抑菌作用又有杀菌作用。据报道,属于蜂海绵(*Haliclona*)、*Axinella*、真海绵(*Verongia*)、*Agelas*、*Homaxinella*、美丽海绵(*Callyspongia*)、扁板海绵(*Plakortis*)和 *Ianthella* 等各属海绵的水、甲醇与丙酮提取物对大肠杆菌具有抗菌活性。真海绵(*Verongia.* spp.)中分离的溴化物对革兰阳性细菌与革兰阴性细菌都有抗菌活性,从扁板海绵(*Plakortis.* spp.)和黑碳扁板海绵(*P. carbonaria*)取得的抗菌组分具有抗真菌活性,对白色念珠菌是有效的。海绵 *Ianthell* sp. 的提取物能抑制海洋红酵母。

当用化学方法使细芽海绵(*Microciona prolifer*)、眼蜂海绵(*H. occulata*)和隐居穿贝海绵(*Clianacelata*)的海绵细胞离解时,从这些海绵中释放出原存在于其中的聚集因子,这种现象可以通过加聚集因子于含有海绵细胞悬浮液的海水中加以证明。制备海绵细胞悬浮液是在 0 ℃将海绵放于无钙无镁的人工海水,加压通过筛布,把成块的组织与细胞放进新鲜的无钙无镁海水中后搅拌 6～9 h。这些制备物中的聚集因子保留在第一次的离解液中。发现在有钙时,变异蜂海绵的粗提取物能引发这种海绵的化学离解,并引发用戊二醛固定的细胞的聚集。在这些聚集试验中,终试验溶液含有 50%海水和 1 mg 分子氯化钙。

再聚集现象可能是由于存在专一糖肽的黏蛋白多聚体形成的结果,因为在海绵提取物中已证实有专一性的糖肽残基,产率大约为海绵干重的 1%,只有海绵的专一糖肽对黏蛋白多聚体形成起作用,其他种海绵的糖肽单体会竞争地抑制黏蛋白多聚体的形成。

四、软体动物

软体动物(Mollusca)种类繁多,生活范围极广,海水、淡水和陆地均有产。已记载 130 000 多种,仅次于节肢动物,为动物界的第二大门。软体动物体外大都覆盖有各式各样的贝壳,故通常又称之为贝类。由于它们大多数贝壳华丽,肉质鲜美,营养丰富,又较易捕获,因此远在上古渔猎时期,就已被人类利用。其中不少可供食用、药用、农业用、工艺美术业用,也有一些种类有毒,能传播疾病,危害农作物,损坏港湾建筑及交通运输设施,对人类有害。软体动物外套膜覆盖主体并且分泌外壳,有发达的循环系统、消化系统和神经系统。软体动物包括单板纲(Monoplacophora)、多板纲(Polyplacophora)、无板纲(Aplacophora)、腹足纲(Gastropoda)、双壳纲(Bivalvia)、掘足纲(Scaphopoda)、头足纲(Cephalopoda),其中仅腹足纲及双壳纲有淡水生活的种类,腹足纲还有陆生种类,这两纲包含了软体动物中95%以上的种类,其他各纲均为海洋生活。

软体动物一般具有下述特征:①身体柔软,一般分头、足、内脏团 3 部分,具贝壳或退化;②初生体腔和次生体腔并存,开管型循环系统;③消化系统呈 U 字形,许多种类具齿舌,具肝脏;④水生种类以肺呼吸,陆生种类以外套膜一定区域的微血管密集成网的"肺"呼吸;⑤排泄系统包括后肾管和围心腔腺;⑥神经系统一般不发达,但头足类很发达;⑦大多雌雄异体,异体受精;多为间接发育,出现担轮幼虫、面盘幼虫和钩介幼虫。

(一)软体动物主要种属

海洋软体动物种类繁多,分离出来的化合物也是多种多样的,有各种功能性多肽属于软体动物的代表化合物,此外,大环内酯和环肽也是从软体动物分离得到的重要化合物。软体动物中研究比较多的是鲍鱼(腹足纲鲍科)、海兔(腹足纲海兔科)、芋螺(腹足纲芋螺科)、乌贼(头足纲乌贼科)、泥蚶(双壳纲帘蛤科)、青蛤(双壳纲帘蛤科)、贻贝(双壳纲贻贝科)、扇贝(瓣鳃纲扇贝科)、文蛤(双壳纲帘蛤科)、牡蛎(双壳纲牡蛎科)、缢蛏(双壳纲竹蛏科)等的提取物肽类、多肽、糖肽、糖蛋白、糖胺聚糖具有抑制疼痛、抗肿瘤、抗衰老、抗菌等作用。

软体动物中海兔(Aplysia)和芋螺(Conus)在海洋药物领域的研究比较深入。

海兔(Aplysia)属软体动物门腹足纲后鳃亚纲无楯目海兔科。dolastatin 是从海兔中提取的抗肿瘤活性肽(dolastatin 1~18),是一系列缩肽类活性物质。其中 dolastatin - 10 正在进行Ⅱ期临床试验,dolastatin - 10 是一种天然细胞毒素蛋白,属于环肽,由海兔毒素类化合物特有的氨基酸 dolavaline (Dov)、dolaisoleuine (Dil)、dolaproine (Dap)及缬氨酸(Val)这四种氨基酸及特异的 dolaphenie (Doe)缩合而成,分子量为 784。dolastatin - 10 抗肿瘤机制为抑制微管聚合而使细胞周期阻滞在间期,但其作用位点不同于长春碱和喜树碱类有丝分裂药物,并能极大地影响微管的组装及微管依赖的三磷酸鸟苷水解。进一步研究表明,dolastatin - 10 可结合到微管蛋白上的根霉素/美登素交换三磷酸鸟苷结合位点,导致细胞阻滞在 M 期。但是,由于 dolastatin - 10 在临床试验中导致 40%的肿瘤患者发生中度周围神经病变,并且对激素抵抗的腺癌脑转移和铂类抗肿瘤药物敏感的复发性卵巢癌没有治疗效果,所以未被单独用于临床试验,将其作用于人体 U2145 前列腺癌中,发现其具有抑制肿瘤微血管和诱导细胞凋亡的作用。在Ⅱ期临床试验中,将 dolastatin - 10 作用于 15 例激素抵抗型前列腺癌（HR2PC）患者，其中 3 例病情得到控制，肿瘤没有变大，亦未发生转移。

芋螺中，研究比较多的是地纹芋螺、织锦芋螺、桶形芋螺等三种有毒芋螺。芋螺属于腹足钢（Gastropoda）芋螺科（Conidae）海洋软体动物，约有 500 余种，目前研究过的芋螺不超过 50 种，研究过的芋螺毒素不超过 500 种，每种芋螺的毒液中含 50～200 种活性多肽，而且不同种的芋螺所含的活性多肽也各不相同，因而理论上应有 5 万多种活性肽组分存在于芋螺毒液中。多数由 12～46 个氨基酸残基组成，含两对或三对二硫键，包括了至今发现的最小神经肽毒素，它们作用靶点广泛，能结合细胞膜上神经递质和激肽的受体及各种离子通道，具有很强的神经毒性。

芋螺毒素是近年来国际上的研究热点，它具有分子量小、结构多样、作用靶点广泛、功能专一、组织特异性强等优点，因而较之其他生物来源的活性多肽有更多的优越性，可作为新药的先导化合物或直接开发成新药，因此对芋螺毒素的研究有重要的理论和实际意义。

（二）软体动物化学成分

织锦芋螺（*Conus textile*）、宫廷芋螺（*Conus aulicus*）、浅纹芋螺（*Conus striatus*）、白纹芋螺（*Conus marmoreus*）、地纹芋螺（*Conus geographus*）和幻芋螺（*Conus magus*）的毒管与毒球的水提取物中，含有（包括胺类与多肽）的活性物质，也许与蛋白质载体松散地结合着。将这些螺类毒素注射到小鼠与大鼠腹腔内，引起全身肌肉无力、反射改变、震颤和共济失调等初期症状。剂量高时在几分钟后出现剧烈抽搐、麻痹、昏迷，最后由于出现呼吸衰竭而死亡。

蛸（*Octopus apollyon*）和双斑蛸（*Octopus bimaculatus*）唾腺中有蛸胺（*Octopamine*）、5-羟色胺、组胺和多巴胺，蛸类唾腺的粗制毒，最初使蟹类兴奋，随后使其麻痹。蛸毒的兴奋特性（不是麻痹特性）可能是由于制剂中存在胺类。蛸毒的毒性与麻痹性最可能是由于头足类毒素。从麝香蛸（*Eledon moschata*）和麝香蛸（*Eledon aldrovandi*）分离出具有生物学活性溶于甲醇的一种肽 eledoisin（麝香蛸素）。麝香类蛸素的肽类是已知的最有效力的降血压物质，麝香蛸素对狗和人有降血压作用，对血管外的平滑肌有高效的兴奋作用。麝香蛸素在试管内能提高人白血球对金黄色葡萄球菌（*Staphylococcus pyogenes aureus*）的吞噬活性。0.1 $\mu g/ml$ 与 1.0 $\mu g/ml$ 的麝香蛸素，对 37 ℃肝素化的林格氏液中悬浮的细菌的吞噬活性分别提高了 3.8% 和 10.3%。

章鱼唾液中含有低分子量的胺类、肽类和蛋白质性物质的混合物。皮氏枪乌贼（*Loligo pealii*）和枪乌贼（*Loligo. sp.*）的提取物各含有在活体内具有抗病毒与抗肿瘤活性的物质。从枪乌贼中提取的一种水提取物，将这种水提取物给移植肉瘤 180 的小鼠腹腔注射，能减少这种肿瘤的生长率，使治疗的小鼠的死亡率下降。在给小鼠大脑内感染 I 型脊髓灰质炎病毒之前的一天，开始每天口服 1.5 g/kg 皮氏枪乌贼的一种醋酸提取物，实验证明这种提取物具有抗 I 型脊髓灰质炎病毒的活性。用酒精沉淀法制成的另一种制剂，在小鼠感染病毒前 5 h 以腹腔内注射 2.5 mg/kg 的剂量，能使小鼠的死亡率降低一半。

从球形厚大蛤（*C. orbicularis*）和巨蛎（*C. rhizophorae*）分离的鲍灵，通过体外圆纸片或划线培养检定，能抑制金黄色葡萄球菌（*Micrococcus aureus*）、大肠杆菌（*Escherichia coli*）、铜绿假单胞菌（*Pseudomonas aeruginosa*）、藤黄八叠球菌（*Sarcina lutea*）、粪链球菌（*Streptococcus faecalis*）和化脓性细球菌（*Micrococcua pyogenes*）的生长。巨蛎（*C. virginica*）能在几天内大大减少心内或肌肉注射的 T_2 大肠杆菌噬菌体的浓度，此外，第二天

注射的 T_2 比第一次注射的能更快地被清除,表明存在着某个诱导的免疫机制。从硬壳蛤(*Mercenaria mercenaria*)神经节、心脏和血淋巴中分离出来的未鉴定物质,对硬壳蛤的心脏有心兴奋活性。从条纹蚶(*A. zebra*)和江珧(*A. rigida*)分离出的活性物质被置于海水中时,发现能诱导鱼(*Bathystoma rimator*)的寻找摄食行为。从日本缀锦蛤(*T. japonica*)提取物中分离出的物质能引起鳗鲡(*Anguilla japonica*)的摄食行为。

五、棘皮动物

棘皮动物门(Echinodermata)由具有特殊的水力系统(水管系统)为特征的动物组成,这个系统既用于呼吸又用于运动,棘皮动物不分体节,含有一个钙质小骨片的内骨骼,被通常带有纤毛的表皮所覆盖。体形辐射对称,中有与消化道分离的真体腔,体壁有来源于中胚层的内骨骼,幼体两侧对称,发育经过复杂的变态。口从胚孔的相对端发生,没有形成头部,也无排泄器官。是无脊椎动物中进化地位很高的后口动物,各纲动物体形态变化很大,但主要器官的基本构造十分相似。棘皮动物门现存约 6 400 种,全部生活于海中,现存的有五个纲:海百合纲(Crinoidea)或海百合和海羊齿;海参纲(Holothuroidea)或海参;海胆纲(Echinoidea)或海胆;海星纲(Asteroidea)或海星;和海蛇尾纲(Ophiuroidea)或海蛇尾。

(一)棘皮动物主要种属

蓝藻门的化学成分以皂苷、甾醇为代表,同时发现有生物碱、黏多糖、蒽醌、磷脂、脂肪酸等类型的化合物。涉及的研究种群包括蓝指海星属(*Linckia laevigata*)、规则膨海星属(*Halityle regularis*)、光海星属(*Psilaster*)、面包海星属(*Culcita novaeguineae*)、链珠海星属(*Fromia monilis*)、玉足海参属(*Holothuria leucospilota*)、棕环海参属(*Holothuria fuscocinerea Jaegar*)、紫伪翼手参属(*Pseudocolochirus violaceus Theel*)、冠刺棘海胆属(*Echinothrix diudemu*)、巨紫球海胆属(*Strongylocentrotus franciscanus*)等种属动物。其中海参纲(Holothuroidea)、海星纲(Asteroidea)、海胆纲(Echinoidea)等是活性成分研究较多的纲。

(二)棘皮动物化学成分

许多海星是有毒的,印度——太平洋长棘海星(*Acanthaster olanci*)的棘刺入皮肤时,出现严重的局部疼痛,接着长时间呕吐,这表明发生的全身效应,是由于吸收了刺在组织中的棘的有毒物质引起的。海盘车(*A. rubens*、*M. glacialis*)和鸡爪海星(*H. sanguinolenta*)使波纹蛾螺(*Buccinum undatum*)的离体齿舌肌产生强烈的几乎不可逆的收缩。喇叭毒棘海胆(*Toxopneustes pileolus*)的球状叉棘螯刺使人中毒的情况下,症状是激烈疼痛、呼吸窘迫、头晕、唇、舌、脸麻痹、四肢肌肉松弛、言语困难和面肌失去控制等。约 1 h 后疼痛消失,但是面部麻痹约持续 6 h。从海星(*Asterias amurensis Lutken*)分离的胰岛素样的物质能增加小鼠膈中糖原的沉积,具有类似于公牛胰岛素的剂量反应斜率。球海胆(*S. Franciscanus*)形成的 3-硫酸雌二醇,在调节这种动物种群的生殖活动时具有重要的信息素的作用。

从海星分离出、被检定为海星皂苷的物质已在许多生物系统中做了试验。发现从海燕(*A. Pectinifera*)取得的皂苷和从多棘海盘车(*A. amurensis*)取得的皂苷在试管内都有溶血活性。在对人的红血球的溶血活性试验中,发现从 *P. helianthoides*、*P. miniata* 和 *P.*

brevispinus 分离的皂苷,分别以 2.5、10、20 μg/ml 的剂量引起完全溶血。从 *P. ochraceous* 分离的毒素以 20 μg/ml 的量引起轻微溶血作用。海蛇尾 *Ophiocomina nigra* 的黏液分泌物含有一种抗凝物质,它是一种含有一种以上的氨基糖、硫酸酯和可能还有磷酸酯的高硫酸化的酸性黏多糖。

从阿氏辐肛参(*A. agassizi*)中得到的粗海参毒素有抗肿瘤作用,在植入 S180 肉瘤细胞后 3 天,在移植肿瘤的部位皮下注射 20 mg 的居维叶腺悬浮液,六天后肿瘤出现坏死和体积减小。将 S180 肉瘤细胞接种于瑞士小鼠后,在体内用粗海参毒素处理肿瘤细胞,明显减少了这些肿瘤细胞的生长。

将长棘海盘车(*A. amurensis*)和其他海星的辐神经提取物,注射入性腺成熟的海星体腔中时,发现能立即诱导精子或卵子成熟,在 30～60 min 内激起排放过程。从成熟的 *P. miniata* 的辐神经中分离的抑制排放物质阻滞天然排放的卵巢组织的排放,并抑制排放物质在体外对非排放卵巢组织的作用。当对海燕(*Asterina pectinifera*)的卵巢碎片进行检定时,发现 5～50 mg/ml 浓度的 L-谷氨酸有效地抑制每毫升含 20 μg 冰冻干燥神经所含排放物质的作用。

六、脊索动物

脊索动物门(Chordata)都有脊索、背神经管和鳃裂三大特征。此外还有肛后尾、闭管式循环系统、心脏位于身体腹面等特征。现存的脊索动物约有 41 000 多种,分为三个亚门:头索亚门(Cephalochordata),尾索亚门(Urochordata),脊椎动物亚门(Vertebrata)。头索动物门有一个纲:头索纲(Cephalochorda)。因无真正的头部,又称为无头类(*Acrania*),如白氏文昌鱼(*Branchiostoma belcheri*)。尾索动物包括三个纲:幼态纲(Larvacea)、海鞘纲(Ascidiacea)和樽海鞘纲(Thaliacea)。幼态纲是成体还保留幼虫结构的海洋被囊类;海鞘纲是具有退化的神经与肌肉系统的固着被囊类;樽海鞘纲是具有透明被囊的海洋被囊类。脊椎动物亚门包括七个纲:无颌纲(Agnatha)或无颌鳗,软骨鱼纲(Chondrichthyes)或鲨类、鳐类、银鲛(*Chimaeras*),硬骨鱼纲(Osteichthyes)或硬骨鱼,两栖纲(Amphibia),爬行纲(Reptilia),鸟纲(*Aves*)和哺乳纲(Mammalia)。

(一)脊索动物主要种属及其活性化合物

除海鞘外,脊索动物的化学成分主要有角鲨烯、西甲毒素、胆甾醇、脂肪酸衍生物等类型的化合物。涉及的研究种群包括鳗鱼(*Gynnothorax jauanicus*)、鲑鱼属(*salmon*)、鲸鲨属(*Rhincodon typus*)、沙丁鱼属(*Sardina*)、青环海蛇属(*Hydrophiscyanocinctus*)等属种动物。

许多鱼类产生鱼肉毒素、鱼卵毒素、鱼血毒素,如产生河豚毒素的河豚鱼,产生肉毒鱼毒素的肉毒鱼类,还有其他有毒的鱼类如裸胸鳝、板鳃类、鲭、鲱、鲻等。其中有些已明确地鉴定出成因物质,所造成的中毒形式很是特异。在另一些情况下值得注意的是裸胸鳝、板鳃类与肉毒鱼类中毒,还不清楚成因物质是否相似。从许多种鱼的卵巢中分离出鱼卵毒。有时和鱼肉毒素有些重叠,因为河豚毒素(Tetrodotoxin)在生殖腺中的浓度可以比身体其他组织的浓度高。鱼血中的鱼血毒素,大概与鱼的其他组织中的任何毒素是无关的。海洋爬行类动物也有产生毒素和毒液的,比如使用玳瑁(*Eretmochelys imbricata*)和棱皮龟(*Dermochelys coriacea*)会引起中毒。其他有毒的海洋爬行动物包括海蛇科(*Hydrophiidae*)的多种海蛇,含有很毒的毒液。同样也有产生毒素的海洋哺乳动物,食用几种海洋哺乳动物肝引起人中毒,海洋哺乳动物肝的毒性是由于在肝中存在很高浓度的维生素 A 引起的。

　　海洋脊索动物取得的许多激素可以作为药物。从鱼类中分离的激素有神经垂体的激素、尾垂体激素(urophysial hormones)、甲状腺激素、降钙素、甾类激素、Stannius 氏小体和胰岛素等。从海洋哺乳动物中也得到许多激素,如从长须鲸的肺与肠的粘膜分离出一种抗凝血的肝素级分——ω-肝素,该肝素不同于陆栖哺乳动物的 α-肝素(α-heparin)。鲸肝素在化学结构上类似于硫酸类肝素并能抑制雏鸡的生长。

　　从海洋脊索动物取得许多生长刺激剂和抗菌素等。从金鱼(*Carassius auratus*)取得的黏液分泌物,含有一种 pH 稳定、耐热的成分,该成分能刺激金鱼生长。从鲤鱼(*Cyprinus carpio*)新孵化的鱼苗取得的胚胎 RNA,能有效地促进神经损伤的恢复,大概是直接刺激神经生长。从浅纹鱼(*G. sexlineatus*)分离的物质既是有毒的也是抗菌的,在毒素溶液中能杀死底鳉(*Fundulus heteroclitus*)并能抑制大肠杆菌(*Escherichia coli*)生长。给短吻基齿鲨(*Negaprion brevirostris*)静脉内或肌内注射大肠杆菌 BT_2 噬菌体,在血清中诱导出一种抗病毒因子。

　　(二)海鞘及其活性化合物

　　海鞘中含有许多重要的生物活性物质,是海洋中除海绵之外人类获取生物活性物质的又一重要生物资源。海鞘中发现的活性物质种类主要有五类。第一类是生物碱:从 *Lissoclinum species* 中分离得到的结构新颖的生物碱 haterumaimides N~Q,且羟基的位置和多少、是否含有氯原子和五元环上的 NH 是对 P388 细胞抑制活性的关键。从 *Polycarpaaurata* 中分离得到三个含硫原子的生物碱:polycarpaurines A~C,以及从印尼海鞘 *Lissoclinum cf. badium* 中发现的四个新颖的多硫生物碱 lissoclibadins 4~7,对微生物 Staphylococcus aureus、Escherichia coli 和 Saccharomyces cerevisiae 有弱的抗菌活性,除此之外,从海鞘中分离到的生物碱还具有抗疟、抗锥虫和抗肿瘤活性。第二类是肽类:从 *Didemnum molle* 分离得到的环六肽 hexamollamide 对抑制人 S_3 增殖有温和的活性;从海鞘中分离得到的环六肽 mollamides B 和 C 有温和的抗疟和抗 HIV 活性,从 *Diazonasp.* 中发现的三种 diazonamides C~E 具有较强的抗肿瘤活性,从 *Trididemnum cyclops* 中分离得到脂肽对人卵巢癌 A2780 细胞显示出较强的增殖抑制活性。第三类为萜类:从 *Aplidium sp.* 中发现的两个萜类物质 rossinones A、B 具有较好的抗肿瘤活性,在抗病毒、抗炎、抑菌等方面也有不俗的表现。第四类是内酯类:从 *Didemnidae sp.* 中发现的五个结构新颖的大环内酯类化合物 biselides A~E 具有抗肿瘤活性;从 *Synoicumn sp.* 中发现的一个内酯类化合物 rubrolide O 可以抑制人中性粒细胞产生过氧化物,同时可抑制 PMA 诱导的粒细胞贴壁。第五类为脂肪酸衍生物:在 *Polyclinidae* 的次级代谢产物中发现的六个结构新颖的带环脂肪酸衍生物有温和的抗肿瘤活性,在 *Stolonica socialis* 分离得到的两个脂肪酸衍生物,有温和的抗肺癌、直肠癌和乳腺癌的活性。

七、海洋微生物

　　一般认为分离自海洋环境、其正常生长需要海水并可在寡营养和低温条件下生长的微生物可视为严格的海洋微生物。然而,有些分离自海洋的微生物,其生长不一定需要海水,但可产生不同于陆地微生物的代谢物(如溴代化合物抗生素)或拥有某些特殊的生理性质

(如盐耐受性、液化琼脂等),也被视为海洋微生物[18]。

海洋微生物生存在海水和海泥中,种群的密度随海洋环境,季节以及海的深度而变化。海底污泥的种群密度一般比海水高,近岸的比大洋的密度高,在海藻大量繁殖的特殊近岸区域微生物的种群数量高,这说明近岸区域更适合于各种微生物生长,且受含有大量微生物的陆地环境的极大影响,因而近海海域能见到海洋微生物和陆地微生物。海洋动植物的表面和体内组织也都附生或共生着大量微生物。例如海绵的微生物特别丰富,估计共生的微生物占海绵体积的40%。深海环境中可以找到一些稀有的微生物,其中一部分如嗜压细菌和耐温细菌等。

所有用于分离陆地微生物的方法几乎都可用于海洋微生物的分离。但是有些海洋微生物的分离需要特殊条件,如需含有海水的培养基和调节水压;深海微生物需在高的静水压下从深海中分离出来等。至今,人们对于海洋菌的营养要求、生长因子及海洋丰富的有机物、无机物对生长的影响等知道得其少,要进行生产性开发海洋微生物仍需加强这方面的基础研究。

海洋环境的特殊性(高压、高盐、低温、低光照、寡营养等)使海洋微生物具有丰富的生物多样性,海洋中约有200万~2亿种微生物,正常情况下约有10^6/ml个微生物[5],数量远远高于陆地微生物,海洋微生物的多样性又是陆地微生物所不能比拟的。海洋微生物具有很强的再生、防御和识别能力,海洋环境下的进化过程造就了它们具有独特的与陆地微生物不同的代谢方式,从而能产生一些结构新颖、活性特异的次级代谢产物以适应周围极端的生存环境。据估计,迄今研究和鉴定的海洋微生物不到整个海洋微生物的5%[34],海洋丰富的微生物资源不仅为新药发现提供了多样的物种基础,也为新药研发提供新颖先导结构,同时,海洋微生物具有可发酵、可无限再生、不需过度开采野生资源等优势,所以开发海洋微生物资源,从中获得结构特异、高效低毒的生物活性代谢产物具有重要意义,日益被国内外研究者所重视[18]。

近10年来,在海洋微生物的代谢产物中发现了许多具有特异、新颖、多种多样化学结构的生物活性物质,包括抗肿瘤化合物,抗炎症、过敏化合物,抗菌、抗病毒化合物、杀虫化合物、酶类、生物毒素及不饱和脂肪酸等,其中相当部分的生物活性物质是陆地微生物所没有的[35]。

(一) 海洋微生物的种属

海洋微生物的种类繁多,根据著名的海洋微生物学家 Zobell、Colwell 等的研究结果,Woese 和 Fox、Pace、Liesack 等用 16SrRNA 的序列同源性的比较结果,以及我国徐怀恕、李越中、孙昌魁和马桂荣等对海洋微生物种类分类研究结果,到目前已发现的各种海洋微生物种类如表4-4所列[9]。

表4-4　海洋微生物的种类

原核生物(prokaryotes)
古细菌(archaea)
化能自养菌:产甲烷细菌(*Methangens*);嗜热酸细菌(*Thermoacidophilesa*)
化能异养菌:嗜盐细菌(*Halophiles*);盐杆菌属(*Haobacterium*);盐球菌属(*Halococcus*);高嗜热
古细菌(*Pyrococcus furious*)

（续表）

细菌(bacteria)
  光能自养菌
    厌氧光合菌:紫色光合细菌、绿色光合细菌[红螺菌目(Rhodospirillales)]
    有氧光合菌:蓝细菌(Cyanobacteria)[蓝细菌目(Cyanobacteriales)]
              原绿植物菌(Prochlotophytes)[原绿菌目(Prochlorales)]
  化能自养菌
    硝化细菌[硝化杆菌科(Nitrobacteraceae);无色氧化硫细菌;甲烷氧化菌[甲烷球菌科(Methylococcaceae)]
  化能异养菌
    革兰阳性菌:产内孢杆状菌、不产内孢杆状菌
        产孢球状菌、不产孢球状菌
        放线菌:小单胞菌属(Micromonospora);链霉菌属(Streptomyes);游动放线菌属(Actinoplanes);高温放线菌属(Thermoactinomyces);钦氏菌属(Chainia);诺卡菌(Nocardia)等
    革兰阳性菌:杆状菌、球状菌;好氧菌[假单胞菌科(Psendomonadaceae)];兼性菌[孤菌种(Vibrionaceae)];厌氧(还原硫细菌);滑动细菌:嗜细菌目(Cytophagales);贝日阿托氏菌目(Biggiatoales);黏细菌目(Myzobacteriales);螺旋菌:螺旋体目(Spirochaetales);螺状和弯曲状菌:螺菌科(Spirillaceae);发芽或附枝状细菌;支原体:柔膜体纲(Molicutes)
真核生物(eukaryates)
  光合自养菌:微藻(Microalgae)
  化能异养菌
    原生动物门:鞭毛藻(Flagellates);阿米巴;纤毛虫
    真菌
      高等真菌:子囊菌门(Ascomycota);担子菌门(Basidiomycota)
      低等真菌:壶菌门(Chytridiomycota);接合菌门(Zyaomycota)
非细胞生物类群
  病毒、噬菌体及不可培养的微生物

    这些微生物中不仅包括海洋起源的微生物种类,也有陆地起源后流入海洋中并适应了微生物种类。前者因海洋环境的独特而具有特殊的生理性状和遗传背景,后者则因发生了生理上和代谢系统的适应,形成了与陆地微生物不同的代谢系统。值得注意的是,除了自由生活于水体(包括附生于其中的无机颗粒和有机体残骸)和海底沉积层外,相当多的海洋微生物与其他的海洋生物处于共生、附生、寄生或共栖关系。一方面海洋微生物可从其动、植物宿主获得必需的营养,如各种维生素、多糖、不饱和脂肪酸等,另一方面它们可以产生各种各样的物质,如抗生素、毒素、抗病毒物质等以利于宿主生长代谢或增强宿主的抵御能力。海洋微生物依据分离菌的生境来源可分为海水、沉积物、共栖、共生和深海菌群,其中还包括一些能生存繁衍于独特生态系统的极端环境微生物,如嗜压微生物、嗜冷微生物、嗜热微生物、嗜碱微生物等[19]。正是海洋微生物的这种生物多样性以及它们所处的环境的异质性,使得它们成为目前海洋生物活性物质的研究热点。

    海洋细菌、霉菌和放线菌产生的生物活性物质及其种属如表4-5、表4-6、表4-7所示。

表 4-5 海洋细菌、放线菌产生的部分抗生物质

名　称	产生菌	生物活性	作者
Brominated pyrrole	*Pseudomonas bromoutilis*	抗 G$^+$ 菌，MIC= 0.006 3～0.2 μg/ml	Burkholder，1966
Tetrabromopyrrole	*Chromobacterium* sp.	抗金黄色葡萄球菌、大肠杆菌、铜绿假单胞菌、白念珠菌，对海洋细菌活性更强	Andersen，1974
Benzanthraquinone	*Chainia purpurgena*	抗 G$^+$ 菌，MIC=1～2 μg/ml	Kitahara，1975
Apasmomycins A-C	*Streptomyces griseus*	抗 G$^+$ 菌，MIC= 0.8～3.0 μg/ml	Okami，1976
2-n-pentylquinolinol	*Pseudomonas* sp.	抗金黄色葡萄球菌活性最强	Wratten，1977
Istamycins A，B	*Streptomyces tenjimariensis*	抗 G$^+$ 菌和 G$^-$ 菌，包括对氨基糖苷类抗生素具抗性的细菌，MIC=0.1～3.0 μg/ml	Okami，1979
Quinone	*Highly colored bacteria*	抗真菌和细菌	Gil-Turnes，1988
Macrolactins A-F	C-237	中等抗菌活性	Gustafson，1989
Isatin	*Altermonas* sp.	抗真菌	Gil-Turnes，1989
热敏感糖蛋白	*Altermonas* sp.	抗 G$^+$ 和 G$^-$ 菌	Braja，1989
8510-I	鲁特格斯链霉菌鼓浪屿亚种	对铜绿假单胞菌和耐药性 G$^-$ 菌有较强活性	方金瑞，1991
2B-B	耐碱链霉菌	广谱抗菌素，对部分耐药菌仍有活性	方金瑞，1993
Salinamides A，B	*Streptomyces* sp.	抗 G$^+$ 菌	Trischman，1992

表 4-6 海洋细菌、放线菌产生的其他活性物质

名　称	产生菌	生物活性	作者
Benzanthraquinone	*Chainia Purpurgena*	在小鼠体内抑制 Ehrlich 肉瘤	Kitahara，1975
Apasmomycins A-C	*Streptomyces griseus*	抗疟原虫	Okami，1976
Marinactan	*Flavobacterium uliginosum*	在小鼠对固体和腹水肉瘤有显著抗肿瘤活性	Umezawa，1983
Neoosurugatoxin	*coryneform*	毒素	Kosuge，1985
Tetrodotoxin	假单胞菌、弧菌等	神经毒素	Yasumoto，1986
Bisucaberin	*Altermonas halopeanktis*	使肿瘤细胞对巨噬细胞的裂解细胞作用敏感	Kameyama，1987
Altermicidin	*Streptomyces sioyaensis*	抗肿瘤，IC_{50}=0.84 μg/ml（L1210 鼠白血病）和0.82 μg/ml（IMC 肉瘤）	Takahashi，1989
Macrolactins A-F	C-237	抗鼠黑色素瘤 B16-F10（IC_{50}=3.5 μg/ml）；抗病毒，IC_{50}= 5.0 μg/ml（单纯疱疹病毒）和10 μg/ml（HIV）	Gustafson，1989
Saxitoxin	*Moraxella* sp.	石房蛤毒素	Kodama，1990
Salinamides A，B	*Streptomyces* sp.	抗炎症	Trischman，1992
Octalactin A	*Streptomycete* PG-19	抗鼠黑色素瘤 B16-F10（IC_{50}=7.2×10^{-3} μg/ml）和人肉瘤 HCT-116（IC_{50}=0.5 μg/ml）	Fenical，1993

表 4-7　海洋真菌产生的生物活性物质

名　称	产生菌	生物活性	作者
Gliotoxin	*Aspergillus* sp.	抗枯草芽孢杆菌、金黄色葡萄球菌	Okutani，1977
Siccayne	*Helminthosporium siccans*	广谱抗菌素、抑制 DNA、RNA 体外合成	Kupka，1981
Melinacidines	*Corollosporas pulchella*	抗生素	Furuya，1985
Gancidin W	*Corollosporas pulchella*	抗肿瘤	Furuya，1985
Culmorin	*Leptosphaeria oraemaris*	抗真菌素	Strongman，1987
Obionin A	*Leptosphaeria obiones*	作用于中枢神经系统	Poch，1989
Aurantican A	*Prussia aurantacia*	抗枯草芽孢杆菌、金黄色葡萄球菌	Poch，1991
Kirschsteinin	*Kirschsteiniothelia* sp.	抗枯草芽孢杆菌、金黄色葡萄球菌，对多种人癌细胞株具细胞毒性	Poch，1991
Phomactines	*Phoma* sp.	抗血小板激活因子 PAF 诱导的血小板凝结和 PAF 受体结合	Sugano，1991
Fumiquinazolines	*Aspergillus fumigatus*	中等细胞毒性	Numata，1992
Communesins	*Penicillum* sp.	对 P388 细胞株具细胞毒性	Numata，1993
Lactides	*Hypoxyln oceanicum*	抗真菌素	Greenstein，1994
Leptosins	*Leptosphaeria* sp.	对 P388 细胞株具细胞毒性	Takahashi，1994
Coriolin B	*Hyphomycetes*	强抗肿瘤活性	Cheng，1994

　　表 4-5～表 4-7[29]介绍了海洋微生物细菌、放线菌、真菌产生的部分生物活性物质,众多的研究结果还表明,一些具有开发前景的活性物质其实并不是由海绵、海藻、海葵等海洋动、植物产生的,而是由与其共生的微生物所产生,因此这一部分微生物的研究工作也是极为重要的。科学家对这一类的微生物也进行了相关的研究,结果表明,海洋动、植物个体表面或肠道存在着大量的共生或附生微生物,其中相当部分具有抑菌活性和细胞毒活性,是海洋微生物药物开发的重要来源。

　　(二) 海洋微生物代谢产物

　　目前,已从海洋真菌的发酵产物中发现了 1 117 个新的次生代谢产物,化合物类型主要包括萜类化合物、肽类化合物、生物碱类化合物、酮类和酯类化合物,主要以含氮类化合物和聚酮类化合物为主。这些化合物表现出良好的抗肿瘤、抗菌、抗病毒等活性。如在贻贝组织匀浆中发现木霉属真菌能够产生多肽类物质 peptaibols 具有抗细菌的生物活性。如从海兔 *Aplysia kurodai* 分离的一株真菌 *Periconia byssoides* 产生的化合物 Macrosphelides E～I 在体外实验中对 P388 细胞株和 HL60 细胞株有毒性。

　　海洋细菌根据细胞壁结构的不同分为革兰阳性菌和革兰阴性菌,革兰阴性菌约占整个细菌群的 90%。迄今,从海洋真菌中所分离到的化合物主要有大环内酯类化合物、环肽类化合物、生物碱类化合物、含卤化合物。这些活性物质表现出良好抗菌活性和抗肿瘤活性;大多数的海洋细菌可以产生抗生素。如海洋假单胞菌 *Pseudomonas* sp. AMSN 产生的化合物 2,4 - diacetylphoroglucinol 能够抑制耐甲氧西林金黄色葡萄球菌和耐万古霉素金黄色葡萄球菌,*Alteromonas haloplanktis* 能够产生一种 Siderophore 类代谢物,溶瘤作用明显。除此之外,科学家在海洋细菌中检测到抗心血管疾病的活性物质河豚毒素,在海洋溶藻弧菌 (*Vibrio alginolyticus*)的代谢产物中发现的一种多糖 VAE 可以作为免疫调节剂能够刺激机体的细胞免疫和体液免疫等。

海洋放线菌产生的活性物质大部分来源于小单胞菌属和链霉菌属。从海洋放线菌中所分离到的化合物主要有内酯类化合物、吡喃酮类化合物、醌类化合物、生物碱类化合物、肽类化合物、酰胺类化合物以及糖苷类化合物。这些活性物质表现出良好抗菌活性和抗肿瘤活性。如从 *Verrucosispora* sp. 代谢产物 abyssomicin B～D 为多环聚酮类抗生素,abyssomicin C 对革兰阳性菌显示强烈的拮抗作用。海洋链霉菌 AP77 的发酵液中分离得到一种 160 kD 的蛋白质(SAP),其对真菌具有很强的拮抗作用。从菌株 *Salini-spora tropica* CNB-392 中分离得到的 10 个结构新颖的化合物,其中化合物 Salinisporamide A (1)有较好的抗人结肠癌的作用,已作为癌症药物进入临床前研究。除此之外,有的链霉菌代谢产物还具有细胞水平、体液水平及非特异性的多种免疫增强作用。

第三节　海洋生物资源的新内涵

海洋生物资源(marine bioresource)在新世纪被赋予全新的内涵,它包括群体资源(colony bioresource)、遗传资源(geneticresources)和产物资源(Natural Resources),群体资源是指可供采捕的生物群体及个体;遗传资源是指可供增养殖开发利用的分子、细胞、个体等生物学遗传材料;产物资源是指可供医药、食品和化工开发利用的海洋动植物代谢产物及其生物组织。海洋生物资源的全新内涵拓展了海洋可持续更新的生命体及其关联产物多层次的开发利用,它包括生物群体、个体、细胞、分子及天然产物等 5 个层次,海洋生物资源的新内涵为拓展学科发展提供了重要的依据[36]。

21 世纪是海洋世纪,海洋生物资源的开发和利用已成为世界各海洋大国研究与开发的热点。随着人类对海洋探索和海洋研究的不断深入,一些独特的海洋生物正在不断地呈现,研究海洋生物基因组及功能基因,能深层次地探究海洋生命的奥秘;发掘海洋生物基因,有利于保护海洋生物资源;从海洋生物的功能基因入手,有助于培育出优质、高产、抗逆的养殖新品种,有助于开发具有我国自主知识产权的海洋基因工程新药。

海洋遗传资源具有巨大的科学研究价值,在生命的起源和生命系统的形成上可能发挥过重要而关键的作用。海洋遗传资源研究还具有极大的经济、社会价值而引起广泛的关注。海洋遗传资源的核心是深海生物,深海生物处于独特的物理、化学和生态环境中,在高静水压、剧变的温度梯度、极微弱的光照条件和高浓度的有毒物质包围下,它们形成了极为特殊的生物结构、代谢机制系统。由于这种极端的环境,深海生物体内的各种活性物质,特别是酶,具有高度的温度耐受性、高度的耐酸碱性、耐盐性及很强的抗毒能力。这些特殊的生物活性物质是深海生物(微生物和动植物)资源中最具应用价值的部分。除了发展、改进海洋微生物的分离培养方法以获得新的深海微生物,筛选活性物质外,由于深海生物的难培养性,应用基因组学研究方法,构建海洋生物基因组文库,通过研究海洋生物遗传基因,来获得新的海洋生物活性物质,这是探索海洋特别是深海生物资源,研究开发海洋新药物的必然而有效的选择,也是目前深海生物资源开发的热点之一。深海生物资源在工业用酶、药物开发、环境保护方面具有潜在的应用价值。

核酸类是人们较早从海洋生物中发现的一大类具有抗病毒活性的生物活性物质,例如从海绵中发现的阿糖腺苷(arabinofuranosladenosine)、海绵胸苷(spongothymidine)、2-甲氧腺苷(spongosine)等。近年来亦有人从文蛤或珍珠贝提取核酸并研究了其抗癌活性。目前作为制药或生化试剂工业使用的 DNA 原料主要是从鱼白(鱼精巢)提取的。核酸类物质作为药物亦已获得学术界和临床医学界的认可,作为心肌梗死的抢救药物和治疗肌肉萎缩的 ATP,以及治疗脑外伤、脑昏迷的抢救药物胞磷胆碱等已在我国大量使用。特别是核酸药物在抗病毒、抗肿瘤中的独特作用,十分引人注目。例如,利巴韦林(三氮唑核苷)、阿昔洛韦(无环鸟苷)等都是抗病毒的首选药物。美国 FDA 批准的齐多夫定(叠氮胸苷)(AZT)、双脱氧胞苷(ddC)、双脱氧肌苷(ddI)、双脱氧双脱氢胸苷(d4T)和 3'-硫代胞苷(3TC)等都是核苷类衍生物[37]。在抗代谢的抗肿瘤药物中也大都是核苷类衍生物[20],例如罗氏公司推出的抗恶性肿瘤新药 5-脱氧氟尿嘧啶核苷,以及我国申报中的一类新药 8-氯腺苷等。近年来开发的反义核酸药物作为抗病毒、抗肿瘤药物也具有良好前景。

海洋生物基因研究将主要围绕海水养殖核心种质基因组学、海洋极端环境基因资源、海洋生物药食用功能基因资源的探索和应用等关键问题展开。海洋药物研究以发现海洋动植物、海洋微生物代谢产物中的药用先导化合物为核心,以探讨具有抗病毒作用、抗肿瘤作用和对心血管疾病有生物活性作用的皂苷、生物碱、萜、大环内酯、多肽、多糖等新型生物活性化合物为基础,重点开展海洋新药临床前研究和中试,探索海洋新药的快速开发途径。

使用不依赖于培养的微生物分子生态学技术、高通量筛选技术,筛选功能宏基因组、建立宏基因组表达体系、发现新型生物基因资源是海洋生物基因资源研究的发展趋势;研究抗肿瘤、防治心血管疾病、抗病毒等难治性疾病药物是海洋药物开发的主要方向;在海洋功能食品研究开发上高新技术的应用、基础研究的深入和利用不同于陆地生物来源的功能因子是其显著特征。

在几千年的临床实践基础上,自 20 世纪后半叶以来,随着中药及现代海洋药物研究的迅速发展,海洋药用生物资源及其活性物质的研究得以长足发展,被认识和收录的海洋药用生物种类明显增加,在中药资源中占据重要地位。除历代本草记载的药物外,现代药物研究又筛选发现了一批具有开发价值的海洋药用生物资源。截至 2008 年,中国已记录的海洋药物及已进行现代药理学、化学研究的潜在药物资源已达 684 味,其中植物药 205 味,动物药 468 味,矿物药 11 味。涉及海洋药用动植物 1 667 种(植物 272 种,动物 1 395 种),另有矿物 18 种。如此,药用动植物及矿物种数达到 1 685 种(表 4-8)[21]。

表 4-8 中国海洋生物药用资源现状

门 Phylum	中国海记录物种数 Species recorded in the China Seas	药用资源 Medicinal resources	
		药物数 No. of material medica	Dfe
海洋藻类植物药 Marine algae material medica	蓝藻门 Cyanophyta	131	6	14
	红藻门 Rhodophyta	576	48	99
	硅藻门 Bacliiariophyta	1 351	2	8

（续表）

| | 门
Phylum | 中国海记录物种数
Species recorded
in the China Seas | 药用资源
Medicinal resources | |
			药物数 No. of material medica	Dfe
滨海湿地植物药 Shore marsh plant material medica	褐藻门 Phaeophyta	260	23	45
	绿藻门 Chlorophyta	193	10	24
	蕨类植物门 Pteridophyta	11	1	1
	被子植物门 Angiospermae	400	115	81
海洋动物药 Marine animal material medica	海绵动物门 Porifera	106	1	9
	腔肠动物门 Coelenterata	1 304	31	117
	环节动物门 Annelida	972	5	14
	软体动物门 Mollusca	2 902	124	480
	节肢动物门 Aethropoda	3 809	33	125
	棘皮动物门 Echinodermata	624	20	99
	尾索动物门 Urochordata	125	4	4
	脊索动物门 Chordata	3 617	250	547
海洋矿物药 Mineral material medica	矿物 minerals		11	18
合计			684	1 685

在海洋药用生物资源中,主要有 15 个生物门类(植物 7 个门,动物 8 个门)的 1 667 个物种。其中,脊索动物门最多,达 547 种;软体动物门次之,有 480 种。特别地,现代海洋药物研究热点生物种类,如珊瑚礁生态系的柳珊瑚、软珊瑚有 33 种,红树林生态系的红树植物有 23 种,显示了广阔的药用前景。部分临床海洋药物、临床试验阶段海洋药物以及活性海洋天然产物的生物来源列入表 4-9[22]。

表 4-9　部分海洋药物和临床阶段海洋药物列表

来　源	药效或生物活性作用	化合物及其临床阶段
隐南瓜海绵 *Cryptotethiacrypta*	人眼疱疹感染 急性白血病 消化道癌	阿糖胞苷 arabinoside,临床药物 阿糖腺苷 cytarabine,临床药物
顶头孢菌 *Cephalosporium acremonium*	抗生物质	7-氨基头孢霉烷酸,临床药物原料
海藻和鱼油	降血脂	omega - 3 - acid ethyl esters,临床药物
柳珊瑚 *Plexaurahomonalla*	抗炎	前列腺素 15R - PGA2,临床药物原料
褐藻 *Phaeophyta*	抗凝血、降血脂	藻酸双酯硫酸钠,临床药物
河豚 *Tetraodontidae*	镇痛,局麻、解痉	河豚毒素,临床药物
贪婪倨海绵 *Dysidea avara*	抗有丝分裂和抗诱变	avarol,avarone

（续表）

来　源	药效或生物活性作用	化合物及其临床阶段
红海海绵 *Toxiclona toxius*	对多种病毒逆转录酶有抑制作用	toximsol
海藻 *Peyssondia* sp.	抑制病毒逆转录酶	peyssonols A，B
腹足动物 *Buccinulum corneum*	抑制细胞 DNA 和 RNA 的合成	kelletinin A
海绵 *agelas muritianus*	抗肿瘤	KRN700，Ⅰ
海绵 *Petrosia contignata*	抗炎	IPL－587，Ⅰ
海绵 *Petrosia contignata*	抗炎/哮喘	IPL512602，Ⅱ
海绵 *Discodermia dissolute*	抗肿瘤	discodermolide，Ⅰ
海绵 *siohonochalina* sp.	抗肿瘤	HTI286，Ⅰ
海绵 *Jaspis digmoxea*	抗肿瘤	LAF389，Ⅰ
海兔 *Dolabella auricularia*	抗肿瘤	dolastain 10，Ⅱ
海兔 *Dolabella auricularia*	抗肿瘤	LU103793，Ⅱ
海兔 *Dolabella auricularia*	抗肿瘤	ILX651，Ⅰ
海兔 *Dolabella auricularia*	抗肿瘤	cemedotin，Ⅱ
海兔/海藻 *Elysia rufescens/Bryopsis* sp.	抗肿瘤	kahalalide F，Ⅱ
海鞘 *Trididemnum solidum*	抗肿瘤	didemin B，Ⅱ
海鞘 *Ectenascidia turbinata*	抗肿瘤	ecteinascidin 743，Ⅱ
海鞘 *Aplidium albicans*	抗肿瘤	ap1idine，Ⅱ
软珊瑚 *Pseudopterogorgia elisabethae*	抗炎/创伤	mthopterosin，Ⅰ
软珊瑚 *Pseudopterogorgia elisabethae*	抗炎/创伤	OAS1000，Ⅰ/Ⅱ
芋螺 *Conus magus*	镇痛	ziconotide，Ⅲ
芋螺 *Conus magus*	镇痛	AK336，Ⅰ/Ⅱ
线虫 *Amphiponus lactifloreus*	抗老年痴呆/精神分裂	GTS－21，Ⅰ/Ⅱ
鲨鱼 *Squalus acanthias*	抗肿瘤	squalamine lactate，Ⅱ
蓝藻 *cyanobecterium nostoc ellipsosporum*	抗 AIDS	cyanovirin－N，Ⅱ/Ⅲ

　　现代研究发现的海洋药用生物资源中，大部分尚未开发成临床应用的药物，多为具有潜在开发价值的资源。目前以海洋生物制成的药物数量还是有限的，而以海洋生物配伍其他药物制成的复方中成药近 200 种，现代海洋西药有 7 种，另有 10 余种新药在临床研究阶段。可以预见，尚未被认识、发现和开发的海洋药用生物资源，将随着调查研究的深入而逐渐被发掘，这无疑将成为现代海洋药物研究开发的源泉。

参考文献

［1］Konoshima T，Konishi T，Takasaki M，et al. Anti-tumor-Promoting Activity of the Diterpene from Excoecaria agallocha．Ⅱ［J］．Biological and Pharmaceutical Bulletin，2001，24(12)：1440－1442.

［2］Hogg RW，Gillan FT. Fatty acids，sterols and hydrocarbons in the leaves from eleven species of mangrove［J］．Phytochemistry，1984，23(1)：93－97.

［ 3 ］ Agshikar NV, Naik VR, Abraham GJ, et al. Analgesic, anti - inflammatory activity of Acanthus ilicifolius Linn [J]. Indian Journal of Experimental Biology, 1979,17:1257 - 1258.

［ 4 ］ Premanathan M, Nakashima H, Kathiresan K, et al. In vitro anti human immunodeficiency virus activity of mangrove plants [J]. Indian Journal of Medical Research, 1996,103:278 - 281.

［ 5 ］ Premanthan M, thiresan K, Chandra K. Broad spectrum antiviral activity of Mangrove plants [J]. Antiviral Research, 1993,20(1):169 - 173.

［ 6 ］ Premanthan M, thiresan K, Chandra K, et al. In vitro anti-human immunodeficiency virus activity of polysaccharide from Rhizophora mucronata poir [J]. Bioscience Biotechnology and Biochemistry, 1999,63(7):1187 - 1191.

［ 7 ］ Premanathan M, Arakaki R, Izumi H, et al. Antiviral properties of a mangrove plant, Rhizophora apiculata Blume, against human immunodeficiency virus [J]. Antiviral Research, 1999,44(2):113 - 122.

［ 8 ］ Nakano MA. Anti-viral agent prepared by basic and acidic extraction of mangraves; effective against retrovirus such as human immunodeficiency virus (HIV), with no sideeffects on human and animals [P]. Japan. JP95214232. 1995.

［ 9 ］ Babu BH, Shylesh BS, Padikkala J. Tumour reducing and anticarcinogenic activity of Acanthus ilicifolius in mice [J]. Journal of Ethnopharmacology, 2002,79(1):27 - 33.

［10］ Chang LC, Gills JJ, Bhat K P, et al. Activity-guided isolation of constituents of Cerbera manghas with antiproliferative and antiestrogenic activities [J]. Bioorganic and Medicinal Chemistry Letters, 2000, 10(21):2431 - 2434.

［11］ Higuchi R, Miyamoto T, Yamada K et al. Cytotoxic and ichthyotoxic compounds from marine opisthobranchia and soft coral. Toxicon, 1998,36(11):1703 - 1705.

［12］ Roussis V, Fenical W, Vagias C et al. Labiatamides A B, and other eunicellan diterpenoids from the Senegalese Gorgonian Eunicella labiata. Tetrahedron, 1996,52(8):2735 - 2742.

［13］ Sheu JH, Sung PJ, Su JH et al. Briaexcavatolides A - J, new diterpenes from the Gorgonian Briareum excavatum. Tetrahedron, 1999,55:14555 - 14564.

［14］ Uemura D, Takahashi K, Yamamoto T et al. Norhalichondrin A: an antitumor polyether macrolide from a marine sponge. Journal of the American Chemical Society, 1985,107:4796 - 4798.

［15］ Pettit GR, Herald CL, Boyd MR et al. Antineoplastic agents 219: Isolation and structure of the cell growth inhibitory constituents from the Western Pacific marine sponge Axinella sp. Journal of Medicinal Chemistry, 1991,34:3339 - 3340.

［16］ Hirata Y, Uemura D. Halichondrins - antitumor polyether macrolides from a marine sponge. Pure and Applied Chemistry, 1986,58:701 - 710.

［17］ Litaudon M, Hart JB, Blunt JW et al. Isohomohalichondrin B, a new antitumor polyether macrolide from the NewZealand deep-water sponge Lissodendoryx sp.. Tetrahedron Letters, 1994,35:9435 - 9438.

［18］ Faulkner DJ. Marine natural products [J]. Natural Product Reports, 2001,18(1):1 - 49.

［19］ Attaway DH, Zaborsky OR. Marine Biotechnology [M]. New York: Plenum Press, 1993,113 - 124.

［20］ Erik D C. Antiviral drugs: current state of the art. Journal of Clinical Virology, 2001,22:73 - 89.

［21］ 王长云,邵长伦,傅秀梅,等. 中国海洋药物资源及其药用研究调查[J]. 中国海洋大学学报,2009,39 (4):669 - 675.

［22］ 李尚鲁,南海函,余海滨,等. 温州市发展海洋药物产业的思考[J]. 温州医学院学报, 2008,3:291 - 294.

[23] 翁心华.抗微生物治疗研究进展[J].国外医学(微生物学分册),2001,24(4):1-7.

[24] 郭跃伟.欧洲海洋药物的研究现状及对我国海洋药物研究的启示[J].中国新药杂志,2001,10(2):81-84.

[25] 覃骊兰,郝二伟.海洋生物资源药用研究概述[J].辽宁中医药大学学报,2008,10(9):42-45.

[26] 黄建设,龙丽娟.海洋天然产物及其生理活性的研究进展[J].海洋通报,2001,20(4):83-94.

[27] 许实波.海洋生物制药[M].北京:化学工业出版社,2002:238-249.

[28] 易杨华.海洋药物导论[M].上海:上海科学技术出版社,2004,2-18.

[29] 林鹏.我国药用的红树植物[J].海洋药物.1984,3(4):45-49.

[30] 林鹏,傅勤.中国红树林环境生态及经济利用[M].北京:高等教育出版社.1995:12-22.

[31] 王友绍,何磊,王清吉,等.药用红树植物的化学成分及其药理研究进展[J].中国海洋药物,2004,02:26-31.

[32] 易杨华,焦炳华.现代海洋药物学[M].北京:科学出版社,2006,5-8.

[33] 邹仁林,陈映霞.珊瑚及其药用[M].北京:科学出版社,1989.36-48.

[34] 李利君,蔡慧农,苏文金.海洋微生物生物活性物质的研究[J].集美大学学报(自然科学版),2000,5(2):80-86.

[35] 任虹,崔承彬.海洋微生物抗肿瘤活性产物研究进展[J].中国海洋大学学报,2010,40(5):57-63.

[36] 韩妍妍,张亚娟,王维娜,等.海洋微生物是开发海洋药物的重要资源[J].海洋科学,2002,26(9):7-12.

[37] 吴文惠,许剑锋,刘克海,等.海洋生物资源的新内涵及其研究与利用[J].科技创新导报.2009,29:98-99.

（吴文惠）

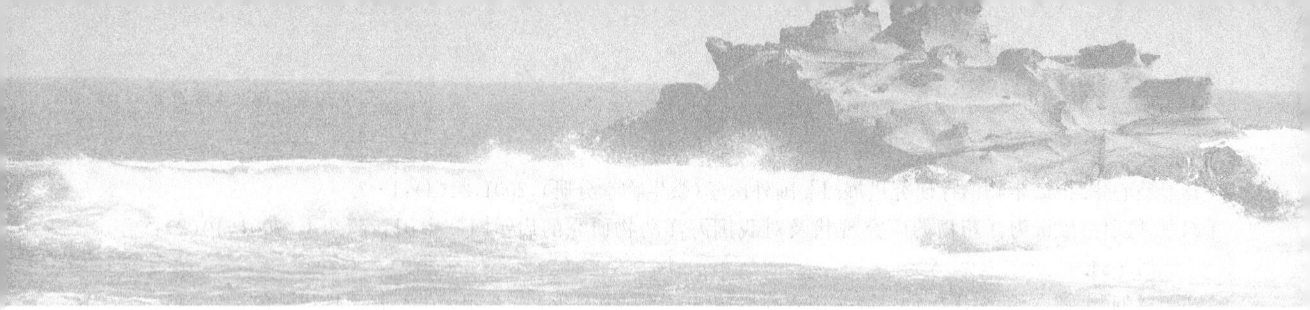

第五章
烃类及其衍生物

第一节　概　　述

　　烃类化合物是指由碳氢两种元素形成的有机物,其衍生物包括醇、酚、醚、醛、酮、酸、酯等。根据其碳骨架的化学结构烃类及其衍生物可归纳为四类:脂肪烃系列衍生物、环烃系列衍生物、芳烃系列衍生物和卤代烃系列衍生物。它们主要来源于海洋微生物、浮游植物、绿藻、褐藻、红藻和海绵。另外,腔肠动物、苔藓虫、软体动物、海鞘动物、棘皮动物等中也有发现。海洋生物中所发现的这些烃类及其衍生物的化学结构相对陆地烃类来说比较独特,并且具有广泛的药理活性,表现为抗病毒、抗菌、抗肿瘤、酶抑制剂、细胞毒、血小板活化因子拮抗剂、生物信息素,还能诱导一些幼虫的变态反应,这些化合物有望在抗病毒、抗菌、抗肿瘤药物方面发挥作用。烃类及其衍生物的化学结构虽然比较简单,但结构鉴定工作并不容易,需要综合运用核磁、质谱、红外、紫外等多种波谱方法,立体化学、理论有机化学等方法在绝对构型的测定方面也发挥了很大作用,不少化合物通过化学全合成进行了结构验证[1]。

第二节　化学结构与生物活性

一、脂肪烃系列衍生物

　　脂肪烃系列衍生物的基本结构主要分两大类:一类是饱和脂肪烃系列衍生物,另一类是不饱和脂肪烃系列衍生物。

　　(一)饱和脂肪烃系列衍生物

　　如从 *Plakortis lita* 中得到的长链二醇(**1**)[2]和从加勒比海域海绵 *Callyspongia fallax* 中得到的含甲氧基长链脂肪酸(**2~4**)[3],因所得到的饱和烃类系列衍生物数量较少,且基本无生物活性,在此不作详述。

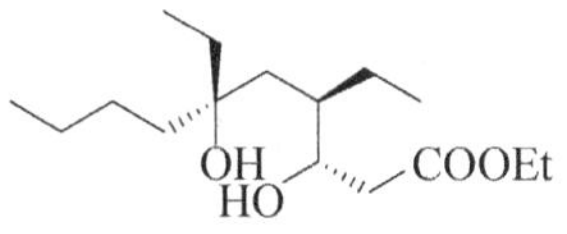

1 长链二醇

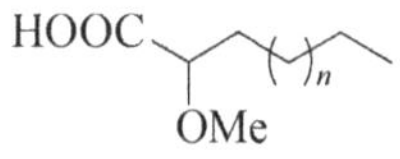

2 n＝9
3 n＝10
4 n＝13

（二）不饱和脂肪烃系列衍生物

该烃类的化合物具有丰富的生物活性，而且种类和数量也比较多，如从珊瑚中得到的不饱和脂肪酸，从海绵中得到的聚乙炔类，从软体动物中得到的聚丙酸和从海洋微生物中得到的聚酯类化合物等，以下按其化学结构类型分别进行介绍。

1. 不饱和脂肪酸 从硬珊瑚 *Eunicea succinea* 中得到一种不饱和脂肪酸(5Z，9Z)-14-甲基十五碳-5,9-二烯酸(**5**)，它能抑制革兰阳性细菌，如对细菌 *Staphylococcus aureus* 和 *Streptococcus faecalis* 的最小抑制浓度(MIC)分别为 240 μmol/L 和 160 μmol/L[4]。抗病毒活性化合物 macrolactic acid(**6**)是从一种未鉴定的深海菌中得到的[5]。石灰质海绵 *Leucetta microraphis* 中含有的(2E，6Z，9Z)-2-甲基二十碳-2,6,9-三烯醛(**7**)，对 Hela S_3 细胞有一定的细胞毒活性[6]。

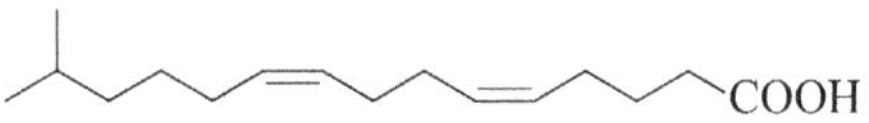

5 (5Z，9Z)-14-甲基十五碳-5,9-二烯酸

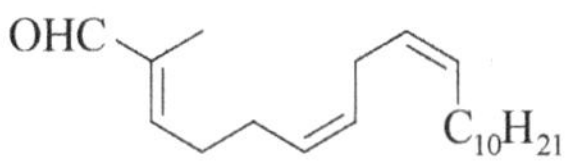

7 (2E，6Z，9Z)-2-甲基二十碳-2,6,9-三烯醛

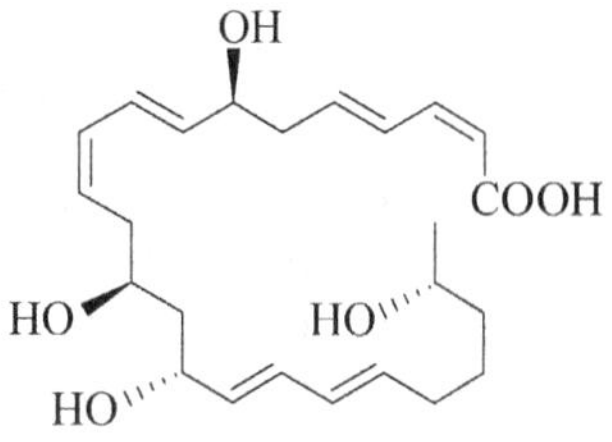

6 macrolactic acid

2. 聚乙炔[7] 聚乙炔(polyacetylenes)指分子中含有多个炔键的化合物，但它们并不是聚合物，不少也仅含有一个炔键，这类化合物不太稳定，对光敏感、容易氧化或降解，给早期的分离和结构鉴定带来一定挑战，其结构差异主要体现在链长及所含的羟基、羰基、炔键和烯键等官能团在数量和位置上的变化。海洋中的聚乙炔类化合物主要来自海绵，少量来自红藻、石珊瑚、软体动物和一些海洋微生物。从 Haplosclerida 目海绵中的一些特定属（如 *Petrosia* 属和 *Xestospongia* 属）中发现了大量的聚乙炔类化合物，被认定为该目海绵的化学分类标记。大多数聚乙炔具有较强的细胞毒性，干扰 DNA 合成可能是主要作用机制[8]。

从大西洋和地中海不同海域采集的海绵 *Petrosia* sp. 中陆续发现了一系列结构类似的长链聚乙炔类化合物，petroformynes 和 isopetroformynes (**8~27**)，大部分为 C_{46} 的直链醇。海虾毒性实验证实大多具有强烈的致死毒性，LD_{50} 在 0.002~0.12 μg/ml 之间。最近，从采自韩国的海绵 *Petrosia* sp. 中发现了四种该类化合物 neopetroformynes A~D (**28~31**)，对小鼠 P388 白血病细胞具有细胞毒活性[9]。

韩国学者从海绵 *Petrosia* sp. 获得了 petrocortynes A~F (**32~34，40，42~43**)，与 petroformynes 的化学结构区别在于它们的碳链中部均含有一个 1,4-二炔-3-醇的结构单

元(**33**除外),且所有的手性碳均为(R)-构型[10]。这些化合物均具有明显的海虾致死毒性和 RNA 切割活性,另外对磷脂酶 A_2(PLA$_2$)[10]和 Na^+、K^+-ATP 酶也具有中等强度的抑制活性。后来发现的 petrotriyndiol A(**50**)以及 petrocortynes 同系物(**35~39**,**41**,**44~49**)丰富了该类化合物在羟基构型、链长和不饱和度上的多样性,从生源角度看 petrocortynes 类似物可能由不饱和脂肪酸或聚肽前体缩合而成。

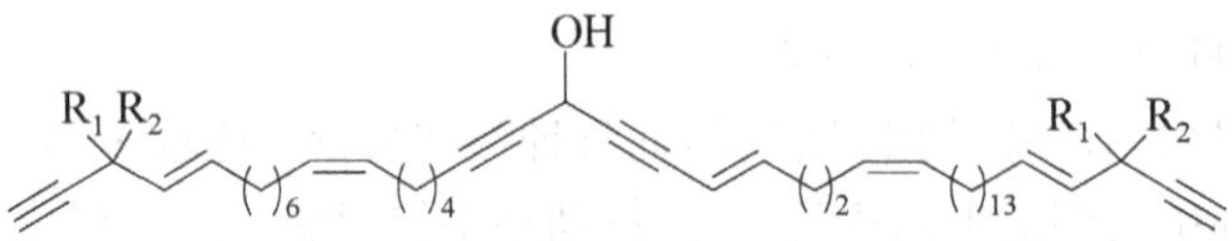

8　R_1=H,R_2=OH;petroformyne - 1
9　R_1=R_2=O;3,44 - dioxo - petroformyne - 1

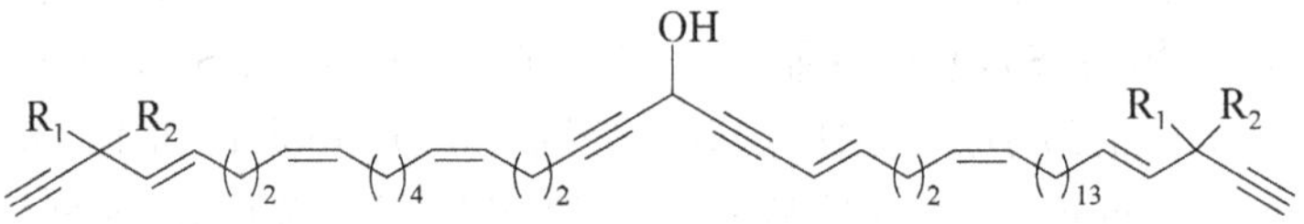

10　R_1=H,R_2=OH;petroformyne - 2
11　R_1=R_2=O;3,44 - dioxo - petroformyne - 2

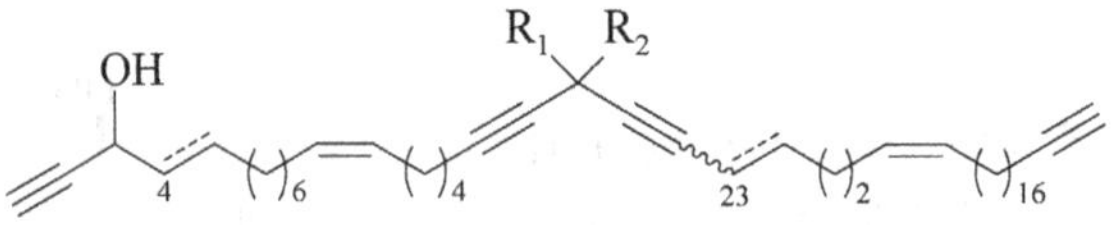

12　R_1=H,R_2=OH,$4E$,$23E$;petroformyne - 3
13　R_1=H,R_2=OH,$4E$,$23Z$;isopetroformyne - 3
14　R_1=H,R_2=OH,$4E$;$23Z$;dihydroisopetroformyne - 3
15　R_1=R_2=O,$4E$,$23Z$;20 - oxo - isopetroformyne - 3
16　R_1=R_2=O,$4E$,23,24 - dihydro - 20 - oxo - isopetroformyne - 3

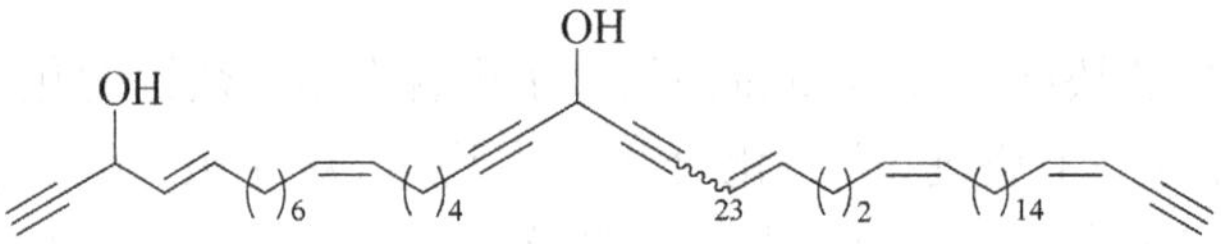

17　$23E$;petroformyne - 4
18　$23Z$;isopetroformyne - 4

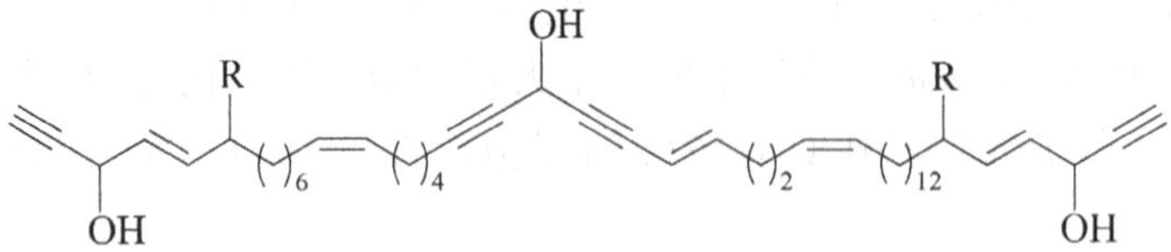

19　petroformyne - 5,undefined monohydroxylation at R

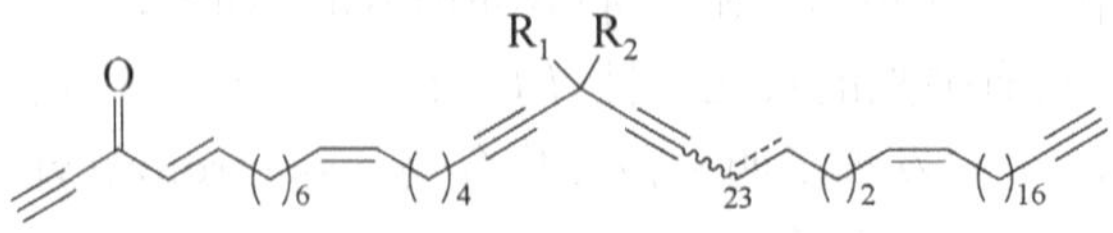

20　R_1=H,R_2=OH,$23E$;petroformyne - 6
21　R_1=H,R_2=OH,$23Z$;isopetroformyne - 6
22　R_1=H,R_2=OH,23,24 - dihydropetroformyne - 6

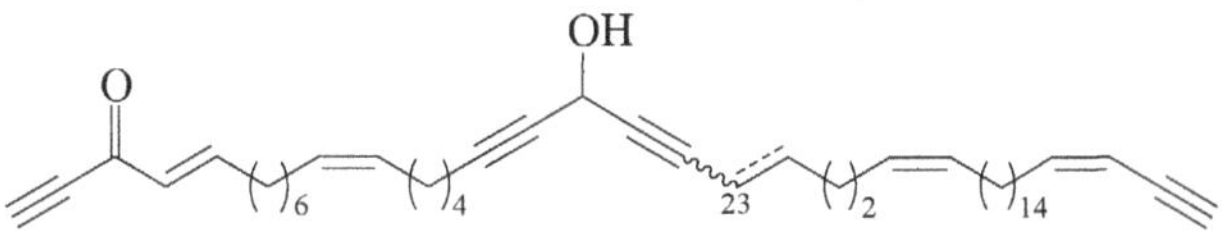

23 23*E*；petroformyne - 7
24 23*Z*；isopetroformyne - 7
25 23，24 - dihydropetroformyne - 7

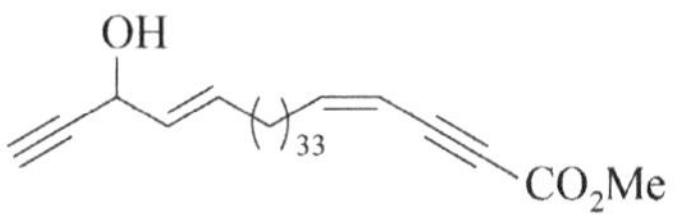

26 petroformyne A

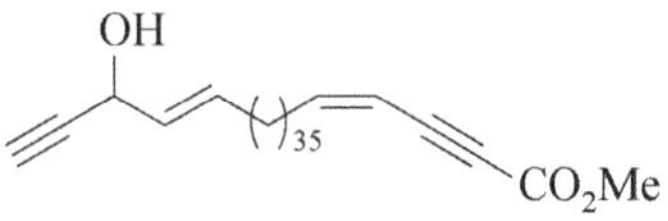

27 petroformyne B

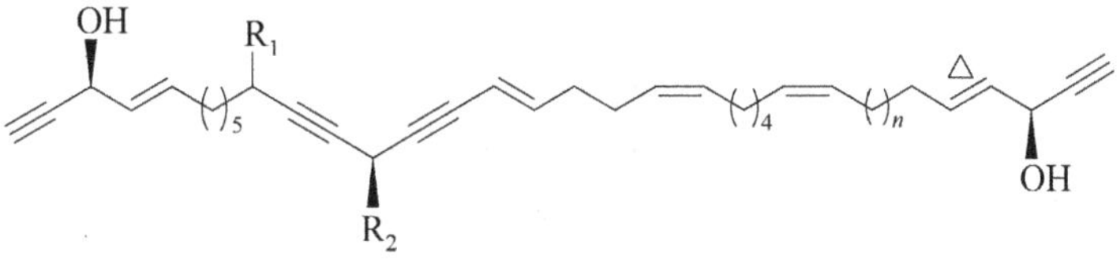

28 R$_1$=H，R$_2$=OH，*n*=12
29 R$_1$=H，R$_2$=OH，*n*=11
30 R$_1$=H，R$_2$=OH，*n*=11，△ saturated
31 R$_1$=R$_2$=OH，*n*=11

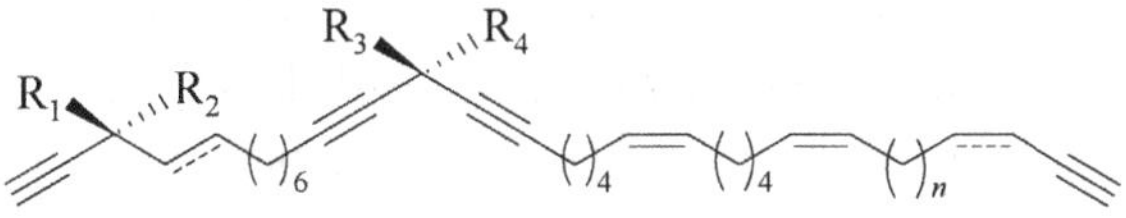

32 *n*=14，4*E*，43*Z*，R$_1$=H，R$_2$=OH，R$_3$=OH，R$_4$=H；petrocortyne A
33 *n*=16，4*E*，R$_1$=H，R$_2$=OH，R$_3$=OH，R$_4$=H；petrocortyne B
34 *n*=14，43*Z*，R$_1$=H，R$_2$=OH，R$_3$=OH，R$_4$=H；petrocortyne D
35 *n*=13，4*E*，42*Z*，R$_1$=OH，R$_2$=H，R$_3$=H，R$_4$=OH；nor -(3*S*, 14*S*)- petrocortyne A
36 *n*=15，4*E*，44*Z*，R$_1$=OH，R$_2$=H，R$_3$=H，R$_4$=OH；homo -(3*S*, 14*S*)- petrocortyne A
37 *n*=16，4*E*，45*Z*，R$_1$=OH，R$_2$=H，R$_3$=H，R$_4$=OH；dihomo -(3*S*, 14*S*)- petrocortyne A
38 *n*=16，4*E*，R$_1$=OH，R$_2$=H，R$_3$=H，R$_4$=OH；(3*S*, 14*S*)- petrocortyne B
39 *n*=15，R$_1$=OH，R$_2$=H，R$_3$=H，R$_4$=OH；petrotetryndiol F

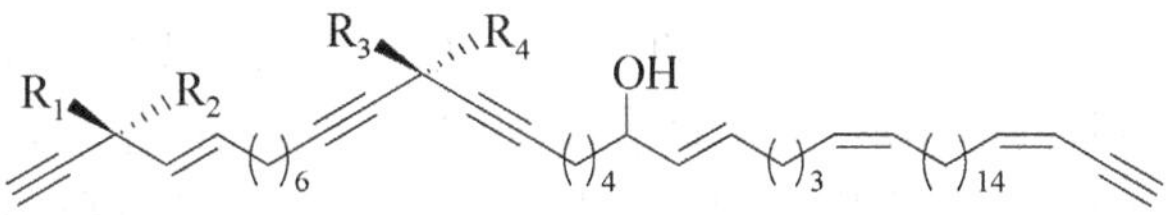

40 R$_1$=H，R$_2$=OH，R$_3$=OH，R$_4$=H；petrocortyne E
41 R$_1$=OH，R$_2$=H，R$_3$=OH，R$_4$=H；(3*S*, 14*R*)- petrocortyne E

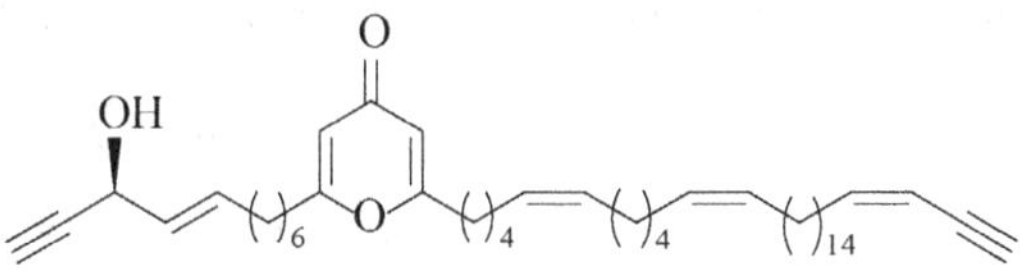

42 petrocortyne C

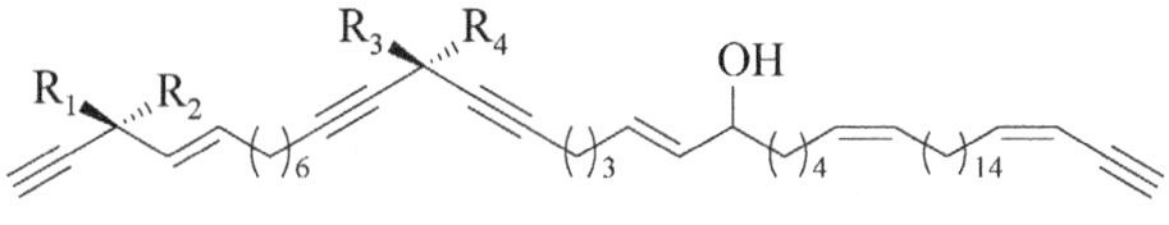

43 R$_1$=H，R$_2$=OH，R$_3$=OH，R$_4$=H；petrocortyne F
44 R$_1$=OH，R$_2$=H，R$_3$=OH，R$_4$=H；(3*S*, 14*R*)- petrocortyne F

45 R_1=H，R_2=OH，R_3=OH，R_4=H；petrocortyne G
46 R_1=OH，R_2=H，R_3=OH，R_4=H；(3S, 14R)- petrocortyne G

47 R_1=H，R_2=OH，R_3=OH，R_4=H；petrocortyne H
48 R_1=H，R_2=OH，R_3=OH，R_4=H；(3S, 14R)- petrocortyne H

49 n=13，15 - yne，27Z，43Z，R_1=H，R_2=OH，R_3=OH，R_4=R_5=H；petrotetrayntriol A
50 n=13，15Z，27Z，43Z，R_1=H，R_2=OH，R_3=R_4=R_5=H；petrotetrayndiol A

corticatic acids A~C（**51~53**）来自日本海绵 *Petrosia corticata*，51 和从同种海绵中获得的 corticatic acids D 和 E（**54~55**）均具有抗真菌作用，能够抑制酵母菌的 I 型牻牛儿基转移酶。**51~53** 的 C 1 末端与 petrocortynes 有很大的相似度，区别在于 C - 17 到 C - 20 不饱和烯键和炔键的位置。**55** 中的 1,4 -二烯能够被乙炔酶识别，发生烯丙位羟化反应形成其他类似物。Aztèquynols A and B（**56~57**）具有 18 -甲基和饱和的中心区域。从日本海绵 *Callyspogia truncata* 分离得到的 callyspongynic acid（**58**），是 α -糖苷酶的特异性抑制剂（IC_{50}=0.25 μg/ ml），含有 α,β -乙炔酸以及与 **51~52** 和 **54~55** 类似的 4 -烯- 1 -炔- 3 -醇单元，但是羟基的立体构型相反。从海绵 *Xestospongia* sp. 中获得的 C_{47} nepheliosyne A（**59**），是迄今最长的海洋聚乙炔酸之一，与 *Petrosia* 来源的其他聚乙炔相比，它对 L - 1210 淋巴瘤和人表皮癌 KB 细胞的细胞毒活性较弱（IC_{50}> 20 μg/ml）。从海绵 *Haliclona* sp. 中分离得到的高度氧化的 haliclonyne（**60**）和 *Haliclona osiris* 来源的 osirisynes A~F（**60~66**），均具有 α -乙炔酸的结构，与 corticaric acids 结构类似，提示它们具有相似的生物合成过程。Osirisynes A~F 对 K562 人白血病细胞有一定的抑制作用，在 1 mg/L 浓度下还能抑制 Na^+、K^+ - ATP 酶和反转录酶的活性。从西班牙海绵 *Reniera fulva* 中获得了一个 C 2 对称的化合物 fulvinol（**67**），对多种肿瘤细胞具有细胞毒作用，从结构上看其可能是 petrocortynes A 和 B 中未被氧化片段的二聚体。petrosynol（**68**）和 petrosolic acid（**69**）是从一种红海绵 *Petrosia* sp. 中分离得到，69 是一种罕见的 C_{44} 聚乙炔酸，具有抑制 HIV 病毒 DNA 聚合酶活性，68 是一个对称性化合物，能抑制海胆细胞分化。

51 m=9，n=4，4Z，17Z，27E，R_1=R_2=H，R_3=OH；corticatic acid A
52 m=9，n=4，4E，17Z，27E，R_1=R_2=H，R_3=OH；corticatic acid B
53 m+n=13，m>8，4Z，17Z，28E，R_1=H，R_2=OH，R_3=H；corticatic acid C
54 m=9，n=4，4Z，18E，27E，R_1=OH，R_2=H，R_3=OH；corticatic acid D

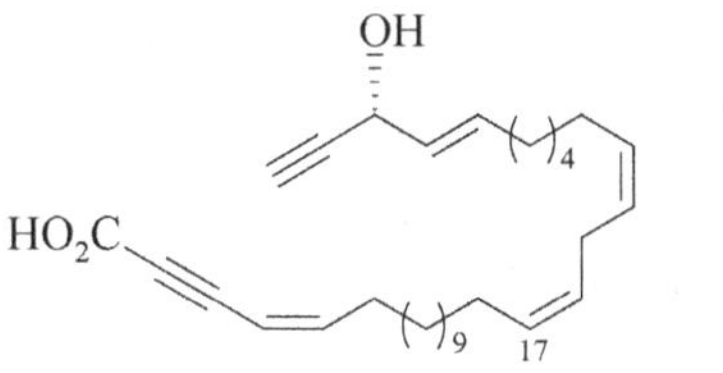

55　corticatic acid E

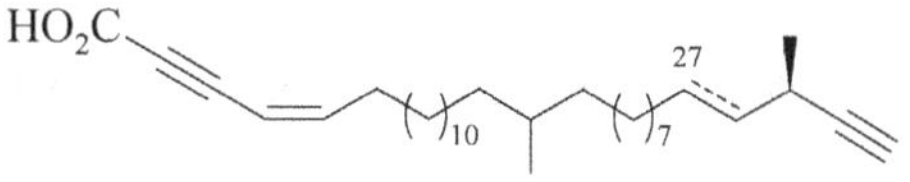

56　27*E*
57

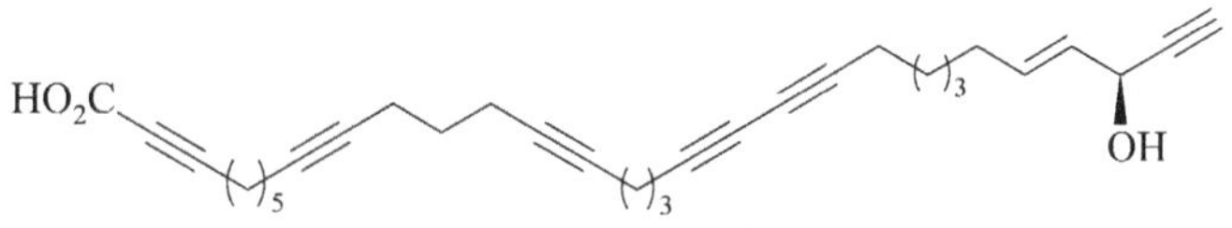

58　callyspongynic acid

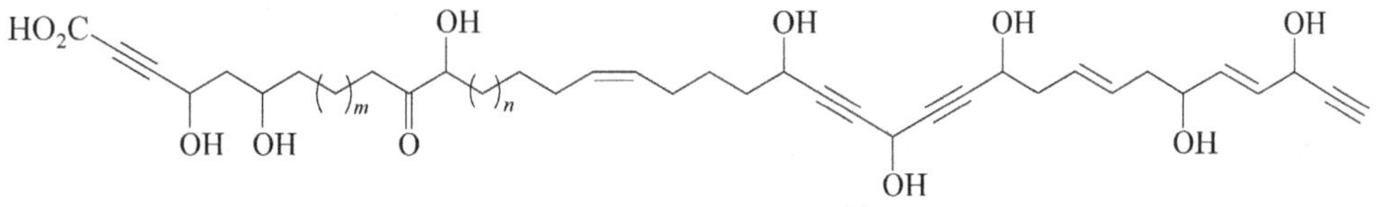

59　*m*＋*n*＝13；nepheliosyne A

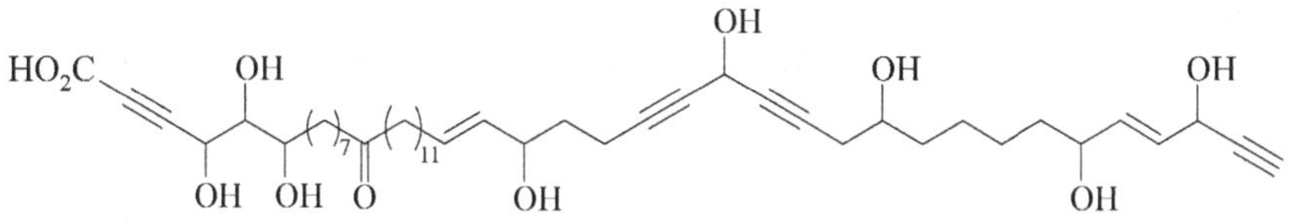

60　haliclonyne

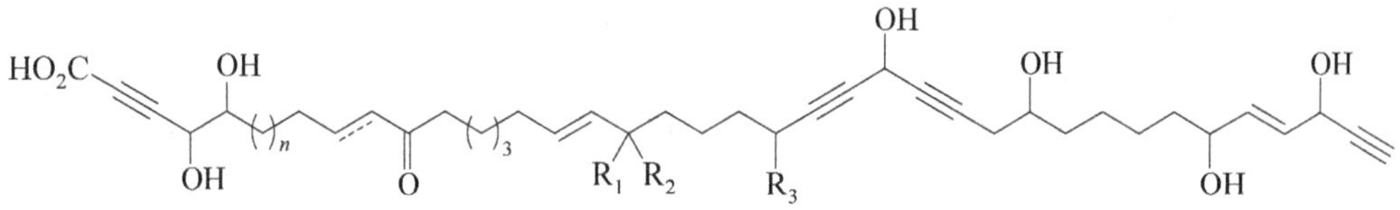

61　*n*＝10，R₁＝H，R₂＝R₃＝OH；osirisyne A
62　*n*＝10，R₁＝OH，R₂＝R₃＝H；osirisyne B
63　*n*＝12，R₁＝H，R₂＝R₃＝OH；osirisyne C

64　*n*＝12，R₁＝OH，R₂＝R₃＝H；osirisyne D
65　*n*＝12，R₁＝OH，R₂＝R₃＝H，19*E*；osirisyne E
66　*n*＝12，R₁＝R₂＝O，R₃＝OH，19*E*；osirisyne F

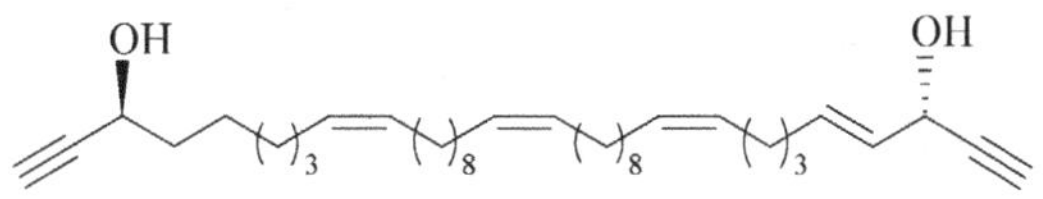

67　fulvinol

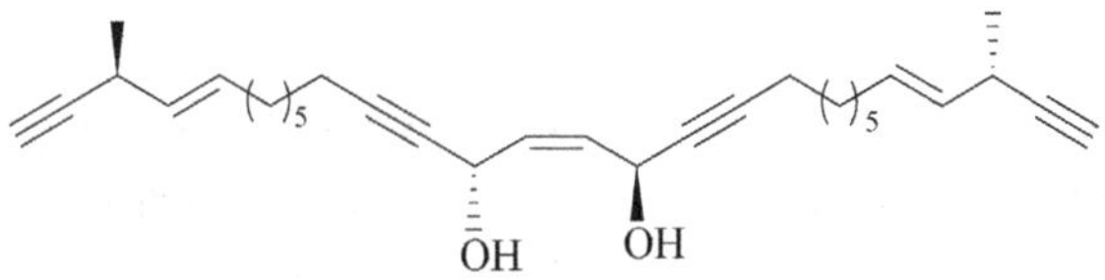

68　petrosynol

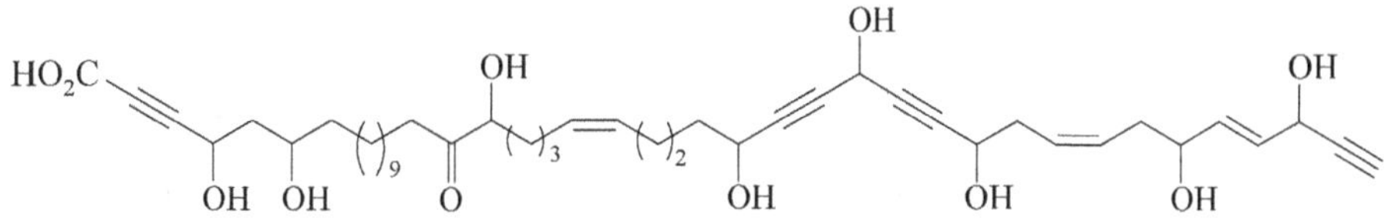

69　petrosolic acid

从珊瑚 *Montipora* sp. 的甲醇提取物中获得一系列 C_{12} - C_{17} 的二炔，montiporic 酸、酯（70~84）和 montiporynes A~F（85~88）[11]，在繁殖过程中雌雄同体的珊瑚同时释放出精子和卵子，后者释放聚乙炔类化合物作为精子的化学诱导剂。从韩国石珊瑚 *Montipora* sp. 中获得三种细胞毒活性二炔（89~91），其中 91 的细胞毒活性最强[12]。

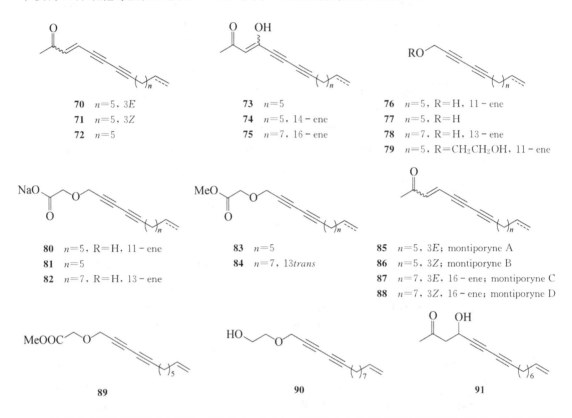

70	$n=5$，$3E$	**73**	$n=5$	**76**	$n=5$，R=H，11 - ene
71	$n=5$，$3Z$	**74**	$n=5$，14 - ene	**77**	$n=5$，R=H
72	$n=5$	**75**	$n=7$，16 - ene	**78**	$n=7$，R=H，13 - ene
				79	$n=5$，R=CH₂CH₂OH，11 - ene

80	$n=5$，R=H，11 - ene	**83**	$n=5$	**85**	$n=5$，$3E$；montiporyne A
81	$n=5$	**84**	$n=7$，$13trans$	**86**	$n=5$，$3Z$；montiporyne B
82	$n=7$，R=H，13 - ene			**87**	$n=7$，$3E$，16 - ene；montiporyne C
				88	$n=7$，$3Z$，16 - ene；montiporyne D

89   **90**   **91**

从采自西班牙西北海岸的一种 Polyclinidae 科海鞘中分离获得了四种直链 C_{21} 聚乙炔醇（92~95），这是第一例报道的来自脊索动物门的聚乙炔类化合物[13]。

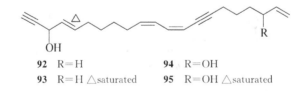

| **92** R=H | **94** R=OH |
| **93** R=H △saturated | **95** R=OH △saturated |

3. 聚丙酸类　聚丙酸类化合物 norsiphonarienolone A（96）和 isosiphonarienolone（97）是从西班牙软体动物 *Siphonaria pectinata* 中得到的，体外对四种肿瘤细胞有抑制作用，$ED_{50} = 0.01$ mg/L。从夏威夷软体动物 *Smaragdinella calyculata* 中分离得到的 nalodionol（98），可抑制小鼠 P388 白血病细胞，$IC_{50} = 3.5$ μg/ml[14]。

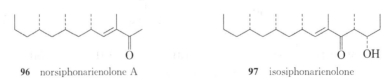

96 norsiphonarienolone A   **97** isosiphonarienolone

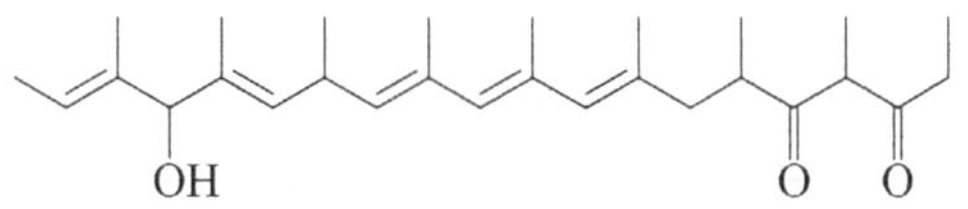

98 nalodionol

4. 聚酯类 从 *Exophiala pisciphlia* NI 10102 菌中分到一个抗革兰阳性菌的聚酯类化合物 exophilin A (**99**),该菌是从海绵 *Mycale adhaerens* 中分离获得的。从海兔 *Aplysia kurodai* 来源的一株真菌 *Periconia byssoides* 的发酵物中分离获得一个聚酯化合物 *seco* - macrosphelide E (**100**),能抑制人白血病 HL - 60 细胞对人脐静脉内皮细胞的黏附[15]。

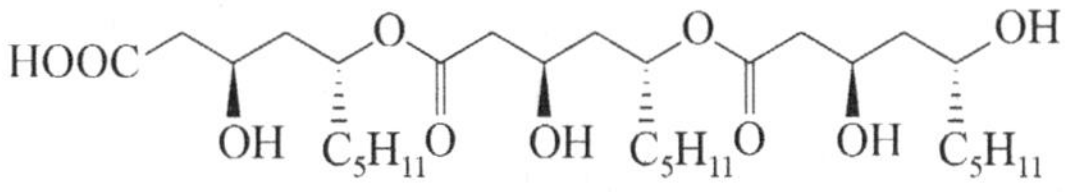

99 exophilin A 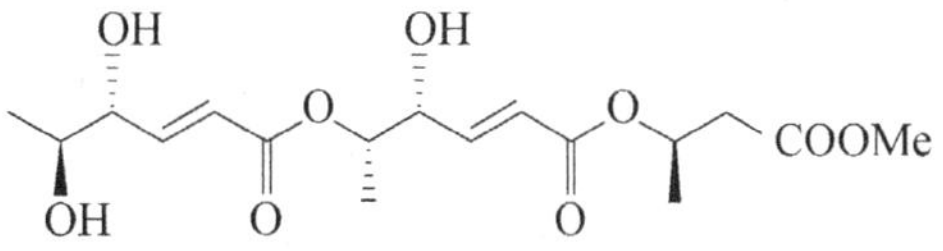   **100** macrosphelide E

5. 其他 从菲律宾海绵 *Myriastra clavosa* 中分离得到一系列聚甲氧基二烯(**101**～**105**),具有中等强度的细胞毒活性[16]。

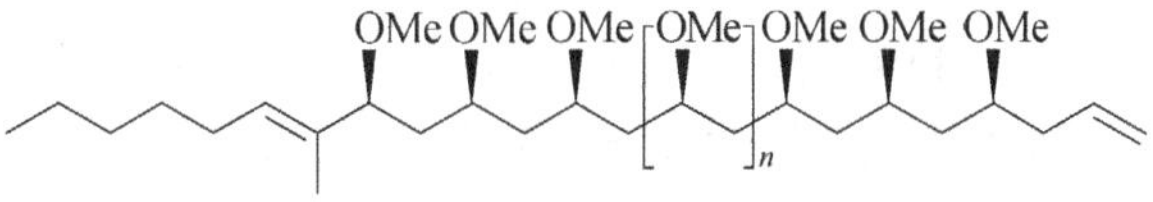

101～**105** $n=1$～5

二、环烃系列衍生物

环烃系列衍生物有多种生理活性,按其碳碳连结方式可分为两类:饱和环烃系列衍生物和不饱和环烃系列衍生物。

(一)饱和环烃系列衍生物

海洋饱和环烃系列衍生物的生物活性有:酶抑制剂、细胞毒素、血小板活化因子拮抗剂等。如:从澳大利亚的海绵 *Amphimedon* sp. 中得到 amphimic acids A 和 C (**106**,**107**),分子中含一个亚甲基环丙烷,在极低浓度下可抑制人 DNA 拓扑异构酶 I 活性,而且对 P388 白血病细胞有细胞毒作用[17]。从 *Phoma* sp. (SANK 11468)中得到的 phomactin D (**108**) 是一种血小板活化因子拮抗剂。从采自格林纳达岛的微生物样品 *L. majuscula* 中分离得到含环丙烷的脂肪酸衍生物 debromogrenadadiene (**109**),除有细胞毒素作用外,还有抑制 cannabinoid 受体结合活性($K_i=4.7~\mu m$)[18]。三个含甲基支链的环丙烷脂肪酸(**110**～**112**) 从寄居蟹海绵 *Pseudospongosorites suberitoides* 的磷脂甲醇解产物中分离得到,推测可能是由与该海绵共生的蓝藻产生的。

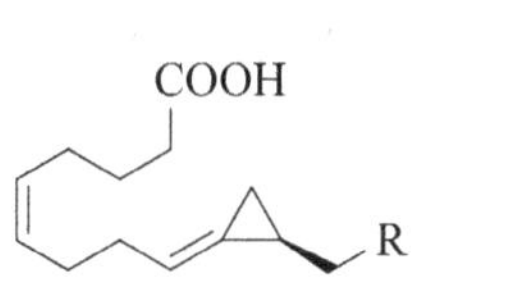

106 amphimic acids A R=$C_{15}H_{31}$
107 amphimic acids C R=$C_{14}H_{29}$

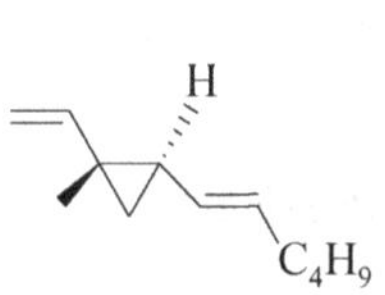

108 phomactin D

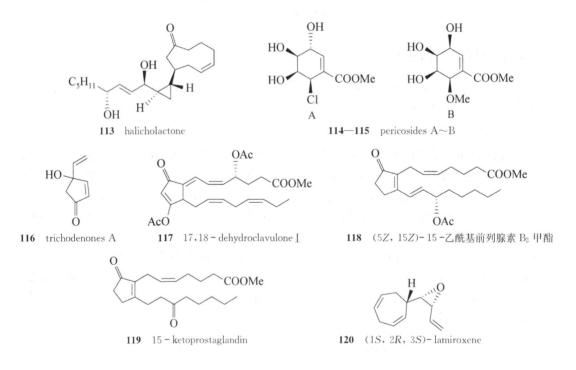

109 debromogrenadadiene   **110** n=8   **112**
                              111 n=9

(二) 不饱和环烃系列衍生物

从海洋中得到的不饱和环烃系列衍生物数量很多,且有较好的生物活性。从海绵 *Halichondria okadai* 中得到的化合物 halicholactone (**113**)对脂氧酶有抑制作用。从海兔来源的真菌 *Periconia byssoides* 中分到的两个三醇 pericosides A~B (**114~115**)在体外有显著的细胞毒活性,而且 pericosides A 在体内也有抗肿瘤活性。从海绵来源的真菌 *Trichoderma harzianum* OUPS-N115 中得到的 trichodenones A (**116**),可显著的抑制 P388 白血病细胞生长[19]。

从海洋生物中得到许多前列腺素类化合物,如从冲绳软珊瑚 *clavularia viridis* 中得到的 17,18-dehydroclavulone Ⅰ (**117**);从巴哈马腔肠动物 *Plexaura nina* 中得到的(5Z,15Z)-15-乙酰基前列腺素 B₂ 甲酯(**118**)和印度洋腔肠动物 *Sarcophyton crassocaule* 中得到的 15-ketoprostaglandin (**119**)等[20]。褐藻 *Laminaria* spp. 中得到的化合物(1S,2R,3S)-lamoxirene (**120**)是褐藻精虫释放的活性最高的信息素[21]。

113 halicholactone   **114—115** pericosides A~B

116 trichodenones A   **117** 17,18-dehydroclavulone Ⅰ   **118** (5Z,15Z)-15-乙酰基前列腺素 B₂ 甲酯

119 15-ketoprostaglandin   **120** (1S,2R,3S)-lamiroxene

三、芳烃系列衍生物

该节介绍的芳烃系列衍生物是指含有芳香环的烃类系列化合物,萘、蒽、菲以及醌等含有多环芳烃化合物则不在其中。芳烃系列衍生物的化学结构及生物活性介绍如下:

从海洋菌种 *Emericella unguis* 得到的氯化缩酚酸 guisinol（**121**）有一定的抗菌活性。从太平洋海绵 *Spirastrella vagabunda* 中分离培养的真菌（951014）可产生抗菌化合物 secocurvularin（**122**）[22]。从印度尼西亚海绵 *Plakinastrella* sp. 中得到的 elenic acid（**123**）是拓扑异构酶Ⅱ抑制剂。采自关岛的微生物 *L. majuscula* 中含有化合物 indanone（**124**）在体外可抑制人肝癌细胞 Hep3B 的启动基因 VEGF 的厌氧诱导机制[23]。

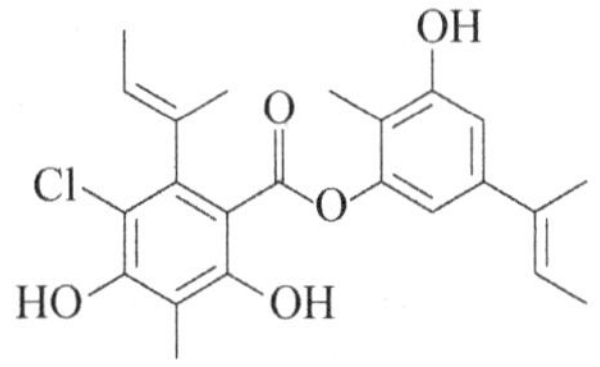

121　guisinol

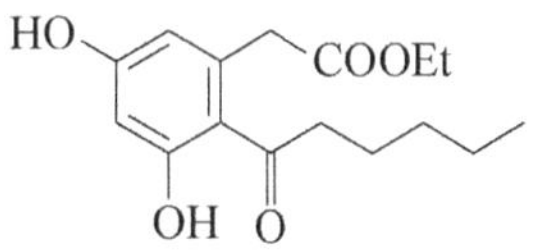

122　secocurvularin

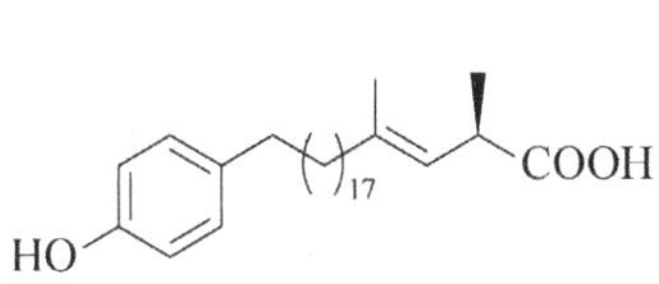

123　elenic acid

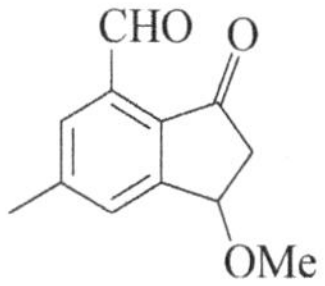

124　indanone

褐藻多酚（phlorotannin）是褐藻中大量存在的单宁类物质，最高可占到褐藻干重的15%，以间苯三酚为结构单元通过 C-C 键或醚键连接形成多种形式的聚合物，已经获得了上百种褐藻多酚，褐藻多酚具有抗氧化、抗菌、抗病毒、防 UV 辐射、降血脂和除臭等多种活性。采用抗氧化筛选模型从日本褐藻 *Ishige okamurae* 中分离发现了一种褐藻多酚 diphlorethohydroxycarmalol（**125**），采用电子自旋共振（ESR）技术证实具有自由基清除活性[24]。此外，还发现其是潜在的 α-葡萄糖苷酶抑制剂和 α-淀粉酶抑制剂，具有开发为糖尿病人保健食品的前景[25]。从韩国褐藻 *Echlonia stolonifera* 中分离的褐藻多酚 eckstolonol（**126**），具有 DPPH 自由基清除活性。

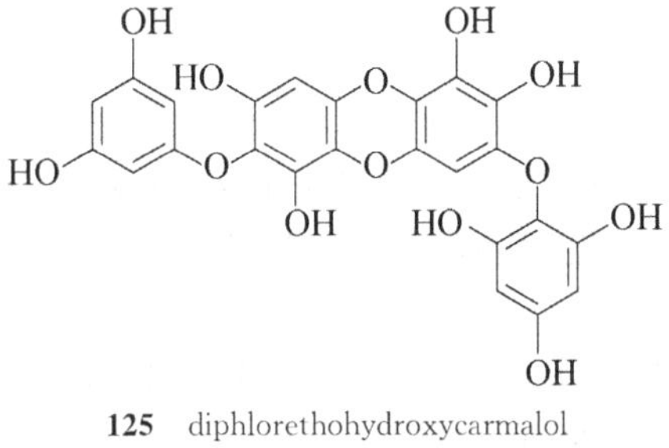

125　diphlorethohydroxycarmalol

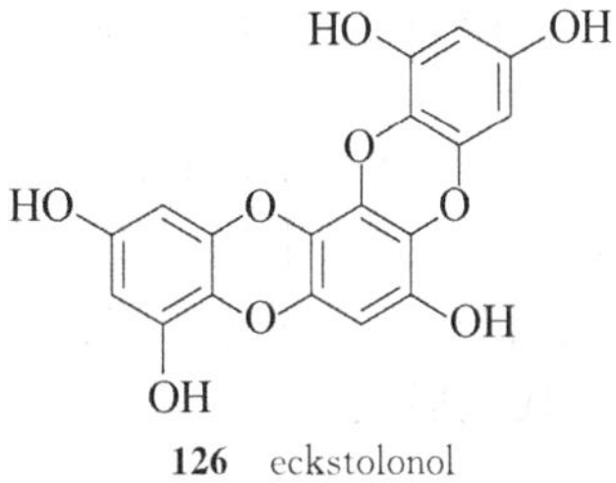

126　eckstolonol

从钙质海绵 *Leuconia nivea* 来源的微生物 *Microbulbifer* sp. 发酵物中获得一系列对羟基苯甲酸酯类化合物（**127～130**），具有不同程度的杀菌或抑菌活性[26]。

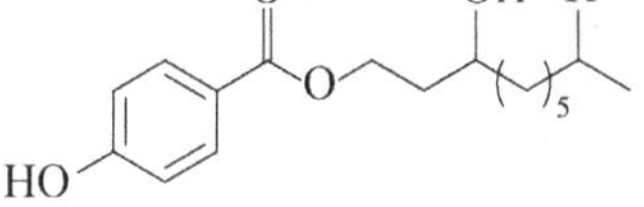

127　R=H

128　R=Me

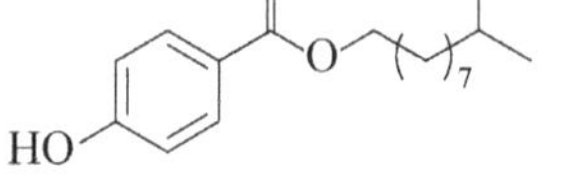

129

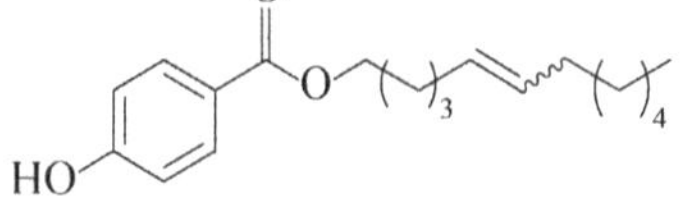

130

从中国胶州湾海底沉积物 *Penicillium terrestre* 发酵液中发现了 9 种龙胆醇衍生物 terrestrol A～I (**131～146**),对多种肿瘤细胞株具有中等强度的细胞毒活性,对 DPPH 具有自由基清除活性,其中 terrestrol G **144** 还对蛋白络氨酸激酶具有中等强度的抑制活性[27]。从日本宫崎港沉积土采集的放线菌培养液中发现两个三烷基取代的芳香酸,lorneic acids A (**147**)和 B (**148**),能够抑制人血小板磷酸二酯酶(PDE5),其中 **147** 的抑制活性更强。

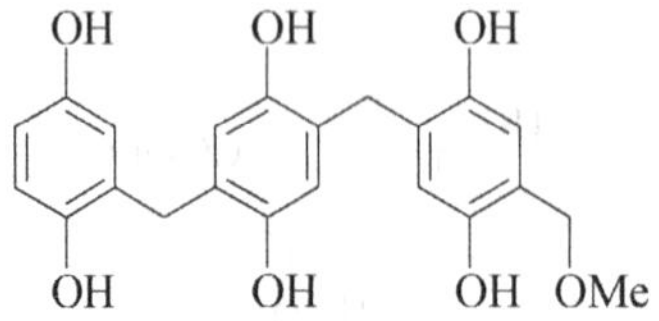

131

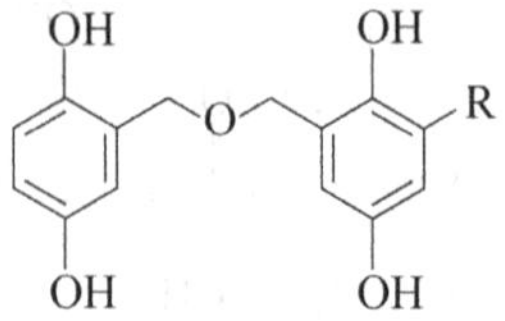

132 R=Cl
133 R=H

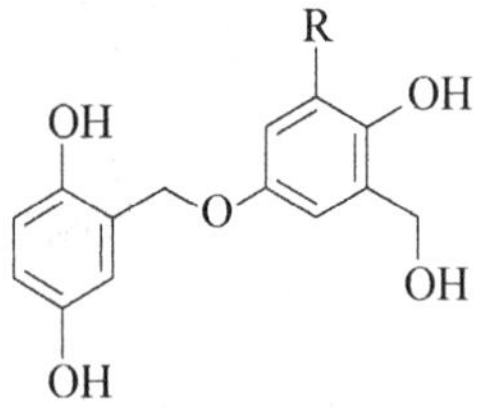

134 R=Cl
135 R=H

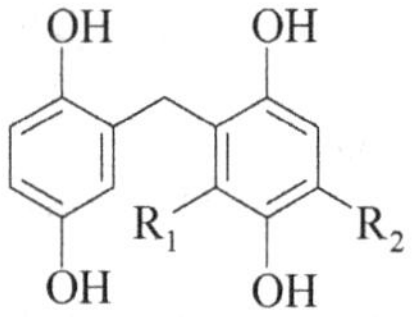

136 R₁=CH₂OH, R₂=Cl
137 R₁=Cl, R₂=CH₂OH
138 R₁=H, R₂=CH₂Me

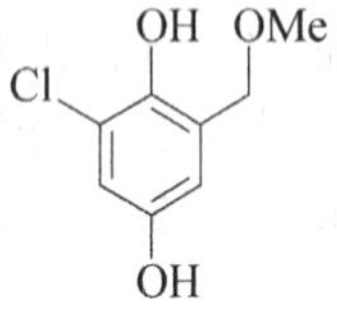

139

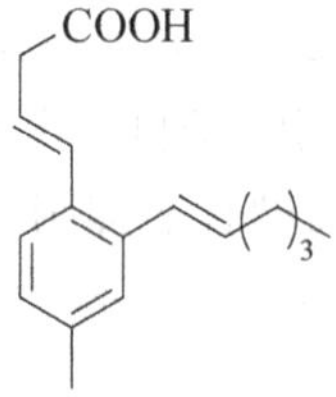

140

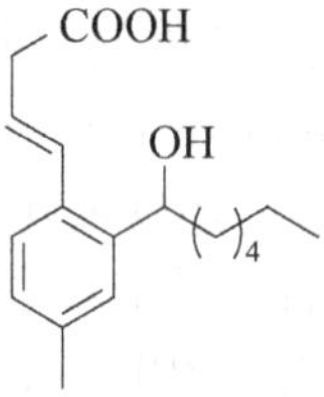

141

四、卤代烃系列衍生物

卤代烃是指含有卤素取代的烃类化合物,自然存在的含卤素天然产物很少,天然卤代烃主要存在于一些海洋生物,如藻类、海绵、软体动物和海洋微生物中,这些化合物结构非常独特,不少具有抗菌、抗病毒和抗肿瘤活性。

1. 卤代脂肪酸类　从采自格林纳达岛的微生物 *L. majuscula* 中分离得到的含环丙烷的脂肪酸代谢物 grenadadiene (**142**),对 NCI 的 60 种细胞株均显示有细胞毒活性[18]。一个溴代环丙烷脂肪酸,majusculoic acid (**143**),从采自巴哈马的蓝藻中分离得到,具有抗真菌活性,对白念珠菌 *Candida albicans* ATCC 14503 的 *MIC* 为 8 μmol/L[28]。

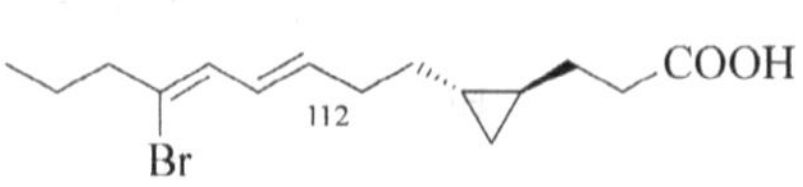

142　grenadadiene

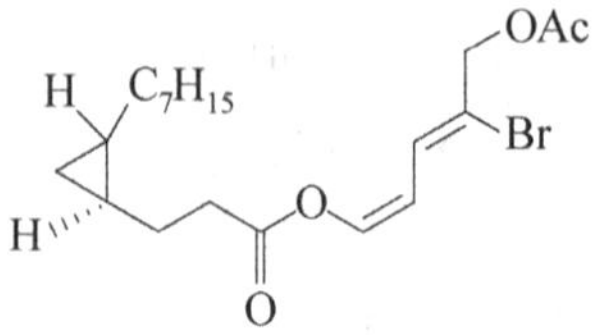

143　Majusculoic acid

2. 卤代聚乙炔[7] 从澳大利亚和红海海域的 *Xestospongia* 种海绵中分离得到了一系列 $C_9 \sim C_{18}$ 的卤代脂肪酸。C_{18}-溴代二乙炔酸（**144**）分别从澳大利亚和马约特岛采集的海绵 *Xestospongia testudinaria* 以及从红海采集的海绵 *Xestospongia* sp. 中获得。此外，从 *X. testudinaria* 中还分离获得了四个 $C_{16} \sim C_{18}$ 溴代脂肪酸（**145~148**）和一个 C_9 溴代脂肪酸（**149**），**149** 可能是 **146** 的降解产物，与 **144** 同时分离得到的还有一种结构类似的二炔 **150**。后续研究发现了一系列炔键分别位于 5，7，13，15 和 17 位上的溴代脂肪酸（**151~154，157~158**），它们对 HIV 蛋白激酶有一定的抑制活性。通常，海绵的次生代谢产物常被认为是其共生的微生物产生的，Ficoll 密度梯度离心法发现溴代 $C_{24} \sim C_{26}$ 脂肪酸酯（**159~161**）存在于海绵 *Amphimedon terpenensis* 的细胞内。采用 HIV-1 整合酶抑制活性追踪分离的方法，从菲律宾海绵 *Diplastrella* sp. 中获得的一系列乙炔二醇，Diplynes A~E（**162~170**），结构与 *Xestospongia* 来源的溴代脂肪酸和 *Callyspongia* sp. 来源的聚乙炔二醇和三醇相似，同时分离得到的还有含硫酸脂的 diplyne A 硫酸脂（**165**），diplyne C 硫酸脂（**167**）和 deoxydiplyne D 硫酸脂（**169**），后来证实不含硫酸脂的化合物无活性。

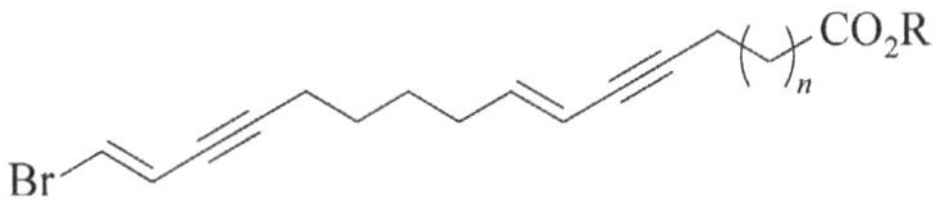

144 n＝4，R＝H
145 n＝2，R＝H
156 n＝4，R＝xestosteryl

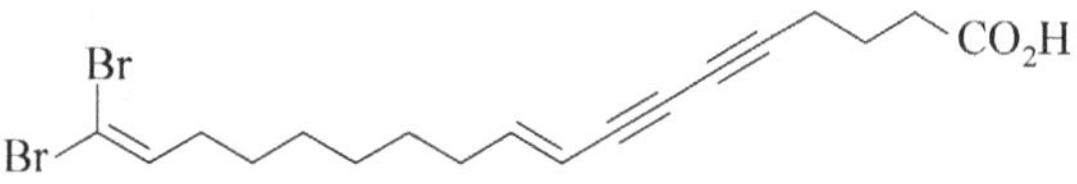

146

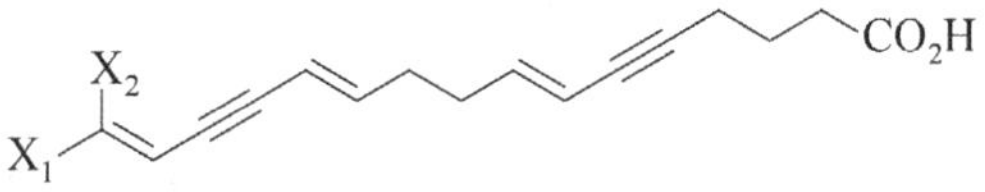

147 X_1＝Br，X_2＝H
148 X_1＝H，X_2＝Br

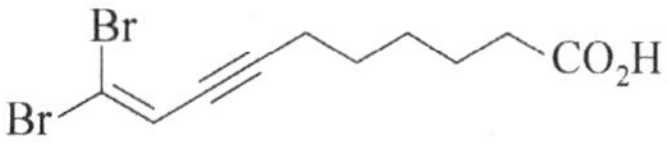

149

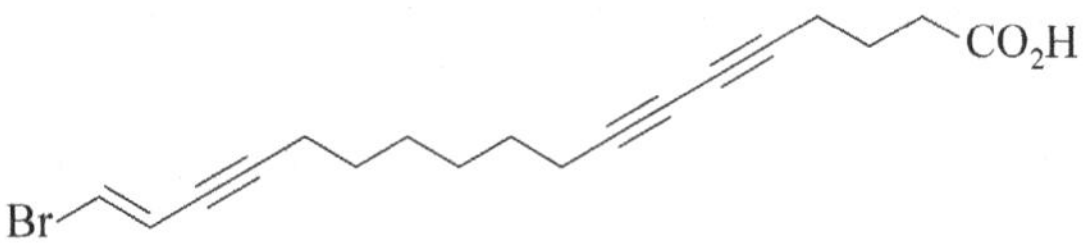

150

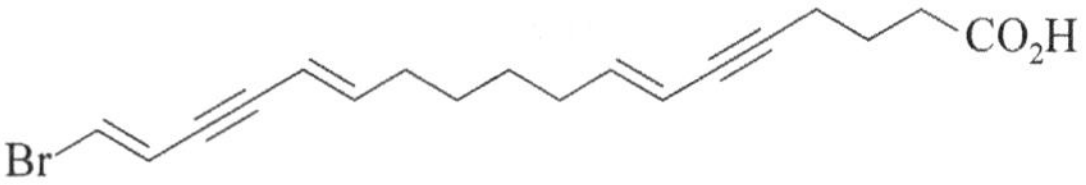

151

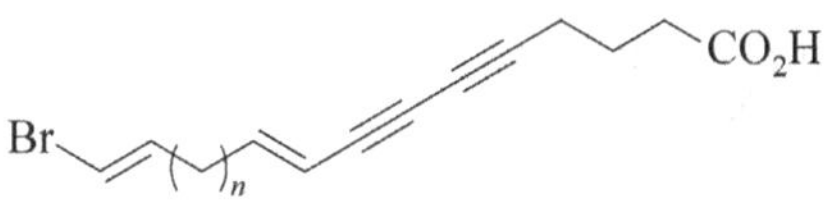

152 n＝4
153 n＝6

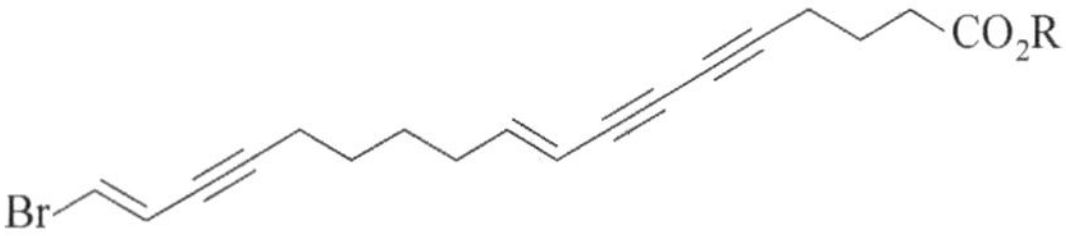

154 R＝H
155 R＝xestoteryl

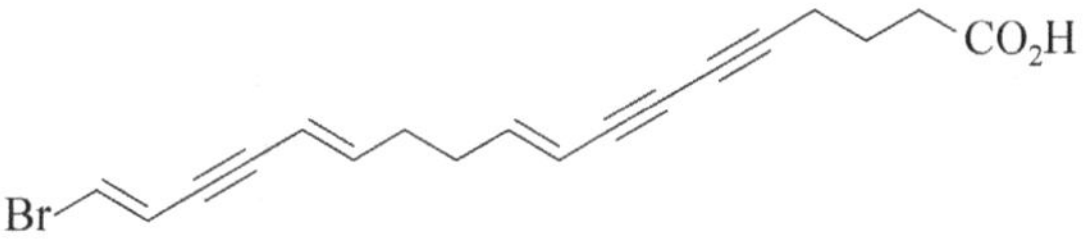

157

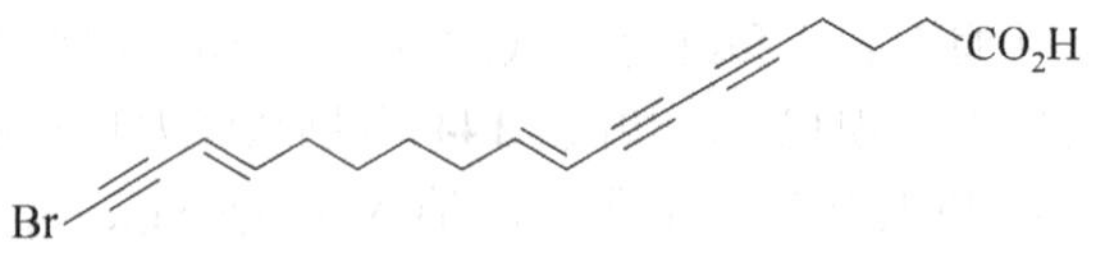

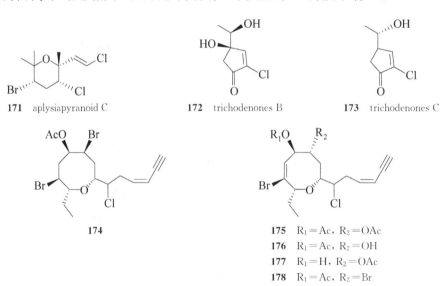

158

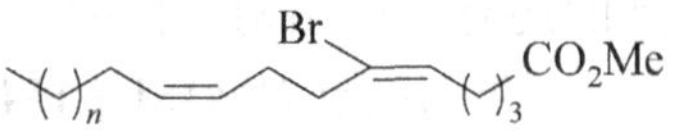

159 $n=12$
160 $n=13$
161 $n=14$

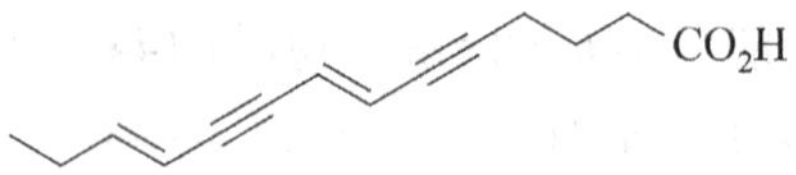

162

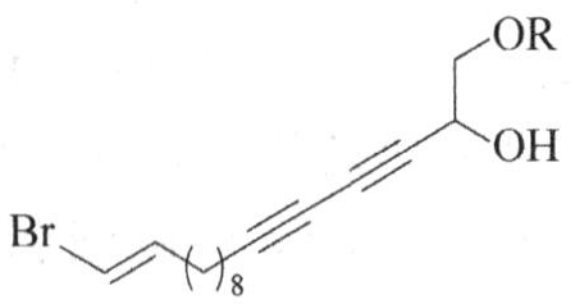

166 R=H; dihlyne C
167 R=SO_3H; diphlyne C sulfate

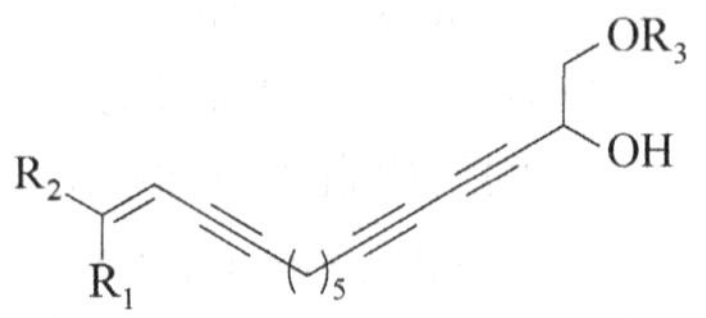

163 $R_1=R_3=H$, $R_2=Br$; diphlyne A
164 $R_2=Br$, $R_2=R_3=H$; diphlyne B
165 $R_1=H$, $R_2=Br$, $R_3=SO_3H$; diphlyne A sulfate

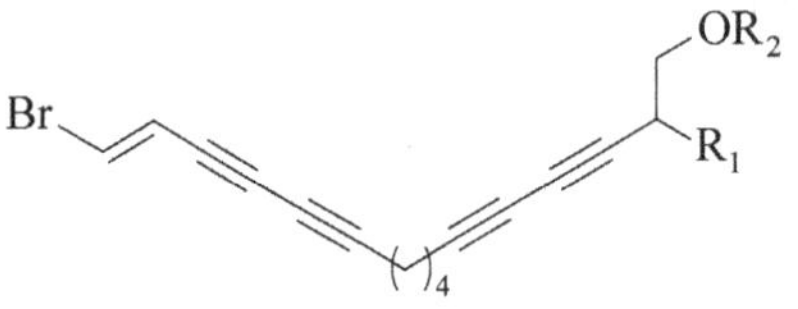

168 $R_1=OH$, $R_2=H$, diplyne D
169 $R_1=H$, $R_2=SO_3H$; 2 - deoxydiplyne D sulfate

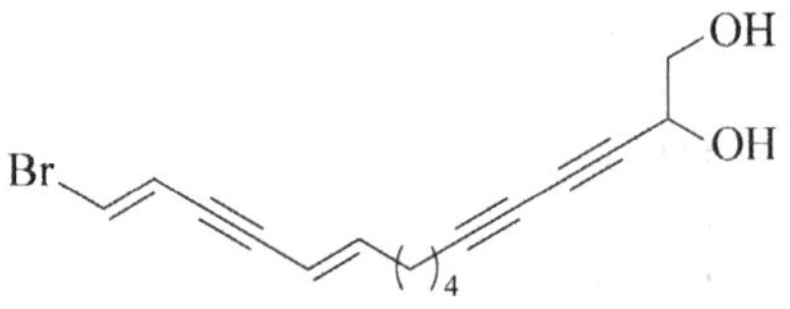

170 diplyne E

3. 卤代环烷烃类 从软体动物 A. kurodai 中得到的 aplysiapyranoid C (**171**)有显著的
细胞毒活性[29]。从霉菌 Trichoderma harzianum OUPS - N115 中得到的细胞毒化合物
trichodenones B~C (**172~173**),可显著地抑制 P388 白血病细胞[19]。从克里特岛 loutraki
湾采集的红藻 Laurencia grandulifera 获得了五个 lauthisan 型化合物(**174~185**),这类化
合物骨架为卤代的 C_15 非萜类八元环醚,并含有一个典型的 cis 烯炔末端[30]。

171 aplysiapyranoid C

172 trichodenones B

173 trichodenones C

174

175 $R_1=Ac$, $R_2=OAc$
176 $R_1=Ac$, $R_2=OH$
177 $R_1=H$, $R_2=OAc$
178 $R_1=Ac$, $R_2=Br$

4. 卤代前列腺素　15 个卤代前列腺素 clavulone 家族新成员（**179～193**）从冲绳珊瑚 *Clavularia viridis* 中分离得到，**190** 和 **193** 的绝对构型根据生物合成机制确认，其他成员的绝对构型通过 CD 谱比较确定[31]。采用蛋白激酶和表面活性剂分提法，clavulone 被定位在 *C. viridis* 的细胞膜上，不是由其共生细菌 *Symbiodinium* sp. 产生。

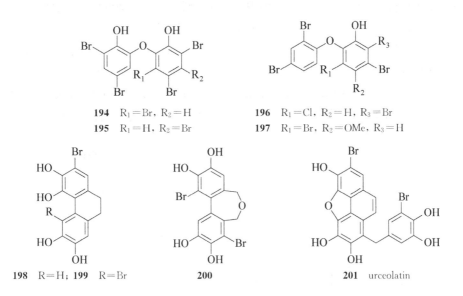

179　R₁=I，R₂=H，(5E，7E)	**184**　R₁=Br，R₂=Ac，(5E，7E)
180　R₁=I，R₂=H，(5E，7Z)	**185**　R₁=Br，R₂=Ac，(5E，7Z)
181　R₁=I，R₂=H，(5Z，7Z)	**186**　R₁=Cl，R₂=Ac，(5E，7E)
182　R₁=I，R₂=Ac，(5E，7E)	**187**　R₁=Cl，R₂=Ac，(5E，7Z)
183　R₁=I，R₂=Ac，(5E，7Z)	**188**　R₁=Cl，R₂=Ac，(5Z，7E)

189　R=I，(5E)
190　R=Br，(5E)
191　R=Cl，(5E)
192　R=I，(5Z)
193　R=Br，(5Z)

5. 溴代苯酚、醚类　从斐济海绵 *Dysidea*（*Lamellodysidea*）*herbacea* 中获得的 **194** 和 **195** 和从帕劳新几内亚海绵 *Dysidea granulose* 中获得的 **196** 和 **197**，均为溴代二苯醚类化合物，具有中等强度的 Bcl-2 抑制活性[32]。从中国青岛沿海红藻多管藻 *Polysiphonia urceolata* 中获得三种溴代酚（**198～200**），DPPH 自由基清除试验显示具有中等强度的活性[33]，从同种红藻中获得的高度氧化的溴酚 urceolatin（**201**），含有一个奇特的天然苯基菲酚[4,5-bcd]喃单元，也表现出较强的 DPPH 自由基清除活性[34]。溴代苯酚也具有很强的抗菌活性，其抗菌活性的构效关系将随着更多溴代苯酚的发现而被阐明。

194　R₁=Br，R₂=H
195　R₁=H，R₂=Br

196　R₁=Cl，R₂=H，R₃=Br
197　R₁=Br，R₂=OMe，R₃=H

198　R=H；**199**　R=Br
200
201　urceolatin

6. 其他　从亚德里亚海贻贝 *Mytilus galloprovincialis* 中获得一种新的多氯代硫酸酯 **202**，其相对构型通过二维 NMR 的偶合常数解析和 Murata 法确定，绝对构型通过 Mosher 法确定，**202** 对小鼠纤维肉瘤 WEHI 164 和单核、巨噬细胞 J774 细胞株有弱的细胞毒性，IC_{50} 分别为 10.4 *μ*g/ml 和 >20 *μ*g/ml[35]。

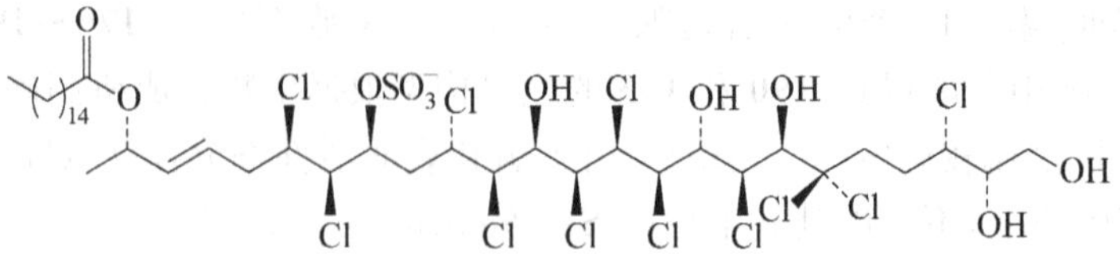

202

五、其他

海洋中的不少化合物含有硫酸酯基或磺酸基,这些化合物有比较独特的生物活性。如:从俄克拉荷马州海绵 *Hippospongia* sp. 中得到的一种不常见的炔脂肪酸衍生物 taurospongin A (**203**),可抑制 DNA 聚合酶 β 和 HIV 反转录酶的活性[36]。从日本纪伊半岛采集的 Polyclinidae 科海鞘中获得了一种基质金属蛋白酶 2(MMP2)抑制剂,其结构为 1-(12-羟基)-十八烷基硫酸钠(**204**),MTPA 酯分析显示 **204** 为 12R 和 12S 的消旋体,二者比例为 55:45,采用化学全合成的方法也验证了 **204** 的结构[37]。

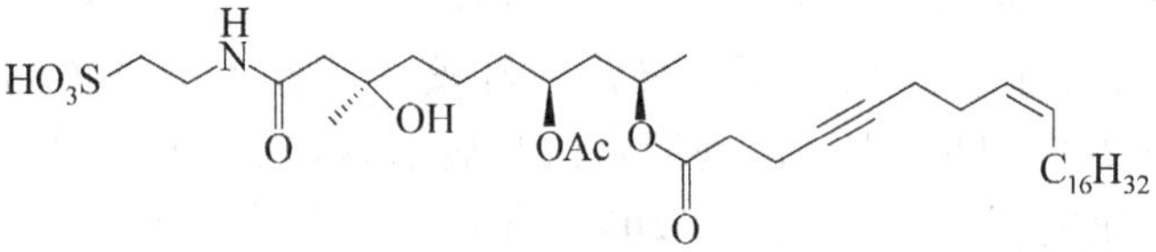

203 taurospongin A 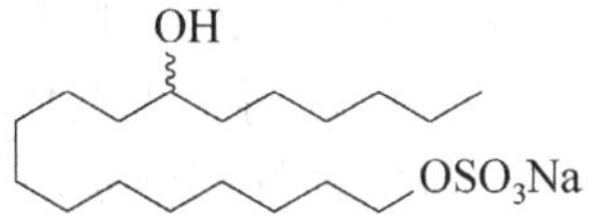   **204**

从未鉴定的澳大利亚海绵中得到的氨基醇类化合物 BRS1 (**205**)是蛋白激酶 C 的抑制剂。从南极石灰质海绵 *Leucetta leptorhaphis* 中得到细胞毒成分 rhapsamine(**206**)[38]。Clavaminols A～F(**207～212**)是从地中海海鞘 *Clavelina phlegraea* 中分离得到的一组氨基醇类化合物,对乳腺癌细胞 T47D、肺癌细胞 A549 和胃癌细胞 AGS 有细胞毒和诱导凋亡活性,其中 clavaminol A 活性最强,对胃癌细胞 AGS 的 IC_{50} 为 5 μg/ml。细胞周期分析发现 **207** 使 G_1/S 期细胞的 DNA 产生断裂,游离的羟基和氨基是细胞毒活性的必需基团[39]。

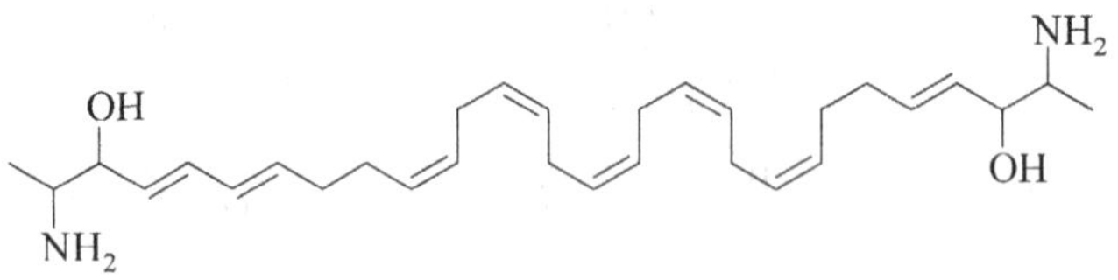

205 BRS1

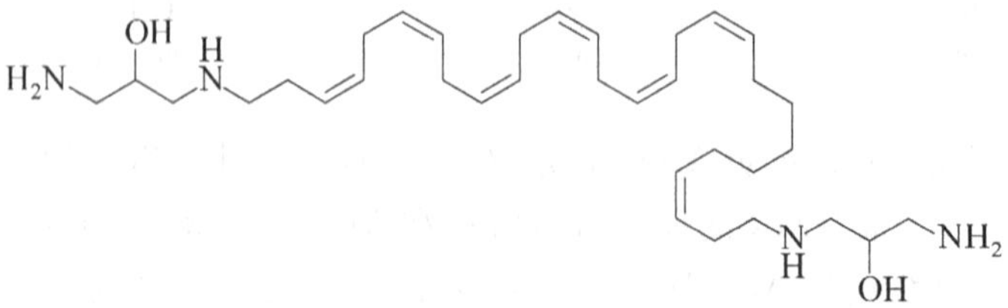

206 rhapsamine

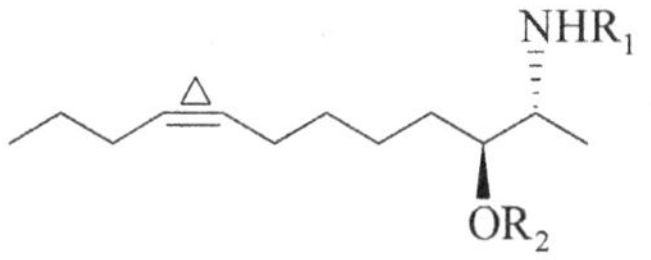

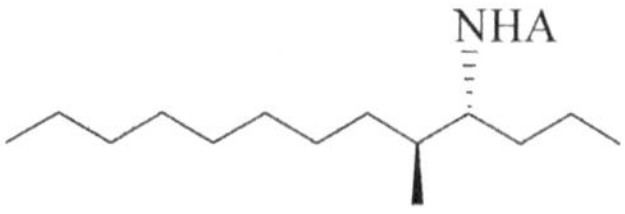

207 R₁=R₂=H，△saturated　**209** R₁=Ac，R₂=H
208 R₁=R₂=H　**211** R₁=Ac，R₂=H
　　　△saturated　**212** R₁=H，R₂=Ac

210

一对二硫氰基异构体 thiocyanatins D₁（**213**）和 D₂（**214**），和一对硫氰基-硫代氨基甲酸盐异构体，thiocyanatins E₁（**215**）和 E₂（**216**），从南澳大利亚 *Oceanapia* 种海绵中分离得到，四种化合物均为潜在的杀线虫剂[40]。

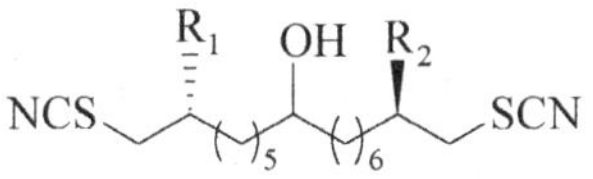

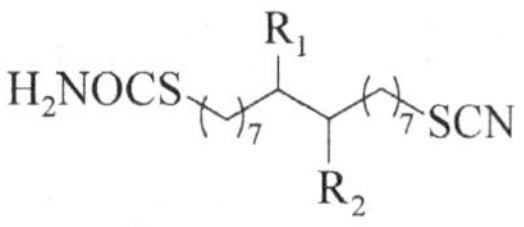

213 R₁=Me，R₂=H
214 R₁=H，R₂=Me

215 R₁=OH，R₂=H
216 R₁=H，R₂=OH

从中国广西红树林 *Bruguiera gymnorrhiza* 分离得到一类特殊骨架的大环聚二硫醚化合物，gymnorrhizol（**217**）、（**218**）和（**219**），它们的化学结构通过 NMR 和 X 射线解析确证[41]。Lyso-血小板活化因子（**220**）是来自澳大利亚海绵 *Crella incrustans* 的化学成分，可抑制海鞘动物、甲壳动物、苔藓虫和海藻的附着。从深海海胆 *Echinocardium cordatu* 中获得了两种正十一烷硫磺酸成分，hedathiosulfonic acids A（**221**）和 B（**222**），被证实为该种海胆的急性毒性成分[42]。

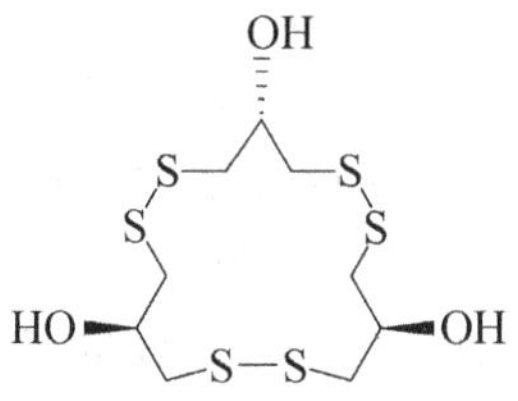

217

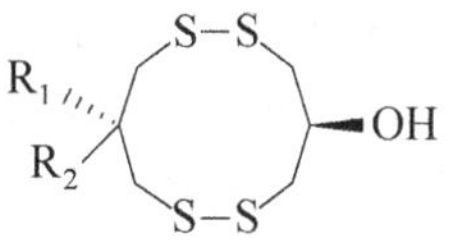

218 R₁=OH，R₂=H
219 R₁=H，R₂=OH

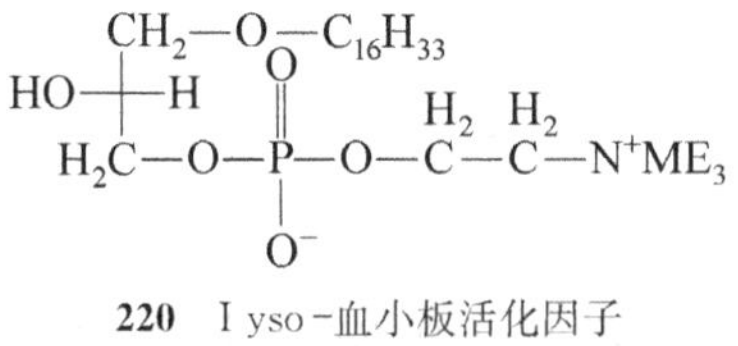

220 Lyso-血小板活化因子

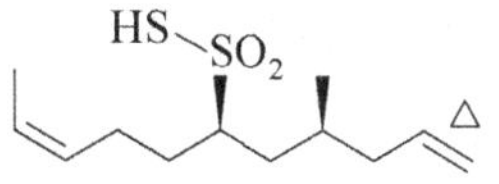

221 △ saturated
222

第三节　理化性质及波谱学特征

烃类及其衍生物多为油状液体，易溶于乙酸乙酯、丙酮、二氯甲烷等有机溶剂，难溶于水等极性溶剂。常用 TLC 法进行鉴别，可与一些通用型显色剂，如硫酸乙醇液、碘等发生显色反应。饱和烃类化合物无 UV 吸收，不饱和烃类及其衍生物的 UV 谱中，C＝C 吸收峰出现在 210 mm 处，C≡C 吸收峰出现在 220 nm 处，含芳香环的化合物通常在 254 nm 有特征吸收。IR 谱中几种可能的官能团的特征吸收峰如下，C＝C 和 C＝O 双键：1 500～1 800 cm^{-1}，羧基：3 000～2 500 cm^{-1}，游离—OH：3 300～3 600 cm^{-1}，如果含有 C≡C 在 2 200 cm^{-1} 左右出现吸收峰。根据质谱中[M]$^+$、[M＋2]$^+$ 等同位素峰丰度比可判断化合物中含有 Cl、Br、S 等的情况。质谱的碎片离子和裂解模式也常常用来判断化合物中含有的饱和链长度和取代基位置。^{1}H-NMR 谱中出现化学位移低于 δ0.5 的 CH 或 CH$_2$ 质子可能含环丙烷基，乙炔基质子常出现在 δ2.5～3.2，羧酸质子出现在 δ9.0～12.0。^{13}C-NMR 谱中羧酸的羰基出现在 δ160～180。一些容易区分的特殊官能团还有氰基：δ110～120，异氰基：δ135～150，硫氰酸酯：δ110～120，异硫氰酸酯：δ125～140，如果在这些区域出现单个 C 信号，且分子中含 N 原子，应该考虑上述官能团的存在。含有长链饱和—(CH$_2$)$_n$—的化合物通常在 ^{1}H-NMR 谱的 δ1.0～2.2 和 ^{13}C-NMR 谱的 δ15～40 的范围内出现很高的吸收峰。双键上邻位质子间的偶合常数常用来判断相对构型，链状烯烃化合物中顺式质子的偶合常数为 11～14 Hz，反式质子的偶合常数为 14～18 Hz。

第四节　提取分离方法及研究实例

一、提取分离方法

新鲜样品通常用丙酮提取，提取液浓缩后用乙酸乙酯萃取，得到粗提物。粗提物经常用 Kupchan 法进行溶剂分配，粗提物在 90% MeOH-H$_2$O 中分散，用正己烷萃取脱脂，甲醇部分稀释至 40% 的 MeOH-H$_2$O，再用 CH$_2$Cl$_2$ 萃取，烃类及其衍生物集中在 CH$_2$Cl$_2$ 部位。提取物的分离纯化多采用系统分离法进行，首先进行硅胶柱色谱分离，用石油醚-乙酸乙酯或丙酮梯度洗脱，TLC 检测，将提取物按极性大小分成数个部分；也可以用 ODS C$_{18}$ 柱进行分离，用甲醇-水系统洗脱，或者用 Sephadex LH$_{20}$ 柱进行分离，将提取物分为数个组分。最终的纯品化合物可由进一步的硅胶柱色谱分离或 HPLC 纯化获得。

二、研究实例

海绵 *Pertrosia* sp. 中的 C$_{47}$ 聚乙炔 Carboxylic Acids [43]。

（一）原料

海绵 *Pertrosia* sp. 潜水采自日本 Katsuo-jima 岛附近海域(33°28′N，135°51′E)，样品采集后直接冻干。标本保存于阿姆斯特丹大学动物馆(ZMAPOR 19093)。该海绵的提取物显示有明显的体外细胞毒性。

（二）提取分离

新鲜海绵(500 g，湿重)分别用甲醇和 CHCl$_3$ 提取，合并提取液，浓缩液在 CHCl$_3$ 和 H$_2$O 中分配，CHCl$_3$ 层浓缩后用 90% 的 MeOH-H$_2$O 溶解，然后用正己烷萃取脱脂，将 90% 的甲醇层旋干，上样 ODS 色谱柱，用 MeOH-H$_2$O 系统梯度洗脱，活性成分集中在

90%甲醇和100%甲醇洗脱部分,将这两部分合并,上样硅胶色谱柱,用 CHCl₃ - MeOH(4∶1)洗脱,获得活性组分。HPLC 色谱(Cosmosil C₁₈ AR - Ⅱ 柱,50%正丙醇-水洗脱,含100 mmol/L NaClO₄)纯化最终获得单体化合物 petroformynic acid B（**223**，25 mg，5.0×10⁻²%湿重)和 C（**224**，30 mg，6.0×10⁻²%湿重）。

（三）结构测定

采用高分辨质谱(HRFABMS)确定 petroformynic acid B 的分子式为 $C_{47}H_{68}O_4$, ^{1}H - NMR 谱显示含有 2 个含氧次甲基氢(δ 4.74 和 5.13),1 个炔键质子(δ 2.86),10 个烯键质子[δ 5.34, 5.37 (2H), 5.39, 5.53 (2H), 5.56, 5.85, 6.05 和 6.14]。^{13}C - NMR 谱显示含有 1 个羧酸(δ 161.9),10 个 sp_2 杂化碳原子[δ 109.0, 112.4, 129.4, 130.7, 130.9 (2C), 131.7, 134.1, 145.9 和 147.7],2 个含氧次甲基碳原子(δ 52.9 和 63.2),8 个炔键碳原子(δ 74.5, 77.4, 79.4, 82.6, 84.8, 85.0, 87.1 和 91.6)和大量亚甲基碳,化学位移为 52.9 ppm 的碳是典型的双炔键稀丙位的含氧次甲基。进一步的 2D - NMR 谱解析确定了 5 个结构片段(图 5 - 1)。然而由于 ^{1}H - NMR 谱中大量信号重叠,无法推断出 **223** 的完整结构。

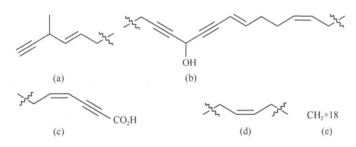

图 5 - 1 petroformynic acids B 的片段结构

尝试采用串联 FAB - MS 进行分析,共获得三种分子离子峰,[M+Li（Na，K）]⁺,[M+2Li（Na，K)- H]⁺ 和[M - H]⁻,进一步电离获得它们的高能 CID 谱中的碎片离子。通过碎片离子分析推断出 **223** 的结构,片段 a 和 b 通过一个 C₄ 饱和链连接,片段 b 和 d 通过一个乙烯连接,片段 d 和 c 通过一个 C₁₂ 饱和链连接(图 5 - 2)。m/z 在 441 和 609 之间的一系列分子量相差 14 的碎片离子证实连接片段 d 和 c 部分的链长。

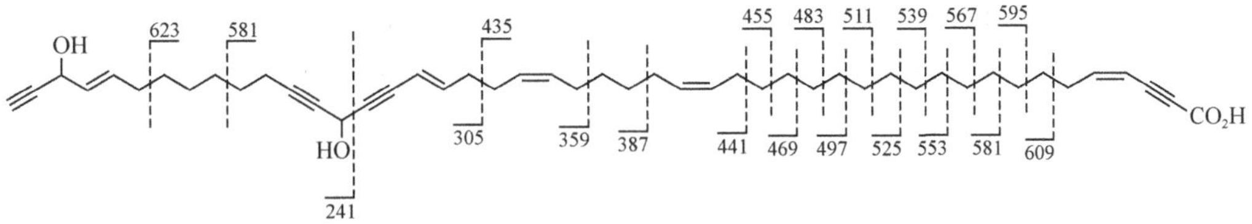

图 5 - 2 petroformynic acids B [M+Na]⁺ 离子峰的碎片模式

$4E$，$17E$，$43Z$ 的烯键构型是根据 $^3J_{H,H}$ 偶合常数 ($J_{4,5}=J_{17,18}=16.2$ Hz, $J_{43,44}=12.0$ Hz) 确定的,$21Z$，$27Z$ 的构型根据稀丙位上碳的屏蔽效应确定(表 5 - 1)。$3S$，$14S$ 的立体化学采用改良 Mosher 法测得。petroformynic acid B 的 MTPA 酯的 ^{1}H - NMR (CDCl₃)谱化学位移值分别为:bis[(S)-(—)- MTPA] 酯:δ 2.62 (H₁), 6.02 (H₃), 5.52 (H₄), 6.00 (H₅),

6.33（H$_{14}$），5.50（H$_{17}$），6.25（H$_{18}$）；bis[（R）-（+）- MTPA]酯:δ2.60（H$_1$），6.01（H$_3$），5.60（H$_4$），6.07（H$_5$），6.33（H$_{14}$），5.45（H$_{17}$），6.23（H$_{18}$）。

224 的分子式为 C$_{47}$H$_{70}$O$_4$，提示比 **223** 少一个不饱和度，^{1}H - NMR 和^{13}C - NMR 谱和 **223** 非常相似，只是缺少了 $\Delta 43$ 的烯键信号，2D - NMR 谱解析获得同样的片段 a、b 和 d，不同的是片段 c 中的烯键饱和，**224** 中片段的连接同样能够在 FAB - MS 中获得，因此确定了 petroformynic acid C 的化学结构。根据生源学角度，认为 **224** 与 **223** 应当具有相同的立体化学结构。**223** 和 **224** 对 P388 白血病细胞有抑制作用，IC_{50}均为 0.4 μg/ml。

223

224

表 5 - 1　petroformynic acids B（**223**）和 C（**224**）的 NMR 数据（600 MHz，CD$_3$OD）

position	223			224		
	δ_C	δ_H	HMBC	δ_C	δ_H	HMBC
1	74.5	2.86(s)	C - 2,3	74.5	2.86(s)	C - 3
2	84.8			84.7		
3	63.2	4.74(brd)	C - 2,5,6	63.2	4.73(brd)	C - 1,2,4,5
4	130.7	5.56	C - 2,3,5	130.7	5.56	C - 2,3,6
5	134.1	5.85(dt, 16.2, 7.8)	C - 3,6	134.0	5.84(dt, 16.2, 7.8)	C - 3,6
6	32.9	2.08	C - 4,5	32.8	2.07	C - 4,5,7
7	29.7	1.43		29.7	1.42	C - 4
8		1.34			1.36	
9	29.5	1.4		29.4	1.43	
10	29.7	1.53	C - 12	29.5	1.52	
11	19.3	2.23(td, 7.2, 3.0)	C - 12,13	19.2	2.23(td, 7.2, 3.0)	C - 9,10,12,13
12	85.0			82.6		
13	79.4			79.3		
14	52.9	5.13(s)	C - 13,15,16	52.7	5.12(s)	C - 13,15
15	87.1			87.0		
16	82.6			82.6		
17	112.4	5.53	C - 15,16,18	110.4	5.53	C - 15
18	145.9	6.14(dt, 16.2, 6.6)	C - 16,19,20	146.0	6.14(dt, 16.2, 6.6)	C - 16,19
19	33.9	2.17	C - 17,18,21	34.1	2.17	C - 17,20,21
20	27.6	2.16	C - 22	27.4	2.15	C - 19,22
21	129.4	5.34	C - 23	129.4	5.33	C - 23

（续表）

position	223			224		
	δ_C	δ_H	HMBC	δ_C	δ_H	HMBC
22	131.7	5.39		131.7	5.39	C-21
23	27.2	2.05		28.1	2.04	
24-25		1.35-1.37			1.36-1.37	
26	28.0	2.04		28.0	2.04	
27	130.9	5.37		130.8	5.35	
28	130.9	5.37		130.8	5.35	
29	28.0	2.04		28.0	2.04	
30-41		1.27-1.36		30.2-30.8	1.27-1.36	
42	31.5	2.37(dd，6.6，6.6)	C-43	30.4	1.43	C-43,44
43	147.7	6.05(dt，12.0，6.6)	C-42,44,46	29.2	1.54	C-42,44,45
44	109.0		C-42,45,46	19.2	2.29(t，7.2)	C-42,43,46,47
45	91.6			85.5		
46	77.4			77.5		
47	161.9			160.0		

参考文献

［1］易杨华，焦炳华. 现代海洋药物学[M]. 北京：科学出版社，2006，39-61.

［2］Harrison B，Crews P. Cyclic polyketide peroxides and acyclic diol analogues from the sponge *Plakortis lita* [J]. Journal of Natural Products 1998，61(8)，1033-1037.

［3］Carballeira NM，Pagán M. New methoxylated fatty acids from the caribbean sponge *Callyspongia f allax* [J]. Journal of Natural Products 2001，64(5)，620-623.

［4］Carballeira NM，Reyes ED，Sostre A，et al.. Identification of the Novel Antimicrobial Fatty Acid (5 Z，9 Z)-14-Methyl-5，9-pentadecadienoic Acid in Eunicea succinea [J]. Journal of Natural Products 1997，60(5)，502-504.

［5］Gustafson K，Roman M，Fenical W. The macrolactins，a novel class of antiviral and cytotoxic macrolides from a deep-sea marine bacterium [J]. Journal of the American Chemical Society 1989，111 (19)，7519-7524.

［6］Watanabe K，Tsuda Y，Iwashima M，et al.. A new bioactive triene aldehyde from the marine sponge *Leucetta microraphis* [J]. Journal of Natural Products 2000，63(2)，258-260.

［7］Minto RE，Blacklock BJ. Biosynthesis and function of polyacetylenes and allied natural products [J]. Progress in Lipid Research 2008，47(4)，233-306.

［8］Lim YJ，Park HS，Im KS，et al.. Additional cytotoxic polyacetylenes from the marine sponge *Petrosia* species [J]. Journal of Natural Products 2001，64(1)，46-53.

［9］Ueoka R，Ise Y，Matsunaga S. Cytotoxic polyacetylenes related to petroformyne-1 from the marine sponge *Petrosia* sp [J]. Tetrahedron 2009，65(27)，5204-5208.

［10］Seo Y，Cho KW，Rho JR，et al.. Petrocortynes and petrosiacetylenes，novel polyacetylenes from a sponge of the genus *Petrosia* [J]. Tetrahedron 1998，54(3-4)，447-462.

[11] Alam N, Bae BH, Hong J, et al.. Cytotoxic diacetylenes from the stony coral *Montipora* species [J]. Journal of Natural Products 2001,64(8),1059 - 1063.

[12] Alam N, Hong J, Lee CO, et al.. Additional cytotoxic diacetylenes from the stony coral *Montipora* sp [J]. Chemical & Pharmaceutical Bulletin 2002,50(5),661 - 662.

[13] Gavagnin M, Castelluccio F, Antonelli A, et al.. Unusual C_{21} linear polyacetylenic alcohols from an Atlantic ascidian [J]. Lipids 2004,39(7),681 - 685.

[14] Szabo CM, Nakao Y, Yoshida WY, et al.. Two diverse constituents of the cephalaspidean mollusk *Smaragdinella calyculata* [J]. Tetrahedron 1996,52(29),9681 - 9686.

[15] (a) Numata A, Iritani M, Yamada T, et al.. Novel antitumour metabolites produced by a fungal strain from a sea hare [J]. Tetrahedron Letters 1997,38(47),8215 - 8218. (b) Yamada T, Minoura K, Tanaka R, et al.. Cell-adhesion Inhibitors Produced by a Sea Hare-derived *Periconia* sp [J]. J Antibiot 2007,60(6),370 - 375.

[16] Rao MR, Faulkner DJ. Isotactic polymethoxydienes from the Philippines sponge *Myriastra clavosa* [J]. Journal of Natural Products 2002,65(8),1201 - 1203.

[17] Nemoto T, Ojika M, Sakagami Y. Amphimic acids, novel unsaturated C28 fatty acids as DNA topoisomerase I inhibitors from an Australian sponge *Amphimedon* sp [J]. Tetrahedron Letters 1997, 38(32),5667 - 5670.

[18] Sitachitta N, Gerwick WH. Grenadadiene and grenadamide, cyclopropyl-containing fatty acid metabolites from the marine cyanobacterium *Lyngbya majuscula* [J]. Journal of Natural Products 1998,61(5),681 - 684.

[19] Amagata T, Usami Y, Minoura K, et al.. Cytotoxic substances produced by a fungal strain from a sponge: physico-chemical properties and structures [J]. The Journal of Antibiotics 1998,51(1),33.

[20] Anjaneyulu A, Murthy MVRK, Gowri PM, et al.. A rare prostaglandin from the soft coral Sarcophyton crassocaule of the Indian Ocean [J]. Journal of Natural Products 2000,63(10),1425 - 1426.

[21] Maier I, Hertweck C, Boland W. Stereochemical specificity of Lamoxirene, the sperm-releasing pheromone in kelp (*Laminariales*, *Phaeophyceae*) [J]. The Biological Bulletin 2001,201(2),121.

[22] Abrell LM, Borgeson B, Crews P. A new polyketide, secocurvularin, from the salt water culture of a sponge derived fungus [J]. Tetrahedron Letters 1996,37(50),8983 - 8984.

[23] Nagle DG, Zhou YD, Park PU, et al.. A new indanone from the marine cyanobacterium *Lyngbya majuscula* that inhibits hypoxia-induced activation of the VEGF promoter in Hep3B cells [J]. Journal of Natural Products 2000,63(10),1431 - 1433.

[24] HEO SJ, KIM JP, JUNG WK, et al.. Identification of chemical structure and free radical scavenging activity of diphlorethohydroxycarmalol isolated from a brown alga, *Ishige okamurae* [J]. Journal of Microbiology and Biotechnology 2008,18(4),676 - 681.

[25] Heo S - J, Hwang J - Y, Choi J - I, et al.. Diphlorethohydroxycarmalol isolated from *Ishige okamurae*, a brown algae, a potent a-glucosidase and a-amylase inhibitor, alleviates postprandial hyperglycemia in diabetic mice [J]. European Journal of Pharmacology 2009,615(1 - 3),252 - 256.

[26] Quévrain E, Domart-Coulon I, Pernice M, et al.. Novel natural parabens produced by a Microbulbifer bacterium in its calcareous sponge host *Leuconia nivea* [J]. Environmental Microbiology 2009,11(6), 1527 - 1539.

[27] Chen L, Fang Y, Zhu T, et al.. Gentisyl alcohol derivatives from the marine-derived fungus *Penicillium terrestre* [J]. Journal of Natural Products 2007,71(1),66 - 70.

［28］MacMillan JB, Molinski TF. Majusculoic acid, a brominated cyclopropyl fatty Acid from a marine cyanobacterial *Mat assemblage* ［J］. Journal of Natural Products 2005,68(4),604-606.

［29］Kusumi T, Uchida H, Inouye Y, et al.. Novel cytotoxic monoterpenes having a halogenated tetrahydropyran from *Aplysia kurodai* ［J］. The Journal of Organic Chemistry 1987,52(20),4597-4600.

［30］Kladi M, Vagias C, Stavri M, et al.. C15 acetogenins with antistaphylococcal activity from the red alga *Laurencia glandulifera* ［J］. Phytochemistry Letters 2008,1(1),31-36.

［31］Watanabe K, Sekine M, Iguchi K. Isolation and structures of new halogenated prostanoids from the Okinawan soft coral *Clavularia viridis* ［J］. Journal of Natural Products 2003,66(11),1434-1440.

［32］Calcul L, Chow R, Oliver AG, et al.. NMR strategy for unraveling structures of bioactive sponge-derived oxy-polyhalogenated *Diphenyl Ethers* ［J］. Journal of Natural Products 2009,72(3),443-449.

［33］Li K, Li XM, Ji NY, et al.. Bromophenols from the marine red alga *Polysiphonia urceolata* with DPPH radical scavenging activity ［J］. Journal of Natural Products 2008,71(1),28-30.

［34］Li K, Li XM, Ji NY, et al.. Urceolatin, a structurally unique bromophenol from *Polysiphonia urceolata* ［J］. Organic Letters 2008,10(7),1429-1432.

［35］Ciminiello P, Dell'Aversano C, Fattorusso E, et al.. A new cytotoxic polychlorinated sulfolipid from contaminated Adriatic mussels ［J］. Tetrahedron 2004,60(33),7093-7098.

［36］Ishiyama H, Ishibashi M, Ogawa A, et al.. Taurospongin A, a novel acetylenic fatty acid derivative inhibiting DNA polymerase β and HIV reverse transcriptase from sponge *Hippospongia* sp. ［J］. The Journal of Organic Chemistry 1997,62(12),3831-3836.

［37］Fujita M, Nakao Y, Matsunaga S, et al.. Sodium 1-(12-hydroxy) octadecanyl sulfate, an MMP2 inhibitor, isolated from a tunicate of the family Polyclinidae ［J］. Journal of Natural Products 2002,65 (12),1936-1938.

［38］Jayatilake GS, Baker BJ, McClintock JB. Rhapsamine, a cytotoxin from the antarctic sponge *Leucetta leptorhapsis* ［J］. Tetrahedron Letters 1997,38(43),7507-7510.

［39］Aiello A, Fattorusso E, Giordano A, et al.. Clavaminols A-F, novel cytotoxic 2-amino-3-alkanols from the ascidian *Clavelina phlegraea* ［J］. Bioorganic &. Medicinal Chemistry 2007,15(8), 2920-2926.

［40］Capon RJ, Skene C, Hsiang-Te Liu E, et al.. Nematocidal thiocyanatins from a Southern Australian marine sponge *Oceanapia* sp. ［J］. Journal of Natural Products 2004,67(8),1277-1282.

［41］Huang X-Y, Wang Q, Liu H-L, et al.. Diastereoisomeric macrocyclic polydisulfides from the mangrove *Bruguiera gymnorrhiza* ［J］. Phytochemistry 2009,70(17-18),2096-2100.

［42］Kita M, Watanabe M, Takada N, et al.. Hedathiosulfonic acids A and B, novel thiosulfonic acids from the deep-sea urchin *Echinocardium cordatum* ［J］. Tetrahedron 2002,58(32),6405-6412.

［43］Okamoto C, Nakao Y, Fujita T, et al.. Cytotoxic C47-polyacetylene carboxylic acids from a marine sponge *Pertrosia* sp. ［J］. Journal of Natural Products 2007,70(11),1816-1819.

（孙　鹏）

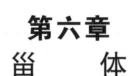

第六章
甾　体

第一节　概　述

　　甾体化合物是一类在自然界广泛存在的以环戊烷骈多氢菲为母核的脂肪烃类化合物，分子中四环——环戊烷并合多氢菲四环甾核骨架、三侧链——二个角甲基(甾核 10-位和 13-位有甲基取代)和一烃基链(甾核 17-位有 $C_2 \sim C_{10}$ 的烃基)，分别相应于甾字的"田"和"巛"。海洋甾体化合物因其较陆生植物来源的甾体化合物而言具有更加复杂的化学结构和更为独特的生物活性，而引起了海洋化学和生物学研究人员的极大兴趣。海洋甾体化合物的结构类型包括单羟基和多羟基甾醇、甾酮及其硫酸酯、硫酸盐，甾体皂苷，甾体生物碱等。甾体化合物的海洋来源包括海洋植物如海藻，海洋多孔动物如海绵、刺胞动物如珊瑚、棘皮动物如海星、海参、海盘车等无脊椎动物，其他海洋动物如海兔、白斑角鲨等。其中，海洋动物是生产甾体激素和类激素的重要来源。许多鱼类的生殖腺、肾间组织或血浆中含有睾酮、孕酮等激素类化合物。海洋来源的甾体类化合物具有多种生物活性，包括激素样作用、抗菌、溶血、抗病毒、抗炎、降压、细胞毒等生物活性。

第二节　化学结构与生物活性

　　目前从海洋生物中发现的甾体类化合物已近千个，其结构中除具有普通甾体类化合物的胆甾核及 $C_8 \sim C_{10}$ 的侧链外，多与陆生来源的甾体类化合物不同，比如结构中存在较多的含氧取代基、C_{17}-位上没有侧链或仅含烷基化的侧链、分子结构具有不同的立体构型等。根据甾核是否裂环，可分为裂环甾和正常甾体两大类；正常甾依据侧链不同，进一步划分为孕甾、胆甾、麦角甾和谷甾等类型。本章将结合结构类型，从生物来源对海洋甾体类化合物进行阐述。

　　海藻是甾体化合物的一个主要植物来源。从海藻中发现的甾体化合物数量不多，但从中分离获得的一些高度氧化态的甾体类化合物显示出了非常强的细胞毒作用。如从红藻

Galaxaura marginata 中得到的 24ξ-过氧羟基- 6β-羟基- 4,25 -胆甾二烯- 3 -酮(**1a**)、25 -过氧羟基- 6β-羟基- 4,23(*E*)-胆甾二烯- 3 -酮(**1b**)、24ξ-过氧羟基- 6β-羟基- 4,25 -胆甾二烯- 3,6 -二酮(**2a**)和 25 -过氧羟基- 6β-羟基- 4,23(*E*)-胆甾二烯- 3,6 -二酮(**2b**)[1],从褐藻 *Turbinaria conoides* 中分得的 24ξ-过氧羟基- 24 -乙烯基- 4 -胆甾烯- 3,6 -二酮(**3a**)和 24ξ-过氧羟基- 24 -乙烯基- 6β-羟基- 4 -胆甾烯- 3 -酮(**3b**)[2]等甾体过氧化物对肿瘤细胞 P388、Λ549、KB 和 HT - 29 的 IC_{50} 均在 0.2~5.0 μg/ml 的范围内。

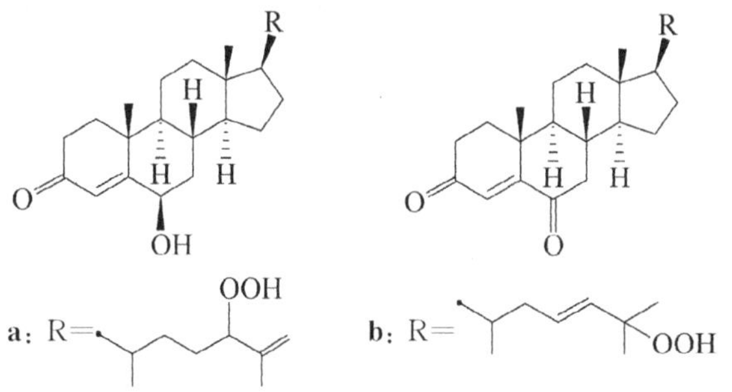

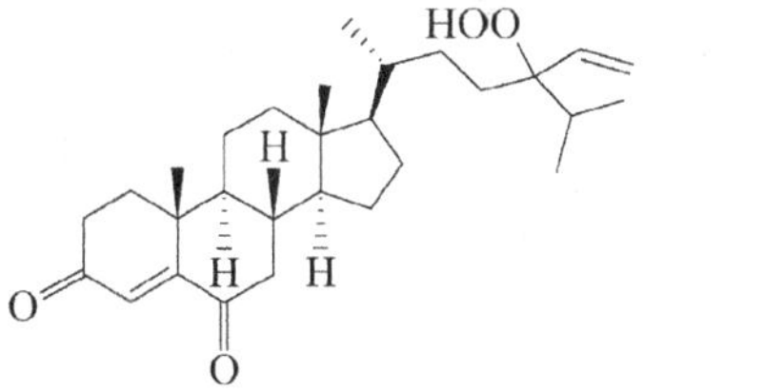

a: R=   b: R=

3a

海绵是海洋甾体类化合物的最主要的生物来源。来自于海绵的甾体化合物,有多羟基类、硫酸盐类、甾体糖苷类等结构类型。海绵来源的甾体化合物常具有高度氧化的特征,并且结构中存在开环、环上缺碳、侧链高度分枝及卤代等特征[3]。如分离自冲绳光溜海绵 *Xestospongia* sp. 的 aragusterols 类甾体衍生物(**4~8**),分子中除了高度氧化外还具有非常特殊的侧链结构。其中 aragusterols A、B 具有很强的细胞毒的作用,对 KB 细胞的 IC_{50} 达到了 0.04 μg/ml[4—7]。从角骨海绵 *Spengia* sp. 中分离获得的 agosterol A(**9**),是一个多羟基甾醇的多乙酸酯,具有可彻底逆转由于 P -糖蛋白过度表达而产生的多药耐药性[8]。

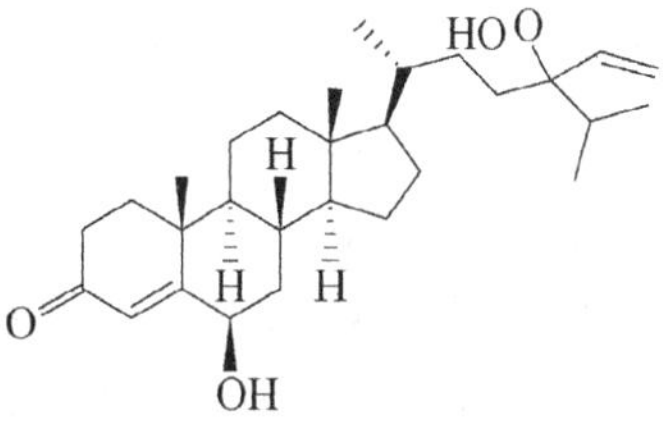

3b

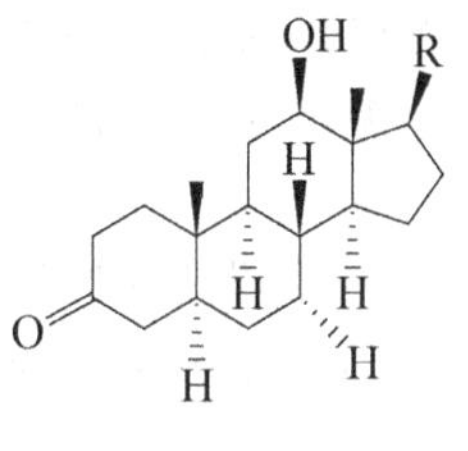

4 aragusterol A

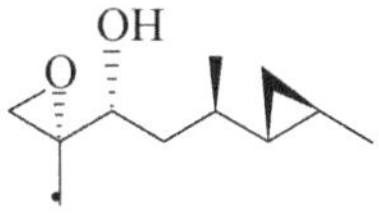

5 aragusterol B

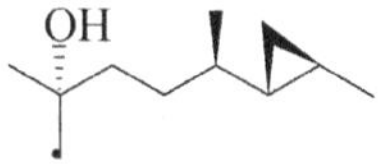

6 aragusterol C

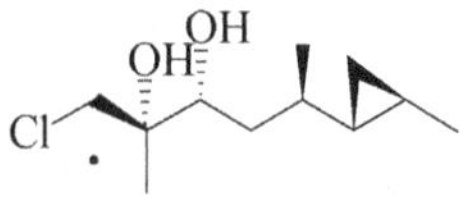

7 aragusterol D

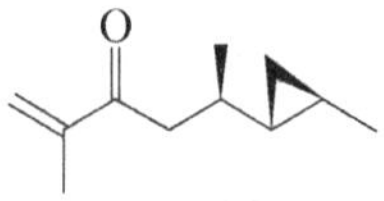

8 aragusterol E

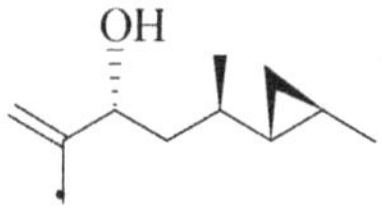

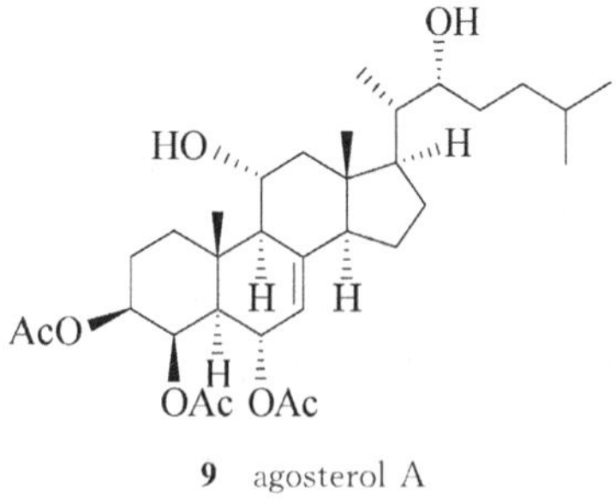

9 agosterol A

来自于光溜海绵 *Xestospongia bergquistia* 和羊海绵 *Ircinia* sp. 的 xestobergsterols A～C[9—10]（**10～12**），分子中具有 5 个碳环，其中环 C 和环 D 以及环 D 和环 E 之间均为顺式稠合，该类化合物具有很强的抗组胺作用，其活性与其对磷脂酶 C 的强抑制作用有关。

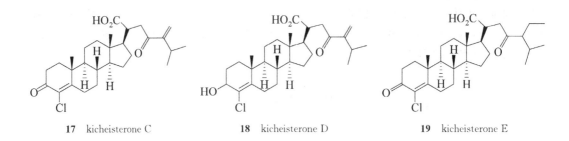

	R_1	R_2			R		
10 xestobergsterol A	H	H	**13** stelletasterol	β-OH，H	**16** euryspongiols
11 xestobergsterol B	OH	OH	**14** stelletasterone	O	
12 xestobergsterol C	H	OH	**15** herbasterol	α-OH，H	

母核开环的甾体在陆生高等植物中不常见，但在海绵来源的甾体化合物里却较常见到，有 8,9-、8,14-和 9,11-裂环等形式，最常看到的是 9,11-裂环甾体。分离自海绵 *Stelletta* sp. 的 stelletasterol（**13**）具有抗真菌 *Mortieralla ramannianus* 活性，其与分离自 *Dysidea herbacea* 的 herbasterol（**15**）均为 9,11-裂环甾体，两者互为 3-位的差向异构体[11]。分离自海绵 *Euryspongia* sp. 的 euryspongiols 类（**16**）甾体化合物，分子中也存在 9,11-裂环现象，并且显示了高度的氧化形式，对于 IgE 诱导的组胺释放具有很强的抑制作用，显示出良好的抗过敏和平喘活性[12]。

17 kicheisterone C   **18** kicheisterone D   **19** kicheisterone E

卤代是海洋天然产物有别于陆生天然产物的一个重要特征，这在甾体化合物中也不例外。kicheisterones C～E（**17～19**）是分离自海绵 *Strongylacidon* sp. 的一类甾体类化合物的氯代衍生物[13]。

很多的海绵甾醇是以硫酸盐的形式存在的。硫酸根经常在 2-、3-和 6-位发生取代，且有单取代、双取代和三取代等。分离自太平洋深水层海绵 *Poecilastra laminaris* 的 annasterol 硫酸酯（**20**）显示出了 β-1,3-葡聚糖酶抑制活性[14]。来自于南非海绵 *Pachastrella* sp. 的 halistanol B 二硫酸酯（**21**），侧链为末端双键而不是甲基，该化合物具有与一般胆固醇不同的生物活性，能够抑制内皮素转化酶的活性（$IC_{50}=1.3\ \mu\mathrm{g/ml}$）[15]。

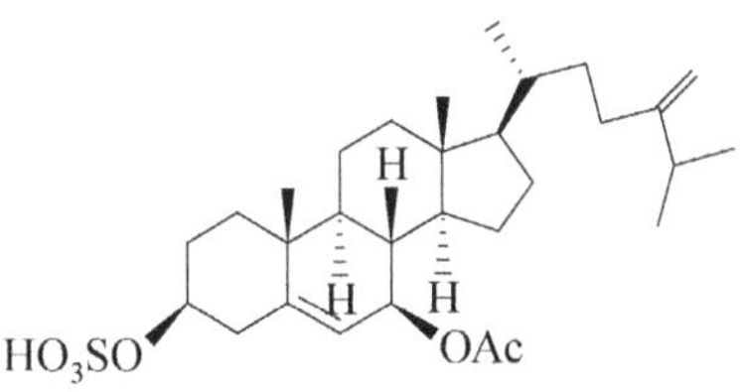

20 annasterol sulfate

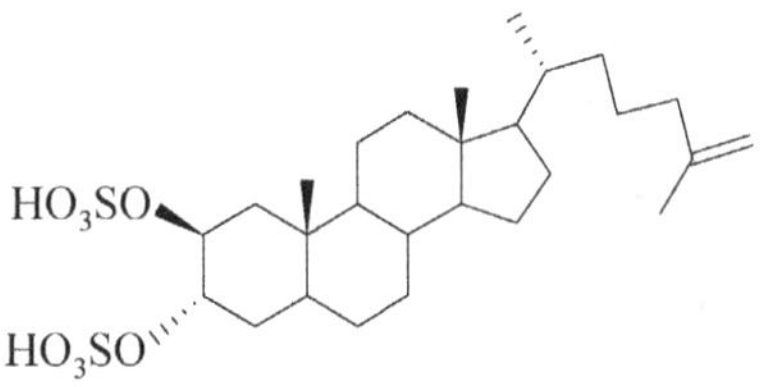

21 halistanol B

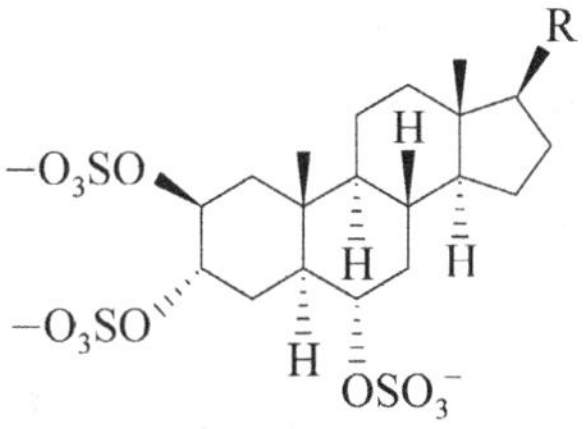

23 ophirapstanol sulfate

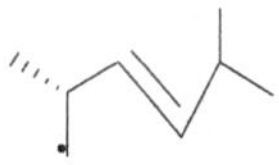

24 halistanol sulfate G

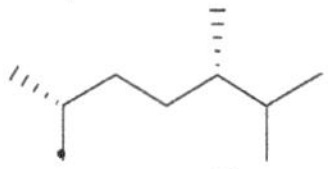

25 halistanol sulfate H

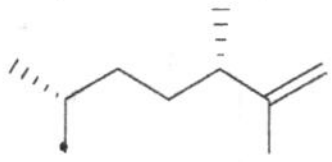

26 halistanol sulfate

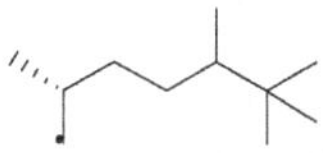

27 socotrasterol sulfate

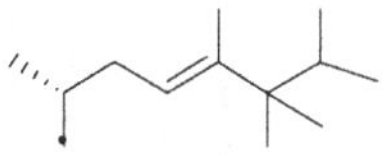

28 halistanol sulfate A

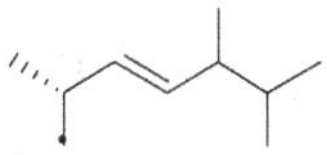

29 halistanol sulfate B

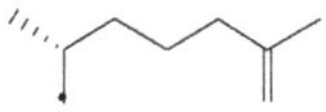

30 halistanol sulfate C

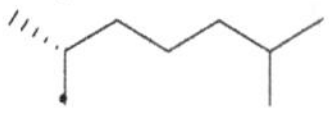

31 halistanol sulfate D

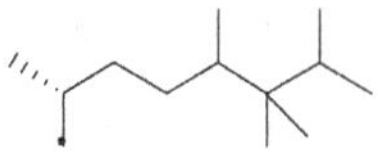

32 halistanol sulfate F

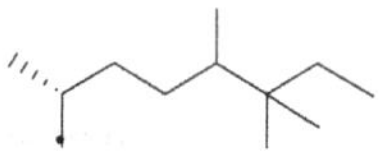

22 halistanol trisulfates

halistanol sulfates 三硫酸酯(**22**)是分布较广的一类海洋甾体硫酸酯类化合物。这个家族的化合物其母核的 2-、3-和 6-位各有一个硫酸酯取代,家族内的不同化合物(**23~32**)具有不同的侧链取代,如侧链上存在末端双键、26-位有甲基等[12]。这类化合物具有抗菌、溶血、毒鱼、抗病毒等生物活性。

甾体糖苷类化合物也是海绵来源的甾体化合物一种形式。糖链取代位置通常在 3-位,取代形式有单取代和双取代,苷元甾体母核有多甲基取代。sarasinosides 家族(**33~35**)是最早分离自海绵的甾体糖苷类化合物,糖链部分含有氨基酰化糖,苷元甾体母核含有 4,4,8-三甲基取代甾核,也可以说是非羊毛甾烷型三萜皂苷,sarasinoside D(**36**)与达玛烷型三萜很相似,只是 14-位甲基 1,2-位移至 13-位。该类化合物具有很强的毒鱼活性[12, 16]。

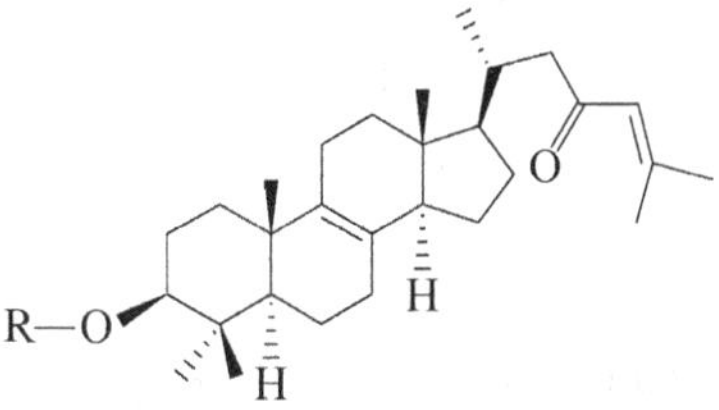

33 sarasinoside A₁ R=Glcp $\xrightarrow{\beta-1,2}$ Glcp $\xrightarrow{\beta-1,6}$ NAcGlcp $\xrightarrow{\beta-1,2}$ Xylp $\xrightarrow{\beta-1,4}$ NAcGalp

34 sarasinoside B₁ R=Glcp $\xrightarrow{\beta-1,2}$ Xylp $\xrightarrow{\beta-1,6}$ NAcGlcp $\xrightarrow{\beta-1,2}$ Xylp $\xrightarrow{\beta-1,4}$ NAcGalp

35 sarasinoside C₁ R=Xylp $\xrightarrow{\beta-1,6}$ NAcGlcp $\xrightarrow{\beta-1,2}$ Xylp $\xrightarrow{\beta-1,4}$ NAcGalp

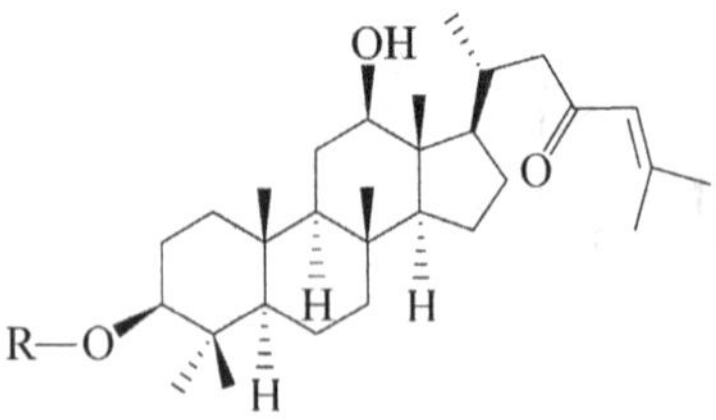

36 sarasinoside D R=Glc$_p$ $\xrightarrow{\beta-1.2}$ Xyl$_p$ $\xrightarrow{\beta-1.6}$ NAcGlc$_p$ $\xrightarrow{\beta-1.2}$ Xyl$_p$ $\xrightarrow{\beta-1.4}$ NAcGal$_p$

海绵来源的甾体化合物还存在二聚体的形式。crellastatin A (**37**)是第一个分离自海绵 *Crella* sp. 的甾体硫酸盐二聚体[17],具有细胞毒活性,体外对人肿瘤细胞 NSCLC - N6 的 $IC_{50}=1.5$ μg/ml。

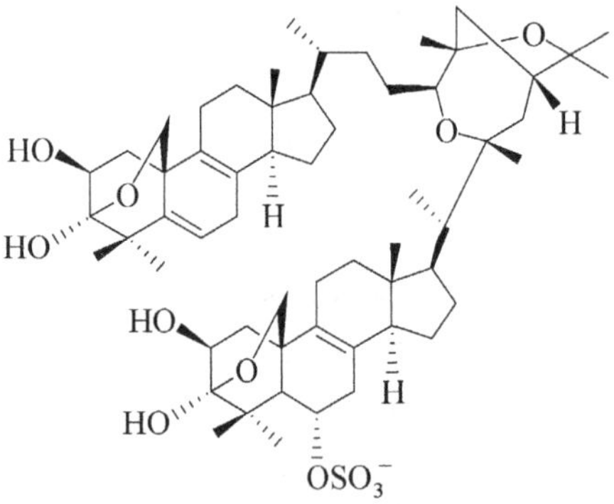

38 A R=

39 B R=

40 C R=

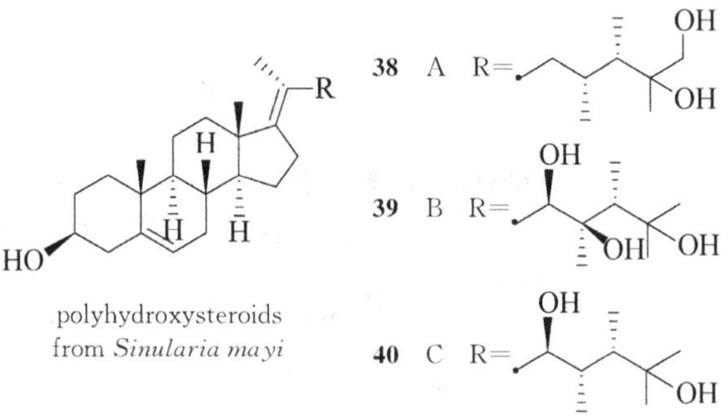

polyhydroxysteroids from *Sinularia mayi*

37 crellastatin A

刺胞动物(腔肠动物)中的一些常用珊瑚特别是柳珊瑚和软珊瑚是海洋甾体的另一主要生物来源[18]。来自于珊瑚的甾体类化合物,其分子中也经常存在多羟基取代,这些取代常发生在母核的 3 -位、5 -位、6 -位、22 -位和 25 -位以及侧链上。如分离自软珊瑚 *Sinularia mayi* 的甾醇 A~C (**38~40**),其侧链上有多个羟基取代[12];分离自海南软珊瑚 *Sinularia* sp. 的甾醇 4α-甲基- 24(28)-麦角甾烯- 2β,3β,8β,11β-四醇(D)(**41**)和 22,24(28)-麦角甾二烯- 3β,5α,6β,19 -四醇(E)(**42**),其甾核上也有 4 个羟基取代[19]。再如分离自台湾软珊瑚 *Sinularia* sp. 的过氧化甾体化合物 5α,8α-过氧- 22,23 -亚甲基- 6 -麦角甾烯- 2β,18 -二醇(F)(**43**)具有很好的细胞毒作用,体外对肿瘤细胞 P388、A549、KB 和 HT29 的 ED_{50} 介于 0.4 ~ 2.7 μg/ml 之间[20]。

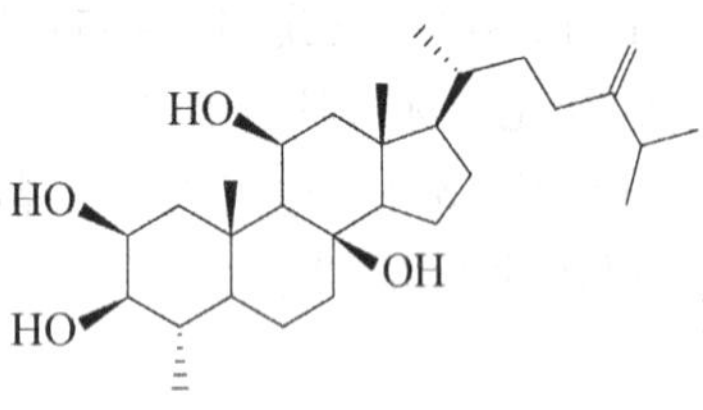

D
41

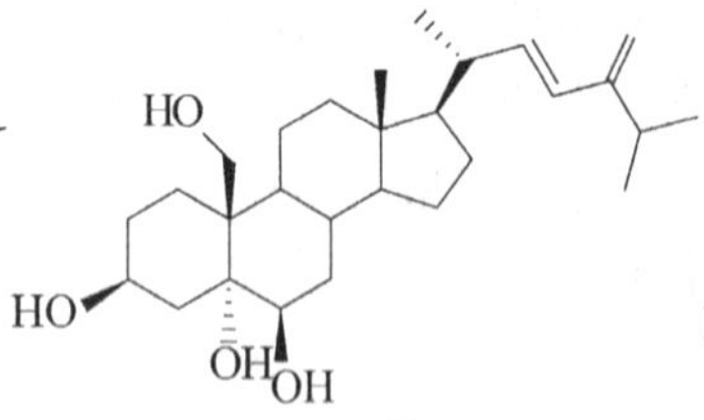

E
42

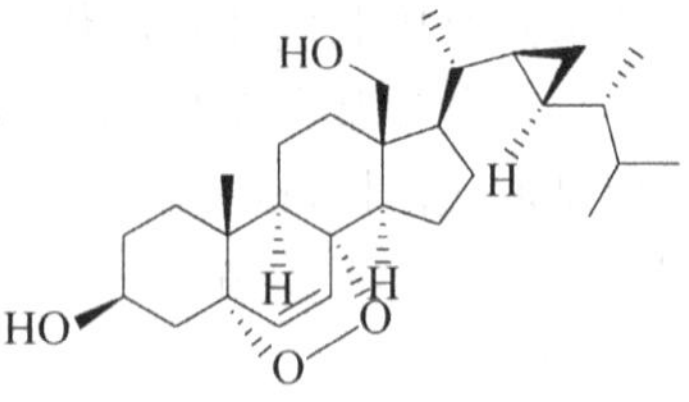

F
43

9,11 -裂环甾也常出现在珊瑚来源的海洋甾体化合物中。如从阿根廷采集的柳珊瑚 *Tripalea clavaria* 中分离到一系列的裂环甾体化合物(G~M)(**44~50**)[21],以及分离自

Pseudopterogorgia sp. 的 4α-甲基裂环甾体(N 和 O)(**51~52**),N 和 O 显示出蛋白激酶 C 抑制活性[22]。

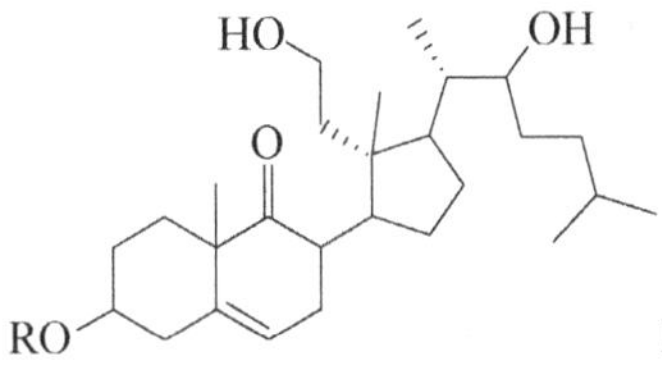

44 G:R=H
45 H:R=Ac

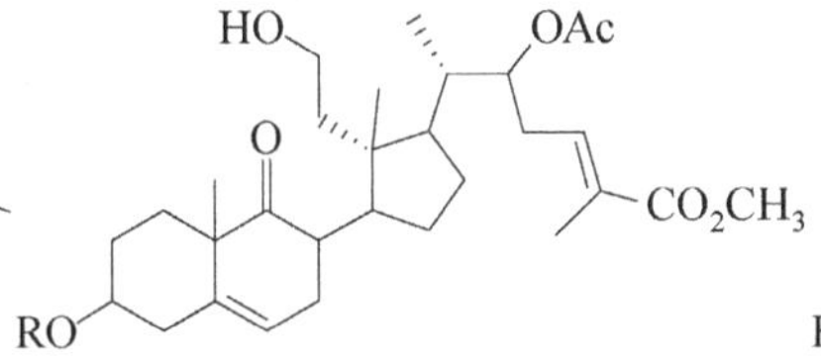

46 I:R=H
47 J:R=Ac

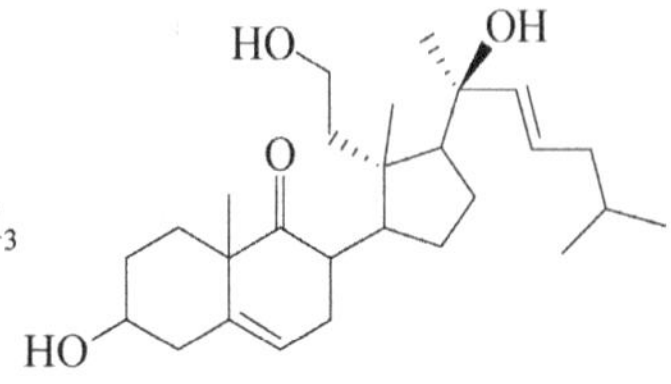

48 K

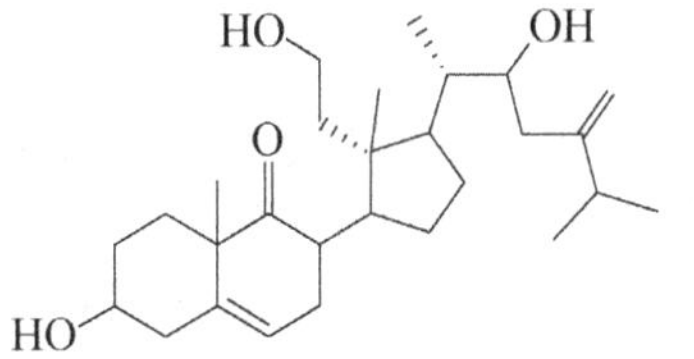

L

49

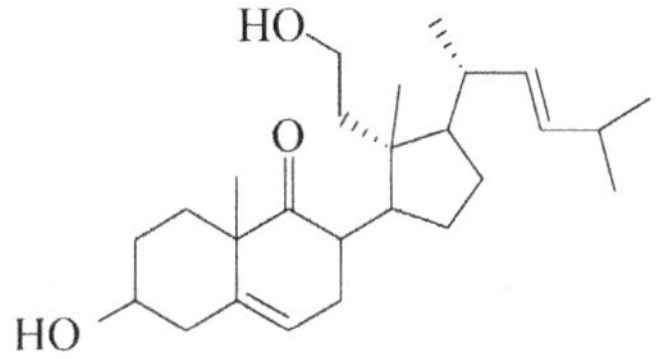

M

50

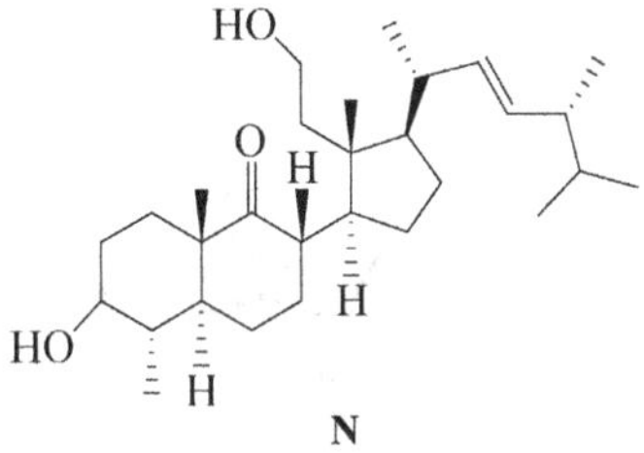

N

51

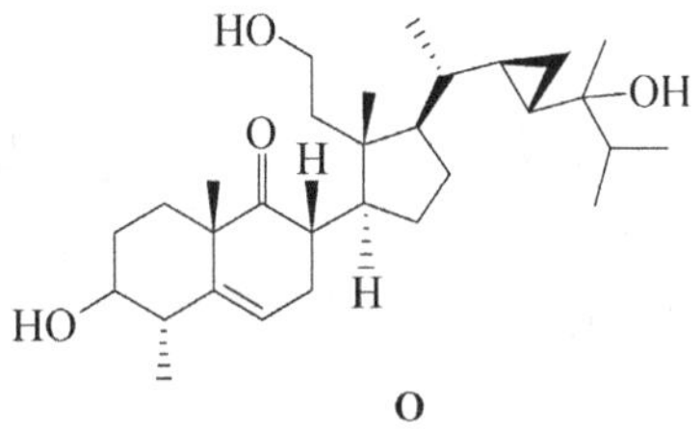

O

52

　　珊瑚来源甾体侧链会发生环化或分枝化。如从中国南海珊瑚 *Subergorgia reticulata* 中发现了侧链中含有缩酮结构的甾体类化合物 suberoretisteroids A~E (**53~57**)[23]。从台湾海岸采集的柳珊瑚 *Isis hippuris* 中分离到一系列具有螺环缩酮结构的甾体类化合物 hippuristanols A~G (**58~64**)[24],这些化合物显示出了显著的细胞毒活性,对肿瘤细胞株 Hep G2、Hep 3B、MCF-7 和 MDA-MB-231 的 IC_{50} 在 0.1~4.6 μg/ml 的范围内。

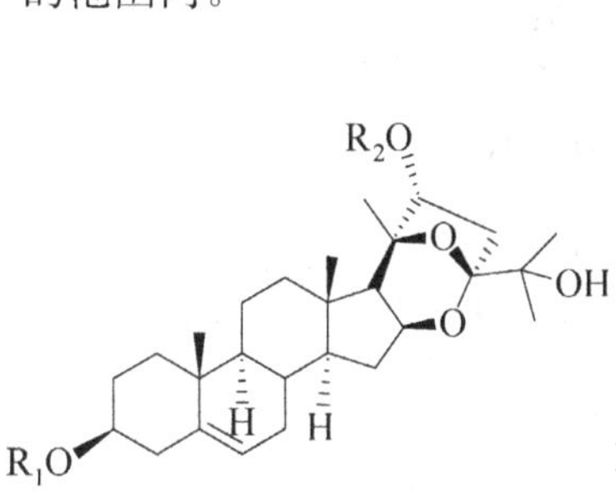

53 suberoretisteroid A
54 suberoretisteroid B
55 suberoretisteroid C

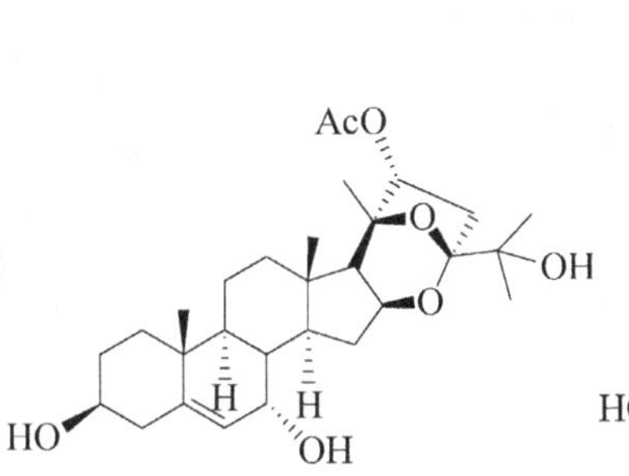

56 suberoretisteroid D

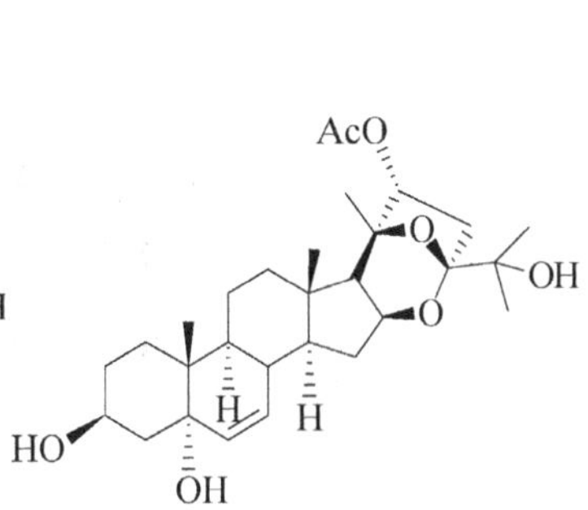

57 suberoretisteroid E

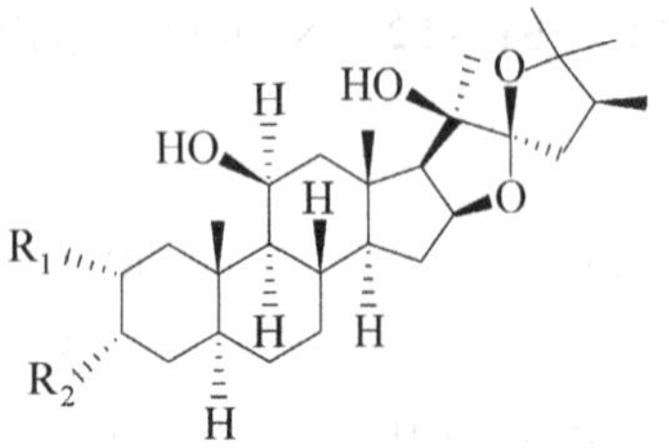

		R₁	R₂
58	hippuristanol A	OH	OAc
59	hippuristanol B	OAc	OH

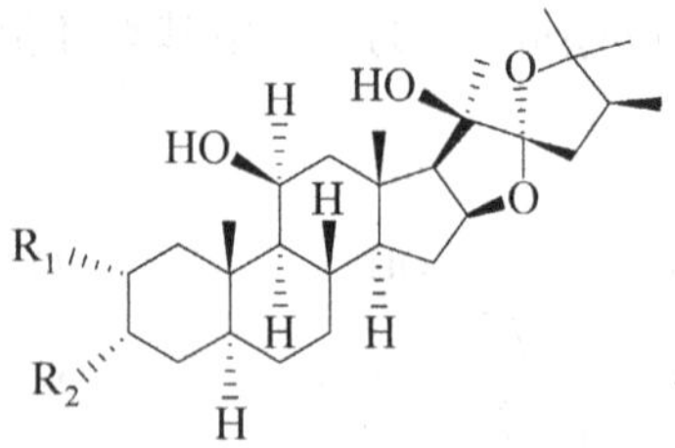

		R₁	R₂
60	hippuristanol C	OH	OAc
61	hippuristanol D	OAc	OH
62	hippuristanol E	H	OH
63	hippuristanol F	OH	OH
64	hippuristanol G	OAc	OAc

珊瑚来源的甾体化合物也有配糖体(糖苷)形式,但数量较少。如从中国南海软珊瑚 *Cladiella krempfi* 中发现两个孕甾烷型含岩藻糖的甾体类化合物 5,20-孕甾二烯-3-O-α-L-吡喃岩藻糖苷(**65**)和 20-孕甾烯-3-O-α-L-吡喃岩藻糖苷(**66**)[25]。发生在陆生高等植物中的去氧甾体糖苷在珊瑚中也有发现,如从柳珊瑚 *Eunicella verrucosa* 中分离得到的孕甾糖苷化合物 verrucoside (**67**),分子中含有 L-洋地黄-6-去氧糖,其对肿瘤细胞 P388、A549、HT-29 的 IC_{50} 分别为 5.9、7.2、6.3 μg/ml[26]。

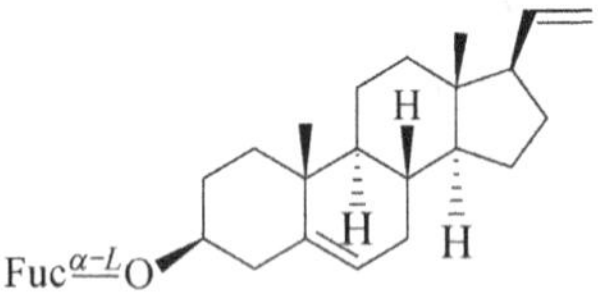

65	**66**	**67**

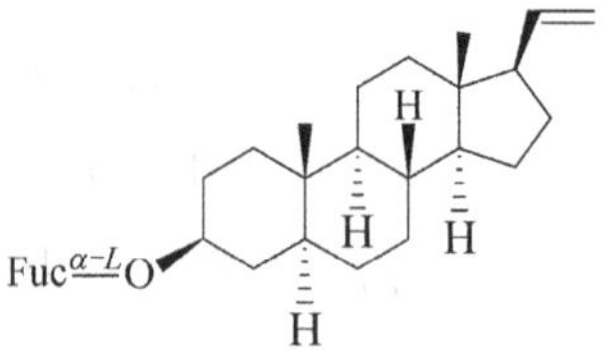

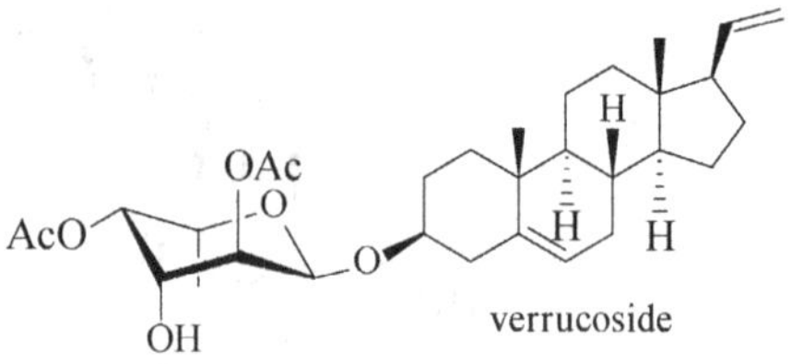

棘皮动物如海星、蛇尾、海盘车等,从中获得的甾体化合物除了分子中有多羟基取代之外,另一特点是大多形成硫酸盐。棘皮动物的甾体硫酸盐是这些动物为阻止细胞膜上毒素的形成而产生的[12]。硫酸根通常会取代在甾核的 3-、6-、15-或 16-位以及侧链上。如从蛇尾属动物 *Ophioplocus januarii* 中分离到的甾醇硫酸盐 (22E)-5β-24-norcholest-22-ene-3α,4α,11β,21-tetrol 3,21-disulfate (**68**),具有抑制呼吸道合胞病毒复制的作用[27]。

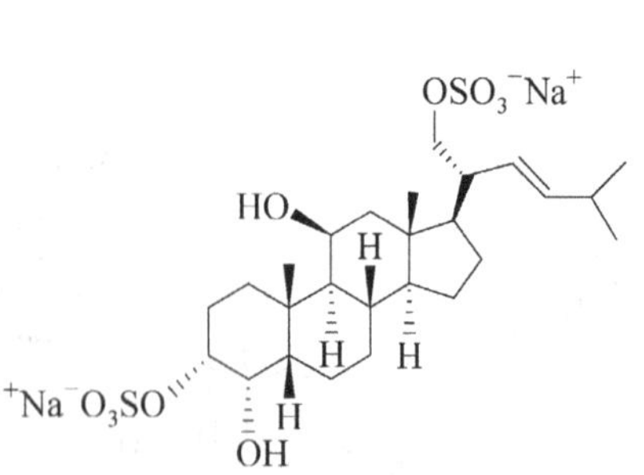

		R₁	R₂
68			
69	tremasterol A	OAc	OAc
70	tremasterol B	OH	OH
71	tremasterol C	H	OAc

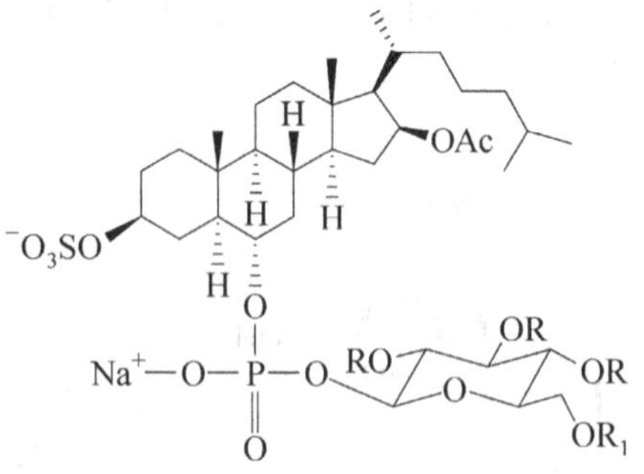

除了硫酸盐,棘皮动物来源的甾体化合物有时还会有磷酸盐类代谢产物被分离得到。分离自海星 *Tremaster novaecaledoniae* 中的 Tremasterols A~C(**69~71**),结构中形成了磷酸酯结构[28]。此外,甾体糖苷也是棘皮动物来源甾体的一种主要形式。糖苷化的位置通常在 3-、6-位或侧链上,并且常会同时形成硫酸盐的形式。如从日本海盘车 *Aphelasterias japonica* 中分离到甾醇硫酸盐单糖苷 aphelasteroside C(**72**)具有小鼠红细胞溶血活性[29]。

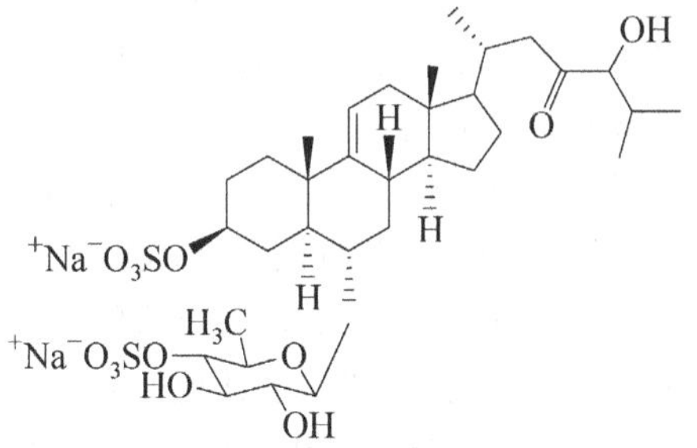

72　aphelasteroside 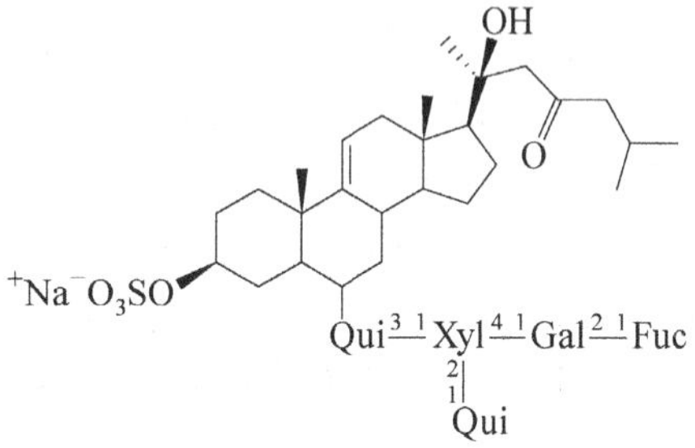 　　　　　　　　　**73**　thornasteroside A

甾体皂苷也是海洋甾体的主要类型之一,棘皮动物海星是其主要生物来源。海星(sea star,starfish,asteroid)属棘皮动物门(Echinodermata)海星纲(Asteroidea),约 1 500 种,大致分为显带目(Phanerozonia)、有棘目(Spinulosa)、钳棘目(Forcipulatida)、桩海星目(Paxillosida)和瓣海星目(Valvatide)五个目。海星通常有鲜艳的体色,体长由 1 cm 到 1 m 不等,分布广泛,北太平洋区域最多,垂直分布从潮间带到水深 6 000 m 处。海星捕食多种无脊椎动物,也以动物尸体为食。海星中甾体皂苷对无脊椎动物及部分脊椎动物具有广泛的毒性,可能作为一种捕食的武器,同时也起到防御剂的作用,用以抵抗真菌感染、海洋污损物或者贝类附着寄生。来源于海星的甾体皂苷类化合物具有多种药理活性:溶血、细胞毒、抗病毒、抗菌抗炎、降压等。根据其结构特点,大致可分为两大类:多羟基甾醇及其糖苷类、海星皂苷。多羟基甾醇如前已说到很多的例子。海星皂苷(asterosaponins)一词原来通称从海星中获得的所有毒性甾体皂苷,后来逐渐用来专指具有 $\Delta^{9(11)}$-3β,6α-二羟基甾体母核,并在 3-位硫酸化、6-位糖基化的一类特定的甾体糖苷类化合物。数百年前,人们已经知道海星具有毒性,但是直到 1960 年 Hashimoto 等人才认识到这种毒性是由海星中类似植物皂苷的物质引起的。经过十多年的努力,于 1978 年他们成功的分离到第一个皂苷 thornasteroside A(**73**)并鉴定了其结构。该皂苷广泛分布于多种海星中[30]。

第三节　理化性质及波谱学特征

海洋甾体化合物与陆生植物来源的甾体类化合物不同在于分子中常含有多个羟基、成硫酸酯或磷酸酯、并含有多糖的糖苷化产物。海洋甾体的分子间作用力较强,常温常压下往往呈结晶性固体或无定形粉末。海洋甾体由于含多羟基取代,故相对于陆生甾体,其水溶性较大,其苷元易溶于乙酸乙酯、丙酮、甲醇、乙醇等有机溶剂中,其糖苷水溶性较大。

海洋甾体化合物的鉴定符合甾体化合物鉴定的一般特征。如,Lieberman-Burchard 反应鉴定甾体母核的存在,Molish 反应鉴定糖的存在。

海洋甾体、特别是苷类化合物，一般分子量较大，结构复杂，糖基的鉴定困难，通常需要综合运用到各种波谱学解析和化学方法。早期的结构鉴定多应用化学的方法，而今一般联合应用波谱学的方法（IR、UV、MS、1D-NMR、2D-NMR 等）和化学方法。常用的化学手段有：酸水解-还原乙酰化-GC/MS 分析确定糖基的种类和数量；酸水解获得苷元，波谱解析鉴定苷元；也可以通过酶解然后分离获得含糖基较少的次苷元或者苷元，通过苷化位移规律推测糖基的链接顺序和位置；糖的绝对构型（D-或L-）可通过将糖（酸水解产物中的水溶性部分）转化为全三甲基硅醚化的 L-半胱氨酸的糖苷，然后与标准品的同等衍生物进行 GC/MS 分析来加以确定[31]；通过脱硫反应确定硫酸基的位置等。

1. IR 通过红外光谱（IR）可推测分子中存在哪些官能团。一般地，甾体化合物会在：① 1 450 cm^{-1} 和 1 380 cm^{-1} 附近分别出现甲基的不对称和对称弯曲振动吸收峰；② 3 600～3 200 cm^{-1} 和 1 130～1 030 cm^{-1} 分别出现羟基的 O—H 和 C—O 伸缩振动吸收峰；③ 1 680～1 630 cm^{-1} 和 1 600 cm^{-1} 左右分别出现共轭烯酮的羰基和双键的特征吸收（共轭使羰基和双键均向低频移动）；④ 1 750～1 700 cm^{-1} 和 1 300～1 180 cm^{-1} 分别出现酯羰基和酯 C—O 伸缩振动吸收峰（若羟基被酯化）；⑤ 1 800～1 680 cm^{-1} 出现酮羰基的特征吸收（若羟基被氧化为酮），但其大小与羰基在甾核上的位置及其附近的立体构型相关，如 6-羰基的 IR 就与 H-5 的构型有关：1 715～1 710 cm^{-1}（5α-H）和 1 709～1 705 cm^{-1}（5β-H）。常见官能团的红外特征吸收频率见图 6-1。

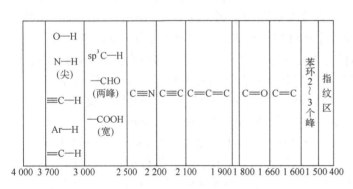
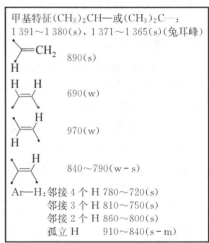

图 6-1　常见官能团的红外特征吸收频率（cm^{-1}）[32]

2. UV 由于海洋甾体化合物的氧化度通常比较高，又是饱和甾核时，一般不产生 UV 吸收。但当 A 环或 B 环芳香化或存在共轭体系（如共轭双烯、多烯或共轭烯酮）时，也会在 210～400 nm 表现相应的紫外特征。同环共轭双烯在 270 nm 左右、异环共轭双烯在 230 nm 左右、共轭烯酮在 240 nm 会产生强的 UV 吸收。可用 Woodward 规则进行估算：

（1）共轭多烯。

基本值：同环共轭双烯 253 nm、异环共轭双烯 214 nm。

附加值：每增加 1 个烷基或 1 个共轭异环双键＋5 nm、每增加 1 个共轭同环双键＋30 nm。

（2）共轭烯酮。

基本值：C=C—C=O 215 nm。

附加值:每增加 1 个烷基取代,α-烷基+10 nm、β-烷基+12 nm、γ-或 δ-烷基+18 nm。

每增加 1 个共轭异环双键+5 nm、每增加 1 个共轭同环双键+30 nm。

甾体化合物的基本结构与紫外吸收特征见图 6-2。

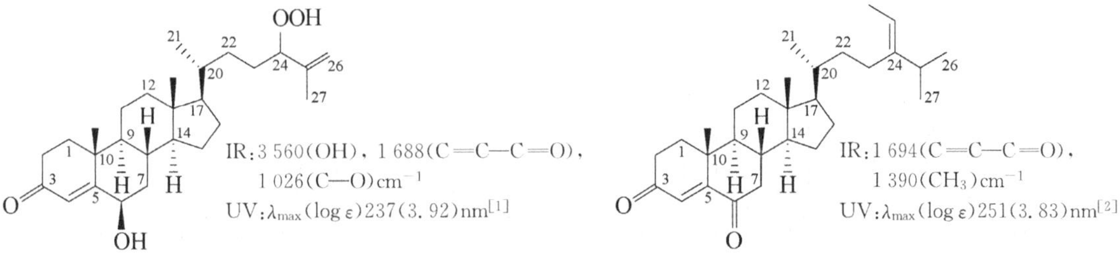

图 6-2 甾体化合物的基本结构与紫外吸收特征

3. MS 质谱有多种电离方式,如电子轰击(EI-MS)、化学电离(CI-MS)、大气压化学电离(APCI-MS)、电喷雾电离(ESI-MS)、快原子轰击(FAB-MS)、激光解吸/电离(MALDI-MS)等。EI-MS(70 eV)能给出丰富的碎片信息,但分子离子的信号较弱(降低电离能,可得分子离子峰)。由于质谱主要用于分子量的测定,故现在多用 ESI-MS 和 FAB-MS 等软电离方式获得分子量,而采用其二级和三级质谱获得组成片段信息。

由于海洋甾体多为多羟基取代的化合物,故其 EI-MS 除了分子离子峰$[M]^{+}$之外,还常常出现$[M-H_2O]^{+\cdot}$、$[M-CH_3]^{+}$、$[M-H_2O-CH_3]^{+}$、$[M-CO]^{+}$(若甾核上有羰基)、$[M-R]^{+}$(R=17-侧链烃基)或发生麦斯重排(McLafferty rearrangement,22-或 23-为双键)生成$[M-RH]^{+\cdot}$。此外,可能的裂解还包括 D-环的裂解生成 m/z(218 或 217+甾核上取代基)的峰,对于 5,6-双键的海洋甾体也可能发生 B 环的逆 Diels-Alder 裂解,产生 m/z(M-(124+A 环取代基))的峰。如海洋甾体:24-hydroperoxy-6β-hydroxycholesta-4,25-dien-3-one,其 EI-MS 为 m/z(int%)430$[M]^{+}$(0.7)、412(6.0)、285(18.9)、267(12.0)、245(4.4)、227(11.9)、41(100)[1]。解析见图 6-3。

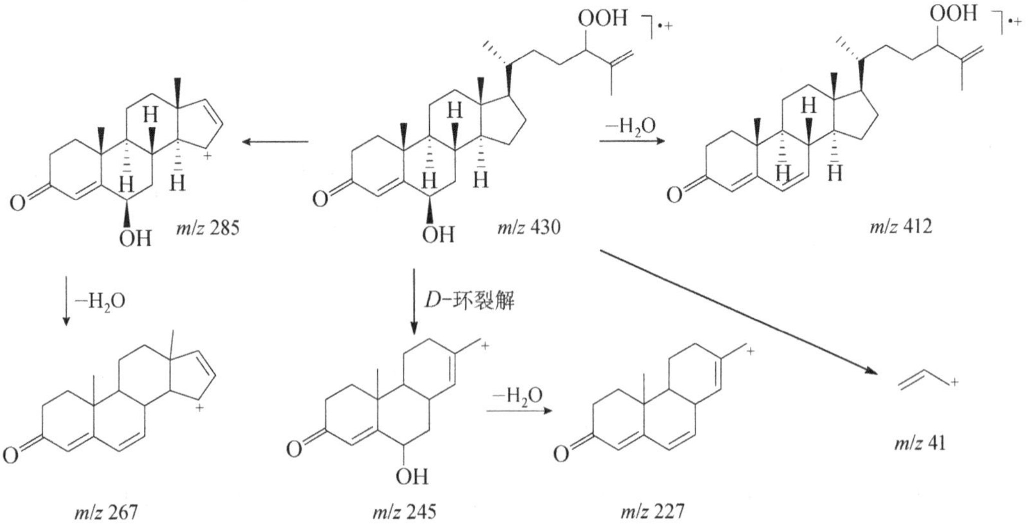

图 6-3 24-过氧烃基-6β-羟基-4,25-胆甾二烯-3-酮的质谱解析

再如图 6-4：

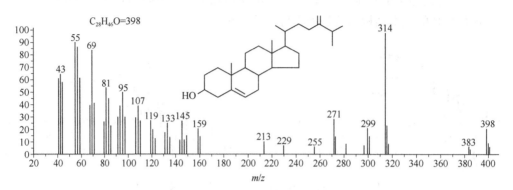

图 6-4 5,24(28)-麦角甾二烯-3β-醇的 EI-MS[33]

解析见图 6-5：

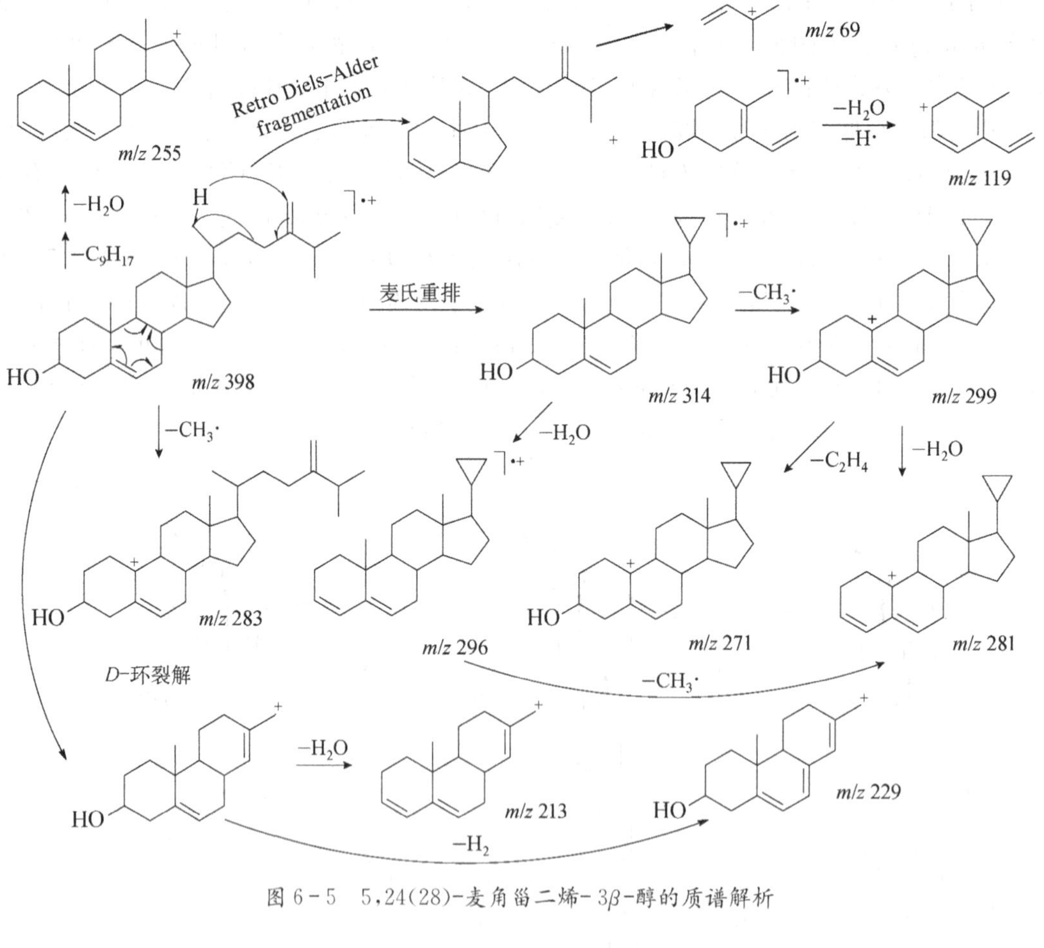

图 6-5 5,24(28)-麦角甾二烯-3β-醇的质谱解析

4. NMR ^{1}H-NMR 特征非常显著,表现为 1.5～2.5 ppm 间质子信号的强烈重叠。但在高场部分 0.6～1.5 ppm 往往出现 2～6 个甲基的特征吸收峰:2 个单峰甲基(CH₃-18

和 CH$_3$ - 19)、3 个双峰甲基(胆甾类)或 4 个双峰甲基(麦角甾类)及 1 个三峰甲基(谷甾类)，结合骨架碳原子数 19、21、27、28 或 29，可推测分子为相应的雄甾烷、孕甾烷、胆甾烷、麦角甾烷或谷甾烷骨架；其他甲基的化学位移：3～4 ppm(甲氧基)、2～3 ppm(乙酰甲基)、1.8～2.2 ppm(双键甲基)。如分子中还存在双键，则会在 4.6～6 ppm 出现烯氢的信号；若 22,23 - 为双键，则在 5～6 ppm 出现位置很近的 2 个烯氢的多重峰信号。如甲基被氧化为醛，则在 9～10 ppm 会出现—CHO 的特征吸收，如进一步被氧化为酸，则在 10～13 ppm 会出现—CO$_2$H 的特征吸收。连氧碳氢信号在 3～4.5 ppm、糖苷的端基氢在 4.8～6.2 ppm。若 A 环或 B 环芳香化，则在 6～8.5 ppm 会出现芳香氢的信号；若形成环丙烷片段，则在 0.1～0.6 ppm 会出现环丙烷质子的特征吸收。通过 CH$_3$ - 21 的 ^{1}H - NMR 可确定 C - 20 的绝对构型，20R - (20β - H)比 20S - (20α - H)低场 0.1 ppm；如在 CDCl$_3$ 中测定，则 δ_{CH_3-21} 0.91 (20R -)/0.81 (20S -) (22,23 - 饱和)、1.04 (20R -)/0.94 (20S -) (22,23 - 双键)(图 6 - 6)[34]。

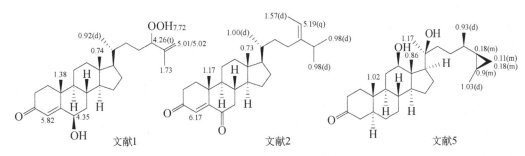

图 6 - 6 甾体化合物^{1}H - NMR 特征吸收峰

^{13}C - NMR 在一般出现 19、21、27、28 和 29 个骨架碳原子的吸收信号，分别相应于雄甾烷、孕甾烷、胆甾烷、麦角甾烷和谷甾烷骨架。酮羰基碳信号一般在 190～220 ppm、醛基碳信号在 180～200 ppm、羧基碳信号在 180 ppm 左右(共轭向高场位移)；其他羰基碳信号：165～180 ppm(酯羰基)、160～170 ppm(酰胺羰基)。双键碳或芳香碳信号在 100～150 ppm、连氧碳信号在 60～90 ppm、甲氧基碳信号在 50～60 ppm、糖苷的端基氢在 95～110 ppm。碳原子的种类(多重性)可通过无畸变极化转移增益(DEPT)技术加以区别：脉冲宽度 $\theta = 90°$ 时，只有叔碳(CH)信号(正吸收)；$\theta = 135°$ 时，除季碳外，其他碳的吸收信号：伯碳(CH$_3$)和叔碳(CH)呈正吸收，而仲碳(CH$_2$)为负信号。如胆甾核骨架的碳信号有：5 CH$_3$ (10～22 ppm)、≤12CH$_2$(20～42 ppm)、≥8CH (30～58 ppm，其中 C - 5、C - 9、C - 14 和 C - 17 一般在 47～58 ppm)、≥2C (35～48 ppm)。CH$_3$ - 28 的化学位移可用于确定麦角甾类化合物中 C - 24 的构型：24R -，δ_{C-28}17.7 ± 0.1；24S -，δ_{C-28}18.1 ± 0.1[35](图 6 - 7)。

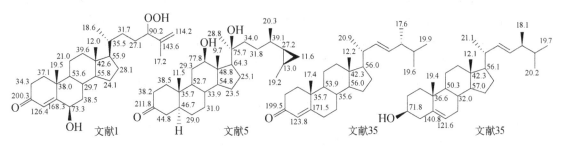

图 6 - 7 甾体化合物^{13}C - NMR 特征吸收峰

波谱解析一般过程是通过 1D-NMR 确定化合物类型。通过 HMQC 或 HSQC 归属直接键合的碳、氢信号;通过分析¹H-¹H COSY 或者 TOCSY 来归属每个自旋系统中的氢信号、并结合 HMQC 或 HSQC 连结出相应的结构连段;再通过 HMBC 和 NOESY 验证自旋系统(结构连段)、并推断不同自旋系统间的连接;最后通过 NOESY 或 NOE 差谱确定甾体的相对构型。

第四节 提取分离方法及研究实例

一、提取分离方法

由于海洋甾体分子中常含有多个羟基取代、或成硫酸酯或磷酸酯、或生成糖苷,故海洋甾体特别是甾体皂苷的水溶性较大,易溶于极性溶剂中。常采用含水乙醇从海洋动植物材料中提取海洋甾体(如 70% 的乙醇加热回流提取),获得的醇提物可采用大孔树脂除盐。将浸膏分散于水中,用小极性溶剂如石油醚除去脂溶性成分,用正丁醇萃取获得甾体皂苷总浸膏。甾体皂苷的分离现在多采用现代色谱分离技术进行分离纯化。如采用硅胶柱色谱分离,则多用水饱和的有机溶剂(如正丁醇-甲醇-水、氯仿-甲醇-水)进行洗脱分离。反相柱色谱和 Sephadex LH-20 也适于海洋甾体的分离纯化,ODS 高效液相色谱分离适于微量海洋甾体的分离。

二、研究实例

除海洋动植物之外,与之共附生的海洋微生物也是甾体化合物的重要来源之一,我们从一株与草苔虫(*Bugula* sp.)共附生的根霉(*Rhizopus* sp.)2-PDA-61 的发酵产物中分离鉴定了一个结构新颖的 14β-海洋甾体:(22E, 24R)-3β-羟基-5,8,22-麦角甾三烯-7,15-二酮(**74**)[36]。天然来源的 14β-甾醇非常罕见,除化合物 **74** 外(首例来源于海洋真菌的 14β-甾醇),还有三例来源于海绵:contignasterol[37]、clathriol[38] 和 clathriol B[39]。

1. 发酵培养[36] 根霉(*Rhizopus* sp.)2-PDA-61 在真菌 2 号培养基中(2%甘露醇+2%麦芽糖+1%味精+1%葡萄糖+0.1%玉米浆+0.3%酵母膏+0.05% KH_2PO_4+0.03% $MgSO_4 \cdot 7H_2O$+2% $CaCO_3$,陈海水配制,调节 pH=6.5),于 28 ℃,转速为 165 r/min 的摇床上培养 9 天,30 L 发酵产物(500 ml 三角瓶,每瓶装液 150 ml)用绢布过滤中分成菌丝体和发酵液两部分。

2. 提取分离[36] 取发酵液,直接用等量乙酸乙酯萃取三次,合并萃取液,得发酵液的乙酸乙酯萃取液,减压浓缩至干,得到发酵液的乙酸乙酯浸膏。菌丝体用丙酮超声破碎提取 3 次,合并提取液,减压浓缩至不含丙酮后,用等量乙酸乙酯萃取三次,得菌丝体提取物的乙酸乙酯萃取液,减压浓缩至干,得到菌丝体的乙酸乙酯萃取物。合并发酵液与菌丝体的乙酸乙酯萃取物共得到活性浸膏 35 g(对小鼠白血病细胞 P388 具有细胞毒活性,浓度 0.1 mg/ml 时的抑制率为 72%)。乙酸乙酯提取物利用减压硅胶柱色谱分离、petroleum ether/CHCl₃(0~100%)和 MeOH/CHCl₃(0~50%) 梯度洗脱,得到 16 个活性组分(Fr.1~16),其中 Fr.3 和 Fr.9 为活性组分。Fr.9 经多次硅胶和 Sephadex LH-20 柱色谱分离,得到活性组分 Fr. 9 - 4 - 4 - 2。经反相硅胶柱色谱分离、H_2O—MeOH 梯度洗脱，组分 Fr. 9 - 4 - 4 - 2 进一步分离为 6 个亚组分。组分 Fr. 9 - 4 - 4 - 2 - 1 经半制备 HPLC 纯化、85% MeOH/H_2O 进行洗脱(ODS 柱,20×250 mm, 5 μm, 4 ml/min)得到海洋甾体(22E, 24R, 14β)-3β-羟基-5,8,22-麦角甾三烯-7,15-二酮(**74**)(7.6 mg,图 6 - 8)。

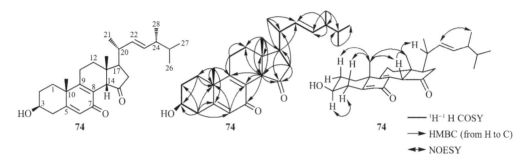

图 6 - 8 化合物 74 的化学结构及其 ^1H-^1H COSY、HMBC 和 NOESY 相关示意图

3. 理化常数[36]　(22E, 24R, 14β)-3β-羟基-5,8,22-麦角甾三烯-7,15-二酮(**74**)：淡黄色油状物,$[\alpha]_D^{22}$ +17° (c 0.1, CHCl₃);IR(KBr)ᵥₘₐₓ 3 433、2 959、2 928、2 866、1 735、1 654、1 623、1 452、1 398、1 289、1 060 cm^{-1};ESIMS m/z 425.2[M+H]$^+$, 447.3 [M+Na]$^+$, 463.3[M+K]$^+$;HRESIMS m/z 425.3049[M+H]$^+$ (calcd for $C_{28}H_{41}O_3$, 409.3056);^1H and ^{13}C NMR 数据见表 6 - 1。

表 6 - 1　(22E, 24R, 14β)-3β-羟基-5,8,22-麦角甾三烯-7,15-二酮的
^1H - NMR (600 MHz)和^{13}C - NMR (150 MHz)数据(CDCl₃ 中测定)[36]

position	δ_C	δ_H(J in Hz)	^1H-^1H COSY	HMBC	NOESY
1	34.4, CH₂	1.30 m, 2.02 m	1α, 2α,	3, 5	
2	30.4, CH₂	1.70 m, 1.96 m	1α		
3	71.5, CH	3.69 m	4α, 2α, 4β		
4	42.0, CH₂	2.54 ddd (12.8, 11.0, 1.3); 2.64 ddd (12.8, 4.6, 1.8)	3, 6	3, 6, 5, 2, 10	
5	162.2, C				
6	125.9, CH	6.20 s	4α	10, 8	18, 21, 28
7	184.4, C				
8	128.2, C				
9	158.7, C				
10	41.7, C				
11	22.1, CH₂	2.28 m, 2.36 m		12, 9	
12	33.0, CH₂	1.47 m, 1.47 m	11β, 11α		
13	39.2, C				
14	51.7, CH	3.72 s		18, 12, 13, 8, 9, 7, 15	18, 21
15	215.9, C				
16	37.1, CH₂	2.39 d (6.4), 2H		20, 17, 15, 14	21

(续表)

position	δ_C	δ_H (J in Hz)	$^1H^{-1}H$ COSY	HMBC	NOESY
17	48.0, CH	1.85 m	20, 16	16, 20, 22, 15	21
18	18.4, CH$_3$	1.11 s		12, 13, 17, 14	11β, 16, 19
19	23.1, CH$_3$	1.30 s		1, 10, 9, 5	4α, 2α, 18
20	37.1, CH	2.74 m	21, 17		18
21	21.5, CH$_s$	1.03 d (6.5)	20	20, 17, 22	18, 19, 17
22	136.4, CH	5.37 dd (15.1, 7.3)	24	24	28
23	130.3, CH	5.41 dd (15.6, 7.3)	20	20	28
24	43.4, CH	1.96 m	28	22, 23	
25	33.0, CH	1.42 m	26, 27		28
26	19.7, CH$_3$	0.82 d (6.8)	25	25, 24, 27	28
27	20.1, CH$_3$	0.85 d (6.8)	25	26	28
28	17.6, CH$_3$	0.97 d (6.8)	24	25, 24, 23	14, 19

4. 结构鉴定[36]　　化合物 **74** 的阳离子 HRESIMS 在 m/z 425.304 9 处给出 $[M+H]^+$ 峰(calcd for $C_{28}H_{41}O_3$, 425.3056),结合 ^1H - NMR 和 ^{13}C - NMR 推测该化合物分子式为 $C_{28}H_{40}O_3$,不饱和度为 9,提示可能是麦角甾类化合物。IR 光谱在 3 433、1 700、1 654、1 632 cm^{-1} 处的吸收峰提示分子中含有羟基、羰基和 α,β-不饱和羰基。^1H - NMR 谱(表 6-1)清楚地给出 2 个角甲基(δ_H 1.11、1.30)和 4 个仲甲基(δ_H 0.82、0.85、0.97、1.03)共 6 个麦角甾甲基的特征吸收;此外,氢谱还给出 1 个连氧次甲基质子信号(δ_H 3.69)和 3 个烯氢质子,其中包括 1 个三取代乙烯质子[δ_H 6.20 (s)]和 2 个 E-对称二取代乙烯质子[δ_H 5.37 (dd,15.1,7.3 Hz)/5.41 (dd,15.6,7.3 Hz)]。^{13}C - NMR 和 DEPT 谱给出 2 个羰基(δ_C 215.9/184.4)、4 个烯属季碳(δ_C 162.2、158.7、130.3、128.2)、2 个烯属叔碳(δ_C 125.9/136.4)、1 个连氧叔碳(δ_C 71.5)、6 个甲基碳(δ_C 18.4、23.1、21.5、19.7、20.1、17.6)以及 6 个饱和亚甲基碳、5 个叔碳和 2 个季碳信号,进一步证明了麦角甾醇骨架的存在。

$^1H^{-1}H$ 相关谱揭示了 2 个典型的自旋耦合系统:H-1—H-2—H-3—H-4 和 H-21—H-20—H-22—H-23—H-24—H-25—H-26、H-24—H-28、H-25—H-27、H-16—H-17—H-20,结合 HMQC,推测甾核的 3-位连有羟基、17-位连有 C8 侧链(即 5,6-二甲基-3-庚烯-2-基)。H$_3$-19 与 2 个烯属季碳(δ_C 162.2、128.2)、H$_2$-4 与烯属叔碳(δ_C 125.9)和季碳(δ_C 162.2)、烯氢(H-6)与 1 个烯属季碳(δ_C 128.2)和饱和季碳(δ_C 41.7)以及 H-14 与 2 个烯属季碳(δ_C 158.7、128.2)和共轭羰基(δ_C 184.4)的 HMBC 相关,揭示甾核的 B 环为 2 个 α,β-不饱和酮、且羰基在 6-位。H$_3$-18 与 2 个饱和叔碳(δ_C 51.7、48.0)、H-14 和 H-17 与羰基(δ_C 215.9)的 HMBC 相关,则揭示第二个羰基位于甾核 D 环的 15-位(图 6-8)。

化合物 **74** 的立体构型是通过 NOESY 谱、相邻质子的耦合常数来确认的。麦角甾醇生合成来源决定了 H-18、H-19 处在 β-取向而 H-17 在 α-取向。H-4β(δ_H 2.54, ddd, 12.8, 11.0, 1.3 Hz)与 H-19 间存在着 NOESY 相关信号,H-4β 与与 H-3 间的偶合常数 11.0 Hz 表明 H-3 是 α-取向的,即 2 个直立键(a-a 键)质子耦合。同样地,H-14 与 H-18 和 H-19 间的 NOESY 相关信号决定了 H-14 也是 β-取向的。Δ^{22}-的 E-构型可

以从其较大的耦合常数(15.6 Hz)和 H-22 与 H₃-28 之间的 NOESY 相关关系推导出。文献调查表明:对于具有 Δ^{22}-双键烃基的麦角甾类化合物,其 C-24 的绝对构型可以通过 C-28 甲基的化学位移确定,24R-比 24S-高场,δ_{C-28} 分别为 17.7±0.1 和 18.1±0.1[35];化合物 **74** 的 δ_{C-28} 为 17.6,故其 24-位的绝对构型为(R)。其 20-位的构型则通过 CH₃-21 的¹H NMR 确定,20R-比 20S-低场,δ_{CH_3-21} 分别为 1.04 和 0.94(差 0.1 ppm)[34];化合物 **74** 的δ_{CH_3-21} 为 1.03,故其 20-位的绝对构型为(R)。因此,化合物 **74** 的结构鉴定为:(22E,24R,14β)-3β-羟基-5,8,22-麦角甾三烯-7,15-二酮。

5. 生物活性[36]　通过 MTT 法,评价了 14β-海洋甾体 **74** 对人白血病 HL-60 细胞和小鼠白血病 P388 细胞的细胞毒活性;采用 SRB 法,评价了 14β-海洋甾体 **74** 对人肺癌 A549 细胞和人肝癌 BEL-74 细胞的细胞毒活性;结果表明:14β-海洋甾体化合物 **74** 对四种肿瘤细胞具有细胞毒活性,IC_{50} 分别为 3.1、9.3、17.6、5.9 μmol/L。

参考文献

[1] Sheu JH, Huang SY, Wang GH, Duh CY. Study on cytotoxic oxygenated desmosterols isolated from the red alga *Galaxaura marginata* [J]. J. Nat. Prod. 1997,60:900-903.

[2] Sheu JH, Wang GH, Sung PJ, Duh CY. New Cytotoxic oxygenated fucosterols from the brown alga *Turbinaria conoides* [J]. J. Nat. Prod. 1999,62:224-227.

[3] 汤海峰,易杨华,姚新生. 海洋甾体化合物的研究进展[J]. 中国海洋药物. 2002,3:42-47.

[4] Iguchi K, Fujita M, Nagaoka H, et al. Aragusterol a: a potent antitumor marine steroid from the okinawan sponge of the genus, *Xestospongia* [J]. Tetrahedron Lett. 1993,34:6277-6280.

[5] Iguchi K, Shimura H, Taira S, et al. Aragusterol B and D, new 26,27-cyclosterols from the Okinawan marine sponge of the genus *Xestospongia* [J]. J. Org. Chem. 1994,59:7499-7502.

[6] Shimura H, Iguchi K, Yamada Y, et al. Aragusterol C: a novel halogenated marine steroid from an Okinawan sponge, *Xestospongia* sp., possessing potent antitumor activity [J]. Experientia. 1994,5: 134-136.

[7] Miyaoka H, Shinohara M, Shimomura M, et al. Aragusterols E-H, new 26,27-cyclosterols from the Okinawan marine sponge of the genus *Xestospongia* and absolute configurations of xestokerols A and B [J]. Tetrahedron. 1997,53:5403-5412.

[8] Aoki S, Yoshioka Y, Miyamoto Y, et al. Agosterol A, a novel polyhydroxylated sterol acetate reversing multidrug resistance from a marine sponge of *Spongia sp.* [J]. Tetrahedron letters. 1998, 39:6303-6306.

[9] Shoji N, Umeyama A, Shin K, et al. Two unique pentacyclic steroids with cis C/D ring junction from *Xestospongia bergquistia* Fromont, powerful inhibitors of histamine release [J]. J. Org. Chem. 1992,57:2996-2997.

[10] Kobayashi J, Shinonaga H, Shigemori H, et al. Xestobergsterol C, a new pentacyclic steroid from the Okinawan marine sponge *Ircinia* sp. and absolute stereochemistry of xestobergsterol A [J]. J. Nat. Prod. 1995,58:312-318.

[11] Li H, Matsunaga S, Fusetani N. A new 9,11-secosterol, stellettasterol from a marine sponge *Stelletta sp.* [J]. Experientia. 1994,50:771-773.

[12] Stonik VA. Marine polar steroids [J]. Russian Chemical Reviews. 2001,70 (8):673 - 715.

[13] Carney JR, Scheuer PJ, Kelly - Borges M. Three unprecedented chloro steroids from the Maui sponge *Strongylacidon sp*. : kiheisterones C, D, and E [J]. J. Org. Chem. 1993,58:3460 - 3462.

[14] Makarieva TN, Stonik VA, D'yachuk OG, Dmitrenok AS. Annasterol sulfate, a novel marine sulfated steroid, inhibitor of glucanase activity from the deep water sponge *Poecillastra laminaris* [J]. Tetrahedron Lett. 1995,36:129 - 132.

[15] Patil AD, Freyer AJ, Breen A, Brad Carte, Randall K. Johnson. Halistanol disulfate B, a novel sulfated sterol from the sponge *Pachastrella* sp. : inhibitor of endothelin converting enzyme [J]. J. Nat. Prod. 1996,59:606 - 608.

[16] Motomasa K, Yoshihiro O, Isao K. Marine natural products. ⅩⅩⅧ. The structures of sarasinosides A1, A2, A3, B1, B2, B3, C1, C2, and C3, nine new norlanostane-triterpenoidal oligoglycosides from the Palauan marine sponge *Asteropus sarasinosum* [J]. Chem. Pharm. Bull. 1991. 39:2867 - 2877.

[17] D'Auria MV, Giannini C, Zampella A, et al. Crellastatin A: a cytotoxic bis-steroid sulfate from the Vanuatu marine sponge *Crella* sp. [J]. J. Org. Chem. 1998,63:7382 - 7388.

[18] Sarma NS, Krishna MS, Pasha S G, et al. Marine metabolites: the sterols of soft coral. Chem. Rev. 2009,109:2803 - 2828.

[19] Jia R, Guo YW, Mollob E, et al. Two new polyhydroxylated steroids from the Hainan soft coral *Sinularia* sp [J]. Helv. Chim. Acta. 2006,89:1330 - 1336.

[20] Sheu JH, Chang KC, Duh CY. A cytotoxic 5α,8α - epidioxysterol from a soft coral *Sinularia* species [J]. J. Nat. Prod. 2000,63:149 - 151.

[21] 史清文,李力更,王于方,等.海洋天然产物化学研究新进展[J].药学学报,2010,10:1212 - 1223.

[22] He HY, Kulanthaivel P, Baker BJ, et al. New antiproliferative and antiinflammatory 9, 11 - secosterols from the gorgonian *Pseudopterogorgia* sp [J]. Tetrahedron. 1995,51:51 - 58.

[23] Zhang W, Guo YW, Gavagnin M, et al. Suberoretisteroids A - E, five new uncommon polyoxygenated steroid 24 - ketals from the Hainan gorgonian *Suberogorgia reticulata* [J]. Helv. Chim. Acta, 2005,88:87 - 94.

[24] Chao CH, Huang LF, Yang YL, et al. Polyoxygenated steroids from the gorgonian *Isis hippuris* [J]. J. Nat. Prod. 2005,68:880 - 885.

[25] Huang XP, Deng ZW, Ofwegen LV, et al. Two new pregnane glycosides from soft coral *Cladiella krempfi* [J]. J. Asian Nat. Prod. Res. 2006,8:287 - 291.

[26] Kashman Y, Green D, Garcia C, Garcia AD. Verrucoside, a new cytotoxic pregnane glycoside from a gorgonian *Eunicella verrucosa* [J]. J. Nat. Prod. 1991,54:1651 - 1655.

[27] Roccatagliata AJ, Maier MS, Seldes AM, et al. Antiviral sulfated steroids from the ophiuroid *Ophioplocus januarii* [J]. J. Nat. Prod. 1996,59:887 - 889.

[28] Riccardis FD, Iorizzi M, Minale L, et al. The first occurence of polyhydroxylated steroids with phosphate conjugation from the starfish *Tremaster novaecaledoniae* [J]. Tetrahedron Lett. 1992,33: 1097 - 1110.

[29] Ivanchina NA, Kicha AA, Kalinovsky AI, et al. Hemolytic polar steroidal constituents of the starfish *Aphelasterias japonica* [J]. J. Nat. Prod. 2000,63:1178 - 1181.

[30] 易杨华.海洋药物导论[M].上海:上海科技出版社,2004:119 - 121.

[31] Tao HW, Hao XJ, Liu JG, et al. Resin glycoside constituents of *Ipomoea pes-caprae* (beach morning glory)[J]. J. Nat. Prod. 2008,71:1998 - 2003.

[32] 朱伟明,谢笑天,吴增元.有机化学学习技巧[M].昆明:云南科技出版社,1995:241 - 245.

［33］丛浦珠，苏克曼. 分析化学手册（第二版），第九分册：质谱分析［M］，北京：化学工业出版社，2000：835－837.

［34］Adler JH，Young M，Nes WR. Determination of the absolute configuration at C－20 and C－24 of ergosterol in *Ascomycetes* and *Basidiomycetes* by proton magnetic resonance spectroscopy. Lipids 1977,12；364－366.

［35］Wright JLC，McInnes AG，Shimizu S，et al. Identification of C－24 alkyl epimers of marine sterols by ^{13}C nuclear magnetic resonance spectroscopy. Can. J. Chem. 1978,56；1898－1903.

［36］(a) Wang FZ，Fang YC，Zhang M，et al. Six new ergosterols from the marine－derived fungus *Rhizopus* sp. ［J］ *Steroids* 2008,73；19－26；(b)王发左，海洋真菌抗肿瘤活性次级代谢产物及其生物转化研究，中国海洋大学博士学位论文，2008，29－32.

［37］Burgoyne DL，Andersen RJ，Allen TM. Contignasterol，a highly oxygenated steroid with the "unnatural" 14β configuration from the marine sponge *Petrosia contignata* Thiele，1899 ［J］. J. Org. Chem. 1992;57；525－528.

［38］Keyzers RA，Northcote PT，Webb V. Clathriol，a novel polyoxygenated 14β steroid isolated from the New Zealand marine sponge *Clathria lissosclera* ［J］. J. Nat. Prod. 2002,65；598－600.

［39］Keyzers RA，Northcote PT，Berridge MV. Clathriol B，a new 14β marine sterol from the New Zealand sponge *Clathria lissosclera* ［J］. Aust. J. Chem. 2003,56；279－282.

（朱伟明，王　义）

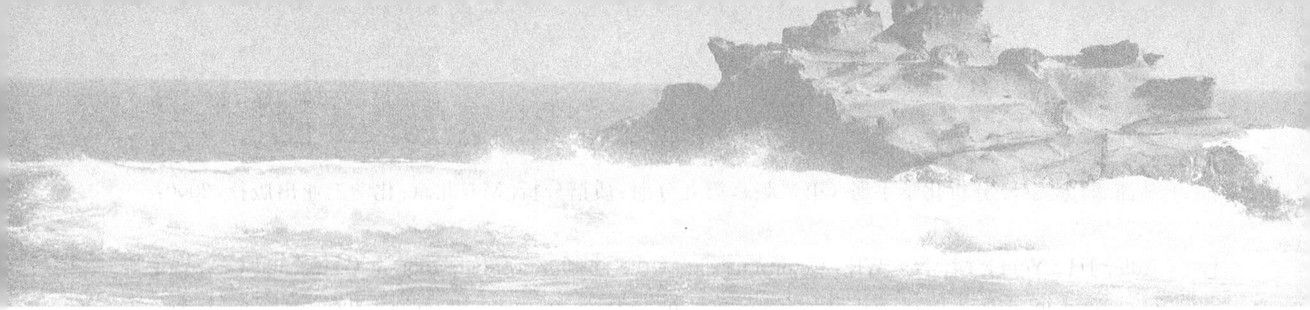

第七章
萜　类

第一节　概　述

　　海洋生物来源的萜类化合物广泛分布于海藻、珊瑚、海绵、软体动物等海洋生物,是海洋生物活性次级代谢产物的重要组成部分,主要以单萜、倍半萜、二萜、二倍半萜为主,三萜和四萜的种类和数量较少。海洋不仅蕴涵着丰富的生物资源,而且由于生态环境与陆地截然不同,导致生物体内的合成途径与陆地生物有很大差异,这种代谢途径的差异在海洋萜类化合物中得到了充分的体现。如海洋生物中,生物合成的萜类常与醌醇结合在一起;红藻来源的单萜和倍半萜等萜类化合物,含有较多的卤族元素,特别是氯和溴,这也是陆地生物萜类化合物所不具备的特征,有趣的是,海水中氯离子和溴离子的含量相差 300 倍,氯离子的含量约是 2%,溴离子的含量约是 0.006 7%,这些藻类是通过什么样的代谢机制选择性的富集这些卤素离子,还有待研究;从不同的海绵中发现了一系列的异氰基倍半萜,具有氰基的化合物在自然界中是极为少见的。

　　珊瑚是海洋萜类化合物的重要来源,由珊瑚构成的珊瑚礁所占有的面积和世界上可耕种的面积差不多,所含萜类以倍半萜和二萜类化合物为主,这些化合物不仅结构新颖独特,而且生理活性显著,珊瑚的许多二萜内酯有显著的抗癌活性。珊瑚属于腔肠动物门珊瑚虫纲,珊瑚虫纲是腔肠动物门最大的一个纲,约有 7 000 多种,主要分为八放珊瑚和六放珊瑚两个亚纲。目前海洋天然产物研究的两个热点软珊瑚和柳珊瑚属于八放珊瑚亚纲。软珊瑚是珊瑚家族的主要成员,属于腔肠动物门珊瑚虫纲八放珊瑚亚纲软珊瑚亚目,其下又分为六个科,即 Paralcuoniidae、Alcyoniidae、Asterospiculariidae、Nephtheidae、Nidaliidae 和 Xeniidae,每年从软珊瑚中分离得到的结构新颖、活性显著的化合物数目相当可观。

　　萜类化合物是海绵的主要代谢产物,海绵来源的萜类结构各异,结构的主要类别有呋喃萜、异氰萜、spongiane 型、scalarane 型、臭椿烷型、酚醌萜型等。特别需要指出的是,海绵是二倍半萜类化合物的主要来源,二倍半萜是萜类家族中的最新的成员,第一个二倍半萜是 1965 年从陆地生物 *Gascardia madayas cariensis* 中首次发现的,目前已发现的二倍半萜中三分之二来自海绵。

海藻是海洋中最大的植物类群,是海洋生物食物链的基础,根据海藻中主要的光合色素类型可以把海藻分为褐藻、绿藻和红藻。无论与陆地植物相比,还是和其他海洋生物(如珊瑚、海绵、海鞘等),海藻代谢产物都有其鲜明的特点,其最大的特点是在多种结构中富含卤素,尤其是含有大量的多卤代单萜、倍半萜,在一个单萜化合物中最多可含有六个卤素原子,海藻也因此成为了有机卤代化合物最主要的来源,这些化合物的生物活性方面以拒食、抗微生物、抗附着和毒性为主,同时作为海洋生物链的基础,其他海洋生物特别是海洋软体动物的代谢产物,从结构上可追溯到海藻代谢产物。

此外,红树林作为重要的海洋生态系统,受到周期性海水的浸淹,形成了独特的生理机制,其萜类代谢产物中,以二萜和三萜为主。20 世纪最后十年间,日本和印度学者对红树植物海漆(*Excoecaria agallocha*)来源的二萜类化合物进行了深入广泛的研究,近年来,我国科研工作者对红树植物,特别是南海红树植物的活性代谢产物中发现了大量结构新颖活性显著的萜类化合物。

萜类化合物具有多样的生物活性:抗菌、抗肿瘤、抗病毒、降压、抗氧化、心血管活性、免疫抑制、植物调节剂、驱虫杀虫等,一直以来是药物先导化合物和药物的重要来源。本章重点对海藻、海绵、珊瑚以及红树植物来源的萜类化合物的结构特征和生物活性进行简介,突出近年来的最新研究进展,同时由于海洋微生物正在成为新的天然产物资源,本部分也对海洋微生物来源的萜类研究情况进行了简介。

第二节　化学结构与生物活性

海洋萜类化合物主要以单萜、倍半萜、二萜、二倍半萜为主,三萜和四萜种类和数量较少,不仅骨架类型丰富多样,而且与陆地来源的萜类相比,具有显著的特点,如含有较多的卤族元素,特别是氯和溴,甚至含有自然界中少见的氰基。

一、单萜

大多数海洋单萜化合物以链状骨架为主,且多含有卤素(主要是氯和溴),富含卤素化合物是海洋单萜的显著特征。第一个海洋卤代单萜(**1**)是 Faulkner 和 Clardy 于 1973 年从海兔(*Aplysia californica*)的消化腺中分离得到的。Faulkner 研究小组后续的工作证实该化合物的真正生产者并不是海兔[1],而是被海兔消化的海藻(*Plocamium pacificum*),海兔的消化腺提取物中含有高浓度的溴,天生肩负着从海藻中富集含卤化合物的任务。海兔通常缺乏坚硬的外壳保护,这些俘获的卤代化合物可能起到拒食和防御的功能,这一发现在海洋天然产物化学和海洋生态学研究中具有重要意义。

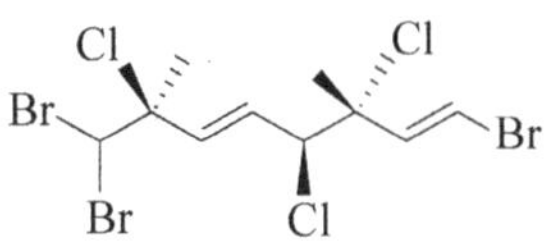

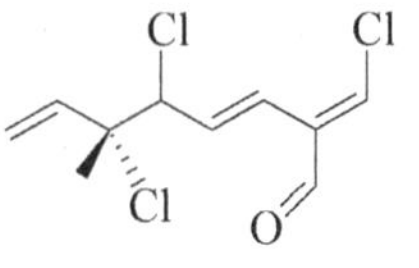

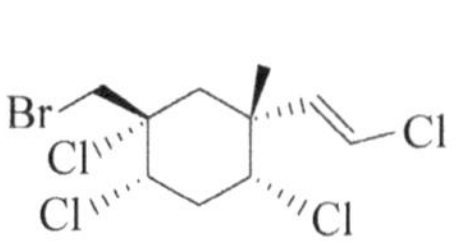

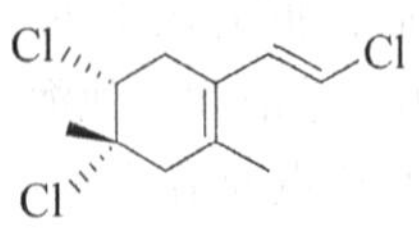

4 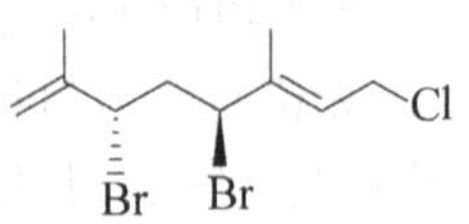　　　　　　5 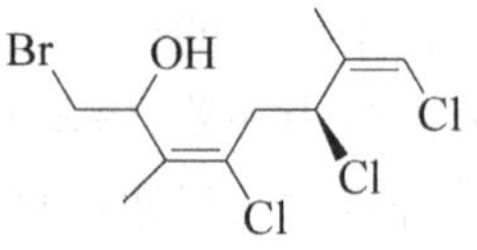　　　　　　6

1974 年 Crews 等从红藻 *P. cartilagineum* (Dixon) 中分离得到多卤代单萜 cartilagineal (**2**)[2]，这是红藻来源的第一个卤代单萜，从而拉开了探寻红藻单萜的序幕，随后的二三十年间，红藻成为发现海洋单萜的主要舞台，大量卤代单萜从红藻中分离得到，来源种属集中于 *Plocamium* sp.、*Laurencia* sp.、*Portieria* sp. 以及 *Ochtodes* sp. 等。由于所含的卤原子数目、碳原子氧化程度、环合状况以及空间构型的差异，使得海洋单萜呈现出丰富的结构多样性。对 *Plocamium* 属红藻来源的卤代单萜进行归纳总结，可以发现它们在化学生态学上具有如下规律[3]：

红藻 *P. cartilagineum* 中含有直链型三卤和五卤卤代单萜；

红藻 *P. violaceum* 来源的单萜分子含有卤代的脂肪环、或为直链型卤代物，如 violacene (**3**)、plocamene B (**4**)、preplocamane A (**5**)；

红藻 *P. oregonum* 来源的单萜以含有 Br 或 Cl 的直链型多卤代物为主，如化合物 **2**；

采集自塔斯曼尼亚州(Tasmania)的红藻 *P. costatum* 多为含氧直链多卤代萜，如化合物 **6**；

采自澳大利亚大堡礁(Australia Barrier Reef)的红藻 *P. costatum* 所含的直链单萜与 *P. cartilagenium* 来源的单萜相同。

卤代单萜类化合物中，最具影响的代表性化合物之一是链状单萜 halomon，该化合物分离自红藻 *Portieria hornemannii*，具有显著的抗肿瘤活性，并被美国国家癌症研究所 (National Cancer Institute，NCI) 采用为抗肿瘤先导化合物，引起了人们的广泛兴趣。

随后的研究又得到了一组 halomon 的类似物 (**7~18**)[4,5]，该组化合物结构上紧密关联，成为研究构效关系的良好素材。抗肿瘤构效关系研究表明化合物 **7~10** 均具有显著的选择性细胞毒，且对 60 株人类肿瘤细胞毒性变化趋势一致，这表明 C-7 上的卤原子不是活性位点，C-6 和 C-7 的杂化方式对活性也不是决定因素。与之对应的是，化合物 **14** 的毒性却非常弱，说明 C-6 上的卤原子对活性而言是必须的，化合物 **15~17** 的活性弱于化合物 **7~10**，但比 **14** 强，化合物 **15** 的毒性减弱意味着 C-2 上的卤原子也是活性中心。具有脂肪环的化合物 (**11~13** 和 **18**) 中，化合物 **11**、**13** 和 **18** 的细胞毒性都显著弱于化合物 **7**；化合物 **12** 的活性虽然整体上和 halomon 相当，但是对细胞株无选择性。

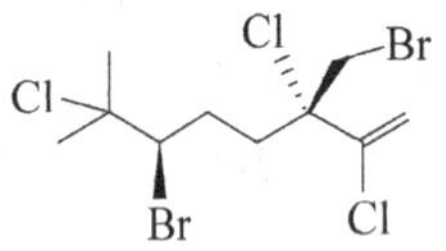

7 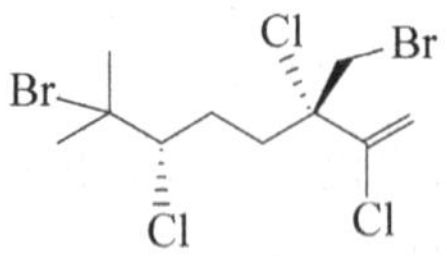　　　　　　　　8 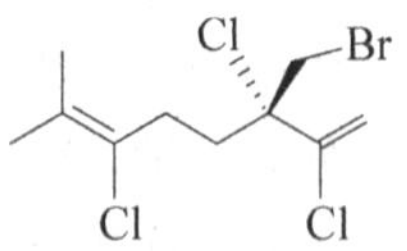　　　　　　　　9

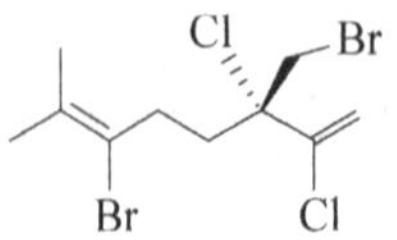

10 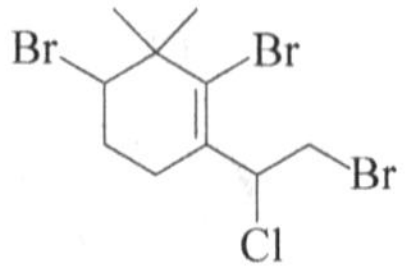　　　　　　　11 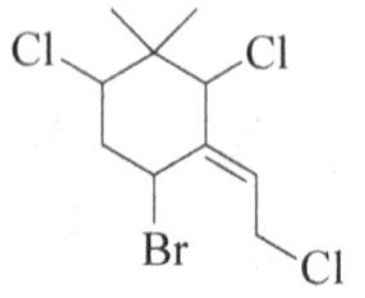　　　　　　　12

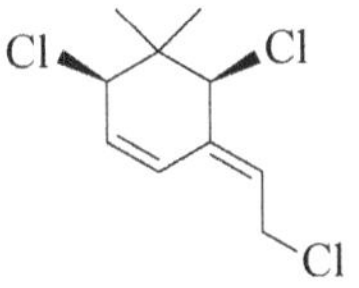

13 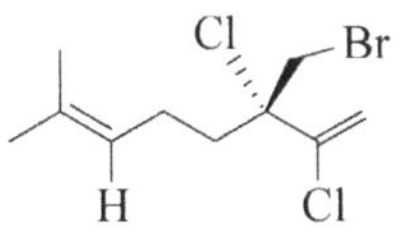 14 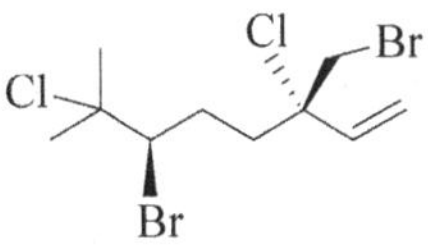 15

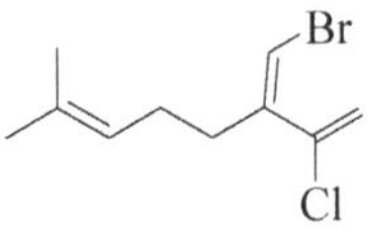

16 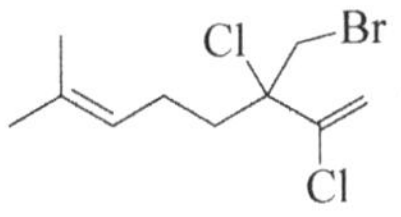 17 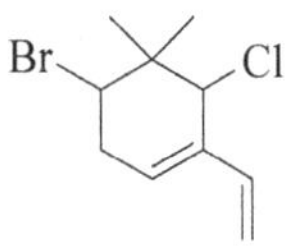 18

Cueto 等从南极红藻 *Pantoneura plocamioides* 中发现了 6 个新的多氧代海洋单萜 pantopyranoids A~C（**19~21**）和 pantoisofuranoids A~C（**22~24**）[6, 7]，分子中含有四氢呋喃环或四氢吡喃环，这些化合物特殊之处在于结构中的氧原子数目超过了卤原子数目，相对于当时已经发现的 150 多个海洋卤代单萜而言，这种类型的单萜还是非常少的，并推测海洋单萜含氧数目和来源生物的地理分布纬度直接相关。

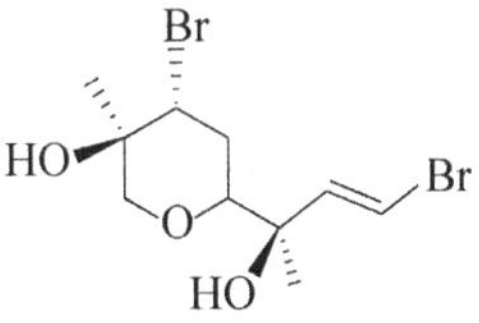

19 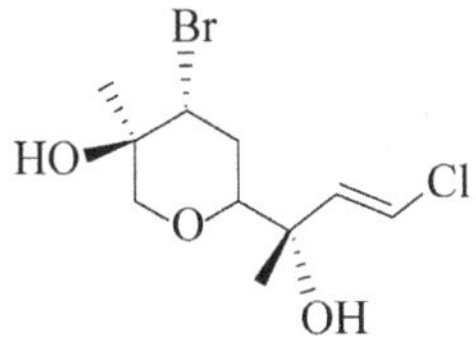 20 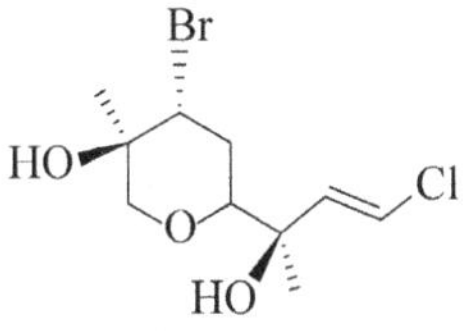 21

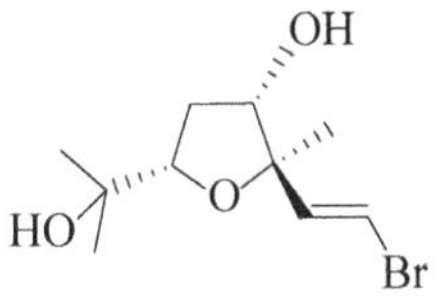

22 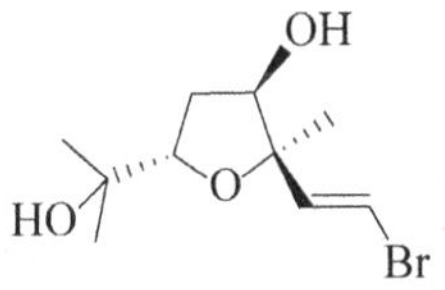 23 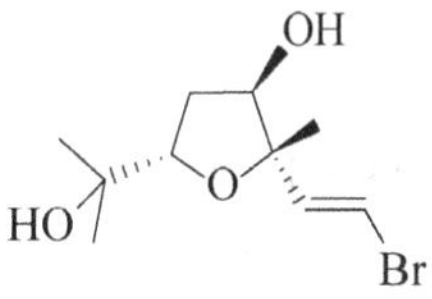 24

二、倍半萜

萜类化合物中，倍半萜无论结构类型还是数量在海洋生物中都是最丰富的，碳架类型涉及链状倍半萜、单环倍半萜、双环倍半萜和三环倍半萜等类型。

（一）海藻

红藻中倍半萜类型多样，包括链状、单环、双环和三环型，其中主要来源于凹顶藻（*Laurencia*）属。*Laurencia* 属红藻中的倍半萜以 chamigrene 碳架最为常见，并且大多数含有氯原子或溴原子。目前超过 110 个该类型倍半萜从该属红藻或以红藻为食物的海兔中分离得到，天然产物中 chamigrene 碳架有两种形式——α 型和 β 型，而从海藻中得到的这些代谢产物大多是以两种形式共存，并且比例几乎相等。但最近 Dorta 等从红藻 *Laurencia obtusa* 中分离得到了一个不含氯的 chamigrene 内酯（**25**），含有高丰度的氧原子，因为 C-5 位碳被氢化为 sp³ 杂化碳，所以很难确定该化合物是 α 型（**26**）还是 β 型（**27**）chamigrene 碳架的衍生物[8]。另外,从红藻 *Laurencia majuscula* 分离得到的化合物 **28～30**,生源上可能是通过 β－chamigrene 前体环化形成的[9]。

25

26

27

28

29

30

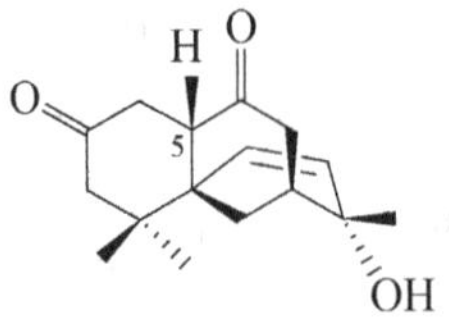

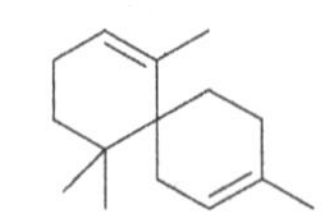

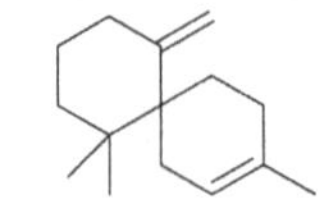

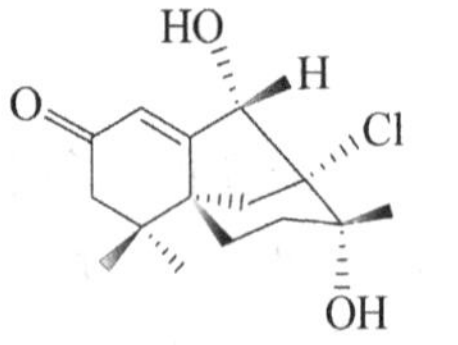

化合物 **31～33** 是从 *Laurencia* 属中首次发现的 β－bisabolene 倍半萜,分子结构都含有卤原子,其中化合物 **31** 对 *Nippostrongilus* 具有弱的体外驱虫活性[10]。

31

32

33

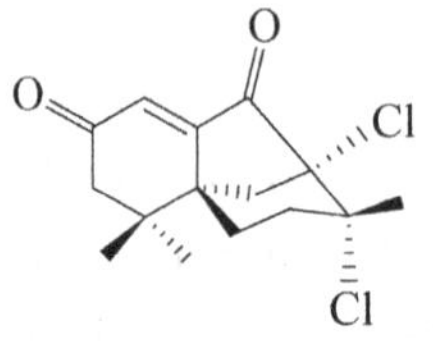

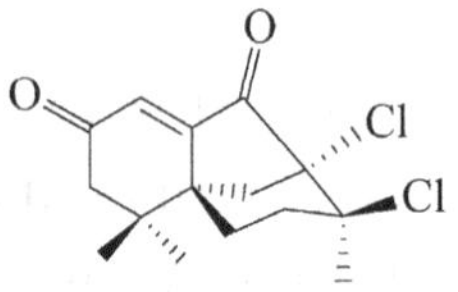

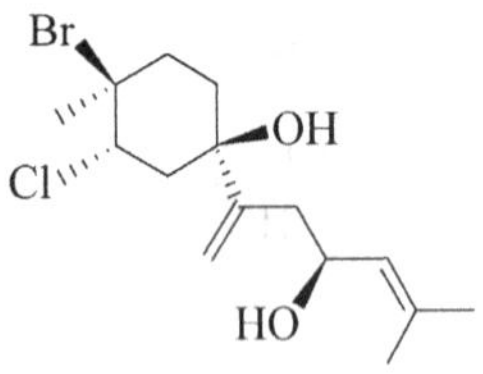

化合物 **34～41** 和化合物 **42～44** 分别来自于红藻 *Laurencia microcladia*[11] 和中国红藻 *Laurencia okamurai*[12],这其中包括芳香性倍半萜,cyclolaurane 型倍半萜二聚体和 laurane 型倍半萜,活性测试表明,化合物 **34～41** 对五株肿瘤细胞 HT29, MCF7, PC3, HeL, A43 不具有细胞毒活性,化合物 **42～44** 对真菌 *Cladosporium cucumerinum* 不显示抑制作用。

34

35

36

37

38

39

40

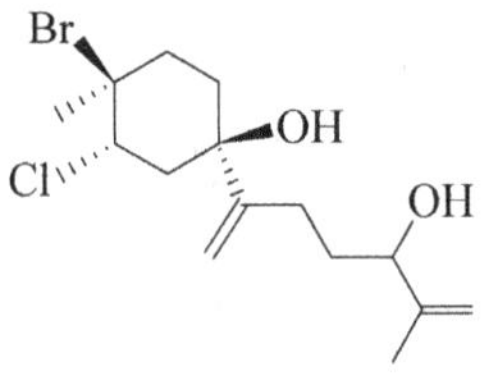

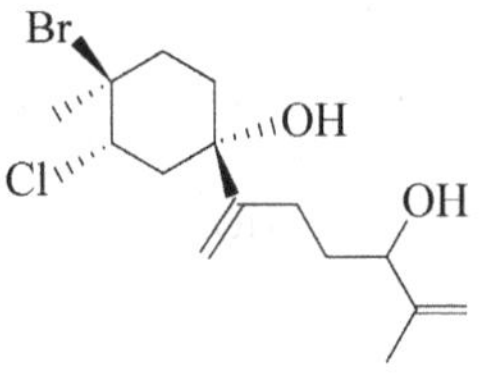

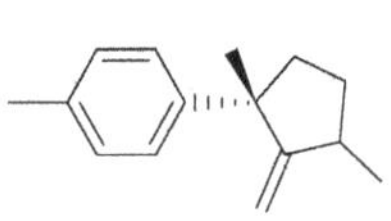

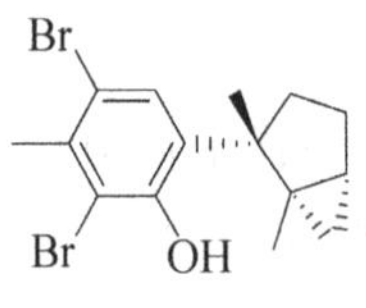

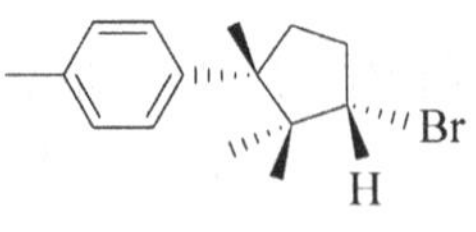

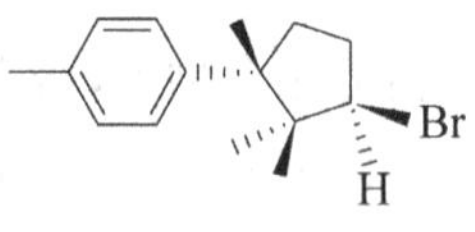

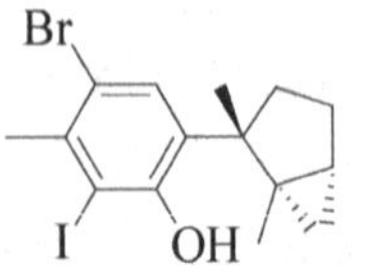

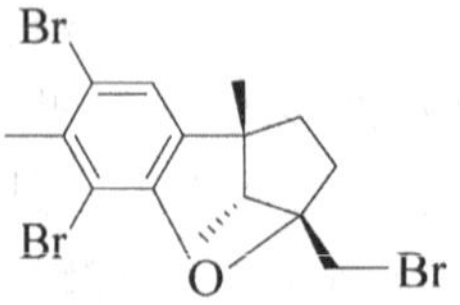

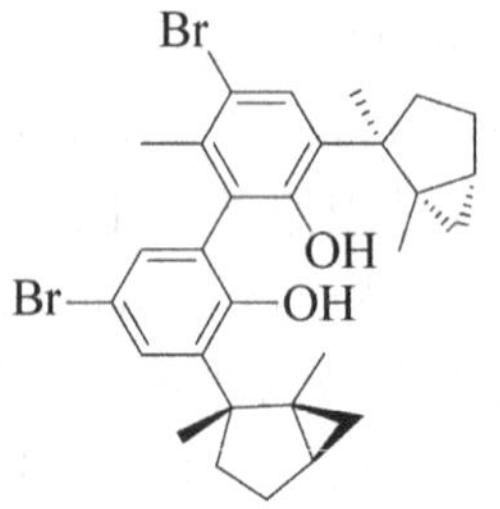

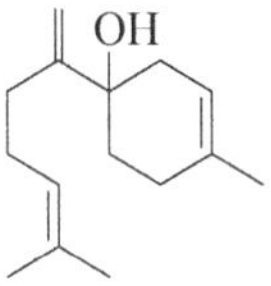

41 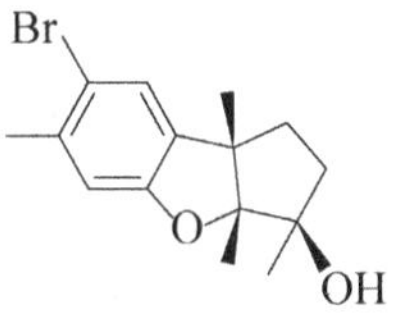   42 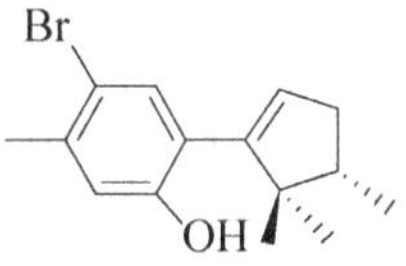   43 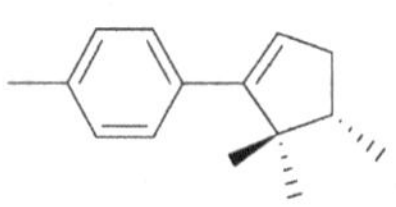   44

褐藻中倍半萜种类并不多,主要存在于 Dictyota 属的褐藻中,其结构类型很少含有卤原子,化合物(46~50)从褐藻 *Dictyopteris* 中分离得到[13],这组化合物可能都是由 cadinane 碳架通过环缩合重排形成的。活性测试表明,对 5 种人肿瘤细胞株(肺癌 A549,肝癌 Bel7402,胃癌 BGC-823,结肠癌 HCT-8,乳腺癌 MCF-7)均不具有活性($IC_{50}>$ 10 $\mu g/ml$)。

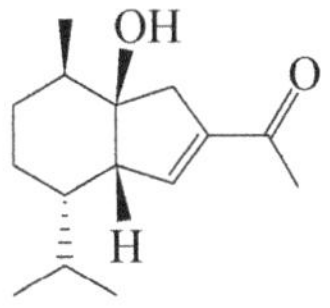

45 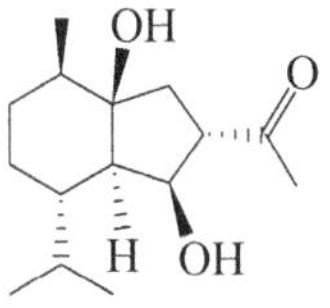   46 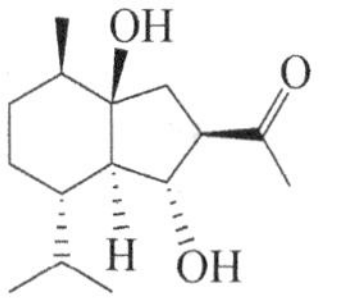   47

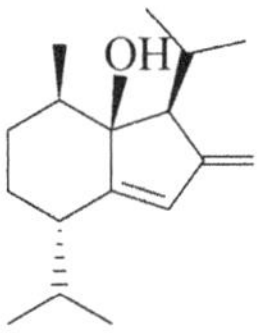

48 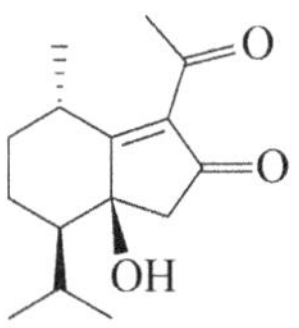   49 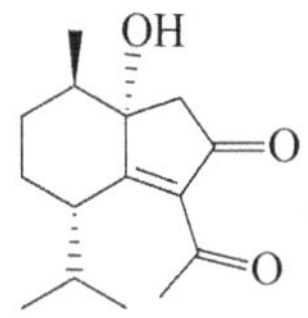   50

(二) 海绵

海绵中的倍半萜类型和数量都很多,化合物 aignopsanoic acid A(**51**)及其甲基酯 methyl aignopsanoate A (**52**)以及 isoaignopsanoic acid A (**53**)从海绵 *Cacospongia mycofijiensis* 中分离得到,化合物 **51** 和 **52** 对显示中等活性[14]。

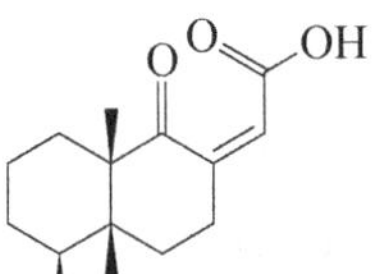

51 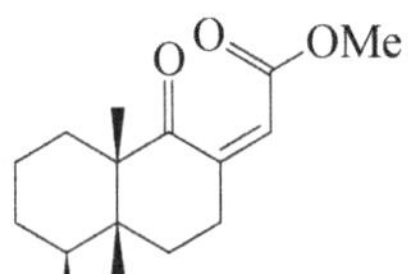   52 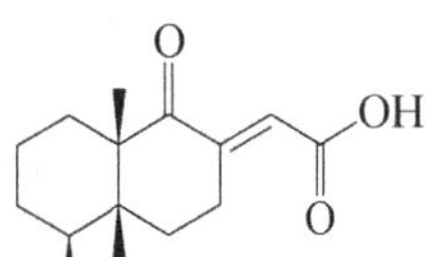   53

从海绵中分离得到大量分子中含有醌或氢醌的倍半萜,这些化合物常具有、抗肿瘤、抑菌、抗 HIV 病毒、抗氧化等活性。从澳大利亚海绵 *Dysidea* sp. 中分离得到的一组 arnarone 衍生物 18-aminoarenarone (**54**)、19-aminoarenarone (**55**)、18-methylaminoarenarone (**56**)、19-methylaminoarenarone (**57**)、popolohuanone F (**58**)、arenarol (**59**)和 popolohuanone A (**60**),这些化合物中含有醌或氢醌结构 18-aminoarenarone (**54**)和 19-aminoarenarone (**55**)分别与 arenarol (**58**)通过简单缩合形成了二聚体 popolohuanone A (**59**)和 popolohuanone F

(**60**)。化合物 popolohuanone F 和 pololohuanone A 具有中等强度的 DPPH 自由基清除活性(IC_{50}均为 35 μmol/L),相对阳性对照 Trolox($IC_{50}=16$ μmol/L),化合物 arenarol 表现出强的抗氧化活性($IC_{50}=19$ μmol/L),这组化合物在 100 μg/ml 浓度下对 *Staphylococcus aureus*、*Candida albicans* 和 *Escherichia coli* 不具有抑菌活性,对老鼠 Ehrlich carcinoma 细胞株不显示细胞毒活性[15]。

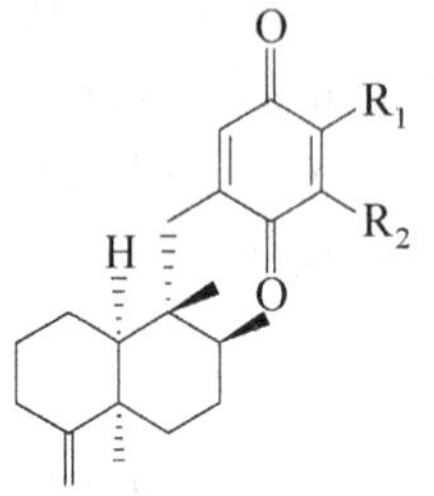

54 $R_1=H$, $R_2=NH_2$
55 $R_1=NH_2$, $R_2=H$
56 $R_1=H$, $R_2=NHMe$
57 $R_1=NHMe$, $R_2=H$

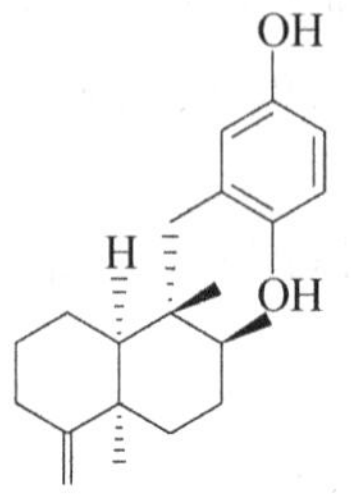

58

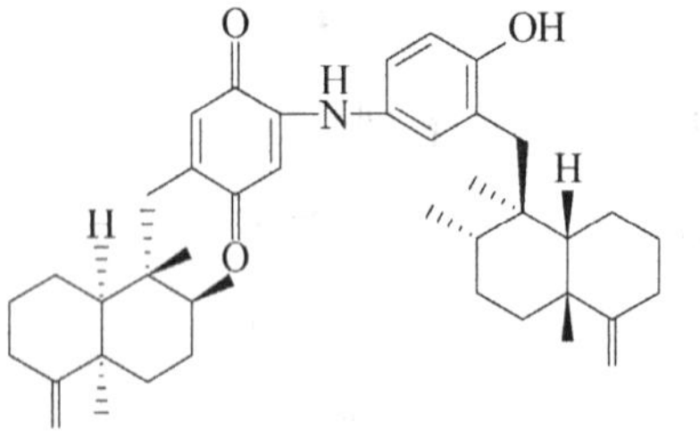

59

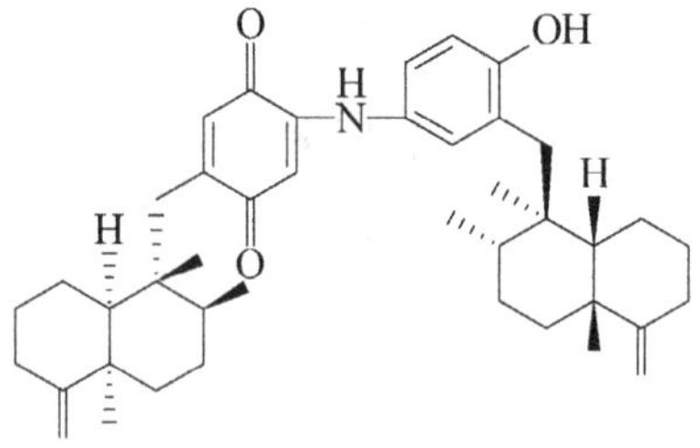

60

化合物 dysideamine(**61**)和 bolinaquinone(**62**)从印度尼西亚海绵 *Dysidea* sp. 中分离得到,这两个化合物具有神经元保护活性。从作用机制来看,Dysideamine(**61**)能够抑制 IAA 产生的氧自由基(ROS)[16]。

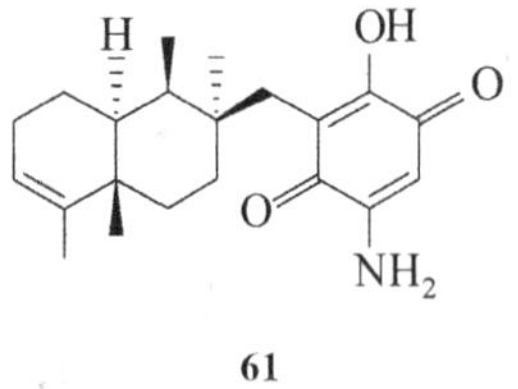

61

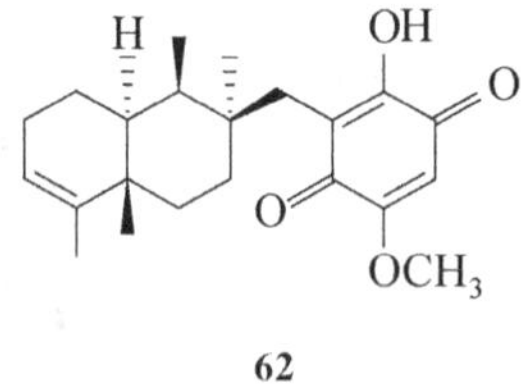

62

从中国台湾海绵 *Hippospongia metachromia* 中分离的 metachromins A(**61**)、B(**62**)、E(**69**),两个新的倍半萜氢醌 hippochromins A、B(**63** 和 **64**)以及它们的衍生物(**65~68**),对这组倍半萜氢醌细胞毒活性实验表明,化合物 **61**、**62**、**65** 和 **68** 具有强的细胞毒活性抑制人结肠癌 COLO-205 肿瘤细胞 0.1、0.26、0.22、0.53 μg/ml,这四个倍半萜也对鼻咽癌 KB 肿瘤细胞具有强的细胞毒活性,IC_{50}分别为 1.8、0.68、3.06 和 1.32 μg/ml,但 **66**、**67** 和 **69** 不具有活性[17]。

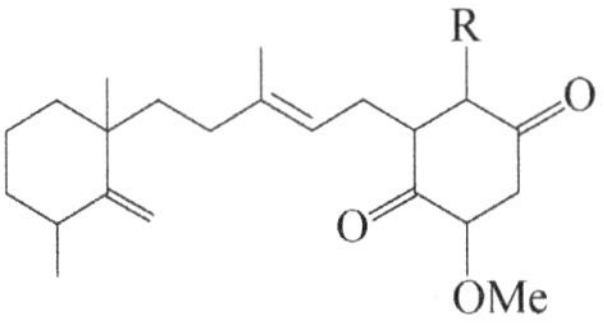

61　R=OH
67　R=OMe

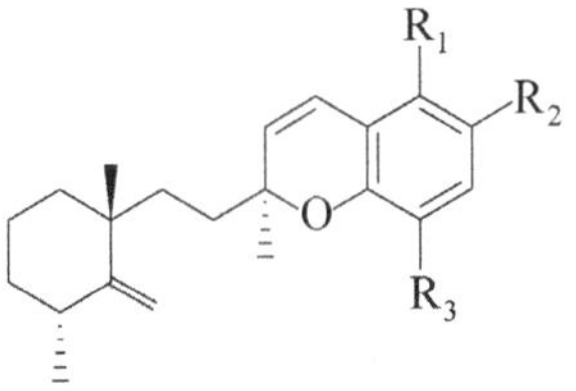

62　R₁=OH，R₂=R₃=OMe
63　R₁=R₂=OH，R₃=OMe
64　R₁=R₃=OH，R₂=OMe
65　R₁=R₂=OAc，R₃=OMe
66　R₁=R₃=OAc，R₂=OMe
68　R₁=OAc，R₂=R₃=OMe

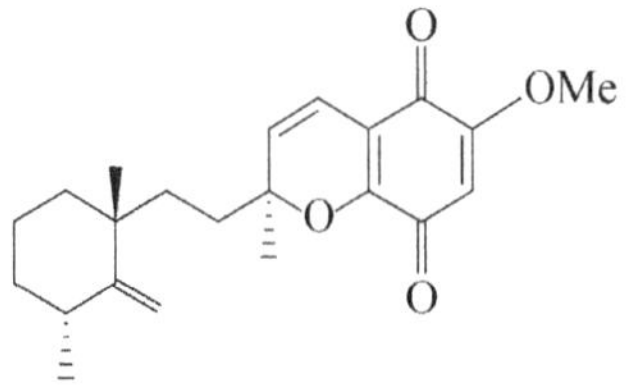

69

从海绵 Dactylospongia elegans 甲醇提取物中分离得到一组倍半萜衍生物 nakijinol B (**70**)及其乙酰化衍生物(**73**)和连个倍半萜氢醌 smenospongines B(**71**)和 C(**72**),对 4 种肿瘤细胞(SF-268、H460、MCF-7 和 HT-29)和正常细胞株 CHO-K1 毒性进行了测试,这些化合物在浓度 1.8～46 μmol/L 范围内具有活性,但对正常细胞缺乏选择性[18]。

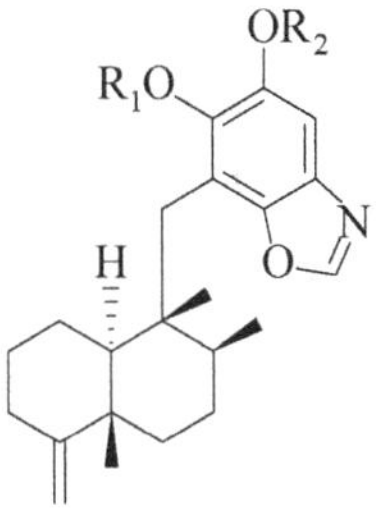

70　R₁=R₂=H
73　R₁=R₂=Ac

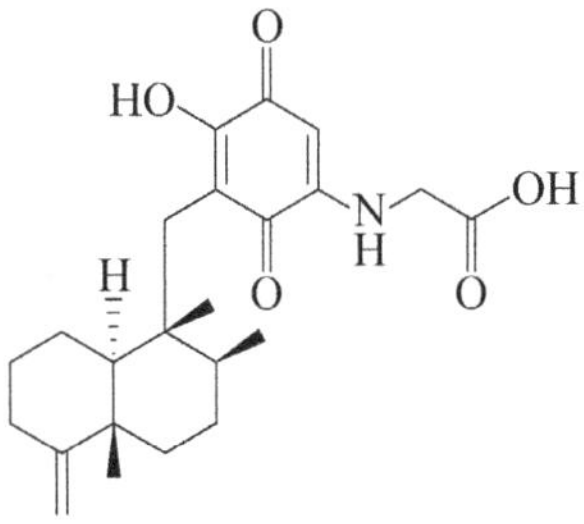

71

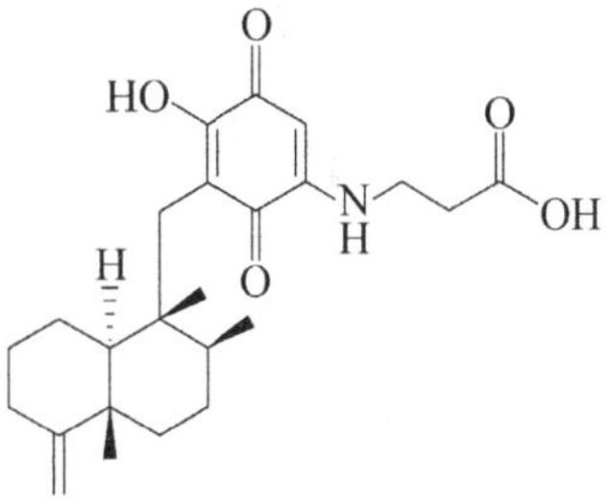

72

从海绵 Halichondria sp. 分离得到一个新的 aromadendrane 碳架的倍半萜 halichonadin F(**74**),此外还分离得到一个 haliconadin C(**75**)的铜络合物[19],这两个化合物对细菌 Micrococcus luteus、Trichophyton mentagrophytes、Cryptococcus neoformans 均具有抑制活性。铜络合物由三分子 halichonadin C 和一分子 Cu(I)络合形成,halichonadin C 具有 eudesmane 碳架,C-6 含有异氰基。

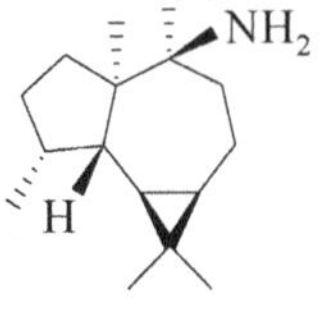

74

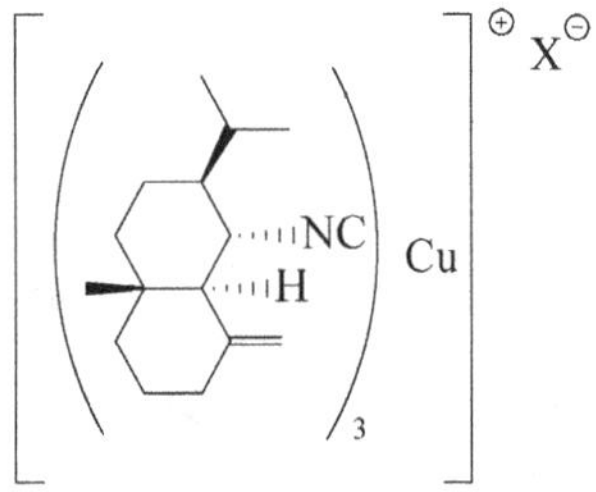

75

（三）珊瑚

软珊瑚 Lemnalia，Paralemnalia 和 Rhytismaare 中含有丰富的倍半萜或降倍半萜代谢产物，且碳架类型多样，化合物 **76～86** 分离自此类珊瑚，化合物 **78**、**83** 和 **86** 具有显著海虾致死活性[20]。

76

77

78

79

80

81

82 R=OH
83 R=Ac

84 R=OH
85 R=Ac

86

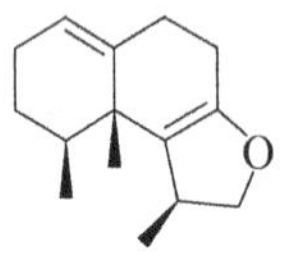

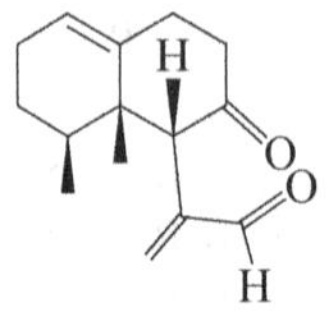

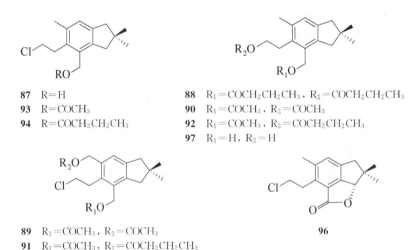

对 Antarctic 软珊瑚 *Alcyonium grandis* 脂溶性成分研究得到 11 个倍半萜(**87～97**)[21]，属于 illudalane 型，illudalane 倍半萜在自然界中分布并不很广泛，alcyopterosins 类化合物是该碳架倍半萜中从软珊瑚 *Alcyonium paessleri* 中分离得到的一组特有的结构类型，在 alcyopterosins，illudalane 碳架的六元环被芳香化，侧链要么含有氯原子或硝酸酯，含有此类化合物的珊瑚在分类学上可能具有相关性。

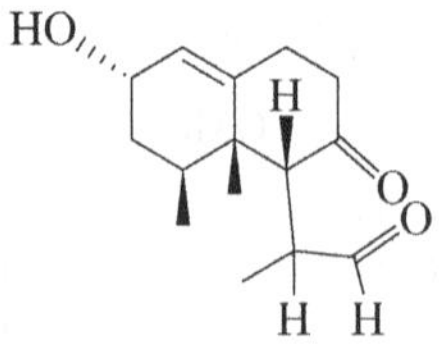

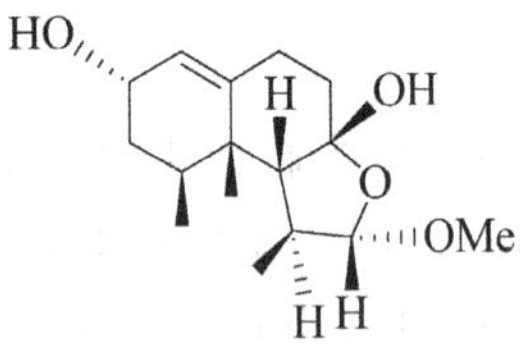

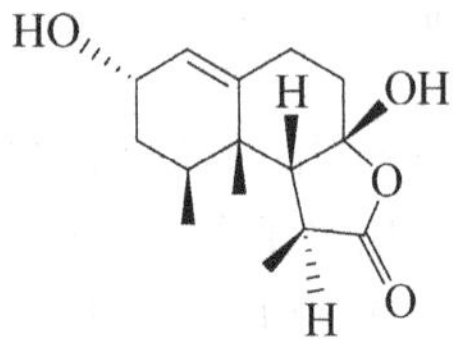

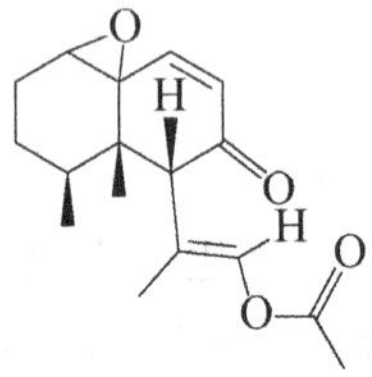

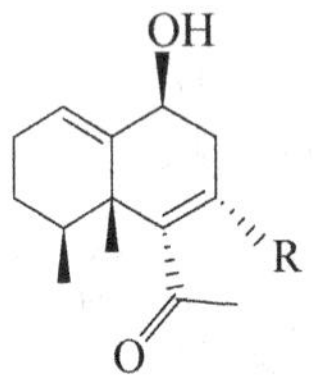

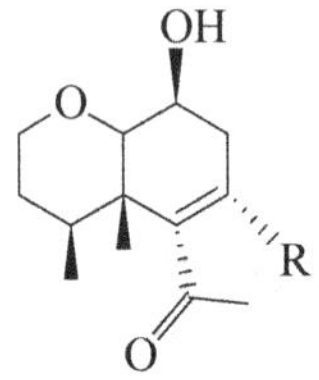

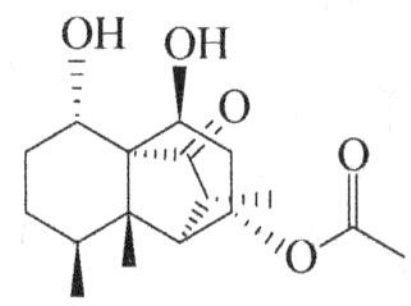

87 R=H
93 $R=COCH_3$
94 $R=COCH_2CH_2CH_3$

88 $R_1=COCH_2CH_2CH_3$，$R_2=COCH_2CH_2CH_3$
90 $R_1=COCH_3$，$R_2=COCH_3$
92 $R_1=COCH_3$，$R_2=COCH_2CH_2CH_3$
97 $R_1=H$，$R_2=H$

89 $R_1=COCH_3$，$R_2=COCH_3$
91 $R_1=COCH_3$，$R_2=COCH_2CH_2CH_3$
95 $R_1=H$，$R_2=H$

96

软珊瑚 Capnella 富含 capnellane 碳架的倍半萜,化合物 **98～106** 分离自台湾软珊瑚 *Capnella imbricata* 的丙酮二氯甲烷萃取物中,用 LPS－stimulated cells 对化合物 **98～106** 的抗炎活性进行研究发现,化合物 **98～100** 在 10 μmol/L 浓度显著降低 iNOA 蛋白含量,化合物 **98～99** 在 10 μmol/L 浓度能显著降低 COX－2 蛋白含量,同样浓度下,其他化合物对 iNOS 和 COX－2 蛋白表达不具有抑制作用[22]。

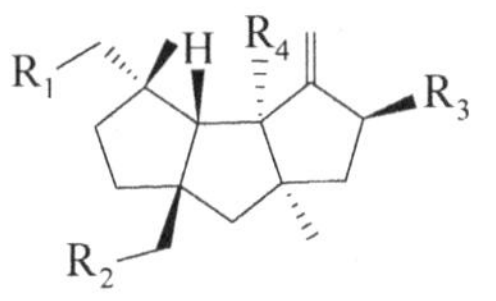

98 R_1=H, R_2=H, R_3=OH, R_4=OH
99 R_1=H, R_2=H, R_3=OAc, R_4=OH
100 R_1=H, R_2=H, R_3=OH, R_4=OH
101 R_1=OH, R_2=H, R_3=OH, R_4=H
102 R_1=H, R_2=OH, R_3=OH, R_4=OH
104 R_1=H, R_2=H, R_3=OAc, R_4=OAc
105 R_1=H, R_2=H, R_3=OAc, R_4=H
106 R_1=H, R_2=H, R_3=OH, R_4=H

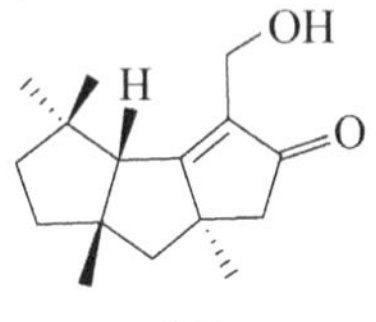

103

化合物 **104～110** 分离自柳珊瑚 *Eunicea* sp.,涉及的结构类型包括 elemane、eudesmane 和 germacrane,化合物 **107～110** 中 C－6 中含有不常见的酯链,这些化合物对疟原虫 *Plasmodium falciparum* W2 的生长具有显著的抑制活性[23]。

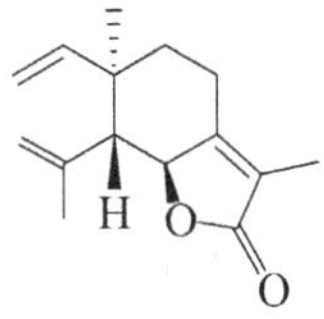

104 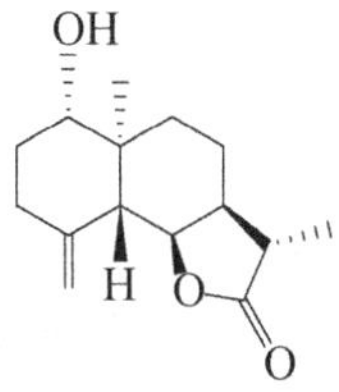 **105** 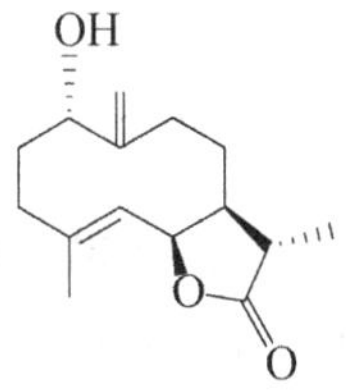 **106** 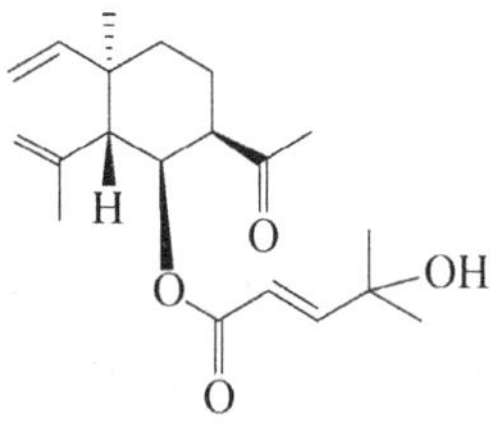 **107**

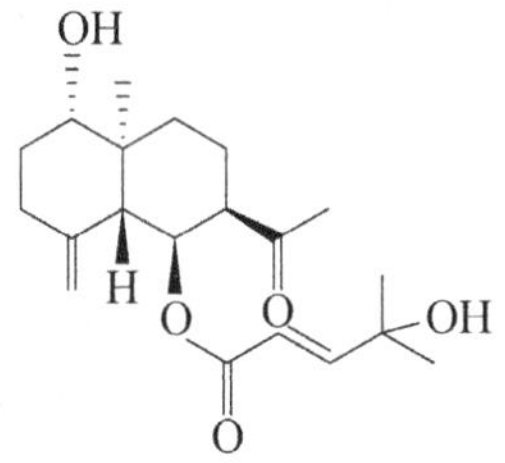

108 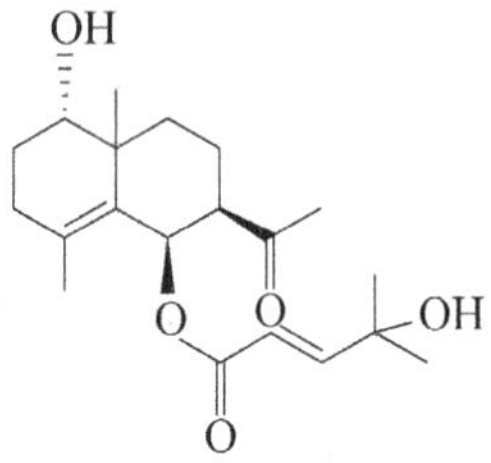 **109** 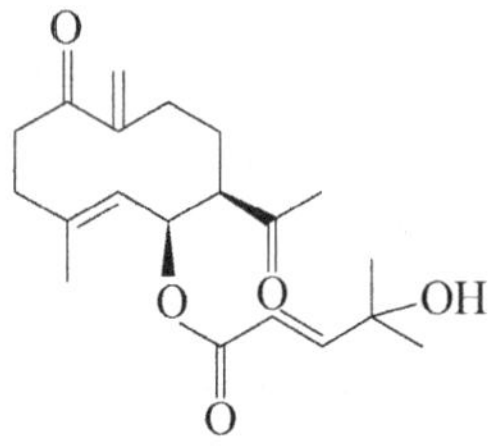 **110**

（四）海洋微生物

从绿藻 *Penicillus capitatus* 共附生真菌 *Aspergillus versicolor* 发酵液中分离的 4 个新的硝基苯酯倍半萜化合物,化合物 **111** 对肿瘤细胞 HCC－2998、HCT－Ⅰ16、SNB－75 和 BT－549 具有显著细胞毒性[24]。

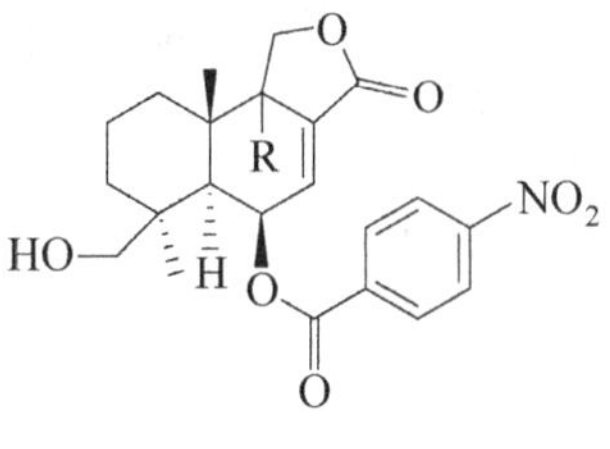

111 R＝OH
113 R＝H

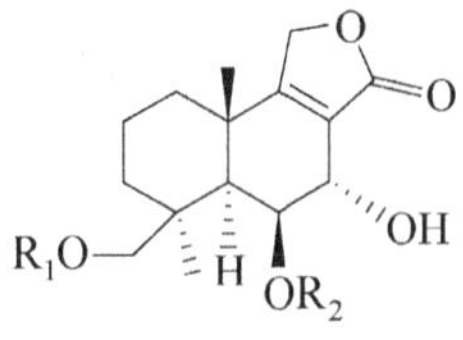

112 R_1＝H, R_2＝ρ－nitrobenzoyl
114 R_1＝ρ－nitrobenzoyl, R_2＝H

化合物 chloriolin A（**115**）、B（**116**）、C（**117**），coriolin B（**118**）和 dihydrocoriolin C（**119**）分离自海绵 *Jaspis* aff. *Johnstoni* 一株共附生真菌，该真菌种属未鉴定，化合物 **115** 为含氯双环倍半萜，化合物 **116～119** 为三环倍半萜，其中 **116**、**117** 分子中含有氯。其中化合物 **118**、**119** 之前从真菌 *Coriolus consors* 得到过。从该真菌中同时发现 **116～119**，说明海洋真菌在具有陆地真菌代谢路径框架的同时，也发生了一些出乎意料的变化：如 coriolin 碳架中的 C-5 开环，并引入了氯原子，C-3 上的甲基立体构型也发生了翻转。化合物 Chloriolins A～C 是第一个从热带海洋微生物中发现的含氯天然产物。coriolin B 对两株人肿瘤细胞显示显著毒性 IC_{50} 为 0.7 μmol/L（T-47D）和 0.5 μmol/L（SNB-7）[25]。

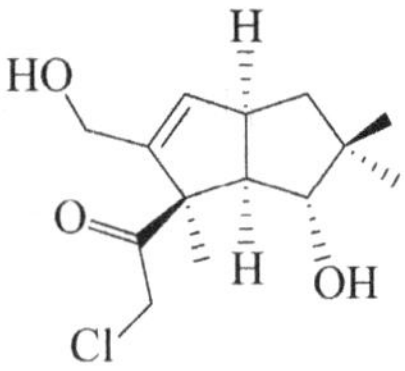

| **115** | **116** R=OH | **118** R=H |
| | **117** R=H | **119** R=OH |

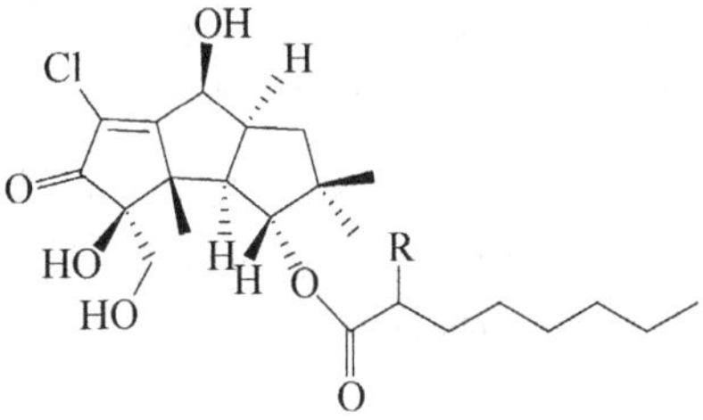

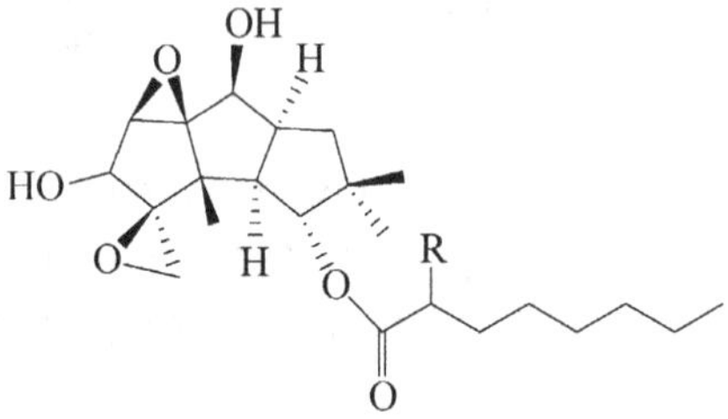

11 个新的 botryane 碳架的倍半萜（**120～130**）从红藻 *Polysiphonia* sp. 共附生真菌 *Geniculosporium* sp. 分离得到，与现有的 botryane 型倍半萜差别在于取代方式、饱和度以及氧化位置、烷基化位置等。这是 *Geniculosporium* 属真菌首次发现的 botryane 型化合物，抑菌试验表明对 *Chlorella fusca*，*Bacillus megaterium* 和 *Microbotryum violaceum* 具有活性，抑菌活性可能对宿主抵御病原菌的侵扰有重要作用[26]。

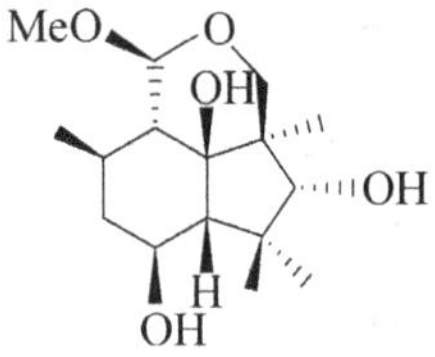

120 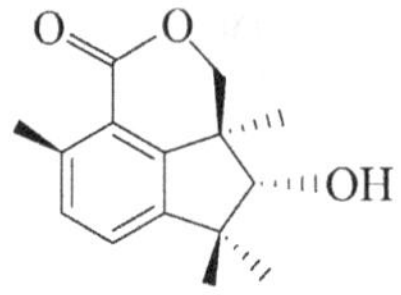   **121** 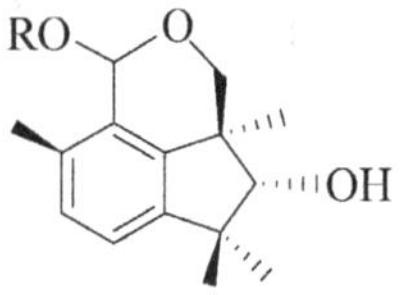   **122** R=H   **125**
　　　　　　　　　　　　　123 R=CH₃
　　　　　　　　　　　　　124 R=C₂H₅

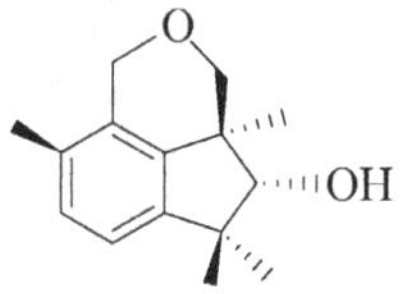

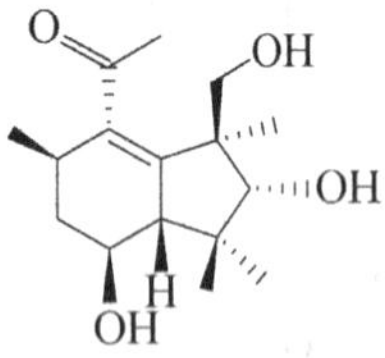

126 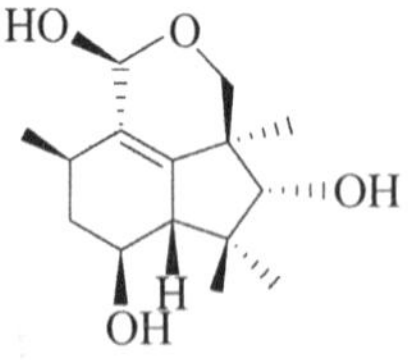   **127** 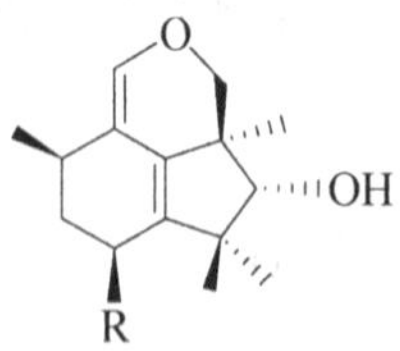   **128** R=H   **130**
　　　　　　　　　　　　129 R=OH

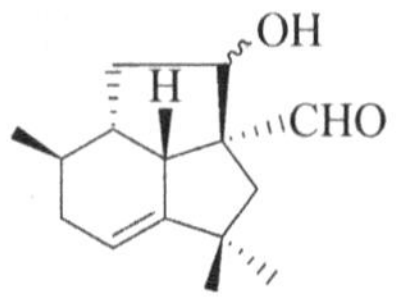

从阿拉斯加海泥沉积物中分离得到的链霉菌 *Streptomyces* sp.（NPS008187）中分离得到 3 个吡咯倍半萜 glyciapyrroles A（**131**）、B（**132**）和 C（**133**），分子中含有吡咯环的萜类

比较少,化合物 **132** 是化合物 **133** 环氧环开环的产物,化合物 **131** 是化合物 **132** C-16 上氧化,C-12 和 C-15 加成生成四氢呋喃环[27]。

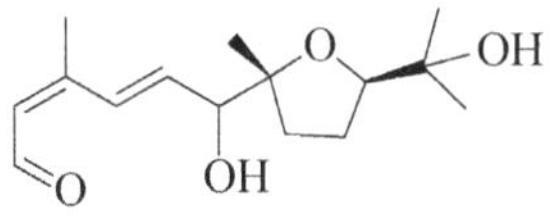

131 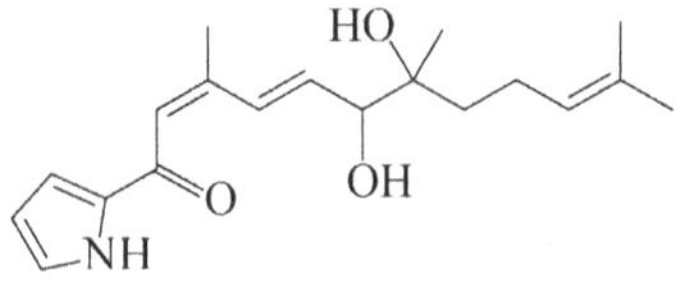　　　　　　　　**132** 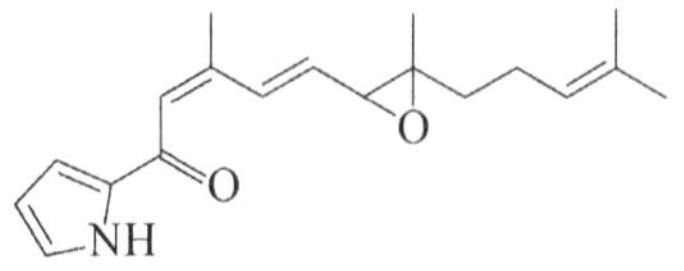　　　　　　　　**133**

三、二萜

海洋二萜化合物碳架类型目前已发现的超过 20 多种,包括链状、单环、双环和三环等类型。

(一)海藻

Dictyota 属褐藻二萜类代谢产物特别丰富,根据碳架分为 xenicane 型,dolabellane 型和 dilophane 型三组。化合物 **134** 为四环二萜二聚体,从地中海褐藻 *Dictyota* sp. 分离得到,该化合物是从藻类中得到的第一个二萜二聚体,此前主要从柳珊瑚中分离得到[28]。

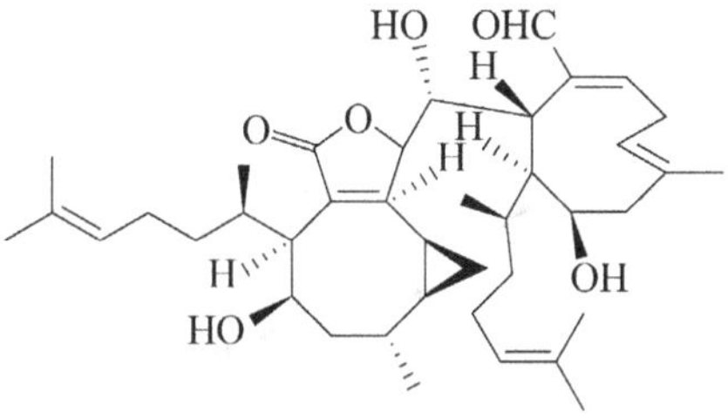

134

xenicane 二萜 **135** 和 **136** 分离自褐藻 *Dictyota* sp.,化合物 **135** 和 **136** 对细菌 *Escherichia coli*、*Staphylococcus aureus* 和 *Candida albicans* 显示抑菌活性,化合物 **136** 具有中等抗真菌活性[29]。

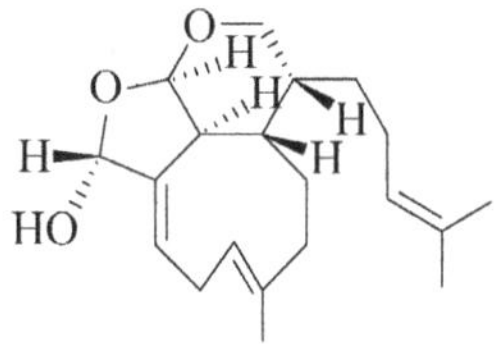

135 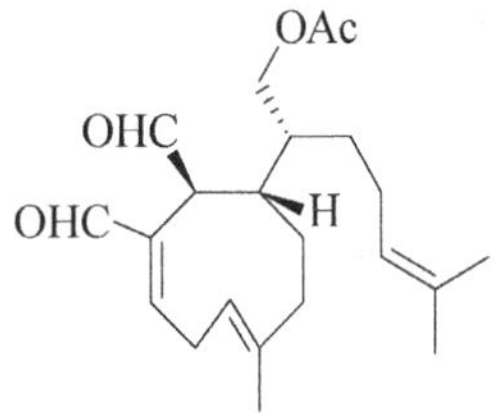　　　　　　　　　　　　　　**136**

(二)海绵

从海绵 *Phorbas* sp. 中分离得到三个结构新奇的二萜牛磺酸,phorbasins D~F(**139~141**)和已知的化合物 phorbasins B(**137**)和 C(**138**),phorbasins D~F 是第一个通过氨基连接的二萜牛磺酸,**140** 和 **141** 含有未曾报道的杂环结构[30]。

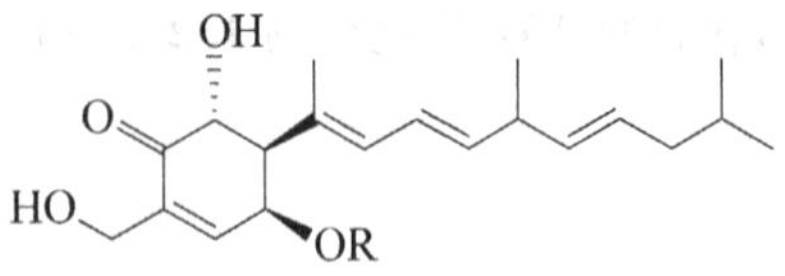

137   R=H
138   R=Ac

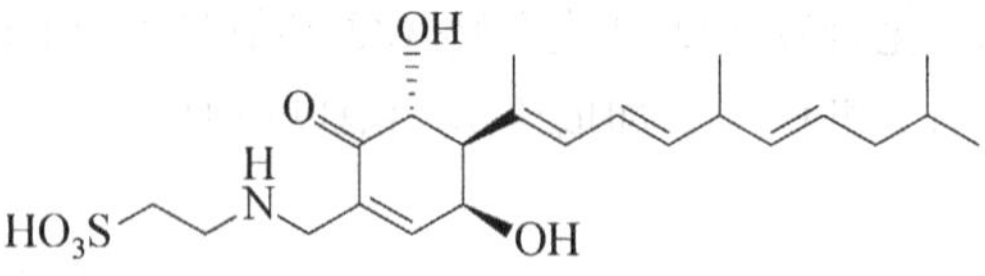

139

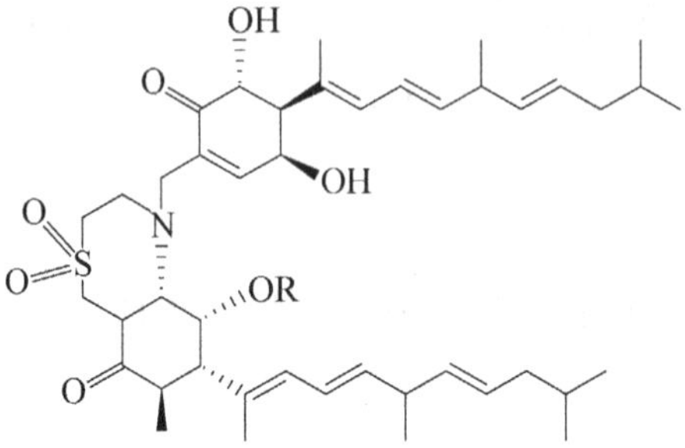

140   R=H
141   R=Ac

　　三个新颖碳架的二萜 cyanthiwigins AB（**142**）、AC（**143**）和 AD（**144**）从海绵 *Myrmekioderma styx* 中分离得到,该二萜碳架此前未见报道[31]。

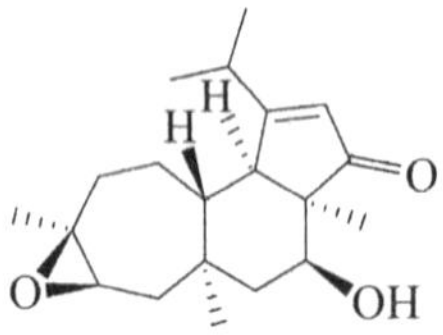

142

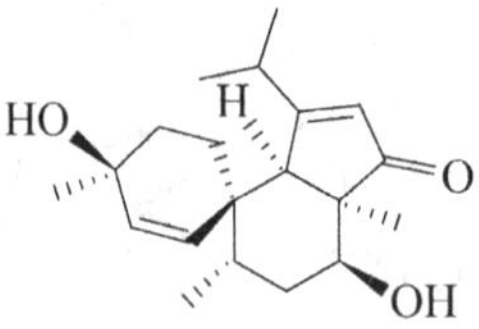

143

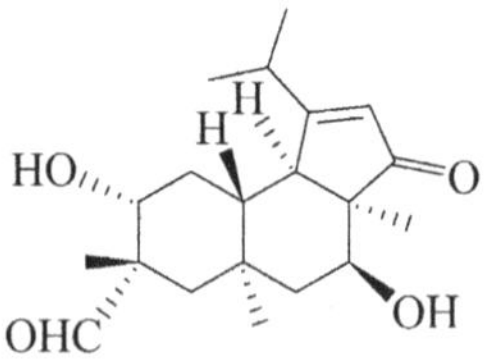

144

　　从海绵 *Cymbastela hooperi* 中分离得到五个新的二萜甲酰胺（**145～149**）,化合物 **145** 在天然产物中很少见,同时含有氰基和甲酰胺基[32]。

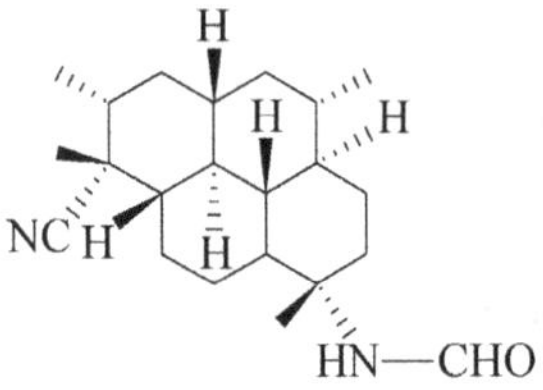

145

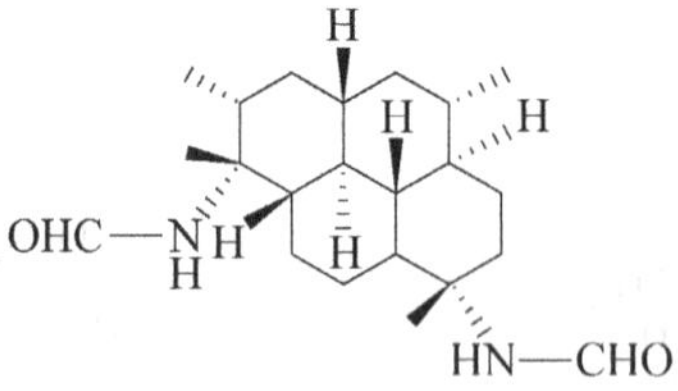

146

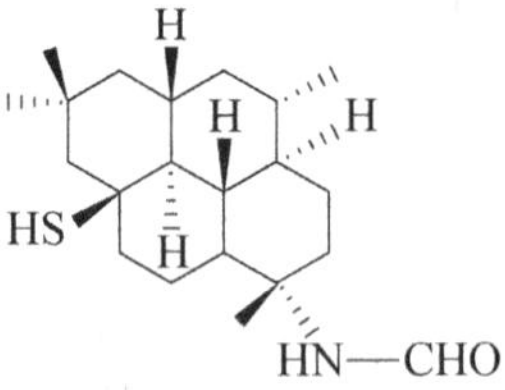

147

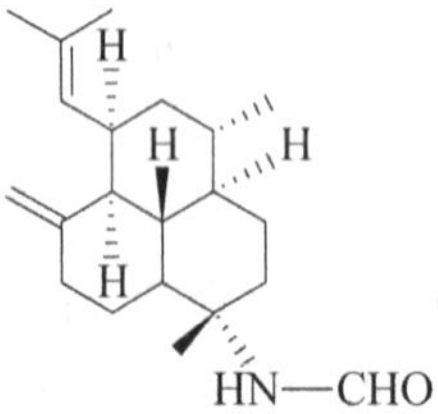

148

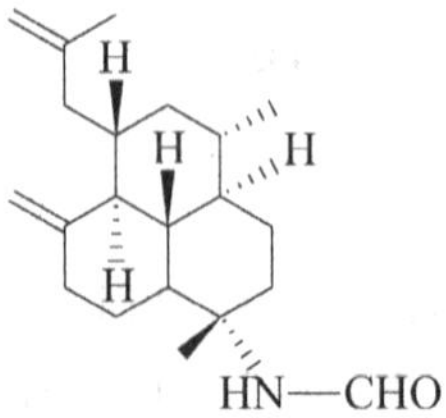

149

（三）珊瑚

二萜是珊瑚代谢产物中数量最多，种类最丰富的结构类型。从 1995～2008 年的文献看，从柳珊瑚中发现的新化合物有 602 个，涉及骨架类型 40 种，其中最多的 9 种碳架类型有：amphilectane、briarane、cembrane、cladiellane、dolabellan、gerenylgeranane、pseudopterane、serrulatane 和 xenicane，主要来源种属有 *Pseudopterogorgia* 属、*Briarium* 属和灯芯柳珊瑚 *Junceella* 属等。对软珊瑚来源的化合物统计（1996～2002 年），发现的新化合物 275 个，涉及 20 个种属，其中以短指软珊瑚 *Sinularia*、豆荚软珊瑚 *Lobophytum*、柔荑软珊瑚 *Nephthea*、肉芝软珊瑚 *Sarcophyton* 和异花软珊瑚 *Xenia* 为主[33]。

异花属（*Xenia*）软珊瑚含有丰富的二萜化合物，其结构类型以 xenicane 碳架为主，xenicane 型二萜属于典型的海洋天然产物。根据 A 环的结构将 xenicane 二萜分为四类：xenicins 型、xenialactols 型、xeniolides A 型和 xeniolides B 型。A～D（**150～153**）是从印度尼西亚软珊瑚 *Xenia* sp. 中分离得到的四个新的 xenicane 型二萜[34]。

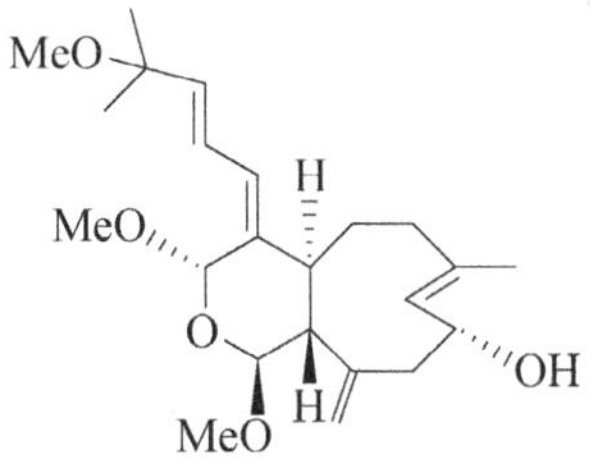

150 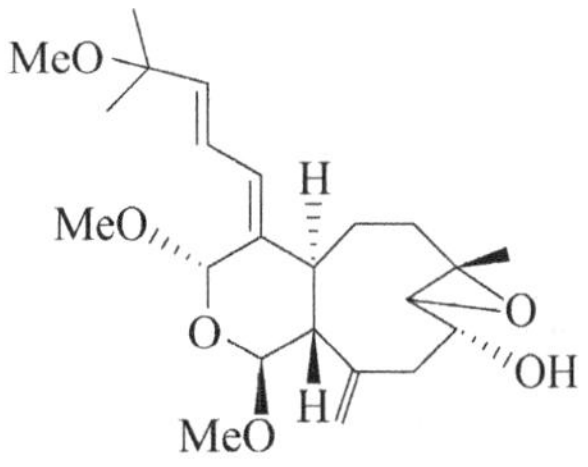　　　　　　　　**151**

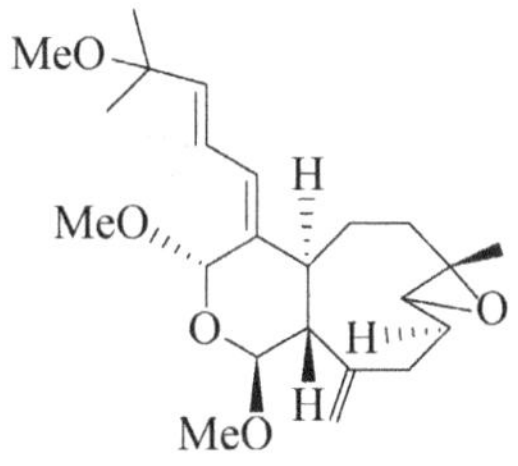

152 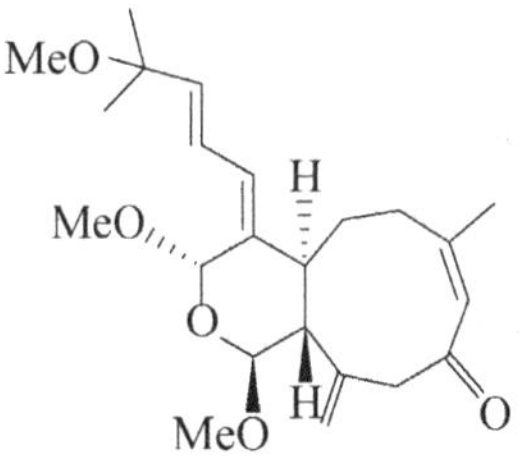　　　　　　　　**153**

珊瑚中西松烷（cebrane）二萜数量最多，分布也最广，生物活性报道的也较多，主要存在于各种软珊瑚中，如 *Simularia*、*Sarcophyton*、*Litophyto*、*Alcyonium* 等都含有该类化合物。

（四）红树林

从红树植物中分离得到的二萜类化合物结构类型主要有 dolabrane、kaurane、beyerane 及 pimarane 等，其中红树植物角果木（*Ceriops*）的次级代谢产物以二萜和三萜为主。从海南岛的一株角果木（*Ceriops tagal*）的枝干中分离得到 7 个 dolabrane 类化合物 tagalsin A～G（**154～160**）[35]。

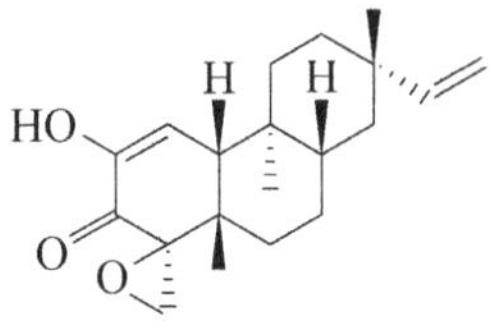

154 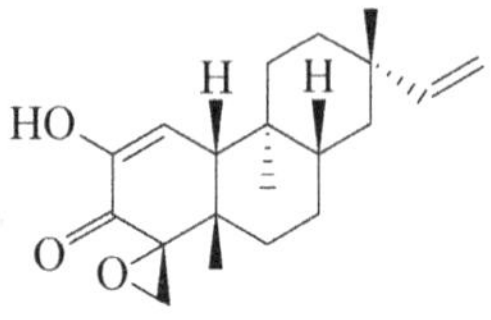　　　　　　　　**155** 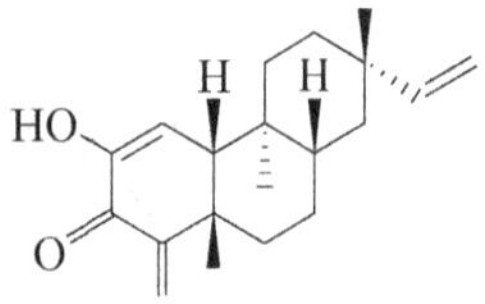　　　　　　　　**156**

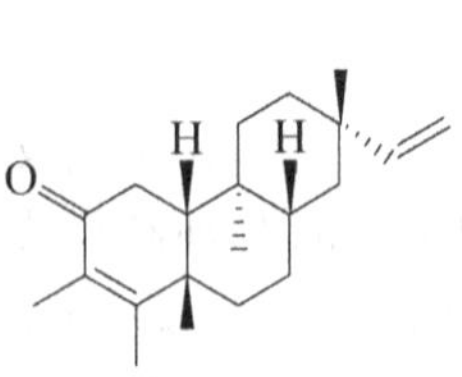

157 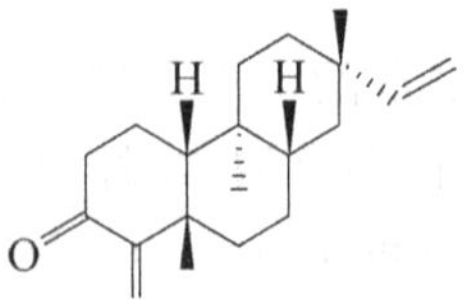　　　　　　　**158** 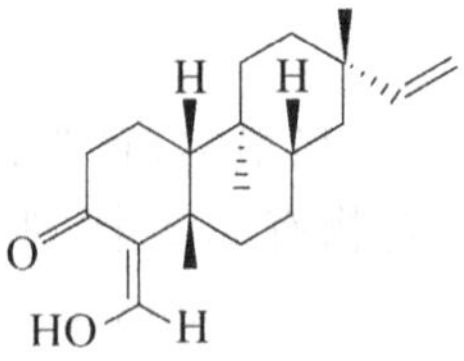　　　　　　　**159** 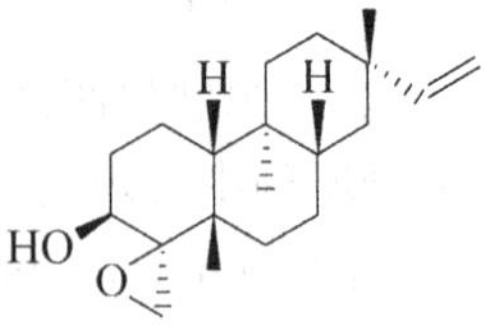　　　　　　　**160**

　　四个 *ent*‐kaurane 型二萜化合物(**161~164**)从红树植物 *Bruguiera gymnorrhiza* 的根部分离得到。虽然 *Bruguiera*、*Ceriops* 和 *Rhizophora* 同属于 Rhizophoraceae 科,但 kaurane 类化合物只存在于 *Bruguiera* 和 *Ceriops* 两属中,但在红树植物 *Rhizophora* 中尚未发现,这在化学分类学中很有意义[36, 37]。

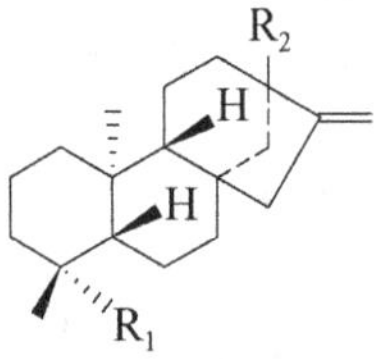

161　R₁＝COOH　　R₂＝OH
162　R₁＝CHO　　　R₂＝OH
163　R₁＝CH₂OH　R₂＝OH
164　R₁＝CH₂OH　R₂＝H

(五) 微生物

　　在活性指导下,从真菌 *Arthrinium* sp. 真菌甲醇提取物中分离得到五个新的二萜(**165~168**),该真菌来自地中海海绵 *Geodia cydonium*[38]。

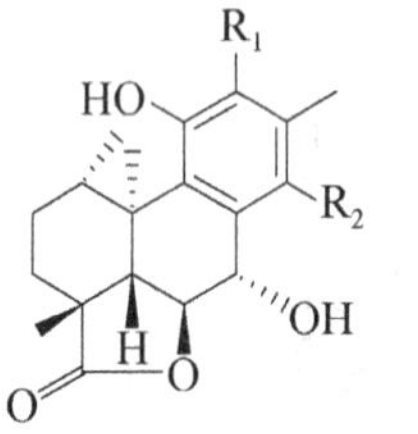

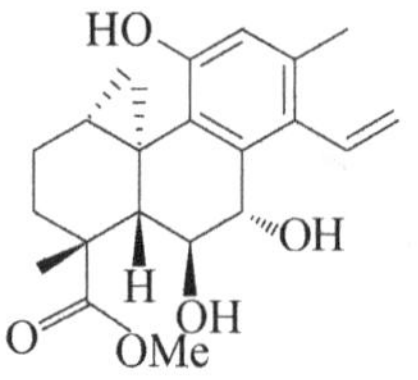

165　R₁＝H, R₂＝
166　R₁＝　　, R₂＝H
167　R₁＝H, R₂＝H

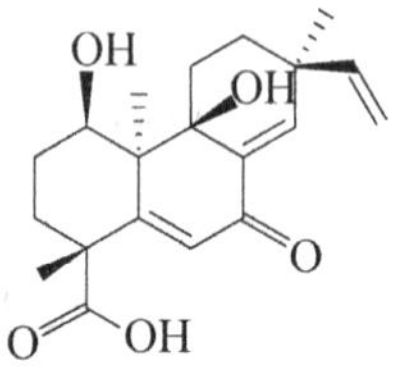

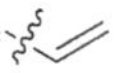

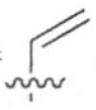

168　　　　　　　　**169**

　　两个新的 pimarane 型二萜从真菌 *Diaporthe* sp. BCC 6140 发酵液中分离得到,Diaporthein B (**171**)能够强烈抑制结核分枝杆菌 *Mycobacterium tuberculosis*(MIC 3.1 µg/ml),diaporthein A (**170**)仅具有微弱抑制活性,从结构上看,两者的差异仅在于 C‐7 位上有无羟基,**170** 上是羟基,**171** 上是酮基,说明 C‐7 上的酮基对抗结核活性特别重要[39]。

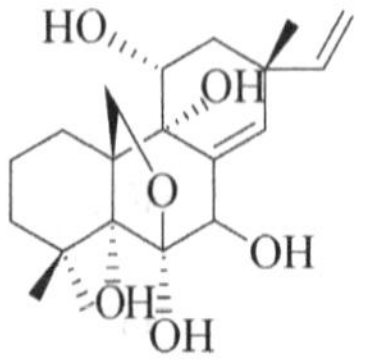

170 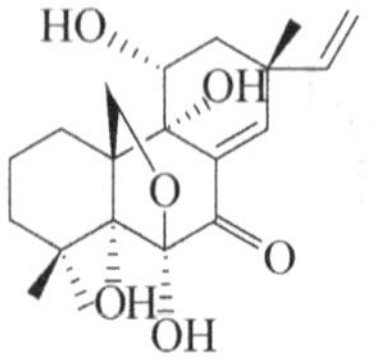　　　　　　　　　　　**171**

从海参 *Eupentacta fraudatrix* 共附生真菌 *Acremonium striatisporum* KMM 4401 中分离得到两个新的二萜糖苷 virescenosides M（**172**）和 N（**173**），活性测试表明对海胆 *Strongylocentrotus intermedius* 卵有毒性[40]。

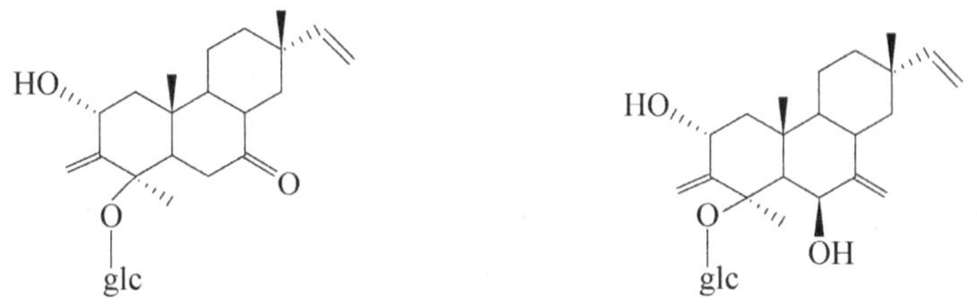

172　　　　　　　　**173**

四、二倍半萜

二倍半萜是萜类家族中发现最晚的结构类群，也是数量最少的类群，主要来源于海绵。海绵能够代谢产生大量结构新颖的二倍半萜，是区别于陆地生物和其他海洋生物的主要特征。两个硫酸二倍半萜生物碱 Fasciospongines A（**174**）和 B（**175**）分离自海绵 *Fasciospongia* sp.，这两个化合物对链霉菌 *Streptomyces* 85E 的菌丝形成具有显著抑制作用[41]。

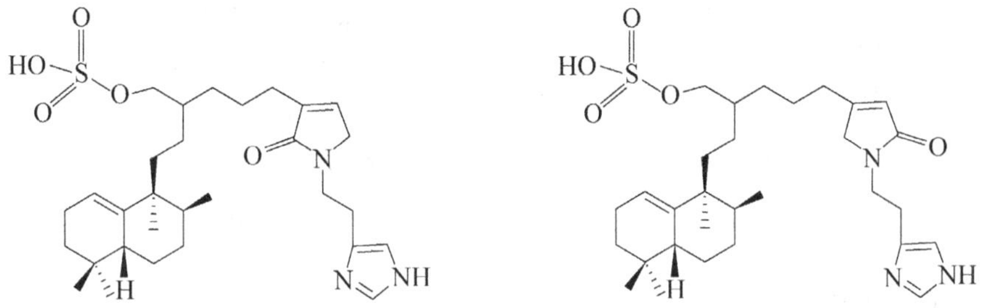

174　　　　　　　　**175**

Coscinoderma 属海绵是硫酸化萜类的一个主要来源之一，硫酸化二倍半萜在自然界中很少，目前发现的此类化合物仅有 25 个，含氮硫酸化倍半萜 coscinolactams A（**176**）和 B（**177**）也是分离自海绵 *Coscinoderma mathewsi*[42]。

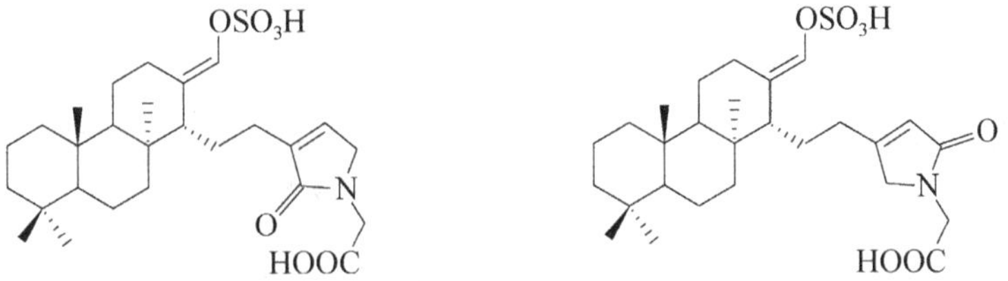

176　　　　　　　　**177**

三个含有氢化苯并吡喃螺缩酮倍半萜 phorbaketals A（**178**）、B（**179**）和 C（**180**）从海绵 *Phorbas* sp. 分离得到，三个化合物中 A 的含量远远大于 B 和 C，同时从该海绵中分离得到的内生微生物发酵产物中也得到了 A，说明 A 最初来源可能是该海绵的内生微生物[43]。

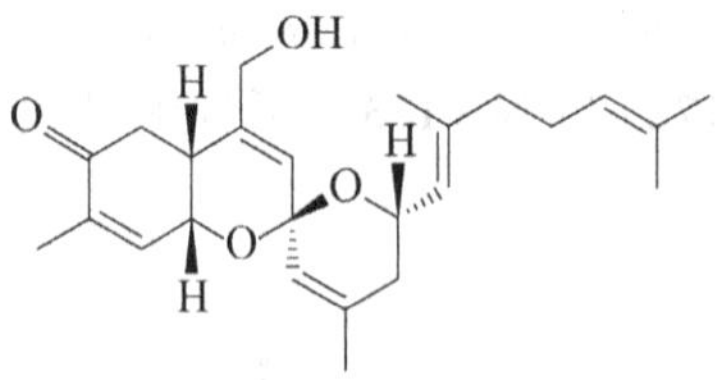

178

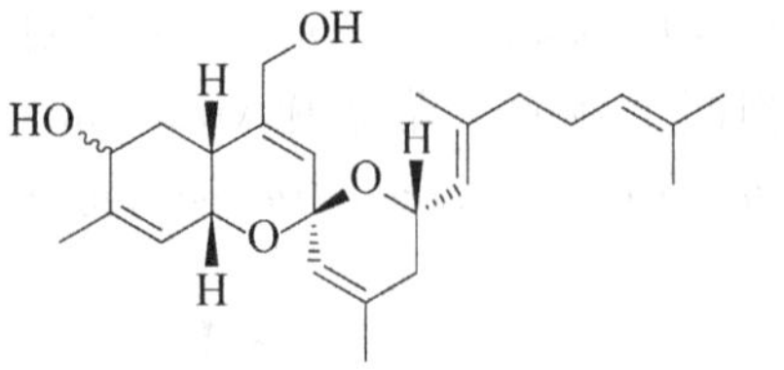

179 (*R*)- OH
180 (*S*)- OH

近年来在海洋微生物代谢产物中也发现含有二倍半萜,为二倍半萜增加了一个新的生物来源。halorosellinic acid (**181**)分离自海洋真菌 *Halorosellinia oceanica* BCC 5149,属于 ophiobolane 型二倍半萜,具有弱的抗分支杆菌活性[44]。

在蓝细菌 *Scytonema* sp.(UTEX 1163)的发酵液中分离得到化合物 scytoscalarol (**182**),分子中含有胍基,该化合物是从蓝细菌中发现的第一个二倍半萜,也是自然界中首个分子中含有胍基的二倍半萜,对 *Bacillus anthracis*、*Staphylococcus aureus*、*Escherichia coli*、*Candida* 和 *Mycobacteriu tuberculosis* 具有抑制活性[45]。

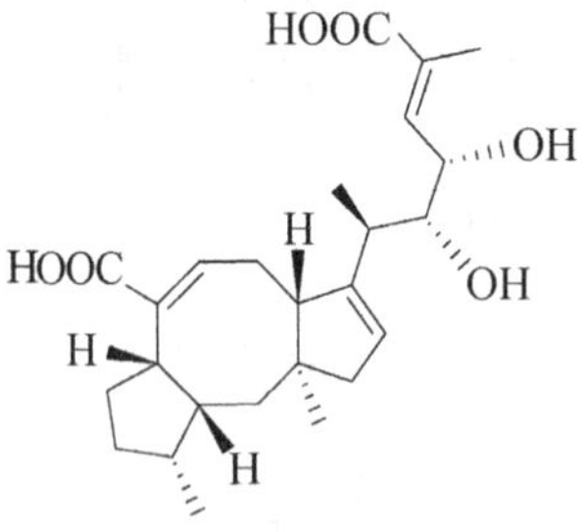

181

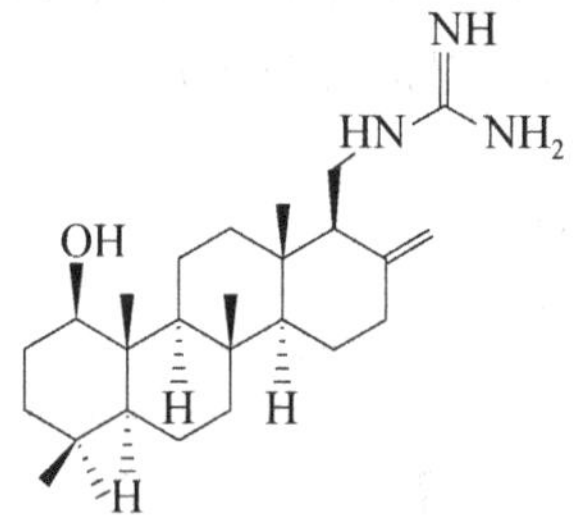

182

五、三萜和四萜

海洋生物中多萜数量很少,目前分离得到的有三萜和四萜。海绵、海藻以及红树植物是三萜类化合物的主要来源。目前从海绵中分离得到的臭椿类三萜达到 39 种,异臭椿类化合物 **183** 和 **184** 分离自中国南海海绵 *Stelletta tenuis*,体外实验表明这两个化合物对胃癌细胞 AGS 具有显著的细胞毒活性[37]。

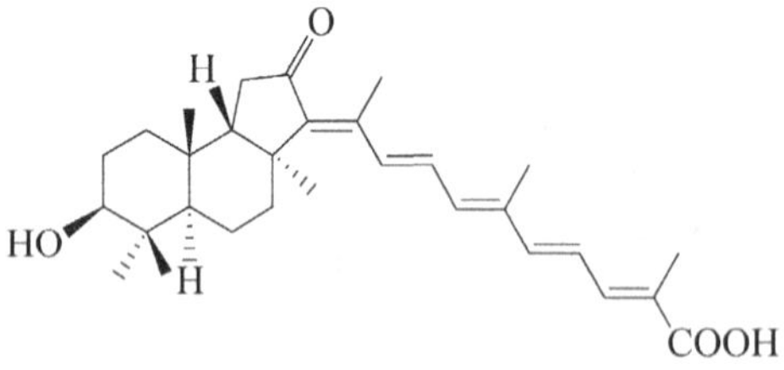

183

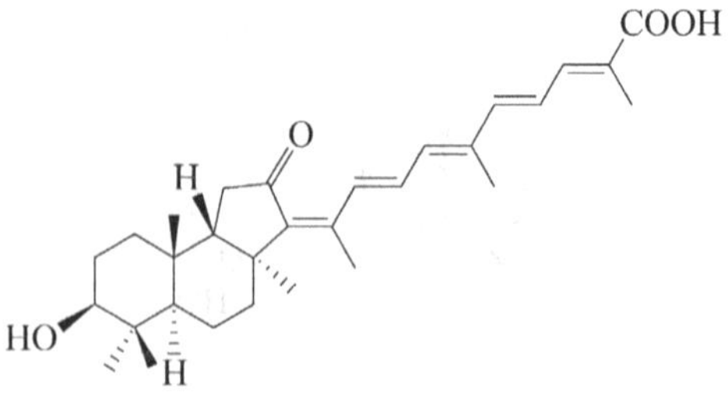

184

红树植物来源的三萜类化合物涉及 lupane、dammarane 和 oleanane 等。从泰国红树植物 *C. decandra* 的叶子中分离得到一系列 lupane 类化合物,其中化合物 **185** 对肿瘤细胞

KB、BC 和 NIC - H187 显示强的体外毒性。三个 dammarane 三萜 bruguierins A～C（**186**～**188**）分离自红树植物 *B. gymnorrhiza* 的花中。化合物 aegicerin（**189**）从印度红树植物 *A. majus* 中分离得到[36]。

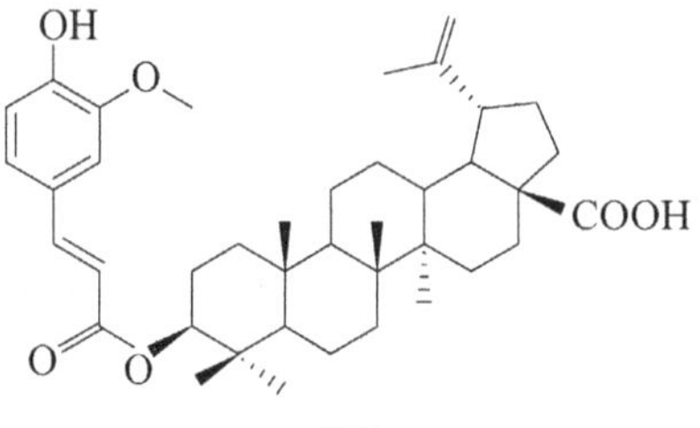

185

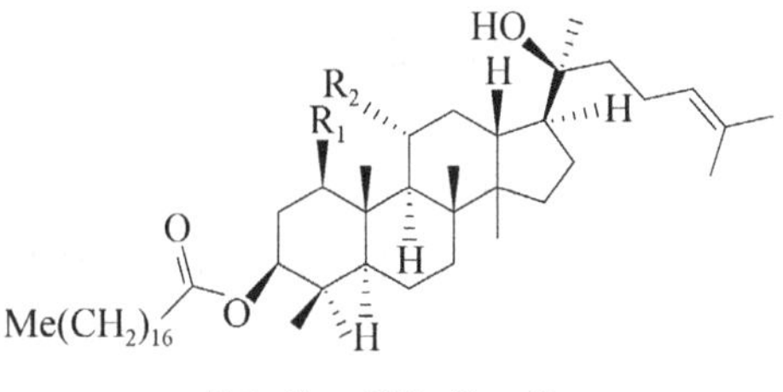

186　R₁=OH　R₂=H
187　R₁=H　　R₂=OH

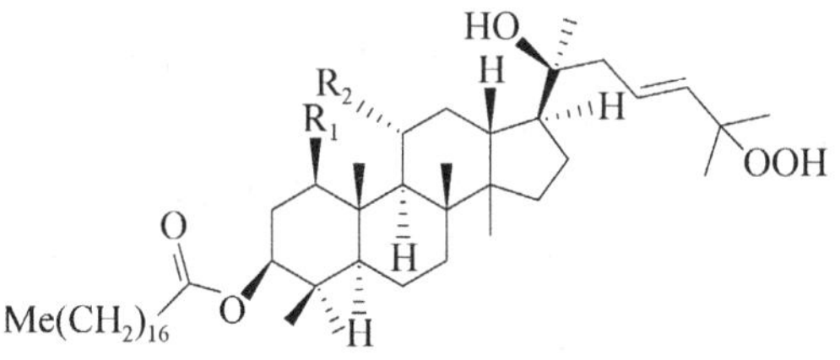

188

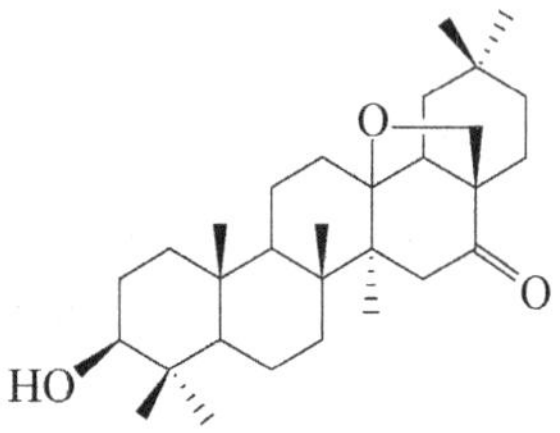

189

在萜类化合物中四萜的种类和数量都是最少的,过去无论是陆地还是海洋生物中,胡萝卜素碳架是唯一的四萜类碳架类型,化合物扭曲肉芝甲素（methyl sarotuoate,**190**）和异扭曲肉芝甲素（methyl isosartotuoate,**191**）于 1985 年从中国海南岛海域采集的扭曲肉芝软珊瑚 *Sarcophyton tortuosum* 中分离得到的两个四萜,这是首次发现的第二类四萜碳架。通过分析其结构特点,推测该类化合物并不是西松烯类二萜的二聚体,而是在生物体内,由西松二萜通过 Diela - Alder 反应生成关键中间体,再进一步反应得到的。生物活性试验显示,扭曲肉芝甲素对 S180 肿瘤细胞有较强抑制活性,且有收缩子宫的活性。

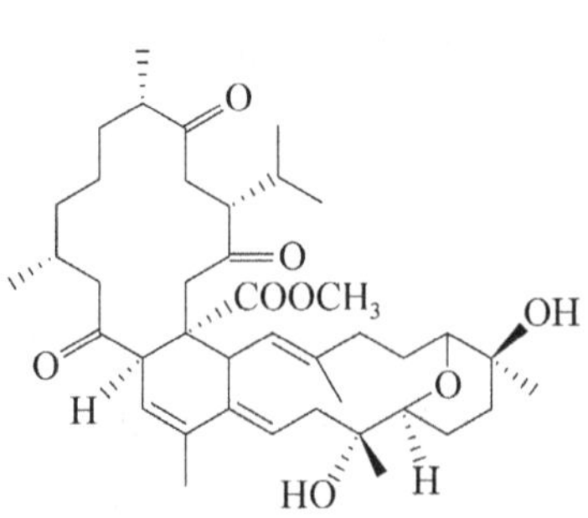

190

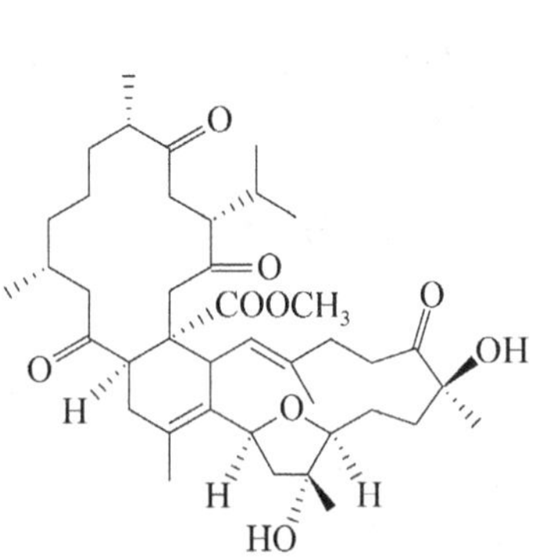

191

第三节　理化性质及波谱学特征

一、萜类的理化性质

(一) 性状及溶解度

单萜和倍半萜多为具有特殊香气的油状液体,二萜、二倍半萜和三萜化类合物多为结晶性固体,能溶于石油醚、苯、乙醚、氯仿、醇等脂溶性溶剂,而不溶于水。萜苷类化合物多为无定形粉末,能溶于水,易溶于热水、稀醇、热甲醇和热乙醇中,几乎不溶或难溶于乙醚、苯等极性小的有机溶剂。

(二) 萜类化学反应

萜类分子中多含有双键、共轭双键、活泼氢原子,较多萜类还具有内酯结构,但由于立体结构比较复杂,双键、羰基和羟基等官能团位置不同,因而化学反应情况常有较大变化,甚至常出现难以预料的结果。萜类是发展新的合成反应、研究结构和性质、反应与机制的理想模型化合物。长久以来研究的重点除了早期结构研究方面的需要外,更多地集中于活性萜类化合物的研究,如青蒿素类和紫杉醇类化合物结构的修饰和全合成。一些主要的反应包括加成反应、氧化反应、脱氢反应和分子重排反应。

1. 加成反应　含有双键萜类化合物可与氢卤酸、溴、亚硝酰氯等试剂发生加成反应,带有共轭双键的萜类化合物能与顺丁烯二酸酐产生 Diels‑Alder 加成反应,生成结晶型加成产物,可借以证明共轭双键的存在。含有醛、酮等羰基的萜类化合物可与亚硫酸氢钠、硝基苯或吉拉德试剂发生加成反应。

2. 氧化反应　常用的萜类氧化剂包括臭氧、三氧化铬、四醋酸铅和二氧化硒等,近年来高选择性氧化剂的出现,在萜类结构研究中发挥着重大作用。不同的氧化剂,可将萜类成分中各种基团氧化,生成各种不同的氧化产物。

3. 脱氢反应　脱氢反应在早期研究萜类碳架时具有重要意义。通过脱氢反应,环萜的碳架可转变为芳香类衍生物。

4. 分子重排反应　萜类化合物类型的多样性与其易发生重排反应有密切关系,环上取代基之间非键联相互作用,尤其 1,3‑双直立作用成为骨架变换和重排的驱动力。

二、萜类的波谱学特征

(一) 紫外光谱

具有共轭双键或羰基与双键构成的共轭体系的萜类化合物在紫外区产生吸收。如链状萜类的共轭双键体系在 λ_{max} 217~228(ε 15 000~25 000)处有最大吸收;共轭双键体系在环内时,则最大吸收波长出现在 λ_{max} 256~265(ε 2 500~10 000)处;当共轭双键有一个在环内时,则最大吸收波长出现在 λ_{max} 230~240(ε 13 000~20 000)处;而含有 α、β 不饱和羰基官能团的萜类在 λ_{max} 220~250(ε 10 000~175 000)处有最大吸收。影响最大吸收波长的因素取决于共轭体系在分子结构中的化学环境、双键碳原子上有无取代基以及共轭双键的数目。

（二）红外光谱

红外光谱主要用于检测化学结构的功能团。萜类化合物中的双键、共轭双键、羰基、偕二甲基、环外亚甲基和含氧官能团用红外光谱能很容易分辨出来。如偕二甲基在 ν_{max} 1 370 cm^{-1} 吸收峰处裂分，出现两个吸收峰；羰基的特征吸收峰在 ν_{max} 1 700～1 800 cm^{-1}；而贝壳杉烷型二萜的环外亚甲基则通常在 ν_{max} 900 cm^{-1} 左右有最大吸收峰。

（三）质谱

各种软电离方式（ESIMS、FABMS 等）以及高分辨质谱可以提供萜类的分子式。特别是电子轰击质谱（EIMS）产生的碎片离子，可提供结构片段信息。如五环三萜类化合物质谱裂解的共同规律是：当有环内双键时，一般都有较特征的 RDA 裂解；如无环内双键，常从 C 环断裂为两个碎片；在有些情况下，可以同时产生 RDA 断裂和 C 环断裂。

（四）核磁共振谱

随着核磁共振技术的发展，早期通过化学方法研究萜类化合物结构现已降至辅助地位，高分辨一维和二维核磁已成为萜类结构鉴定中最有力的手段。一维谱图中甲基通信号常用来判断萜类的类型、一些典型的取代信号可以用来推测其骨架等，而且 ^{1}H - NMR 的谱图特点在判断其结构类型时通常具有重要作用。由于萜类化合物的 NMR 信号比较丰富，因此其大多数结构可以通过 NMR 手段得到解决，二维核磁共振技术在萜类化合物的结构解析中具有非常突出的地位。鉴于萜类化合物类型多、骨架复杂、结构庞杂，难于在有限的篇幅中作全面总结和归类，《分析化学手册（第五分册）——核磁共振波谱分析》（于德泉等，1989）收集整理了大量的氢谱、碳谱数据，对萜类化合物的结构鉴定具有极其重要的参考价值。

第四节 提取分离方法及研究实例

一、提取分离方法

获得纯的单体化合物对萜类的研究具有重要的价值，尽管目前从自然界中分离得到的萜类已经超过 55 000 种，但是对该类化合物的快速有效分离仍然面临诸多挑战，主要来自于其广泛的来源、庞大的数量以及繁杂的结构等因素。此类化合物研究之初主要集中在各种植物的挥发油，随后扩展至具有药理活性的各种传统药用植物，特别是近年来对海洋生物天然产物的研究进一步拓展了萜类的来源。这些研究对象的扩展离不开分离技术、特别是层析技术的发展。

在萜类提取过程中要充分考虑到化合物的存在形式及其化学性质。如环烯醚萜多以苷的形式存在，苷元分子较小且多具有羟基，亲水性强，通常易溶于极性溶剂如水、甲醇、乙醇和正丁醇等，而难溶于一些亲脂性溶剂，因此可采用甲醇或乙醇为溶剂进行提取。而对于微生物（主要是真菌和放线菌）来源的萜类进行研究时，需要通过发酵培养获得发酵液和菌丝体，发酵液中的萜类化合物除了可以直接通过溶剂萃取外，也可以通过大孔树脂进行吸附富集，经水洗除去水溶性杂质，再依次选用适当的有机溶剂如稀的乙醇溶液洗脱，回收洗脱液，浓缩后用于分离;甚至可以直接将大孔树脂加入到微生物培养液中,和微生物一起发酵培养,这不仅能够起到富集作用,同时还可能减弱一些化合物的反馈抑制,提高目标化合物的产量。

此外,近年来不断普及的超临界萃取技术,尤其适用于对热和化学不稳定的萜类的提取,可以取代此前在萜类研究中广泛应用的水蒸气蒸馏技术,该方法不仅提取速度快,同时可以通过调节压力,提高溶剂的溶出能力,收率也高于常规的液液萃取和液固萃取。超临界流体通常选用惰性、无毒的二氧化碳。

获得粗提取物后,为了得到纯的单体化合物,目前主要采用各种常压柱层析(正相硅胶柱、反相硅胶柱及凝胶柱 Sephadex LH‒20 等)和高效液相色谱等分离技术。但是从含有成千上百种化学成分中分离得到一种目标活性成分,仍然是一项十分艰巨的任务。这需要将各种分离技术有效地结合起来。此外,以生物活性和化学指纹图谱(HPLC 指纹图谱、NMR 指纹图谱)来指导分离,有助于快速地得到目标产物,下文拟通过一个研究实例进一步说明萜类化合物的提取与分离。

二、研究实例

红树植物无瓣海桑(*Sonneratia apetala*)的叶片中内生真菌 *Talaromyces flavus* 的分离和活性筛选

自然界中萜类过氧化物通常具有独特的生物活性,受到了特别的关注,如抗疟疾特效药青蒿素对脑型疟疾和抗氯喹疟疾具有速效低毒的特点,被认为是抗疟疾药研究史上的重大突破。目前为止几乎所有的萜类过氧化物均分离自植物或海洋软体动物,本课题组在对南海红树内生真菌活性次级代谢产物研究过程中,从红树植物无瓣海桑(*Sonneratia apetala*)的叶片中分离得到一株内生真菌 *Talaromyces flavus*。该株内生真菌经大米固体发酵,活性初筛表明甲醇粗提取具有显著的海虾致死活性($IC_{50} < 10$ ppm),随后对该菌株的次级代谢产物在氢谱指纹图谱指导下进行分离纯化,从中得到一组过氧化降倍半萜 Talaperoxide A~D (**192~195**)和 Steperxoide B (**196**),以下是对该组化合物的分离、结构解析、构效关系以及生源合成的介绍[46]。

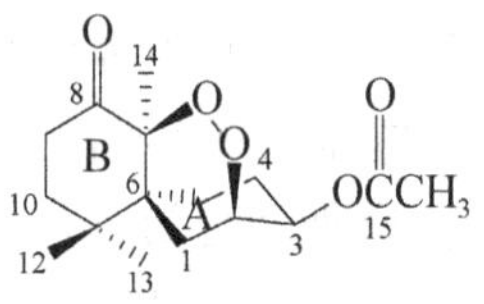

$$192 \qquad 193 \qquad 194$$

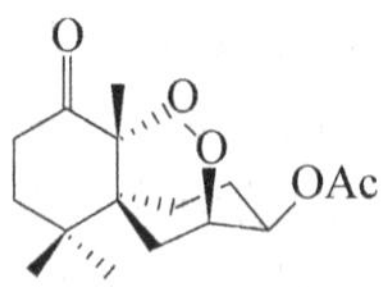

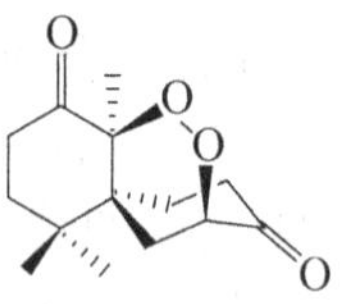

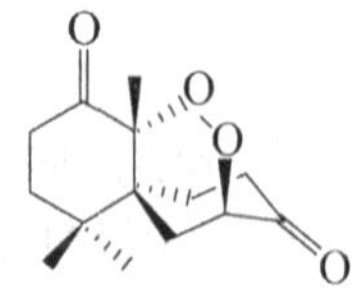

$$195 \qquad 196$$

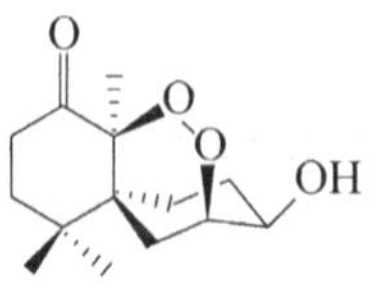

母核结构相同的化合物在 ^{1}H‒NMR 中常具有相似的指纹图谱,本组化合物同为 nor-chamigrane 降倍半萜母核,典型结构特征为 2 个同碳二甲基和 1 个角甲基。比较化合物 **192~**

196 间的 ¹H-NMR 谱图发现，5 个化合物的 B 环上的同碳二甲基的化学位移 δ_H 几乎完全一致，并不随 C-7 的手性翻转而变化，角甲基 Me-14 的 δ_H 在手性相同的化合物间几乎完全一致。但是 C-7 手性发生变化时，角甲基 Me-14 的 δ_H 发生显著变化，即当 C-7 由 S 构型转变为 R 构型时，相应的化学位移由 δ_H 1.41～1.50 向低场移动至 δ_H 1.90～1.93。图 7-1 是未纯化流分(30% EtOAc/PE) ¹H-NMR 谱高场区放大图，从该图中能够找到相应的特征甲基峰，该指纹图谱在整个分离过程中起到了重要的指导作用。

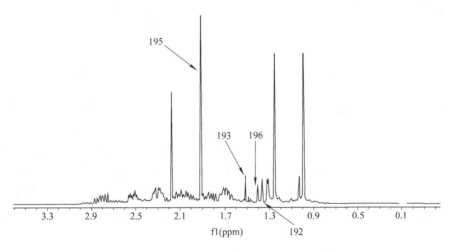

图 7-1 talaperoxides ¹H-NMR 指纹图谱

化合物 talaperoxide A 为无色晶体，高分辨 ESIMS 显示分子式为 $C_{16}H_{24}O_5$，含有 5 个不饱和度。¹H、¹³C 和 DEPT NMR 谱图显示分子中含有 4 个甲基(Me-12，Me-13，Me-14 和 Me-16)，5 个亚甲基(C-1、C-4、C-5、C-9 和 C-10)，2 个连氧次甲基(C-2 和 C-3)，3 个季碳(C-6、C-7 和 C-11)，1 个酮羰基(C-8)和 1 个酯羰基(3-OAc)。根据分子的不饱和度及双键数目，确定分子中应含有 3 个环。二维谱 ¹H-¹H COSY 显示分子中含有 2 个独立的耦合片段(即 C-1 到 C-5 和 C-9—C-10)。分析 HMBC 相关发现，H-1、H-2、H-4、H-5 都与 C-6 相关，说明分子中含有 1 个六元环结构(环 A，C-1—C-6)，此外，从 HMBC 中还可以发现 H-3 和 C-15 相关，说明 1 个乙酰氧基连在 C-3 上。同碳二甲基上的氢(H_3-12 和 H_3-13)与 C-6、C-10、C-11 相关，14 位甲基上的氢 H_3-14 与 C-6、C-7、C-8 相关，H-9 与 C-7、C-11 相关，H-10 与 C-8 相关，这些相关表明分子中还含有另外一个六元环 2，4，4-三甲基-3-二取代环己酮(环 B)。环 A 和环 B 通过螺碳原子 C-6 相连。考虑到分子的不饱和度，推测分子中碳原子 C-2 和 C-7 可通过内过氧键相连。分子的最终结构通过 X 射线单晶衍射得到了证实，同时其绝对构型也得到了确认为 2S3S6R7S。

化合物 talaperoxide B 为无色晶体，通过高分辨 ESIMS 确定分子式为 $C_{16}H_{24}O_5$。¹H-NMR和¹³C-NMR 波谱数据除了 H-1ax、H-4eq、H-14 的化学位移变化显著外，其余均与化合物 talaperoxide A 相似，表明两者具有相同的骨架结构。推测引起这些化学位移改变的原因在于 C-7 的构型的翻转，这通过随后的 X 单晶衍射得到了进一步证实(图 7-2)。该化合物为 talaperoxide A 的 C-7 位差向异构体，绝对构型为 2S3S6R7R。

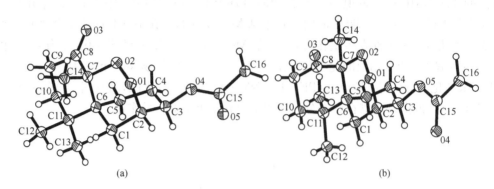

图 7 - 2 talaperoxide A (a)和 talaperoxide B (b)单晶 ORTEP 图

　　类似地方法可以确定化合物 talaperoxide C、D 的结构,两者的立体构型可以通过 NOESY 相关得到确定(图 7 - 3),在 talaperoxide C 的 NOESY 中,H - 5eq 与 H₃ - 14 相关,同时 H - 5eq 也与 H₃ - 13 相关,说明 Me - 14 与 C - 5 间为 *cis* 构象;此外,H₃ - 12 和 H - 1eq 相关,同时也与 H - 1ax 相关,说明 Me - 12 和 C - 5 间为 tran 构象。在 talaperoxide D 的 NOESY 中,H - 1eq 与 H₃ - 14 和 H₃ - 12 相关,H₃ - 12 与 H₃ - 14 相关,表明 Me - 14 和 C - 1 处于 *cis* 构型,Me - 12 与 C - 1 也处于 *cis* 构型。因此,两者互为 C - 7 位上的差向异构体。

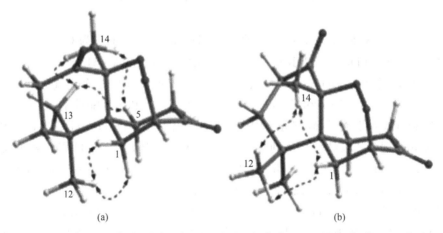

图 7 - 3 talaperoxide C (a)和 talaperoxide D (b)部分 NOESY 相关(箭头)示意图

　　药理活性研究显示化合物 **192** 对前列腺癌细胞 PC - 3,化合物 **194** 对乳腺癌细胞 MCF - 7 和 MDA - MB - 435 及前列腺癌细胞 PC - 3,化合物 **193**、**194** 和 **196** 对 5 种肿瘤细胞(MCF - 7、MDA - MB - 435、HepG₂、Hela 及 PC - 3)均具有显著细胞毒活性,IC_{50} 小于 10 μg/ml (表 7 - 1)。构效关系研究表明,两对 C - 7 位差向异构体(**192** 与 **193**,**194** 与 **195**)中,7R 构型化合物(**193** 和 **195**)具有更强的细胞毒活性,如化合物 **193**(7R)对乳腺癌细胞 MCF - 7 的抑制作用比化合物 **192**(7S)高 14.8 倍(IC_{50} 值分别为 1.33 μg/ml 和 19.77 μg/ml),化合物 **195**(7R)对肝癌细胞 HepG₂ 的抑制作用比化合物 **194**(7S)高 16.7 倍(IC_{50} 分别为 0.90 μg/ml 和 15.11 μg/ml),显示 7R 构型对细胞毒活性有更大的贡献;而在同种构型中,C - 3 位取代

基种类对活性的贡献大小依次为酮羰基＞羟基＞乙酰氧基，这些化合物显示了进一步研究的价值。

表 7-1　化合物 **192～196** 细胞毒活性测试结果（µg/ml）

compound	MCF-7	MDA-MB-435	HepG$_2$	Hela	PC-3	MCF-10A
192	19.77	11.78	12.93	13.7	5.70	16.42
193	1.33	2.78	1.29	1.73	0.89	13.00
194	6.63	2.64	15.11	12.71	4.34	9.52
195	1.92	0.91	0.90	1.31	0.70	1.57
196	4.17	1.90	6.79	7.97	1.82	3.46
EPI[a]	0.56	0.33	0.56	0.51	0.16	0.41

EPI[a]（Epirubicin）为阳性对照。

从生源合成途径初步阐明了两对差向异构体形成原因，推测在化合物 **192～196** 生源合成过程中，氧原子通过从 *re* 面或 *si* 面进攻 chamigrane 碳正离子的前手性碳 C-7，形成了两条不同的代谢途径分支（图 7-4）。

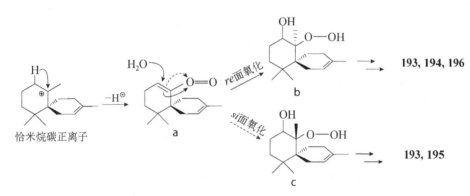

图 7-4　前手性碳 C-7 手性变化示意图

参考文献

[1] Stallard M，Faulkner D. Chemical constituents of the digestive gland of the sea hare Aplysia californica. I. Importance of diet. Comparative biochemistry and physiology. B，Comparative biochemistry [J]. 1974，49，25.

[2] Crews P，Kho-Wiseman E. Acyclic polyhalogenated monoterpenes from the red algae Plocamium violaceum. The Journal of Organic Chemistry [J]. 1977，42，2812-2815.

[3] Sashidhara KV，White KN，Crews P. A Selective Account of Effective Paradigms and Significant Outcomes in the Discovery of Inspirational Marine Natural Products. Journal of natural products [J]. 2009，72，588-603.

[4] Díaz-Marrero AR，Cueto M，Dorta E，et al. Geometry and halogen regiochemistry determination of

vicinal vinyl dihalides by ^{1}H – NMR and ^{13}C – NMR. Application to the structure elucidation of prefuroplocamioid, an unusual marine monoterpene. Organic Letters [J]. 2002,4,2949 – 2952.

[5] Díaz-Marrero AR, Rovirosa J, Darias J, et al. Plocamenols AC, Novel Linear Polyhalohydroxylated Monoterpenes from *Plocamium cartilagineum*. Journal of natural products [J]. 2002,65,585 – 588.

[6] Cueto M, Darias J, Rovirosa J, et al. Tetrahydropyran monoterpenes from *Plocamium cartilagineum* and *Pantoneura plocamioides*. Journal of natural products [J]. 1998,61,1466 – 1468.

[7] Cueto M, Darias J, Rovirosa J, et al. Unusual polyoxygenated monoterpenes from the Antarctic alga *Pantoneura plocamioides*. Journal of natural products [J]. 1998,61,17 – 21.

[8] Dorta E, Diaz-Marrero AR, Cueto M, et al. Chamigrenelactone, a polyoxygenated sesquiterpene with a novel structural type and devoid of halogen from *Laurencia obtusa*. Tetrahedron letters [J]. 2004, 45,7065 – 7068.

[9] Díaz-Marrero AR, Brito I, de la Rosa JM, et al. Gomerones AC, halogenated sesquiterpenoids with a novel carbon skeleton from *Laurencia majuscula*. Tetrahedron [J]. 2008,64,10821 – 10824.

[10] Davyt D, Fernandez R, Suescun L, et al. Bisabolanes from the Red Alga *Laurencias coparia*. Journal of natural products [J]. 2006,69,1113 – 1116.

[11] Kladi M, Vagias C, Papazafiri P, et al. New sesquiterpenes from the red alga *Laurencia microcladia*. Tetrahedron [J]. 2007,63,7606 – 7611.

[12] Mao SC, Guo YW. A Laurane Sesquiterpene and Rearranged Derivatives from the Chinese Red Alga *Laurenciao kamurai Yamada*. Journal of natural products [J]. 2006,69,1209 – 1211.

[13] Song F, Xu X, Li S, et al. Minor sesquiterpenes with new carbon skeletons from the brown alga *Dictyopteris divaricata*. Journal of natural products [J]. 2006, 69,1261 – 1266.

[14] Johnson TA, Amagata T, Sashidhara KV, et al. The aignopsanes, a new class of sesquiterpenes from selected chemotypes of the sponge *Cacospongia mycofijiensis*. Organic Letters [J]. 2009,11,1975 – 1978.

[15] Utkina NK, Denisenko VA, Krasokhin VB. Sesquiterpenoid Aminoquinones from the Marine Sponge *Dysidea sp*. Journal of natural products [J]. 2010,73,788 – 791.

[16] Suna H, Arai M, Tsubotani Y, et al. Dysideamine, a new sesquiterpene aminoquinone, protects hippocampal neuronal cells against iodoacetic acid-induced cell death. Bioorganic & medicinal chemistry [J]. 2009,17,3968 – 3972.

[17] Shen YC, Chen CY, Kuo YH. New Sesquiterpene Hydroquinones from a Taiwanese Marine Sponge, *Hippospongia metachromia*. Journal of natural products [J]. 2001,64,801 – 803.

[18] Ovenden SPB, Nielson JL, Liptrot CH, et al. Sesquiterpene Benzoxazoles and Sesquiterpene Quinones from the Marine Sponge *Dactylospongia elegans*. Journal of natural products [J]. 2010.

[19] Ishiyama H, Kozawa S, Aoyama K, et al. Halichonadin F and the Cu (I) Complex of Halichonadin C from the Sponge *Halichondria sp*. Journal of natural products [J]. 2008,71,1301 – 1303.

[20] Bishara A, Yeffet D, Sisso M, et al. Nardosinanols A-I and Lemnafricanol, Sesquiterpenes from Several Soft Corals, *Lemnalia* sp., *Paralemnalia clavata*, *Lemnalia africana*, and *Rhytisma fulvum* fulvum. Journal of natural products [J]. 2008,71,375 – 380.

[21] Carbone M, Nu n ez-Pons L, Castelluccio F, et al. Illudalane sesquiterpenoids of the alcyopterosin series from the Antarctic marine soft coral *Alcyonium grandis*. Journal of natural products [J]. 2009, 72,1357 – 1360.

[22] Chang CH, Wen ZH, Wang SK, et al. Capnellenes from the Formosan soft coral *Capnella imbricata*. Journal of natural products [J]. 2008,71,619 – 621.

[23] Garzón SP, Rodríguez AD, Sánchez JA, et al. Sesquiterpenoid Metabolites with Antiplasmodial Activity from a Caribbean Gorgonian Coral, Eunicea sp. Journal of natural products [J]. 2005,68, 1354 - 1359.

[24] Belofsky GN, Jensen PR, Renner MK, et al. New cytotoxic sesquiterpenoid nitrobenzoyl esters from a marine isolate of the fungus *Aspergillus versicolor*. Tetrahedron [J]. 1998,54,1715 - 1724.

[25] Cheng XC, Varoglu M, Abrell L, et al. Chloriolins AC, chlorinated sesquiterpenes produced by fungal cultures separated from a Jaspis marine sponge. The Journal of Organic Chemistry [J]. 1994, 59,6344 - 6348.

[26] Krohn K, Dai J, Flörke U, et al. Botryane metabolites from the fungus *Geniculosporium* sp. isolated from the marine red alga Polysiphonia. Journal of natural products [J]. 2005,68,400 - 405.

[27] Macherla VR, Liu J, Bellows C, et al. Glaciapyrroles A, B, and C, pyrrolosesquiterpenes from a *Streptomyces* sp. isolated from an Alaskan marine sediment. Journal of natural products [J]. 2005,68, 780 - 783.

[28] Viano Y, Bonhomme D, Ortalo-Magne A, et al. Dictyotadimer A, a new dissymmetric bis-diterpene from a brown alga of the genus *Dictyota*. Tetrahedron letters [J]. 2010.

[29] Manzo E, Ciavatta ML, Bakkas S, et al. Diterpene content of the alga *Dictyota ciliolata* from a Moroccan lagoon. Phytochemistry Letters [J]. 2009,2,211 - 215.

[30] Zhang H, Capon RJ. Phorbasins D - F: Diterpenyl-taurines from a Southern Australian Marine Sponge, *Phorbas* sp. Organic Letters [J]. 2008,10,1959 - 1962.

[31] Peng J, Avery MA, Hamann MT. Cyanthiwigin AC and AD, two novel diterpene skeletons from the Jamaican sponge *Myrmekioderma styx*. Organic Letters [J]. 2003,5,4575 - 4578.

[32] Wright AD, Lang-Unnasch N. Diterpene Formamides from the Tropical Marine Sponge *Cymbastela hooperi* and Their Antimalarial Activity in Vitro. Journal of natural products [J]. 2009,72,492 - 495.

[33] 于德泉,吴毓林. 天然产物化学进展[M]. 北京:化学工业出版社,2004.

[34] Fattorusso E, Romano A, Taglialatela-Scafati O, et al. Xenimanadins AD, a family of xenicane diterpenoids from the Indonesian soft coral *Xenia* sp. Tetrahedron [J]. 2008,64,3141 - 3146.

[35] Zhang Y, Deng Z, Gao T, et al. Tagalsins AH, dolabrane-type diterpenes from the mangrove plant, *Ceriops tagal*. Phytochemistry [J]. 2005,66,1465 - 1471.

[36] Wu J, Xiao Q, Xu J, et al. Natural products from true mangrove flora: source, chemistry and bioactivities. Natural product reports [J]. 2008,25,955 - 981.

[37] Lin H, Wang Z, Wu J, et al. Stellettins L and M, cytotoxic isomalabaricane-type triterpenes, and sterols from the marine sponge *Stelletta tenuis*. Journal of natural products [J]. 2007,70,1114 - 1117.

[38] Ebada SS, Schulz B, Wray V, et al. Arthrinins AD: Novel Diterpenoids and Further Constituents from the Sponge Derived Fungus *Arthrinium* sp. Bioorganic & medicinal chemistry [J]. 2011.

[39] Dettrakul S, Kittakoop P, Isaka M, et al. Antimycobacterial pimarane diterpenes from the Fungus *Diaporthe* sp. Bioorganic & medicinal chemistry letters [J]. 2003,13,1253 - 1255.

[40] Afiyatullov SS, Kalinovsky AI, Kuznetsova TA, et al. New Diterpene Glycosides of the Fungus *Acremonium striatisporum* Isolated from a Sea Cucumber. Journal of natural products [J]. 2002,65, 641 - 644.

[41] Yao G, Chang LC. Novel Sulfated Sesterterpene Alkaloids from the Marine Sponge *Fasciospongia* sp. Organic Letters [J]. 2007,9,3037 - 3040.

[42] De Marino S, Festa C, D'Auria MV, et al. Coscinolactams A and B: new nitrogen-containing sesterterpenoids from the marine sponge *Coscinoderma mathewsi* exerting anti-inflammatory

properties. Tetrahedron [J]. 2009,65,2905 – 2909.

[43] Rho JR, Hwang BS, Sim CJ, et al. Phorbaketals A, B, and C, Sesterterpenoids with a Spiroketal of Hydrobenzopyran Moiety Isolated from the Marine Sponge *Phorbas* sp. Organic Letters [J]. 2009,11, 5590 – 5593.

[44] Chinworrungsee M, Kittakoop P, Isaka M, et al. Antimalarial halorosellinic acid from the marine fungus *Halorosellinia oceanica*. Bioorganic & medicinal chemistry letters [J]. 2001,11,1965 – 1969.

[45] Mo S, Krunic A, Pegan SD, et al. An antimicrobial guanidine-bearing sesterterpene from the cultured cyanobacterium *Scytonema* sp. Journal of natural products [J]. 2009,72,2043 – 2045.

[46] Li H, Huang H, Shao C, et al. Cytotoxic Norsesquiterpene Peroxides from the Endophytic Fungus *Talaromyces flavus* Isolated from the Mangrove Plant *Sonneratia apetala*. Journal of natural products [J]. 2011,74,1230 – 1235.

（余志刚）

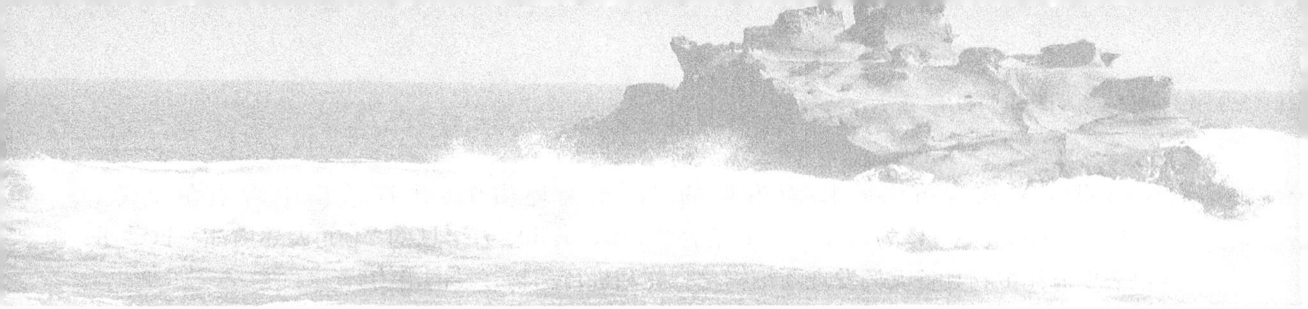

第八章
大环内酯类化合物

第一节　概　　述

　　海洋大环内酯类化合物结构复杂，内酯环是其基本的结构特征，环的大小差别较大，从十元环到六十元环均有。根据结构类型将海洋大环内酯类化合物分为简单大环内酯、氧环大环内酯、大环多内酯及类大环内酯化合物四种类型。

　　海洋大环内酯类化合物主要存在于海洋微生物、海藻、海绵、苔藓动物、软体动物、被囊动物中，该类化合物大都具有潜在的生物活性，包括抗菌活性、细胞毒和抗肿瘤活性、免疫调节活性及抗炎活性等。

　　研究表明，大环内酯类化合物对厌氧菌、球菌、军团菌、铜绿假单胞菌、分枝杆菌(包括非典型分枝杆菌和结核分枝杆菌)、衣原体及支原体等具有抑制作用；大环内酯类化合物在感染性疾病、呼吸系统疾病、消化系统疾病、心血管疾病等方面有很好的疗效，但是 14 元和 15 元大环内酯类抗生素容易产生耐药性，而 16 元大环内酯类抗生素则无诱导耐药性并且交叉耐药性也小。

　　海洋微生物代谢产生的结构独特的大环内酯类化合物具有抗肿瘤、抗菌、抗疟活性和抗真菌等活性。随着当今耐药菌株的不断增加，寻找新结构、新作用机制的先导化合物刻不容缓，考虑到大环内酯化合物在临床上广泛用于抗菌和抗真菌药物的事实，从海洋大环内酯化合物中发现高效、低毒的抗菌和抗真菌先导化合物不失为一条有效的途径，同时对确定活性而毒性较大的大环内酯化合物，可加强结构与毒性和活性之间的关系研究，对其结构进行改造修饰，以满足作为药物应用时高效和低毒的要求，亦为有效开发和利用海洋大环内酯化合物的重要途径。

第二节　化学结构与生物活性

　　从海洋生物中发现了一些结构新颖的大环内酯化合物（表 8 - 1）[1~14]，如化合物

sporolide A 和 sporolide B 为少见的 11 元大环内酯，并且结构中含有氯元素；aplasmomycins A~C 为含硼元素的络合物；maduralide 为罕见的 24 元大环内酯。这些事例表明海洋生物具备人们发现新结构化合物和进行药物开发的潜力。

表 8-1　海洋生物产生的典型大环内酯类化合物

大环内酯类型	化合物名称	来源	生物活性
简单大环内酯	arenicolides A，B，C	*Streptomyces arenicola* CNR-005	抗癌
	micromonospolides A，B，C	*micromonospora* sp.	抑制海星晶胚原肠胚形成
	macrolactins A，E	*Bacillus* sp.	抗细菌、抗肿瘤、抗病毒
	IB296212	*Micromonospora* sp.	抗生作用、细胞毒活性
	maduralide	*Actinomycetales* sp.	对枯草杆菌有弱的抑制活性
	aplyolides A，B，D	*Aplysia depilans*	鱼毒性
氧环大环内酯	marinisporolides A，B，C，D，E	*Marinospora* CNQ-140	抗真菌
	chalcomycin，Chalcomycin B	Streptomyces. B7064	抗生物质
	amphidinolide P，K	*Amphidinium* sp. *Phiscolops* sp.	抗小白鼠白血病细胞 L1210
	haterumalide B	*Lissoclinum* sp.	细胞毒性
	sporolides A，B	*Salinispora tropica*	抗癌
大环多内酯	halichoblelide	*Streptomycetaceae* sp.	细胞毒性
	sphinxolide E	*N. superstes*	抗癌
	deboroaplasmomycin C	*Streptomyces griseus*	抑制革兰阳性菌
	nonactin	*Streptomyces griseus subsp. griseus* ETH A7796	抗菌和抗肿瘤
	colletodiol	*colletotrichum capsici*	
	15G256γ	*Hypoxylon oceanicum*	抗真菌
	marinomycins A，B，C，D	*Marinispora* sp.	细胞毒性、抗肿瘤、抗菌
类大环内酯	aplasmomycins A，B，C	*Streptomyces griseus*	抑制革兰阳性菌
	discokiolides A，B，C，D	*Discodermia kiiensis*	231
	altohyrtins A，B，C	*Hyrtios altum*	抗肿瘤、细胞毒性
	bryostatin	*Bugula neritina*	抗癌、免疫调节、生长抑制、诱导分化、增强化疗药物对目标细胞的细胞毒作用

　　大环内酯按照分子中酯键的数量可分为大环一内酯、大环二内酯、大环四内酯，按照内酯环的大小可分为十二元环大环内酯、十四元环大环内酯、十六元环大环内酯以至六十元环大环内酯，按化学结构特征分为简单大环内酯、氧环大环内酯、大环多内酯和类大环内酯四类，本书根据结构类型进行叙述。

　　从海洋生物分离得到的简单大环内酯、氧环大环内酯、大环多内酯、类大环内酯等化合物的生物活性集中在抗肿瘤、抗菌和抗真菌活性和抗疟作用，也发现了一些其他生物活性的海洋大环内酯化合物。简单大环内酯一般为 14 元环以上化合物,含有一个内酯官能团,内酯官能团的羰基易被还原或被甲基取代,简单大环内酯的相邻或近邻的碳原子被氧化,则形成含氧环的大环内酯,大环多内酯或类大环内酯的分子结构复杂,通过吡喃环或螺环构成内酯环是其典型结构特征,构成海洋生物复杂大环内酯类化合物环上的构成部分还可能有嘧啶环、嘌呤环、噻唑环、噻吩环等。大环内酯通过环上的羟基与简单糖类能缩合成苷。

一、简单大环内酯

简单大环内酯尽管环的大小各异,但环上仅有羟基或烷基等取代基,仅有一个内酯环,为长链脂肪酸形成的内酯。

(一)抗病毒的简单大环内酯

从海洋微生物中分离得到的(一)- macrolactin A (**1**)和(+)- macrolactin E (**2**)具有一定的抗病毒活性。并从 *Bacillus* 属的其他微生物中分离得到该类化合物的琥珀酸酯。

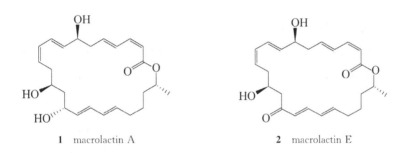

1　macrolactin A　　　　　　　**2**　macrolactin E

(二)具有强鱼毒活性的简单大环内酯

从海洋软体动物 *Aplysia depilans* 分离得到的 aplyolide A (**3**)、aplyolide B (**4**)、aplyolide D (**5**),为长链多不饱和脂肪酸的内酯,作为动物本身的化学防御物质,该类化合物具有强毒鱼活性。

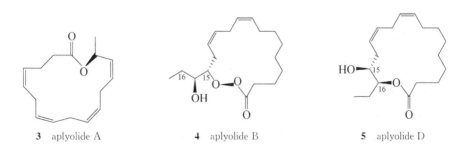

3　aplyolide A　　　　　　**4**　aplyolide B　　　　　　**5**　aplyolide D

(三)抗肿瘤的简单大环内酯

Canedo 等[8]从采自印度洋莫桑比克海岸的样品中分得 *Micromonospora* sp. L - 25 - ES25 - 008,进一步研究后,从其培养液中分得 IB - 96212 ,该化合物对 P388 细胞有极强的细胞毒活性,IC_{50} 为 0.1 μg/L,对 A549、H729 及 MEL28 细胞也有极强的细胞毒性,IC_{50} 的平均值为 1.0 mg/L。

另外,Williams 等[41] 从采自美国关岛的样品中分离到海洋放线菌 *Salinispora*

arenicola CNR‐005,并从其培养液中分得 arenicolides A~C,其中 arenicolide A(**6**)对人结肠癌细胞 HCT‐116 的 $IC_{50}=30\ \mu g/ml$。Obta 等[12]从海洋放线菌 *Micromonospora* sp. 中分到的 micromonospolides A~C,它们对海星晶胚的原肠胚形成均有抑制作用,其最小抑制浓度分别为 0.010、0.011、1.600 $\mu g/ml$。

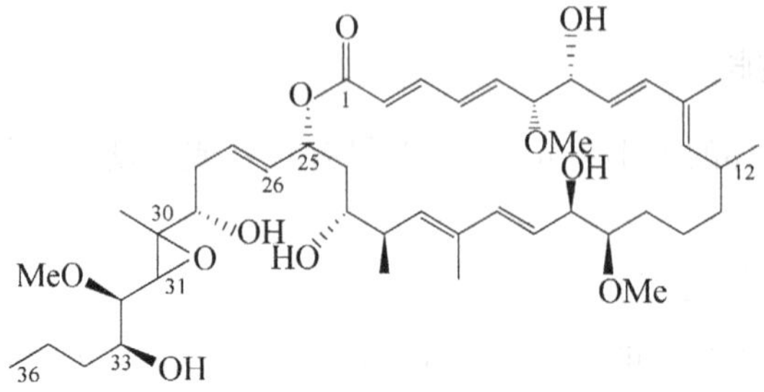

6 · arenicolide A

(四)抗菌活性的简单大环内酯

Pathirana 等从 Bodega 海湾浅水海洋沉积物中分离得到放线菌 *Salinispora tropica* CNB‐032,并从其培养液中分到 maduralide(**7**),该化合物对 *Bacillus subtilis* 显示较弱的抗菌活性。

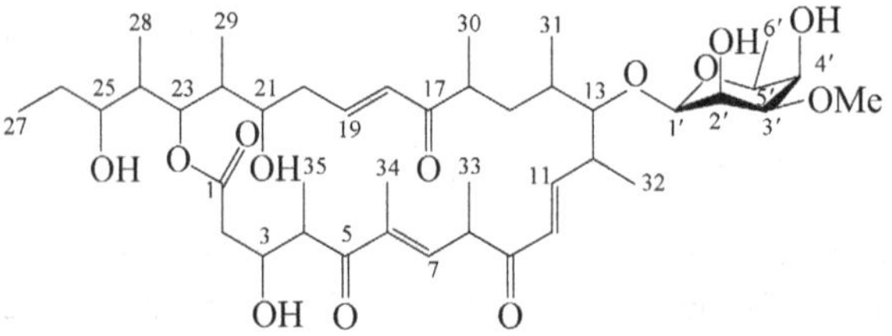

7 maduralide

二、氧环大环内酯

该类大环内酯由于环结构上含有双键、羟基等基团,在次生代谢过程中氧化、脱水,形成三元氧环、五元氧环、六元氧环等含氧环大环内酯类化合物。

(一)细胞毒活性的氧环大环内酯

某些大环内酯除了具有细胞毒活性外。还可增强目标化合物细胞毒活性,帮助恢复受化疗抑制的 T 细胞亚群功能。具细胞毒活性的大环内酯也广泛存在于微生物、海绵、苔藓动物、软体动物、被囊动物中。

从扁虫 *Amphiscolops* sp. 中分离得到的细胞毒活性物质 amphidinolide P(**8**)、K(**9**)等均属于大环内酯类化合物,在其大环上存在不同大小的含氧环。对分离自冲绳岛的 *Lissoclimum* 属海鞘进行研究时,发现含有一个具有细胞毒活性并能抑制海胆受精卵分裂的化合物 haterumalide B(**10**)为十五元大环内酯。从海绵 *Neosiphonia superstes* 中分离得到的细胞毒活性成分为 sphinxolide E(**11**)。

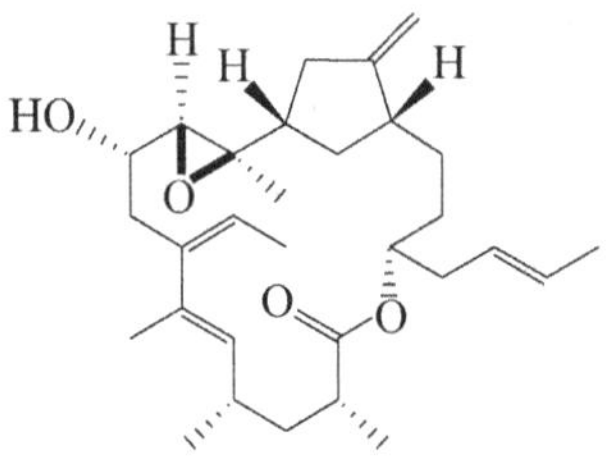

8 amphidinolide P

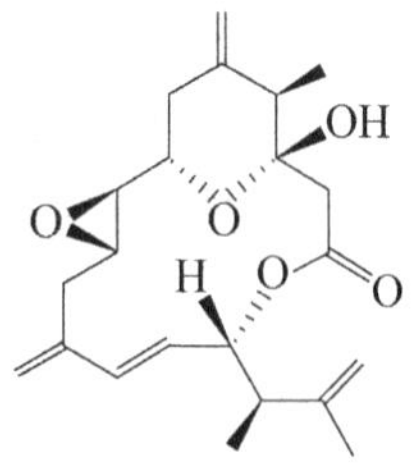

9 amphidinolide K

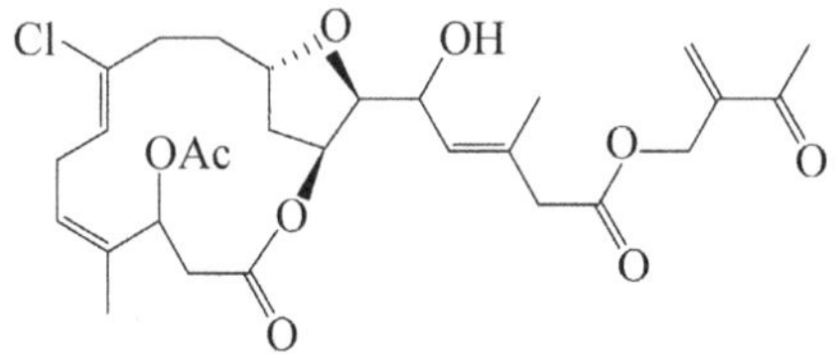

10 haterumalide B

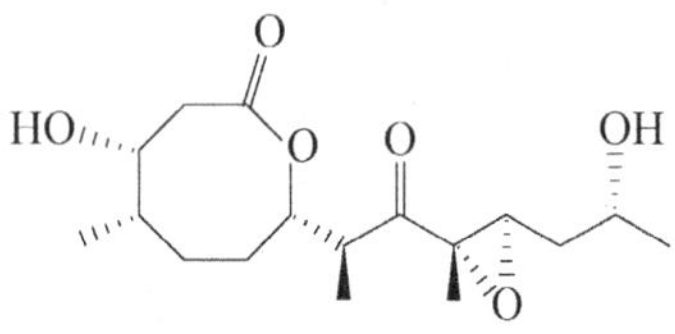

12 octalactin A

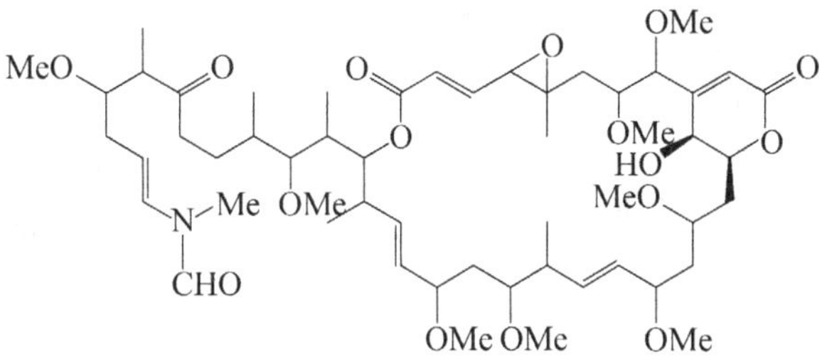

11 sphinxolide E

Tapiolas 等在研究来自墨西哥海域的微生物 *Streptomyces* 属放线菌的过程中,分离得到 2 个具有细胞毒活性的八元大环内酯 octalactin A (**12**)和 octalactin B (**13**),化合物 12 可看作化合物 13 上的 11 位和 12 位的共轭双键氧化而形成环氧化合物的产物。

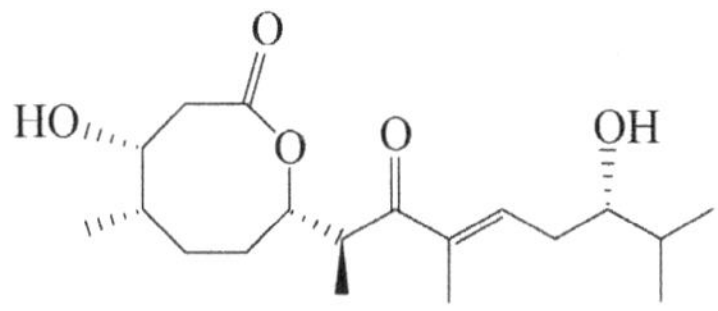

13 octalactin B

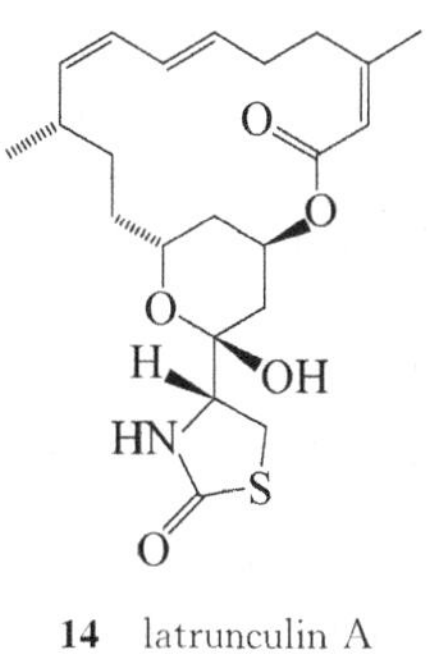

14 latrunculin A

从红海海绵(*Latrunculia magnifolia*)中分离得到的 latrunculin A (**14**)有很强的鱼毒活性,是结构中含有 S 原子的化合物。

（二）抗肿瘤和抗癌活性的氧环大环内酯

从海绵 *Theonell swinhoei* 中分离得到的具有广谱抗肿瘤活性和抗真菌活性的大环内酯化合物 swinholides A (**15**)、B (**16**)、C (**17**)和从南加州的海洋无脊椎动物青苔 *Bugula meritina* 中分离得到的一种 Bryostatin 类化合物,为内酯环高度氧化物质,对治疗白血病、淋巴癌、黑色素瘤及其他肿瘤具有显著效果。目前已经解明结构的该类化合物达 20 个,由于该类化合物具有较高的抗肿瘤活性和较低的毒性,是很有发展前途的一类抗肿瘤活性化合物。bryostatin-1(**18**)还具有免疫增强、诱导分化、增强其他细胞毒药物活性等作用,目前已进入 II 期临床研究。

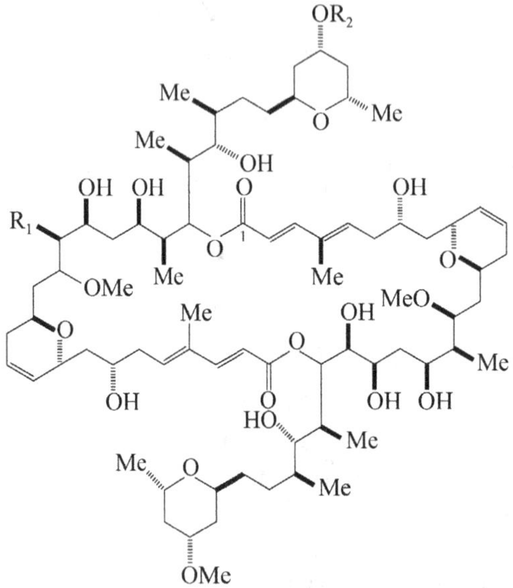

15 $R_1 = R_2 = Me$
16 $R_1 = H, R_2 = Me$
17 $R_1 = Me, R_2 = H$

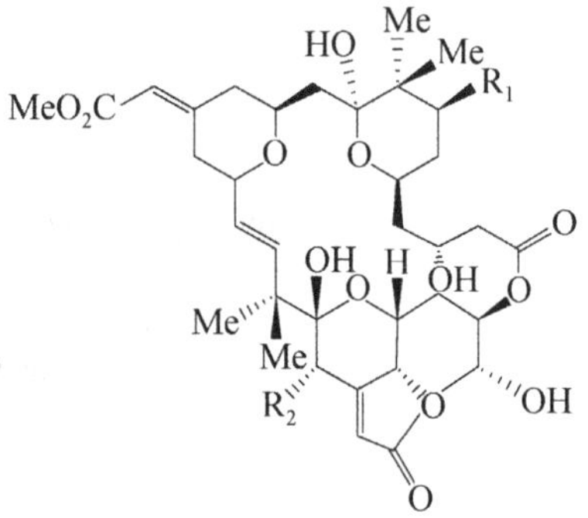

18 bryostatin-1
$R_1 = OAc$ $R_2 = OCO(CH)_{4n}-Pr$

Buchanan 等[14]从海洋放线菌 *Salinispora tropica* 的发酵液中分到 sporolides A 和 sporolides B,其中化合物 sporolide B 对人结肠癌细胞的抑制浓度大于 78 μg/ml,虽然两者的活性较差,但其新颖独特的结构表明海洋放线菌产生新型次级代谢产物的巨大潜力。sporolides A 和 sporolides B 也都具有较弱的抗耐甲氧西林的金黄色葡萄球菌活性。

三、大环多内酯

该类大环内酯的酯环上有两个以上酯键的存在。

(一)抗菌活性的大环多内酯

许多大环内酯类化合物具有抗菌活性。大环内酯与细菌的核糖体 50S 亚基进行可逆结合,阻止细菌的蛋白质生物合成,从而阻碍肽酰 tRNA 的转移,这种作用是抑菌性的,但在高浓度下亦有杀菌的效用。大环内酯在白细胞内积聚,所以能被运送至受感染的位点。由于细菌核糖体的构造与人类核糖体的不同,所以大环内酯不会阻碍人体蛋白质生物合成。

在微生物学中,大环内酯是属于抑菌的药物,但同时亦有阻止微生物增殖的作用,在高浓度下有杀菌的功效。如心内膜炎及脑膜炎等严重的病症亦会使用大环内酯来治疗。在临床上用于治疗诸如呼吸道感染及软组织感染之类的细菌感染。

从红藻 *Varicosporina ramulosa* 中分离得到的大环多内酯 colletodiol 异构体(**19,20**)

和 colletoketol（**21**），具有一定的抗真菌活性。从海洋微生物 *hypoxylon oceanicum* LL-15G256 中分离得到的 15G256γ（**22**）和 15G256δ（**23**）同样具有抗真菌活性。

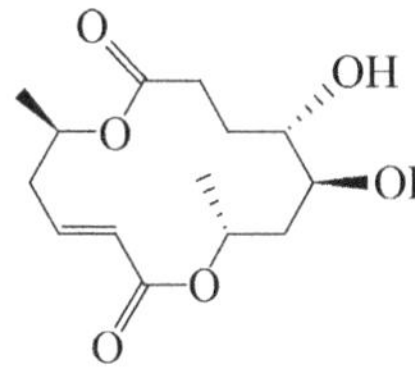

19　colletodiol 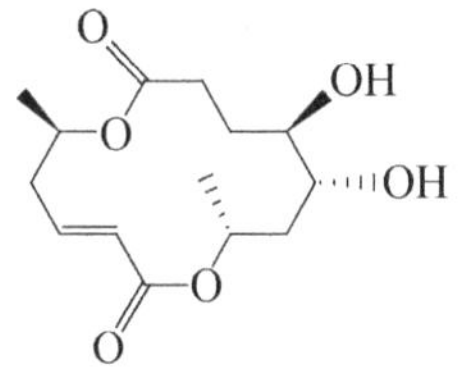　　　　　**20**　colletodiol 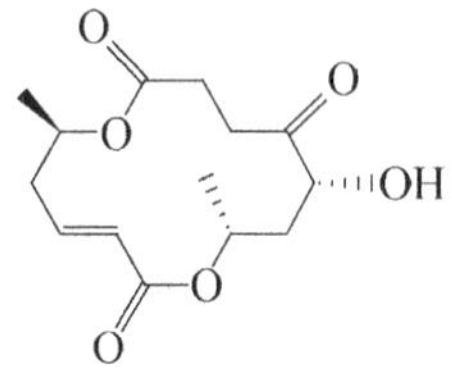　　　　　**21**　colletoketol

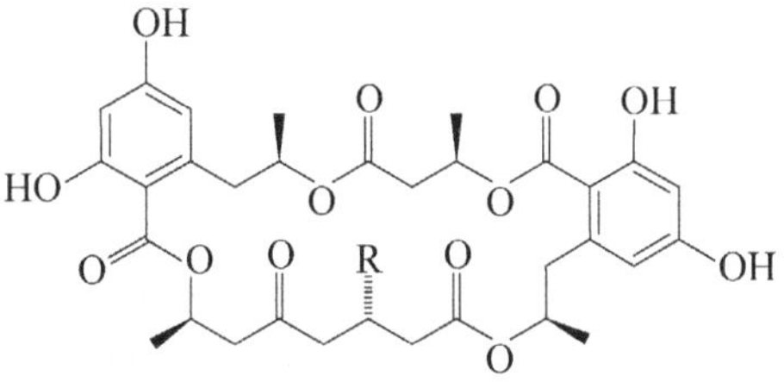

22　15G256γ　R=CH₂OH
23　15G256δ　R=CH₃

　　Kwon 等[11]从 *Marinispora* sp. CNQ-140 分得的 marinomycins A～D，活性测试结果表明四个化合物均具有很强的抗菌活性，其中活性最显著的是 marinomycin A，它对甲氧西林耐药金黄色葡萄球菌和耐万古霉素的粪链球菌的 MIC_{90} 均为 0.13 μmol/L。2009 年，Kwon 等[10]又从该菌株中分得 marinisporolides A～E，这五个化合物均具有抗白色念珠菌活性，只是活性较小。

（二）抗肿瘤的大环多内酯

　　Kwon 等[11]从加利福尼亚近海岸采集的样品分离得到 *Marinispora* sp. CNQ-140，并从中分离得到 marinomycins A～D。经活性测试，结果表明四个化合物均有很强的抗菌和细胞毒活性，其中活性最显著的是 marinomycin A（**24**）。在 NCI 60 株癌细胞系的活性测试中发现此类化合物具有特异的组织选择性细胞毒活性，marinomycin A 对 8 种黑色素瘤细胞系中的 6 种（LOXIMVI、M14、SK-MEL-2、SK-MEL-5、UACC-257、UACC-62）具有强烈的抑制作用，尤其是对 SK-MEL-5，其 IC_{50} 达到 5.0 nmol/L。marinomycin B 和 marinomycin C 的平均 IC_{50} 为 0.9 μmol/L 和 0.2 μmol/L。更值得关注的是这些化合物对非白血病癌细胞只有非常微弱的抑制作用，LC_{50} 约为 50 μmol/L。这不仅表明此类化合物具有较强的组织选择性，更预示此类化合物如果开发成药物，其骨髓抑制的不良反应有可能很小。

　　Yamada 等[7]从来源于海鱼的海洋链霉菌中分到的 halichoblelide（**25**），该化合物对鼠 P388 的 ED_{50} 为 0.63 μg/ml，对 BSY-1、NCI-H522、MKN74 等 39 种人癌细胞均有细胞毒活性，测试细胞 $\log GI_{50}$ 的平均值为 -5.25，表明该化合物具有明显的抗肿瘤活性。另外测试表明，与一般简单大环内酯化合物具有抗真菌的活性不同，该化合物无抗真菌的活性，这可能与该化合物的内酯环较为对称和过于刚性，从而削弱了其与真菌细胞膜上甾醇的结合有关。

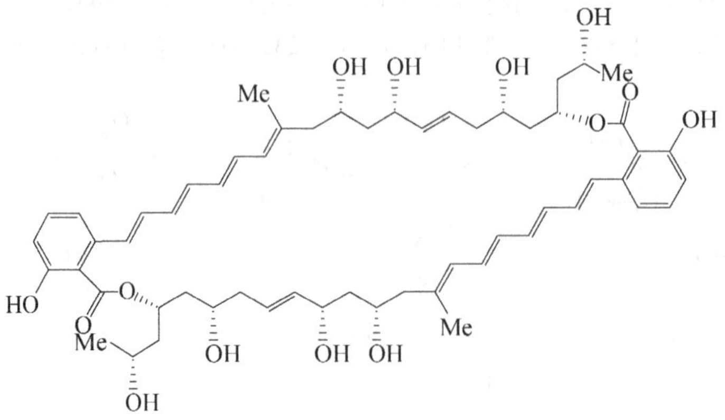

24 marinomycin A

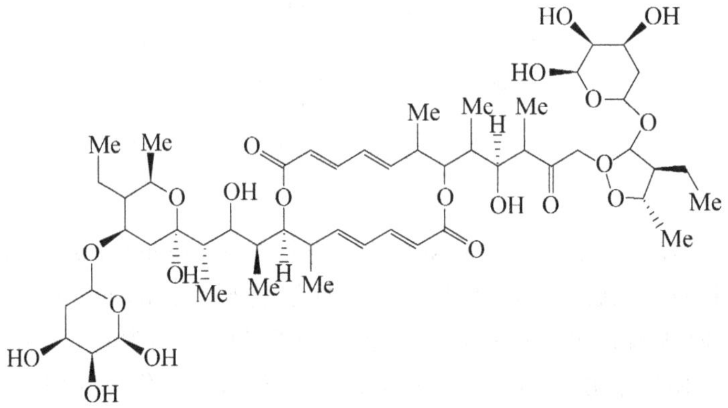

25 halichoblelide

Asolkar 等[5]从海洋链霉菌 *Strptomyces* sp. B7064 中分得 chalcomycin、chalcomycin B,两者均具有抗肿瘤活性。Jeong 等[13]从采集于西太平洋深海的海底沉积物中分到的海洋链霉菌 *Streptomyces* sp. KORDI‐32 的发酵液中分得 nonactin,该化合物具有抗红白血病细胞 K‐562 活性。

四、类大环内酯

海洋中的大环内酯类化合物是活性最多样的一类化合物,结构类型也复杂多样,除上述介绍的化合物外,在海洋天然药物中经常可以见到很多内酯大环含有氢化吡喃螺环、噁唑环、β‐羟基氨基酸的类大环内酯化合物。

(一) 抗肿瘤和细胞毒活性的类大环内酯

从日本海绵(*Discodermia kiiensis*)中分离得到的二十六元环内酯 discokiolides A～D(**26～29**)为细胞毒环缩肽(cyclic depsipeptides),结构中有一个罕见的连有噁唑环的 β‐羟基氨基酸(discoliic acid),该大环内酯具有细胞毒活性。*Discodermia* 属的一个深水海绵中含有一个细胞毒环缩肽十九元大环内酯 polydiscamide A (**30**),通过光谱和化学方法确定了其结构。

从海绵 *Hyrtios altum* 中分离得到的 altohyrtins A～C (**31～33**)以及 *Cinachyra* sp. 中

分离获得的 cinachyrolide A（**34**）为常见的内酯环含有氢化吡喃环化合物。这类化合物的细胞毒活性高，NCI 研究证明该类化合物抗瘤谱特殊，活性高，IC_{50} 为 0.03 nmol/L，是目前发现的细胞毒活性最高的一类化合物。

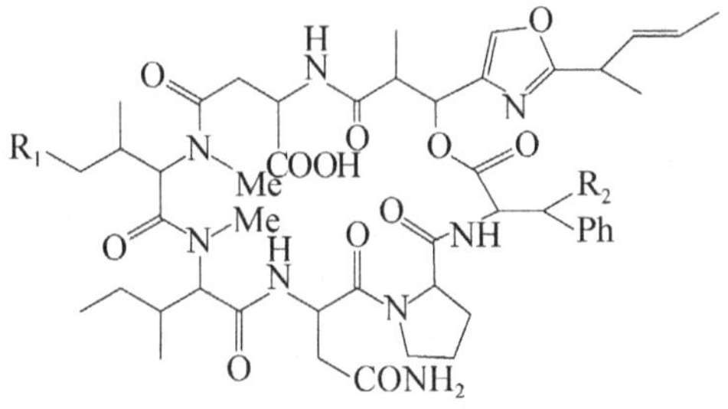

26 discokiolide A $R_1 =$ H，$R_2 =$ OCH$_3$
27 discokiolide B $R_1 =$ CH$_3$，$R_2 =$ OCH$_3$
28 discokiolide C $R_1 =$ CH$_3$，$R_2 =$ H
29 discokiolide D $R_1 =$ CH$_3$，$R_2 =$ OCH$_3$

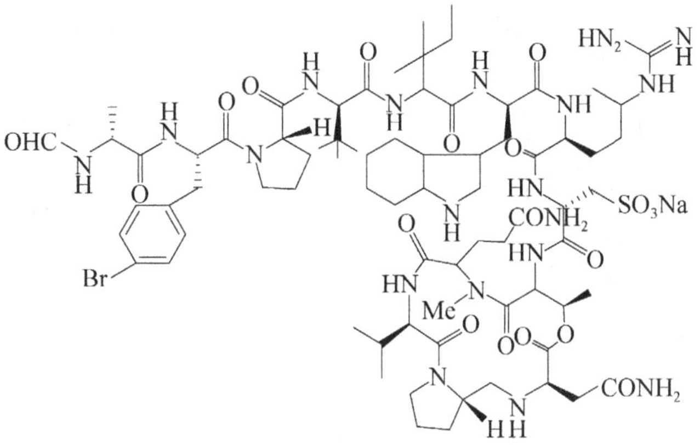

30 polydiscamide A

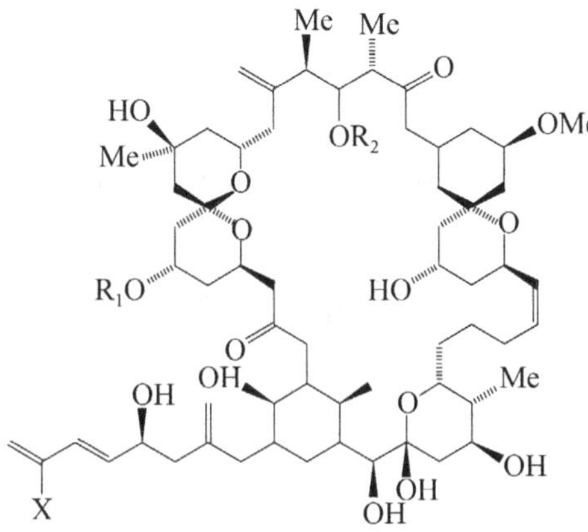

31 altohyrtin A X＝Cl，$R_1 = R_2 =$ Ac
32 altohyrtin B X＝Br，$R_1 = R_2 =$ Ac
33 altohyrtin C X＝H，$R_1 = R_2 =$ H
34 cinachyrolide A X＝Cl，$R_1 =$ Ac，$R_2 =$ H

Pettit[15]等对采集于加利福尼亚太平洋蒙特内海湾的总合草苔虫(*Bugula neritina*)的二氯甲烷提取物进行活性追踪,采用多种柱层析反复分离精制,得到一种二十六元环的大环内酯类化合物草苔虫内酯-1(bryostatin-1)(**18**)。嵌在草苔虫内酯-1大环内部的是通过吡喃氧连接的二十元环,大环上的所有取代基对椅式结构的吡喃环都呈赤式构型。草苔虫内酯-1除了具有抗癌活性,还具有一定的细胞毒活性,在草苔虫内酯化合物中bryostatin-1最早进入临床试验,其药理活性研究也最为活跃,但最近有关bryostatin-1的毒理学和药效学研究结果显示的高毒低效,使人们对bryostatin-1的临床研究和应用产生了怀疑。草苔虫内酯-4(bryostatin-4)(**35**)对PS细菌株ED_{50}为$10^{-3}\sim10^{-4}\,\mu g/ml$剂量,46 $\mu g/ml$剂量可使PS淋巴细胞生命延长62%[22]。从中国南海总合草苔虫中分离得到一种新型的具有很强抗癌活性的大环内酯[1],将其命名为草苔虫内酯-19(bryostatin-19)(**36**),我国南海总合草苔虫资源丰富,为新药研制与开发提供了资源保障。

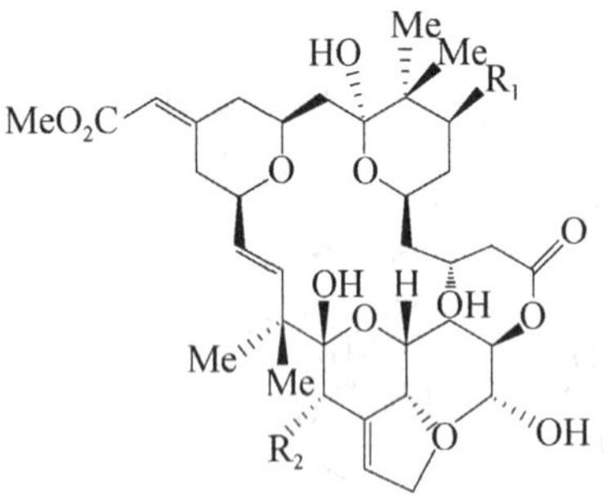

35 Bryostatin-4
$R_1 = OCOC(CH_3)_3$, $R_2 = OCO_n$—Pr

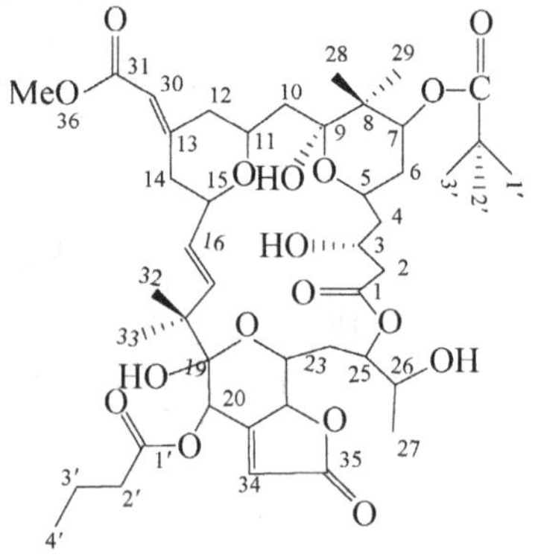

36 bryostatin-19

从食肉的软体动物*Phillinopsis speciosa*分离得到细胞毒环肽kulolide(**37**),为二十五元大环内酯,具有细胞毒活性。

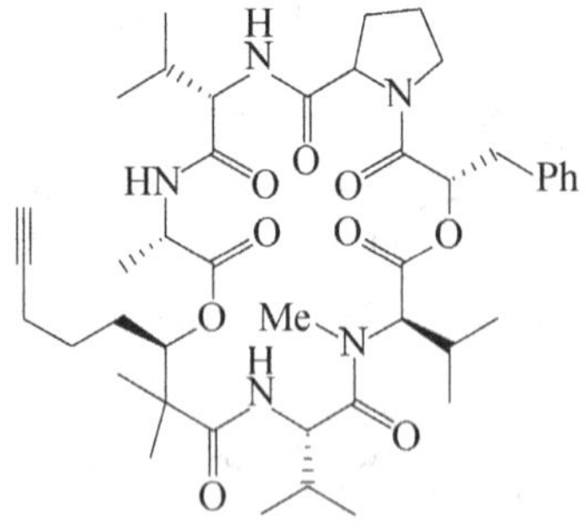

37 kulolide

来自海绵的大环内酯类化合物由于其新颖的化学结构和显著的生物活性,近年来正受到关注。许多该类化合物可望开发成为抗癌新药。如从海绵*Neosiphonia superstes*中分离的具有强细胞毒的大环内酯superstolide A对人结肠癌HT29细胞、鼻咽癌KB细胞和支气管肺癌NSCLC-N6-L16细胞均有强烈的抑制作用,IC_{50}分别为0.04、0.02和0.04 $\mu g/ml$,

对小鼠 P388 白血病的 IC_{50} 分别为 40 ng/ml 和 20 ng/ml。从冲绳海绵 *Hyrtios altum* 中得到的大环内酯 altohyrtin A~C 和 F,对 KB 细胞的抑制活性 IC_{50} 为 0.01~0.3 ng/ml。

从冲绳蒂壳海绵 *Theonella* sp. 中获得的 theonezolide A~C 是具有强细胞毒的含氮和硫的大环内酯,该类新颖结构的特征在于含有两条脂肪酸链,并在主链上连有磺酸酯、二噁唑、噻唑环、氨基和烷氧基等,构成 37 元环的内酯,并通过酰胺键连接一条长支链。抗肿瘤活性测定表明 theonezolide A~C (**38~40**)对小鼠淋巴瘤细胞的 IC_{50} 分别为 0.75、11、0.37 μg/ml。

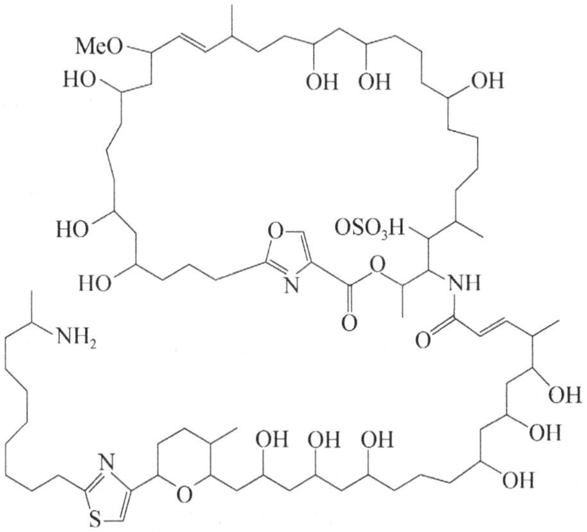

38 theonezolide A

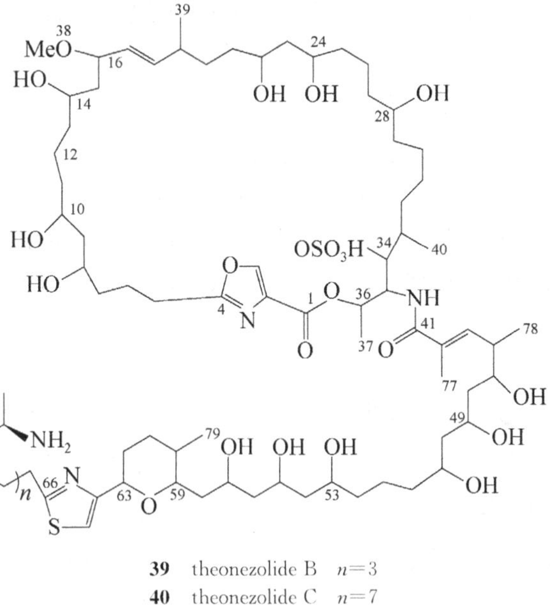

39 theonezolide B $n=3$
40 theonezolide C $n=7$

从海绵中获得的另一类大环内酯系列软海绵素(halichondrin)化合物皆具有显著的抗肿瘤活性。其中 halichondrin B (**41**)在体内外都显示较强的抗肿瘤活性,它是长春新碱与微管蛋白结合的非竞争性抑制剂,并阻止核苷酸在微管蛋白上的交换。1992 年,halichondrin

B 被美国 NCI 选定为抗癌药物的先导化合物,该类化合物具有发展为抗癌药物的可能性。isohalichondrin B 是从新西兰深水区的亮黄色海绵 *Lissodendoryx* sp. 中得到的强抗肿瘤活性化合物,其对小鼠 P388 白血病细胞系的 IC_{50} 仅为 0.18 ng/ml。该海绵的粗提物表现出对骨髓灰质炎牛痘病毒和 HSV－1 病毒的 DNA 有强烈的抑制活性。软海绵素类化合物目前正在进行临床前研究。

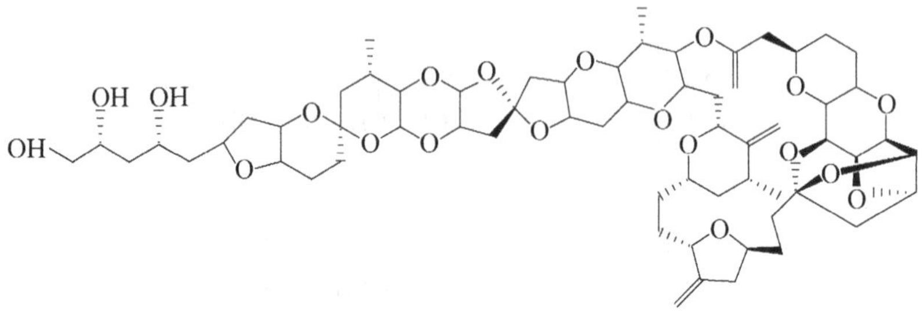

41 halichondrin B

从海绵 *Callipelta* sp. 中分离得到的大环内酯 callipeltoside A 其侧链氯代三元碳环的相对和绝对构型分别由两个独立研究小组经选择性立体合成得以确定。从海绵 *Callipelta* sp. 中还发现大环内酯的糖苷,如 callipeltosides A、B 和 C。该类化合物中的化学结构奇特,其糖的结构中含有酰胺片段,母核中含有氯原子取代。他们不仅对肿瘤细胞 KB 和 P388 有明显的抑制作用,同时对 HIV 病毒感染细胞有明显的抑制活性。化合物的结构主要通过波谱解析方法解决。

从深海海绵 *Poecillastra* sp. 中分离得到一大环内酰胺 poecillastrin A,该化合物的结构与 chondropsin 类似。poecillastrin A 具有显著的细胞毒和抗细胞增殖活性。

(二) 抗真菌活性的类大环内酯

Okami 等从浅海沉积物分离的海洋放线菌 *Streptomyces* sp. 中分得 aplasmomycins A~C(**42~44**),经活性测试表明,三个化合物均有抗革兰阳性菌活性,并且还有抗疟活性。另外,从陆地放线菌中分到的某些简单大环内酯类抗生素对前列腺增生有明显的改善作用,也有降低血浆胆固醇的作用,这些都可作为海洋放线菌中大环内酯化合物生物活性评价的参考和借鉴。

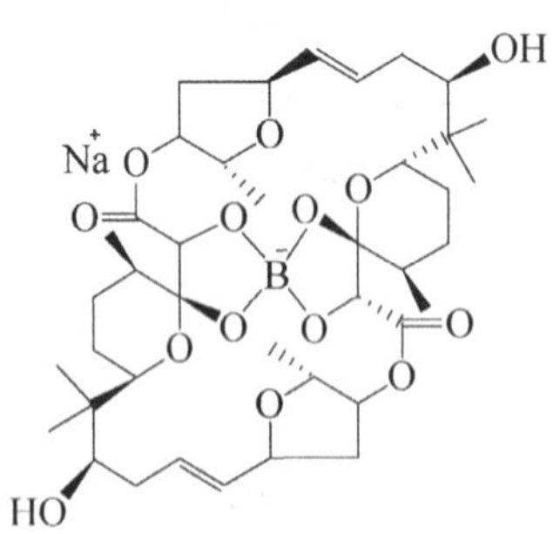

42 aplasmomycin

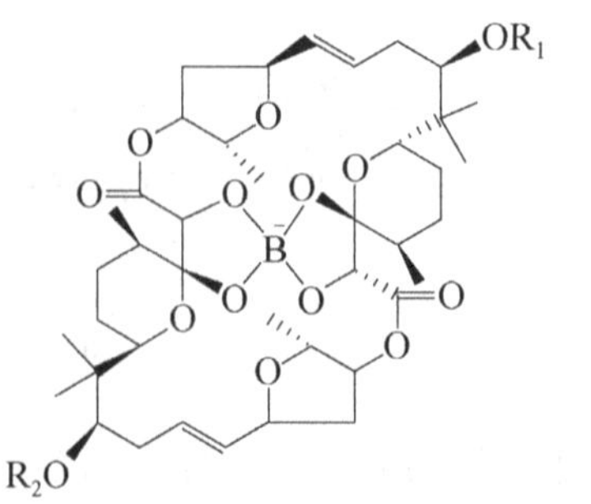

43 aplasmomycin B　$R_1 = H_3CCO, R_2 = H$
44 aplasmomycin C　$R_1 = R_2 = H_3CCO$

第三节　理化性质和波谱学特征

一、理化性质

（一）物理特性

大环内酯类化合物多为无色油状或白色无定形固体，易溶于甲醇、乙醇、氯仿、苯等有机溶剂。该类化合物的熔点多在 167～231 ℃，旋光度范围较宽，从 $[\alpha]_D$ -126.6 到 $[\alpha]_D$ 48°（乙酸或吡啶或甲醇）。

（二）化学特性

简单大环内酯类化合物分子内一般含有多个双键，所以会体现出二烯的性质和内酯的性质，这些性质通过一系列分子间和分子内周环转变反应体现出来。在光解条件下—O/C—键电环化开环，形成醛烯酮，与甲醇加成生成酯，在较高温度或醚中光解会因二烯结构导致电环化反应生成 β-内酯，与甲醇加成生成烯醇醚，β-内酯能进一步光解发生脱羧反应，生成该大环内酯的二烯化合物和它的衍生物，也可能形成二聚体。

在氢氧化钠等碱性溶液中，尤其在加温的情况下，内酯开环生成羟基酸盐而溶解，酸化则重新环合而析出内酯。

大环内酯类化合物可以与活化的烯烃或炔烃发生 Diels-Alder 反应，这也是大环内酯类化合物合成的基础。

大环内酯类化合物的羰基碳原子容易受到亲核试剂的进攻。例如，大环内酯类化合物与伯胺反应生成 N-取代的大环内酯，而与格氏试剂反应则生成 2,2-二取代的大环内酯。

亲电试剂在大环内酯类化合物的 α 位易发生取代反应，在高温时，大环内酯类化合物和溴反应生成 α-溴-大环内酯，但是在低温时，定量地生成反式加成产物。如用三甲基氧吡喃的四氟硼酸鎓盐，在大环内酯的羰基氧原子上，可发生烷基化反应生成烷氧基环氧大环鎓离子。

内酯类化合物的定性多采用异羟肟酸反应、重氮反应和亚硝酸铁氰化钠反应。异羟肟酸反应法检测内酯化合物的反应如下，取 1 ml 甲醇提取液，加入 7％盐酸羟胺甲醇溶液 2～3滴，10％氢氧化钾甲醇溶液 2～3 滴，在水浴上加热，冷却后，加稀盐酸调至 pH3～4，然后加入 1％三氯化铁乙醇溶液 1～2 滴，如有橙红色或紫色反应，表明内酯类化合物的存在。香豆素及其苷类也可以用相同的方法进行检验。

含有 1,2-氧环的内酯化合物用亲核试剂如氢卤酸进行处理，1,2-环氧化物的氧环会打开并形成相应的氯代醇。采用这种方法可以定量分析 1,2-氧环大环内酯化合物的含量，加入已知过量的氢卤酸和用标准碱滴定过量部分是定量分析的基础，不同有机试剂的使用使得分析不溶于水的氧环大环内酯化合物成为可能。

二、波谱特征

大环内酯类化合物紫外最大吸收波长因生色团不同而在 225 nm、232 nm、240 nm、

280 nm 有强弱不同的吸收峰,末端吸收也常常出现。

大环内酯类化合物可于红外光谱的 1 715～1 740 cm^{-1} 看到内酯羰基的伸缩振动所引起的吸收。同时内酯键的振动频率也受分子中其他部分的影响,通过红外光谱的分析不仅可推论分子中可能存在的功能团,而且了解到分子结构中对功能团有影响的其他部分的相关信息。例如,简单大环内酯化合物在 1 720～1 740 cm^{-1} 有内酯羰基的特征性红外吸收,氧环大环内酯的内酯羰基的特征性红外吸收会出现波数变化,例如,amphidinolide J[22](**46**)属于简单大环内酯化合物,其内酯羰基在 1 715 cm^{-1} 有红外吸收,amphidinolide K(**49**)是在 9,10 位有氧环和 12,15 位有氧桥的 amphidinolide J 的结构类似物,其内酯羰基波数增加到 1 725 cm^{-1}。大环多内酯因为分子内内酯键数量的增加出现频率降低,sphinxolide E[16]的内酯羰基降低到 1 701 cm^{-1}。

大环内酯类化合物的质子偶合常数相当高是这类化合物的典型特征。紧邻内酯键的碳上的质子有其他原子或官能团带来屏蔽作用时,常常出现在低场,一般在 δ5.8～8.2,该信号与烯烃信号质子峰常常有明显的不同,大环内酯化合物烯烃质子偶合常数一般在 10 Hz 以上。大环内酯上其他质子信号常常出现在 δ1.5～2.4,与大环内酯相连的甲基化学位移为 δ2.45～2.75,甲氧基为 δ3.80～4.40。

大环内酯类化合物的烯烃碳均为 sp^2 杂化,其^{13}C-NMR 的化学位移在 100～160 区域内,其中和酯键相连的碳因受共轭或共轭效应的影响而在较低场,在 δ166～175 出现的羰基碳信号是这类化合物的典型特征,其他烷烃碳信号常常出现在 14～40。

大环内酯类化合物常常具有特征的质谱断裂方式,主要的裂解碎片和大环内酯母体类似,片断峰是[M-CO]$^+$ 和[M-COOCH$_2$]$^+$ 是大环内酯的特征峰。

（一）简单大环内酯和氧环大环内酯的波谱特征

1. 紫外光谱、红外光谱和质谱　简单大环内酯分子因有孤立羰基而在 280 nm 有弱的紫外吸收,氧环大环内酯因分子内 γδ 环氧基的存在而在 240 nm 有紫外吸收并伴随末端吸收,无论是简单大环内酯还是氧环大环内酯其分子内存在的 αβ 不饱和双键,分子的紫外吸收也会出现 240 nm 紫外吸收峰和末端吸收。

简单大环内酯的内酯羰基红外光谱出现在 1 720～1 740 cm^{-1} 的范围,受分子官能团或取代基的影响而出现变动。典型简单大环内酯化合物 aplyolide A 、B、C、D（**3**、**4**、**45**、**5**)[17]来自后腮目软体动物 *Aplysia depilans*,是 16 元环大环内酯或 17 元环大环内酯,其内酯羰基分别为 1 724 cm^{-1}、1 722 cm^{-1}、1 717 cm^{-1}、1 733 cm^{-1}。

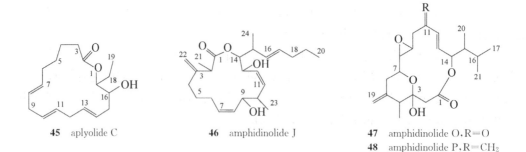

45　aplyolide C　　　　　**46**　amphidinolide J　　　　　**47**　amphidinolide O,R＝O
　　　　　　　　　　　　　　　　　　　　　　　　　　　　　48　amphidinolide P,R＝CH$_2$

简单大环内酯 aplyolide A 在环结构和取代基基本不变的情况下,增加一个电子云密度大的官能团羟基而成为简单大环内酯 aplyolide B,内酯羰基红外光谱波数从 1 724 cm^{-1} 降低为 1 722 cm^{-1},增加简单大环内酯 aplyolide B 的共轭原子数成为 aplyolide C,内酯羰基红外光谱波数降低为 1 717 cm^{-1},减少 aplyolide C 的共轭原子数同时转移电子云密度大的官能团羟基到侧链取代基上得到简单大环内酯 aplyolide B,其内酯羰基红外光谱波数从 1 717 cm^{-1} 迅速增加为 1 733 cm^{-1}。

简单大环内酯 amphidinolide J (**46**)的 8,9 位形成氧环,3,7 位形成氧桥而得到氧环大环内酯 amphidinolide O (**47**) 或 amphidinolide P (**48**),这是从腰鞭毛虫 *Amphidinium* sp. 得到的两种大环内酯化合物,amphidinolide J 的内酯羰基红外光谱波数为 1 715 cm^{-1},因电子云密度大的官能团—O—的出现,amphidinolide J 的内酯羰基红外光谱波数从 1 715 cm^{-1} 降低到 1 710 cm^{-1}。

大环内酯的分子离子峰一般都很明显,当环上有烃链取代时,则较弱。在质谱中常常出现因羰基氧激发而出现的 $\alpha\beta$ 不饱和双键的片断,即$[M-18(O^+2H)]^+$ 的片断质子峰。例如 aplyolide B、C、D 的分子质子峰分别为 $m/z294$、$m/z292$、$m/z294$,脱除羰基氧而形成的双键产物的片断峰 276、274、276 都出现了。氧环大环内酯的分子离子峰一般都很容易出现,氧环大环内酯 amphidinolide K 的分子式为 $C_{27}H_{40}O_5$,计算出来的分子量为 444.60,用 FAB 实测的分子量为 445$[M^+H]^+$,amphidinolide O 的分子式为 $C_{21}H_{28}O_6$,分子量计算值为 376,EI-MS 也为 376$[M]^+$,氧环大环内酯的分子量有时会出现 M^+-H_2O、M^+-2H_2O、M^+-3H_2O 的片断峰,这是因为分子内大量羟基的存在,典型的例子体现在 amphidinolide O 的 EI-MS 分析过程。

2. 核磁共振氢谱　简单大环内酯和氧环大环内酯的氢谱体现出脂肪族环和杂环化合物的氢谱特征。因分子内双键、官能团和取代基的不同,其氢谱具有四个共同特征。①内酯环上饱和烷烃质子信号多集中于 $\delta1.65\sim2.40$ 的区域;②内酯环上烯烃质子信号跨度较大,分散在 $\delta5.8\sim7.8$ 的广泛低场区,这些质子的偶合常数有时高达 15 Hz,这是判断大环内酯类化合物的重要依据;③内酯环上近于—O—的质子信号常常在 $\delta4\sim5$ 的区域;④侧链上含氧基团的质子峰常常位于 $\delta2.5\sim4.5$;⑤氧环质子出现在 $\delta2.5\sim3.8$。

简单大环内酯和氧环大环内酯如果有侧链甲基,则 CH_3 被 CH 质子清晰地分成一个双峰,而不再受到 CH_2 多重峰的影响。CH 受到周围 3 个以上相邻质子的偶合作用,这意味着 CH 将会至少是 4 个峰,最多可以为 8 个峰。每个 CH_2 上的质子即相互偶合又和 CH 邻位偶合,由于同碳偶合作用更大,所以亚甲基峰主要都是 dd 峰。

以上特征在简单大环内酯 aplyolides 和氧环大环内酯 amphidinolides 的解析上得到了清晰而具体的体现。

3. 核磁共振碳谱　简单大环内酯和氧环大环内酯的特征性碳谱体现在羰基碳的化学位移。因分子内存在羰基而存在较大的溶剂效应,因溶剂不同,不同文献报导的数据会有几个 ppm 的差异。由于存在取代剂效应和电子离域效应与酮类似,其碳谱具有四个共同特征。①C═O 的化学位移在 $\delta165\sim183$,α-碳上的取代烷基使 C═O 向低场位移 2~3 ppm,α,β-不饱和性或被苯基取代,C═O 向高场位移。简单大环内酯 aplyolide A 的羰基碳化学位移为 $\delta173$(C-1),α-碳上有取代甲基后,氧环大环内酯 amphidinolide K (**49**)的羰基碳化学位移向低场移动到 $\delta175$(C-1);②简单大环内酯和氧环大环内酯的烯碳为 sp^2 杂化,其化学位移在 $\delta100\sim150$,双键对 sp^3 杂化碳原子的位移影响较小;③简单大环内酯和氧环大环内酯的饱和碳出现在高场区的 $\delta 50 \sim 80$；④氧环大环内酯的环氧 α-碳常常出现在 $\delta 40 \sim 70$ 的范围。

49 amphidinolide K

(二) 大环多内酯的波谱特征

1. 紫外光谱、红外光谱和质谱 大环多内酯是分子内有二个以上内酯键的大环,大环元数常常比简单大环内酯和氧环大环内酯的元数要多,30 元环左右的大环多内酯比较常见,也有元数较少的大环多内酯。大环多内酯环上取代基数量多和官能团数量多是其结构特征,带来了大环多内酯有别于简单大环内酯和氧环大环内酯的紫外光谱、红外光谱和质谱等特征。

大环多内酯的最大紫外吸收波长靠近末端,一般在 $\lambda_{max} 220 \sim 230$ nm 的范围,其和简单大环内酯和氧环大环内酯的紫外波谱特征相比较,具有明显的蓝移现象,其原因是分子内电子云密度大的原子数量较多。大环多内酯的红外光谱体现出 C═O 和 C—O 的伸缩振动和弯曲振动的波谱特征,这和简单大环内酯和氧环大环内酯的红外光谱只体现 C═O 的伸缩振动有明显不同,大环多内酯的羰基的伸缩振动和弯曲振动在 $\nu_{max} 1\,715 \sim 1\,700$ cm^{-1} 的范围,C—O 的伸缩振动一般在 $1\,100 \sim 1\,000$ cm^{-1} 的范围。

大环多内酯的分子离子峰在使用 FAB-MS 分析时一般容易出现,EI-MS 难于得到分子离子峰,只能得到大环多内酯的片段峰,在使用 FAB 分析大环多内酯质谱时,一般采用正离子模式,以三乙醇胺、甘油为激发基质,同时添加 Na$^+$ 进行分析。例如,典型大环多内酯 sphinxolide E,其分子式为 $C_{55}H_{89}NO_{16}$,其和 Na$^+$ 结合到一起的分子式为 $C_{55}H_{89}NO_{16}Na$ 计算的分子量为 $1\,042.607\,9$,测得的分子量 m/z 为 $1\,042.605\,4[M^+Na]^+$,实测值与计算值相当吻合。

2. 核磁共振氢谱 大环多内酯的氢谱特征与简单大环内酯和氧环大环内酯的氢谱特征相似,但分子内较多的官能团和取代基使分子内屏蔽作用增强,带来的氢谱化学位移具有下述特征。① 内酯环上非取代饱和烷烃质子信号多集中于 $\delta 1.2$ 附近区域,这和简单大环内酯和氧环大环内酯相比,向低场区移动了 $1 \sim 2$ ppm;② 具有内酯化合物的典型特征,内酯环上烯烃质子信号与简单大环内酯和氧环大环内酯的同类信号相比较,向高场区移动了约 1 ppm 而集中分布在 $\delta 5.0 \sim 7.0$ 的广泛低场区,这些质子的偶合常数有时高达 15 Hz,这是判断大环内酯类化合物的重要依据;③内酯环上近于—O—的质子信号常常在 $\delta 4 \sim 5$ 的区域;④侧链上含氧基团的质子峰常常位于 $\delta 2.5 \sim 4.5$。

从 *Neosiphonia superstes* 分离的 sphinxolide E 是分子内有二个酯键的大环多内酯,分子内有多种取代和多个官能团,其质子偶合在 $5.1 \sim 15.6$ Hz,具有大环内酯的典型氢谱特征,质子峰多裂分为 d 或 dd,饱和烷烃集中于 $\delta 1.25 \sim 1.26$,内酯环上近于—O—的质子信号

在 $\delta 4.18\sim 5.14$。

3. 核磁共振碳谱　大环多内酯因为分子内有 2 个以上的内酯键,而具有 2 个以上的羰基碳的特征信号,因分子内取代基和官能团的存在,这些羰基碳信号一般不会重叠,其化学位移间距一般在 3 ppm 以下。

大环多内酯化合物和简单大环内酯和氧环大环内酯的碳谱特征有明显不同,具体体现在如下两个方面。①羰基碳的化学位移出现在 $\delta 164\sim 170$ 的狭窄低场区,与简单大环内酯和氧环大环内酯更低的羰基碳化学位移相比,显然是由电子离域效应造成的;②大环多内酯上的烯碳、烷烃碳以及取代基上的碳的化学位移合乎一般的烷烃、烯烃、醇、醚和羧酸的化学位移规律,大环多内酯上的烯碳、烷烃碳以及取代基上的碳的化学位移类似于单环萜类化合物的化学位移,但显著不同于甾醇化合物和香豆素类化合物。大环多内酯的化学位移集中在 4 个区域,分别是 $\delta 164\sim 170$ 区域的羰基碳、$\delta 100\sim 150$ 区域的烯烃碳、$\delta 20\sim 80$ 区域的烷烃碳和取代碳(如甲氧基、烃链等)。

从新苏格兰的海绵 *Neosiphonia superstes* 分离得到的 sphinxolide 化合物(**50**)属于典型的大环多内酯化合物。

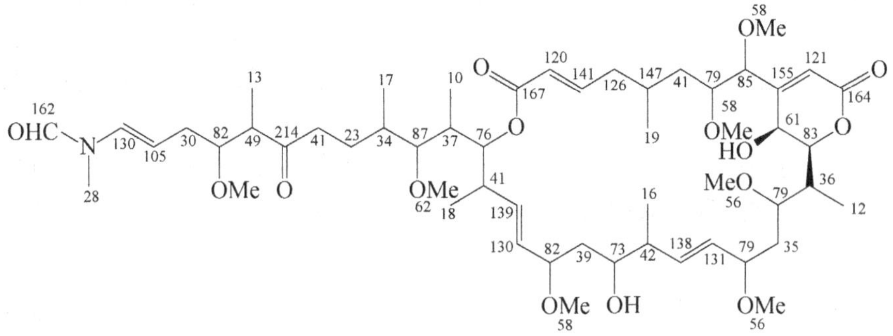

50　sphinxolide

这类大环内酯若仅依据其内酯环结构特点仍可把这类大环内酯化合物归类成简单大环内酯、氧环大环内酯和大环多内酯,从而表现出同类大环内酯化合物的波谱学特征。

第四节　提取分离方法及研究实例

一、提取分离方法

海洋大环内酯类化合物主要存在于海洋微生物、海藻、海绵、苔藓动物、软体动物、背囊动物中。目前,大环内酯的提取方法大体分为两类。既有机溶剂提取法和碱性溶剂提取法。前者多选用氯仿、丙酮、甲醇、乙醇、乙酸乙酯等有机溶剂进行充分的提取。碱性溶剂提取法多用 0.5% 氢氧化钠乙醇溶液或氢氧化钙水溶液提取,使大环内酯变成盐而提取出来。两种方法所得的粗制品,再经过重结晶或柱色谱比如凝胶柱色谱(sephadex LH‐20)、反相硅胶柱色谱(ODS)和制备性高效液相色谱等先进分离技术分离精制。用柱色谱分离时常用的吸附剂有硅胶、硅酸镁、酸性氧化铝等。以石油醚、苯、乙醚、氯仿、甲醇等为洗脱溶剂,最后进行纯化及鉴定[23]。大环内酯的提取一般采用以下方法[24]。

(一) 水蒸气蒸馏法

小分子的大环内酯具有挥发性,可采用水蒸气蒸馏法提取。

(二) 碱溶酸沉法

利用大环内酯类可溶于热碱液中、加酸又析出的性质可进行分离。可用 0.5%氢氧化钠水溶液(或醇溶液)加热提取,提取液冷却后,再用乙醚出去杂质,然后加酸调节 pH 至中性,适当浓缩,再酸化,则大环内酯类或水溶性小的苷即可析出。但必须注意因大环内酯在碱性溶液有容易开环的特性不可长时间加热,以免破坏结构。

(三) 系统溶剂提取法

常用石油醚、乙醚、乙酸乙酯、甲醇等不同极性的溶剂顺次提取,各提取液浓缩后有可能获得大环内酯结晶。如为混合物,再结合其他方法进行进一步的分离。其中石油醚对大环内酯的溶解度并不大,但由于连续回流提取时杂质的助溶作用,往往也可溶于石油醚中,经浓缩冷放后,即可析出较纯的大环内酯结晶。石油醚还可以溶出其他脂溶性成分,如不含大环内酯,对以后几种溶剂的提取液的处理也是十分有益的。乙醚是多数游离大环内酯的良好溶剂,但也会溶出其他脂溶性成分,需进一步分离纯化。其他极性较大的游离大环内酯还可以继续用乙醇或甲醇提取。未知结构的大环内酯类化合物按上述流程进行提取和分离,效果较好。

乙醚液中有时还可能有大环内酯的存在,可加氢氧化钾乙醇液在室温下进行皂化,然后加水,减压下蒸去乙醇,残留液用乙醚萃取不皂化物,碱液经酸化后也用乙醚抽提。

(四) 色谱方法

结构相似的大环内酯混合物最后必须经色谱方法才能有效分离,柱色谱吸附剂可用中性和酸性氧化铝以及硅胶,碱性氧化铝慎用。常用己烷和乙醚,己烷和乙酸乙酯等混合溶剂洗脱。

二、研究实例

草苔虫内酯 4 的提取分离与结构测定

草苔虫内酯在生物体内的含量很低,总含量占湿质量的百万分之一。有人[25]通过实验建立了一种有效的提取和含量测定方法。

(一) 材料的预处理

将新鲜采集的总合草苔虫原料阴凉干燥,原料粉碎过 60 目筛得样品粉末。称取样品 9 份,10 g/份。按以下 3 种方法分别进行提取每种方法取 3 份样品。

(二) 提取方法

方法 A:①草苔虫原料加入 300 ml 的乙酸乙酯,索氏提取,回流 3 h。②初提液减压回收溶剂所得浸膏用硅藻土拌样,装入硅胶小柱(15 g)依次用 100 ml 的二氯甲烷、乙酸乙酯和甲醇洗脱,减压浓缩乙酸乙酯的洗脱液,得草苔虫内酯提取物。③将草苔虫内酯提取物用少量甲醇溶解,采用湿法上样加入反相硅胶 ODS 柱(200～300 目),依次用 60%、80%、100%的甲醇梯度洗脱,弃去 60%的甲醇洗脱液,结合薄层色谱法(TLC)检测合并收集 80%洗脱液中含有草苔虫内酯的流分,得总草苔虫内酯。TLC 条件:显色剂为大茴香醛显色剂(甲醇:浓硫酸:醋酸:大茴香醛=79:10:10:1),展开剂为正己烷:丙酮(7:3)草苔虫内酯在该条件下显粉红至紫红色,R_f 为 0.2~0.3。方法 B:草苔虫原料用乙酸乙酯超声提取 3 次,100 ml/次。其余步骤同方法 A②、③。方法 C:草苔虫原料用 1:1 的二氯甲烷-甲醇 40 ℃ 超声提取 3 次,100 ml/次。其余步骤同方法 A②、③。

用 HPLC 测定草苔虫内酯的含量。将上述 3 种方法得到的草苔虫提取物进行 HPLC 分离测定。色谱条件为固定相 phenomenex ODS (150 mm × 4.6 mm,3 μm)Waters 预柱;流动相为甲醇:水(78:22);流速 1 ml/min 检测波长 228 nm,温度 20 ℃。样品溶液进样前经 0.45 mm 微孔滤膜过滤。

用 3 种不同的方法提取草苔虫原料中草苔虫内酯的结果显示,方法 B 中除 bryostatin 5 外,其草苔虫内酯的含量比方法 A 低;而方法 C 中各草苔虫内酯的量明显比方法 A 高,原因可能是甲醇:二氯甲烷(1:1)的渗透力和溶解力比较强。

(三)分离方法

采用凝胶柱层析[37]、反相硅胶快速柱层析和制备性高效液相层析等先进分离技术,对南海的总合草苔虫样本进行活性成分的分离制备。

新鲜采集的总合草苔虫 Bugula neritina Linnaeus 样本(60 kg,干重),用 95% 乙醇室温浸提 1 周,共提取 4 遍(300 L×4),合并乙醇提取液,减压回收乙醇,得浸膏 2 kg。浸膏用 90% 甲醇悬浮分散,用正己烷萃取 5 次(10 L×5),得正己烷萃取物 560 g,经体外抗癌活性筛选无活性。含水甲醇层再加水使成 80% 甲醇水溶液,用 CCl_4 萃取 5 次(10 L×5),得 CCl_4 萃取物 60 g(IC_{50}=7 μg/ml,P388)为活性部位。该活性部位经快速硅胶柱层析(200~300 目)得活性组分 2BH-10(2.7 g,IC_{50}=2.4 μg/ml,P388)。2BH-10 经过 sephadex LH-20 凝胶柱层析,以 CH_2Cl_2:CH_3OH(1:1)洗脱,流速 60 ml/h,得到两个活性组分 A(1.7 g,IC_{50}=0.3 μg/ml,P388)和 B(1.1 g,IC_{50}= 0.8 μg/ml,P388)。对这两个活性组分分别进行两次凝胶柱层析,依次以 Hexane-CH_2Cl_2-MeOH(4:5:1)和 hexane:CH_2Cl_2:CH_3OH(10:10:1)洗脱,分别得到纯度更高、活性更强的两个组分 C(0.7 g,IC_{50}=0.1 μg/ml,P388)和 D(0.5 g,IC_{50}=8×10^{-2} μg/ml,P388)。C、D 两组分仍含有较多的绿色素,故将两者合并,进行 ODS 快速柱层析,以 50%→80%CH_3OH 梯度洗脱,得浅黄色活性组分 E(0.8 g,IC_{50}=4.8×10^{-2} μg/ml,P388)。该组分经硅胶柱层析,以 hexane:acetone(5:1→1:1)梯度洗脱,得到两个部分 F(0.4 g)和 G(0.2 g)。F 经反复 HPLC 制备,以 83%CH_3OH 为流动相,得到化合物 E(10 mg)、化合物 F(65 mg)、化合物 A(bryostatin-4,50 mg)。

(四)结构解析

化合物 A 是白色无定形粉末,熔点 198~200 ℃,紫外光谱显示 Bryostatin 类大环内酯化合物的特征吸收峰 λ_{max}(CH_3OH)228.7 nm。ESI-MS 给出[M+Na+H]$^+$(m/z 918)和[2M+Na+3H]$^+$(m/z 1 814)的质谱峰,表示化合物分子量为 894,与 bryostatin-4 的分子量相同。^{1}H-NMR 谱中低场区给出苔虫吡喃环(bryopyran ring)中 4 个特征质子的信号,分别是 δ5.98(d,J=1.65 Hz,34-H),δ5.78(d,J=15.83 Hz,17-H),δ5.68(s,30-H),δ5.32(dd,J=15.83,8.58 Hz,16-H),在 15 Hz 附近的偶合常数能初步确定该化合物属

于大环内酯化合物。利用 DQF-COCY 和 TOCSY 谱,从环上烯质子 16-H,17-H 出发,可以找到与之处于同一耦合系统的氢信号,即 15-H(δ4.08,ddd,J=10.89,8.58,2.31 Hz),14eq-H(δ3.66,brd,J=11.2 Hz),14ax-H(δ1.9,m)。同样方法,可以准确找到如下一系列自旋耦合系统 H-27-26-25-23-22,H-2-3-4-5-6-7 和 H-10-11-12。用高分辨 2D-NMR 技术,对高场区一些亚甲基质子的化学位移进行了精确归属,仔细分析化合物 A 的 DQF-COSY 谱,15-H(δ4.08,ddd,J=10.89,8.58,2.31 Hz)除了与 16-H 有耦合(J=8.58 Hz),还与 14ax-H(δ1.90,m)有耦合(J_{ara}=10.89 Hz);而与 14ax-H 有偕偶关系的 14eq-H(δ3.66,brd,J=11.2 Hz)在 DQF-COSY 谱中便可很容易找出。14eq-H 比 14ax-H 向低场位移了 1.76 ppm,说明它受到了 C_{13-30} 双键的去屏蔽效应产生低场位移;相反地,14ax-H 由于 C_{13-30} 双键对其的屏蔽效应而向高场位移。由此,C_{11-15} 吡喃环上 C_{13-30} 双键的取向也得以确立(图 8-1)。

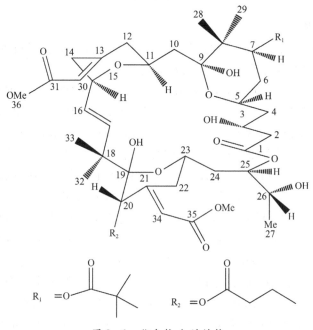

图 8-1 化合物 A 的结构

化合物 A 的 ^{1}H NMR 谱中,28、29、32、33 位的 4 个甲基信号处于 δ0.9~1.2 ppm 之间。在 ROESY 谱中,可以观察到一系列与这些甲基的 NOE 相关点,分析结果见图 8-2,28-3 H(δ1.017,s)/6β-H(δ1.43,m),10β-H(δ2.20,m);29-3 H(δ0.938,s)/7-H(δ5.11,dd,J=11.87,4.95 Hz),10α-H(δ1.65,m);32-3H(δ1.158,s)/17-H(5.78,d),2-H(δ2.30,m);33-3 H(δ1.00,s)/16-H(δ5.32,dd),20-H(δ5.13,s)等具有清晰地相关点。进一步从 ROESY 谱的结果为取代基的连接及分子的相对构型提供了的支持,分析结果见图 8-2。比较化合物 A 与 bryostatin-4[15]的 ^{1}H-NMR 和 ^{13}C-NMR 谱数据两者基本一致,故将化合物 A 的化学结构确定为 bryostatin-4[26]。化合物 E 和化合物 F 分别是 bryostatin-10 和 bryostatin-18,其详细结构解析过程可参考相关文献[23]。

bryostatins-4 的 ^{1}H-NMR 和 ^{13}C-NMR 波谱数据见表 8-2。

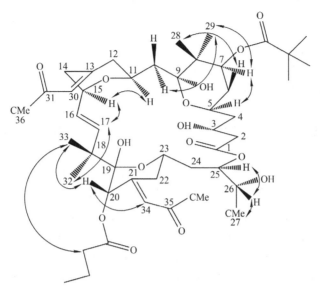

图 8-2　化合物 A 的部分 NOE 相关谱图

表 8-2　化合物 A 的核磁共振氢谱数据和碳谱数据

	δ_H	δ_C		δ_H	δ_C
1		171.25	24	1.81(m)，1.93 (m)	34.85
2	2.50（t，11），2.45(dd，11，3)	41.32	25	5.17(ddd，3，5，10)	72.69
3	4.15 (m)	67.49	26	3.78(m)	69.13
4	1.59 (m)，1.90 (m)	38.90	27	1.23(d，6.6)	18.80
5	4.23 (m)	64.73	28	1.02(s)	20.03
6	1.43 (m)，1.72 (m)	32.20	29	0.94(s)	15.91
7	5.11 (dd，12，5)	71.40	30	5.68(s)	113.37
8		40.22	31		165.72
9		100.80	32	1.16(s)	18.75
10	1.65 (m)，2.20 (m)	40.96	33	1.01(s)	23.58
11	3.86 (ddd，11，8，2)	70.50	34	5.98(d，2)	118.64
12	2.08 (m)，2.20 (m)	43.13	35		165.99
13		155.60	36	3.71(s)	50.06
14	3.66 (d，11)，1.90 (m)	35.54	37	3.68(s)	50.02
15	4.08 (ddd，11，9，2)	78.10	1		177.07
16	5.32 (dd，9，16)	128.57	2		38.03
17	5.78 (d，16)	138.17	3	1.19(s)	26.14
18		43.83	4	1.19(s)	26.14
19		97.91	5	1.19(s)	26.14
20	5.13 (s)	73.25	1		170.98
21		150.81	2	2.30(m)	35.37
22	1.58 (m)，2.0 (m)	30.24	3	1.65(m)	17.22
23	4.01(dddd，11，11，2，2)	63.72	4	0.94(t，8)	12.60

    海洋大环内酯的化学结构复杂多样而奇特,一般都有广泛的生物活性,这类化合物大多具有毒鱼活性、抗病毒活性、抗真菌活性等。抗肿瘤抗菌活性是大环内酯类化合物最突出的生物活性,如类大环内酯 altohyrtin A、B、C[18] 和 cinactryolide A[19] 等,抗瘤谱特殊、活性高,是目前细胞毒活性最高的一类化合物,能极其有效地抑制一系列人癌细胞株,包括 HL60、SR 白血病细胞;NCLH226、NCI H23、NCI H460、NCI H522 非小肺细胞;DMS 114 和 DMS 273 肺细胞;HCT116、HT29、KM12、KM 20L2、SW620colon 细胞;SF539、U251 脑细胞;SK - MEL5 黑素瘤细胞、OVCAR3 卵巢细胞和 RXF393 肾癌细胞等,50% 生长抑制浓度 GI_{50} 在 $2.5 \sim 3.5 \times 10^{-11}$ mol/L。典型大环内酯化合物苔藓虫内酯 1 是从总合草苔虫 *Bugula neritina* 中分离得到的第一个具有抗癌活性的大环内酯类化合物[20],苔藓虫内酯 1 能竞争性抑制佛波醇酯(一种抗癌助长剂)与 PKC 的结合;促凋亡基因 *bax* 与抗凋亡基因 *bc*122 的比例明显增加而促进细胞凋亡;另外,它还具有免疫调节、促进血小板聚集、促进血细胞生成等功能。laulimalide[21] 是 1996 年 Charles 等从海绵 *Cacospongia mycofijiensis*、*Fasciospongia rimosa* 和 *Hyattella* sp. 中发现的具有促进微管稳定的化合物,laulimalide 是一个有效的微管稳定剂,其活性不同于其他的微管蛋白结合剂,对耐紫杉醇的癌细胞也有作用,是极有发展前途的抗癌药物先导化合物。

参考文献

[1] Williams PG, Miller ED, Asolkar RN, et al. Arenicolides A - C, 26 - membered ring macrolides from the marine actinomycete Salinispora arenicola [J]. J Org Chem, 2007,72:5025 - 5034.

[2] Okami Y, Okazaki T, Kitahara T, et al. Studies on marine microorganism. Ⅴ. A new antibiotic, aplasmomycin, produced by a Streptomyces isolated from shallow sea mud [J]. J Antibiot, 1976,29:1019 - 1025.

[3] Nakamura H, Iitaka Y, Kitahara T, et al. Structure of aplasmomycin [J]. J Antibiot, 1977,30:714 - 719.

[4] Sato K, Okazaki T, Maeda K, et al. New antibiotic, aplasmomycins B and C [J]. J Antibiot, 1978,31:632 - 635.

[5] Asolkar RN, Maskey RP, Helmke E, et al. Chalcomycin B, a new macrolide antibiotic from the marine isolate Streptomyces sp. B7064 [J]. J Antibiot 2002,55:893 - 899.

[6] Stout TJ, Clardy J. Aplasmomycin C: structural studies of a marine antibiotic [J]. Tetrahedron, 1991,47:3511 - 3520.

[7] Yamada T, Minoura K, Numata A. Halichoblelide, a potent cytotoxic macrolide from a Streptomyces species separated from a marine fish [J]. Tetrahedron Lett, 2002,43:1721 - 1724.

[8] Canedo LM, Fernández-Puentes JL, Baz JP. IB - 96212, a novel cytotoxic macrolide produced by a marine Micromonospora. Ⅱ. Physico-chemical properties and structure determination [J]. J Antibiot 2000,53:479 - 483.

[9] Pathirana C, Tapiolas D, Jensen PR, et al. Structure determination of maduralide: a new 24 - membered ring macrolide glycoside produced by a marine bacterium (actinomycetales) [J]. Tetrahedron Lett, 1991,32,2323 - 2326.

[10] Kwon HC, Kauffman CA, Jensen PR, et al. Marinisporolides, polyene-polyol macrolides from a marine actinomycete of the new genus Marinispora [J]. J Org Chem, 2009,74,675 - 684.

[11] Kwon HC, Kauffman CA , Jensen PR, et al. Marinomycins A - D, antitumorantibiotics of a new structure class from a marine actinomycete of the recently discovered genus "Marinispora"[J]. J Am Chem Soc, 2006,128,1622 - 1632.

[12] Obta E, Kubota NK, Obta S, et al. Micromonospolides AC, new macrolides from Micromonospora sp. [J]. Tetrahedron, 2001,57,8463 - 8468.

[13] Jeong SY, Shin HJ, Kim TS, et al. Streptokordin, a new cytotoxic compound of the methylpyridine class from a marine derived Streptomyces sp. KORDI 23238 [J]. J Antibiot, 2006,59,234 - 240.

[14] Buchanan GO, Williams PG, Feling RH, et al. Sporolides A and B, structurally unprecedented halogenated macrolides from the marine actinomycete Salinispora tropica [J]. Org Lett, 2005,7,2731 - 2734.

[15] Pettit G R, Yoshiaki K, Herald CL, et al. Structure of bryostatin 4. An important antineolastic constituent of geographically diverse Bugula neritina (Bryozoa). J Am Chem Soc, 1984,106,6768 - 6771.

[16] Sabina C, Angela Z, Antonio R, Cecile D, Luigi Gomez-Paloma. Sphinxolides E - G and reidispongiolide C, four new cytotoxic macrolides from the new caledonian lithistida sponges N. superstes and R. coerulea [J]. Tetrahedron, 1999,55,14665 - 14674.

[17] Trond VH, Yngve S. First total synthesis of (-)-aplyolide A [J]. Tetrahedron, Asymmetry, 2001, 12,1407 - 1409.

[18] Abad MJ, Bermejo P. Bioactive natural products from marine sources [J]. Nat Prod Chem, 2001,25, 683 - 755.

[19] Zhang JY, Fu LW. Advance of several types of important marine antitumor drugs [J]. Yao Xue Xue Bao. 2008,43(5),435 - 442.

[20] Pettit GR, Cherry Herald L, Doubek DL, Herald DL, Arnold E, Clardy J. Isolation and structure of bryostatin 1 [J]. J Am Chem Soc, 1982,104,6846 - 6848.

[21] Charles WJ, Gerald B, Jun-ichi T, Tatsuo H. Structures and absolute configurations of the marine toxins, latrunculin A and laulimalide [J], Tetrahedron Lett,1996,37,159 - 162.

[22] 贾睿,黄孝春,郭跃伟.前沟藻属海洋甲藻的化学成分及生物活性研究进展[J].中国天然药物,2006, 4,15 - 24.

[23] 易杨华,焦炳华.现代海洋药物学[M].北京,科学出版社,2006,225 - 228.

[24] 刘湘,汪秋安.天然产物化学[M].北京,化学工业出版社,2004,142 - 143.

[25] 孙鹏,李玲等.总合草苔虫中抗癌活性成分的提取和含量的测定[J].第二军医大学学报,2002,23, 240 - 242.

[26] 林厚文,姚新生.中国南海总合草苔虫中抗肿瘤活性成分研究,I. bryostatin 4~6 的分离鉴定,中国海洋药物,1998,3,1 - 6.

（吴文惠）

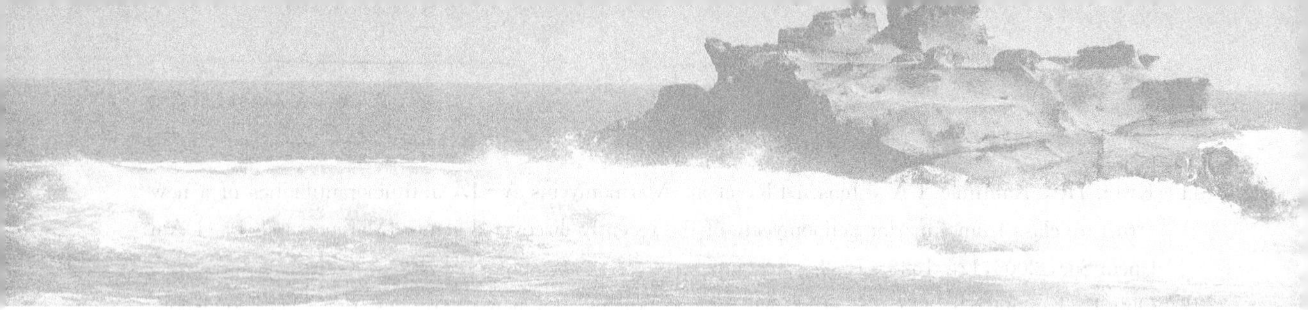

第九章
生　物　碱

第一节　概　述

　　生物碱这一概念最早是由 Meissner 于 1819 年提出的,用来描述在植物中发现的一类 "alkali-like" 化合物[1—3]。随着时间的推移,生物碱被定义为:生物体产生的具有氮原子的环状有机化合物[4]。当前,最常用的生物碱的概念是在 S. W. Pelletier 的 Alkaloids 一书中给出的:生物体产生的含有负价态氮原子的环状有机化合物[5]。各种生物胺类、卤代的含氮化合物也都包括在这一概念中,但排出了硝基化合物和亚硝基化合物。卤代的生物碱类化合物是比较特殊的,其来源于海洋生物而未在陆地植物中被发现过。

　　含氮化合物发现的速度很快,1974 到 1976 年间分离获得的 553 个天然产物中 14% 含氮,1977 到 1985 年间获得的 1 706 个天然产物中有 19.5% 含氮[6]。但在海洋天然产物中,含氮化合物是主要类型,约占海洋天然产物的三分之一以上。海洋生物碱主要来源于海绵动物、藻类、被囊动物、腔肠动物、棘皮动物、海洋微生物等海洋生物,其中海绵动物门是最主要的海洋含氮化合物的来源。海洋生物碱结构多样且具有广泛的生物活性,如抗肿瘤、抗菌、抗病毒、抗氧化、抗炎、抗心血管疾病等,其中抗肿瘤是海洋生物碱主要的生物活性。

第二节　化学结构与生物活性

　　海洋来源的生物碱类型多样,本书将按照含 N 原子的数量和环的大小对海洋生物碱的活性代表物质进行阐述,主要包括吡咯型和吲哚型,另外还有吡嗪、异喹啉、多环胍、吡咯并喹啉等。

一、吡咯型生物碱

　　吡咯型生物碱是海洋来源生物碱家族中的一个重要类型。吡咯环系统衍生自氨基酸 DOPA -[2 - amino - 3 -(3′,4′- dihydroxyphenyl) propionic acid]或酪氨酸。

1. 氨基酸 DOPA 来源吡咯生物碱　lamellarins 类生物碱是氨基酸 DOPA -吡咯生物碱衍生物,lamellarins 家族是该类型中数量最多的化合物[7—9]。该类型衍生物迄今为止已从海鞘、海绵、海洋软体动物等多种海洋生物中发现了 70 余种,基本骨架主要有两种,一种是以吡咯环为中心的稠合型(**1a** 和 **1b**),另一种是非稠合型(**2**)。前者又以 5,6 -位是否有双键可分为两大类(**1a** 和 **1b**)。

lamellarine 类化合物基本母核的化学结构。

1985 年 Faulkner 等人从前腮亚纲软体动物(Prosobranch Mollusc *Lamellaria* sp.)中分离到了四种结构新颖的多吡咯生物碱,命名为 lamellarins A～D[10]。此后一系列的 lamellarins 衍生物相继被发现(表 9 - 1)[9, 11, 12]。其中,lamellarin D 是从海洋软体动物(*Lamellaria* sp.)及多种海鞘中获得的六环吡咯生物碱,对一些肿瘤细胞有细胞毒作用,是以拓扑异构酶Ⅰ为靶标的并作用于细胞线粒体,影响细胞周期,诱导细胞凋亡;是继喜树碱之后的一种新型的拓扑异构酶Ⅰ抑制剂,为治疗肿瘤的一个先导化合物[13]。在对 lamellarin D 构效关系的研究中发现,喹啉环上 5,6 -双键是抑制拓扑异构酶Ⅰ的活性和潜在的细胞毒性的必要条件,在 8,14,20 -位的三个酚羟基具有很强的毒性,是其发挥活性的非常重要的结构因素。Fenical 小组从印度洋 aldabra 的环礁附近的海鞘类动物中提取了四种 lamellarins E～H, lamellarin H 是这一类型生物碱中唯一完全没有甲氧基官能团的成员,具有高效的拓扑异构酶抑制活性,能有效地抑制 HIV -1 病毒,在治疗人类癌症(特别是肺癌)方面具有很多独特活性[14]。

lamellarin 衍生物中经常有硫酸盐的存在。1997 年,Faulkner 从印度阿拉伯海采集的海鞘中获得了 lamellarins T、U、V 及其 20 -位硫酸盐[15],这是 lamellarin 硫酸盐的首次报道。之后,一系列的 lamellarin 硫酸盐被分离获得(表 9 - 1)。如,lamellarin α 20 - sulfate 分离自印度海岸的海鞘,与 lamellarin U 20 - sulfate 的结构区别仅在于 5,6 -位上的双键,该化合物能有效抑制 HIV - 1 整合酶的终端分裂和链转移作用,在 $IC_{50} = 88\ \mu mol/L$ 时可以抑制 HIV - 1 的复制,在 $IC_{50} = 22\ \mu mol/L$ 时具有抑制链转移活性,在 $IC_{50} = 16\ \mu mol/L$ 时具有抑制整合酶终端分裂活性,在 $IC_{50} = 8\ \mu mol/L$ 时具有抑制 HIV - 1 病毒的生长的作用。若 lamellarin α 20 -硫酸盐脱去 20 -硫酸盐基团,其细胞毒性增强,但抑制 HIV - 1 整合酶的活性完全消失[12]。

另外,lamellarin 有很多结构类似物。lukianol A (**3**)和其碘代衍生物 lukianol B (**4**)具有吡咯并噁嗪酮的复杂结构,是 lamellarin O (**5**)的关环结构,分离自背囊动物,对 KB 细胞

表 9-1　lamellarins 类化合物举例

lamellarin (type 1a)	R₁	R₂	R₃	R₄	R₅	R₆	R₇	R₈	R₉
A	OH	OCH₃	H	OH	OCH₃	OCH₃	OCH₃	OCH₃	OH
C	OH	OCH₃	H	OH	OCH₃	OCH₃	OCH₃	OCH₃	H
E	OH	OCH₃	H	OCH₃	OH	OCH₃	OCH₃	OH	H
F	OH	OCH₃	H	OCH₃	OCH₃	OCH₃	OCH₃	OH	H
G	OCH₃	OH	H	OCH₃	OH	OCH₃	OH	H	H
T	OH	OCH₃	H	OCH₃	OH	OCH₃	OCH₃	OCH₃	H
U	OH	OCH₃	H	OCH₃	OH	OCH₃	OCH₃	H	H
U 20 - sulfate	OSO₃Na	OCH₃	H	OCH₃	OH	OCH₃	OCH₃	H	H
V	OH	OCH₃	H	OCH₃	OH	OCH₃	OCH₃	OCH₃	OH

lamellarin (type 1b)	R₁	R₂	R₃	R₄	R₅	R₆	R₇		
B	OH	OCH₃	OH	OCH₃	OCH₃	OCH₃	OCH₃		
D	OH	OCH₃	OH	OCH₃	OCH₃	OH	H		
H	OH	OH	OH	OH	OH	OH	H		
α	OH	OCH₃	OCH₃	OH	OCH₃	OCH₃	H		
α 20 - sulfate	OSO₃Na	OCH₃	OCH₃	OH	OCH₃	OCH₃	H		
OCH₃	OCH₃	OH	OCH₃	OCH₃	H	OCH₃	OCH₃	OH	OCH₃

具有抑制作用,*MIC* 分别为 0.002 4 μmol/L 和 0.185 9 μmol/L[9]。1996 年,从阿根廷的黄色海绵 *Cliona* sp. 中分离到了四种缩氨酸生物碱 storniamides A～D(**6～9**)。storniamide A 与 storniamide D 分子具有对称性,storniamide C 与 storniamide B 互为同分异构体[16]。

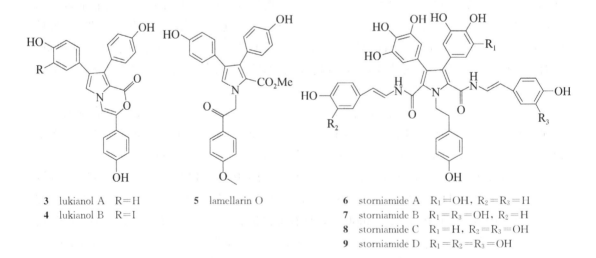

3 lukianol A　R＝H
4 lukianol B　R＝I

5 lamellarin O

6 storniamide A　R₁＝OH, R₂＝R₃＝H
7 storniamide B　R₁＝R₃＝OH, R₂＝H
8 storniamide C　R₁＝H, R₂＝R₃＝OH
9 storniamide D　R₁＝R₂＝R₃＝OH

　　polycitone A(**10**)、polycitrin A(**11**)和 polycitrin B(**12**)最早分离自前腮亚纲软体动物,相继又从海鞘类动物和背囊类生物中分离得到。其结构与 lamellari(**13**)相近,只是缺少 2 个烯胺基团,并且有溴取代,其中 polycitone A、polycitrin A 还具有荧光特性[17]。

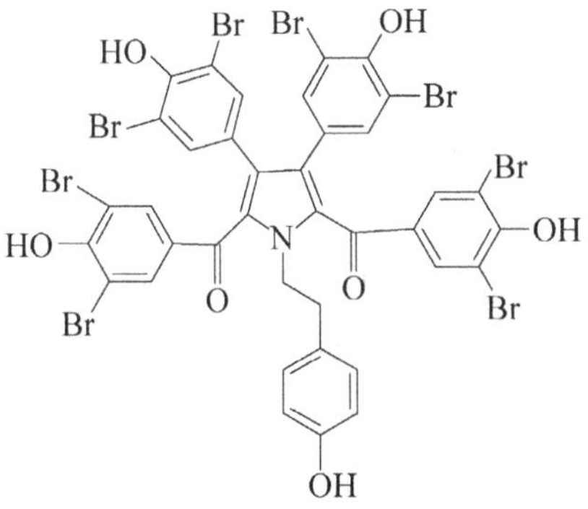

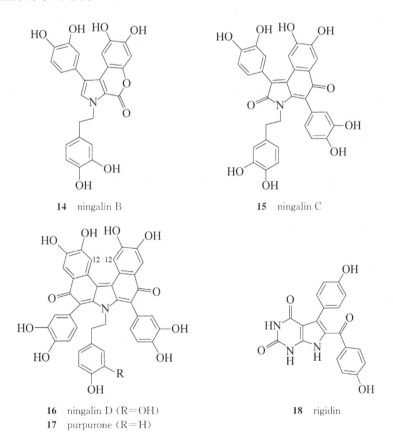

10 polycitone A

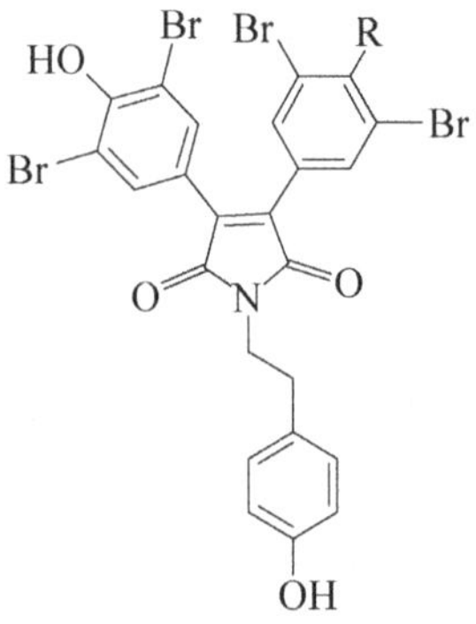

11 polycitrin A R=OH
12 polycitrin B R=OCH₃

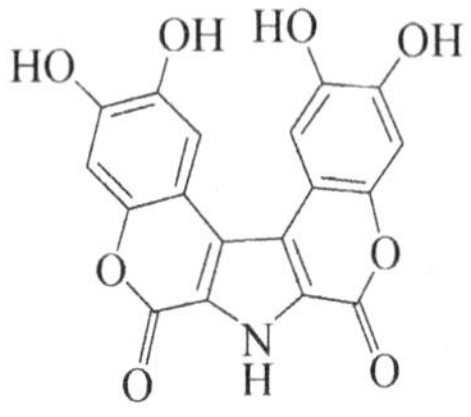

13 lamellarin

　　ningalins A~D（**14~16**）是由 Fenical 小组分离自西澳大利亚 ningaloo 暗礁的海鞘 *Didemnum* 的芳香生物碱，其结构中存在高不饱和度的芳香体系。purpurone（**17**）分离自海绵 *Iotrochota* sp.，因其颜色而得名，其结构与 ningalins 很相似，由于 H-12 和 H-12′ 的空间斥力而不能保持平面结构[18]。

14　ningalin B

15　ningalin C

16　ningalin D（R=OH）
17　purpurone（R=H）

18　rigidin

　2. 酪氨酸来源吡咯生物碱　除了 DOPA 来源的生物碱外，有一些吡咯生物碱是来自于酪氨酸的。如，rigidin（**18**）于 1990 年分离自冲绳海鞘 *Eudistoma* cf. *rigida*，具有潜在的钙调蛋白拮抗作用[19]。

3. 溴代吡咯生物碱　来自于海洋的吡咯生物碱结构中常出现卤代,其中大量的生物活性溴吡咯生物碱自20世纪中期被分离获得,其最主要的海洋生物来源是海绵[11]。分子结构中,吡咯环的2,3-或1,2-位形成六元或七元并环,或通过链状脂肪链与咪唑环相连,或者形成二聚体等。

海绵 *Stylotella aurantium* 的微量代谢物 Z-axinohydantoin (**19**)是蛋白激酶 C 的抑制剂[20];从 *Hymeniacidon* 类海绵中分离到的 hymenin (**20**)能阻抗 α-肾上腺受体[21,22];从海绵 *Stylotella aurantium* 中分离到的结构奇特的溴代 palau'amine 系列化合物(**21~22**)具有细胞毒性、免疫抑制作用和抗生性等[23]。

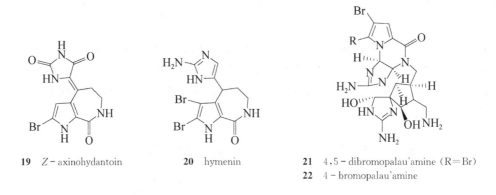

19　Z-axinohydantoin
20　hymenin
21　4,5-dibromopalau'amine (R=Br)
22　4-bromopalau'amine

简单链式溴吡咯生物碱 oroidin (**23**),是海绵 *Agelas* 抵御鱼类掠食的重要化学物质,能抗血清并有反副交感神经生理作用之活性[24,25]。该化合物是溴吡咯生物碱中的关键化合物,很多具有吡咯-咪唑结构的生物碱都是来源于这个具有 $C_{11}N_5$ 母核的化合物的氧化、还原、环化以及聚合等。此外,从 *Agelas* 类海绵 *A. conifera*、*A. clathrodes*、*A. dispar*、*A. longissima* 等分离得到的 dispacamide 类溴吡咯生物碱(**24~25**),具有抗组胺的作用[26]。溴代吡咯生物碱会形成二聚体的形式。oroidin 的二聚体 sceptrin (**26**),同其单体类似,具有抗血清、抗副交感神经生理作用的活性[27]。

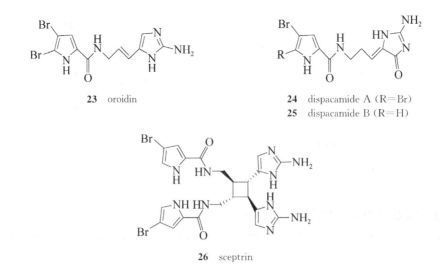

23　oroidin
24　dispacamide A (R=Br)
25　dispacamide B (R=H)

26　sceptrin

二、吲哚型生物碱

海洋生物碱的主要类型是吲哚生物碱。分子结构中含苯并吡咯(吲哚)结构,生物合成来源于色氨酸。吲哚生物碱表现出多种生物活性:抗肿瘤、抗病毒、抗菌、抗寄生虫、抗炎、钙调蛋白拮抗活性、抗拓扑异构酶Ⅰ等。其中,抗肿瘤是最重要的生物活性。

1. 吲哚咔唑类生物碱 吲哚咔唑类生物碱具有吲哚[2,3-*a*]咔唑母核,具有非常强的抗肿瘤活性。代表物质十字孢碱(staurosporine)(**27**)最早分离自放线菌 *Streptomyces staurosporeus* Awaya(AM-2282),后来发现很多的海洋放线菌特别是链霉菌都能产该化合物。其结构由吲哚[2,3-*a*]吡咯[3,4-*c*]咔唑母核及胺基吡喃糖组成,是一种非选择性蛋白激酶抑制剂。由此衍生的 7-hydroxystaurosporine(UCN-01)(**28**)是一个选择性的蛋白激酶C抑制剂,对多种肿瘤细胞都有很强的毒性[28],现已进入临床研究阶段。

27 staurosporine   28 UCN-01   29 *β*-咔啉类生物碱

2. *β*-咔啉类生物碱 *β*-咔啉类生物碱是一类N原子处于侧环2-位、具有三环骨架系统的一类化合物。manzamines 家族是一类 1-位取代的 *β*-咔啉类生物碱(**29**),具有抗肿瘤、抗菌、抗结核和免疫抑制等活性,现已发现数十个之多。

manzamine A(**30**)是第一个报道的该类化合物,分离自冲绳产 *Haliclona* 属海绵,结构罕见而复杂,对 P388 白血病细胞有很强的抑制作用(IC_{50}=0.07 g/ml)[29]。manzamines B~D(**31~33**)也分离自同属海绵,抑制 P388 白血病细胞的 IC_{50} 分别为 6 g/ml、3 g/ml 和 0.5 g/ml;而分离自 *Xestospongia* 属海绵的 manzamines E(**34**)和 manzamines F(**35**)抑制 P388 白血病细胞的 IC_{50} 均为 5 g/ml[30]。

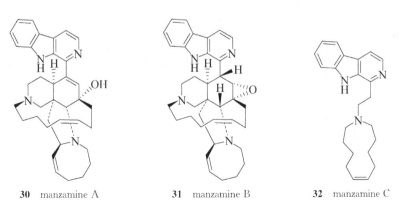

30 manzamine A   31 manzamine B   32 manzamine C

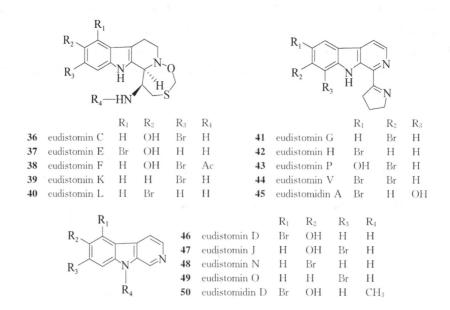

Rinehart 等人从加勒比海被囊动物 *Eudistoma olivaceum* 中分离得到 17 个含有 β-咔啉母核系列化合物——eudistomins A~Q[31],之后又陆续有很多研究小组从海洋各种被囊动物 *Eudistoma* sp. 获得了该类化合物。eudistomin 类生物碱是色氨酸残基与其他氨基酸如半胱氨酸、谷氨酸、脯氨酸、苯丙氨酸等缩合,后再通过氧化、脱氢、脱羧等一系列代谢反应生成的。这类化合物具有抗肿瘤、抗病毒、抗菌、抑制磷酸二酯酶等活性[30, 32, 33]。eudistomins C、E、F、K、L (**36~40**)的分子结构中都含有 1,3,7-氧硫氮杂的特殊杂环,对单纯疱疹病毒、牛痘病毒等多种 DNA 病毒及 RNA 病毒有较强抗病毒活性,对大肠杆菌、枯草杆菌和酵母菌等多种细菌具有广泛的抗菌作用,eudistomin K 还具有抗肿瘤作用,其对 P388 肿瘤细胞的 IC_{50} 达 0.01 mg/L。

eudistomins G、H、P、V (**41~44**)和 eudistomidin A (**45**)的分子结构在 β-咔啉 C-1 位上都有 2-吡咯啉基和溴取代。eudistomidin A 具有钙调素拮抗活性,抑制钙调素激活大脑磷酸二酯酶的 IC_{50} 达 0.66 mg/L。eudistomins D、J、N、O (**46~49**)及 eudistomidin D (**50**)的 β-咔啉 C-1 位上无取代,7-位上引入 Br 后抗病毒作用均明显增强。

3. aplysinopsins 类生物碱 aplysinopsins 也是色氨酸来源的吲哚类海洋生物碱,主要分离自海绵和造礁珊瑚,已经发现了 30 余个(**51~52**)。化合物结构的区别主要在于吲哚环的溴取代模式、取代 C 环上 N 甲基的位置及个数、C - 8~C - 1′双键的存在及构型、二聚体等。该类化合物主要具有神经递质调节作用、抗菌、抗抑郁、抗肿瘤、抗疟原虫等活性。溴代在 aplysinopsins 类化合物的结构中普遍存在,约有一半的化合物都在吲哚环的 6 -位发生溴代。C - 8~C - 1′的双键所引起的构型不同对生物活性存在着较大影响,methylaplysinopsin(**53**)的 *E* -构型较 *Z* -构型具有更强的神经递质作用[34]。

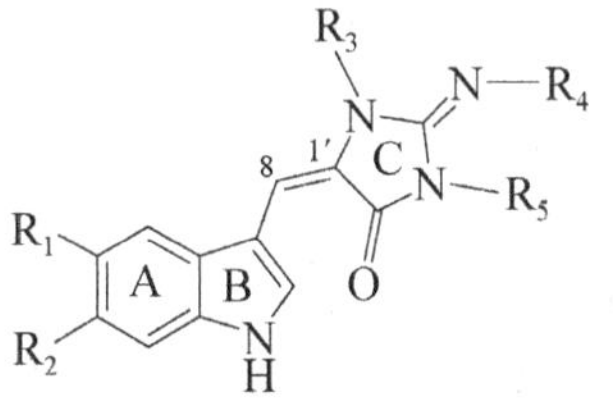

		R_1	R_2	R_3	R_4	R_5
51	aplysinopsin	H	H	CH_3	H	CH_3
52	isoplysin	H	H	CH_3	CH_3	H
53	methylaplysinopsin	H	H	CH_3	CH_3	CH_3

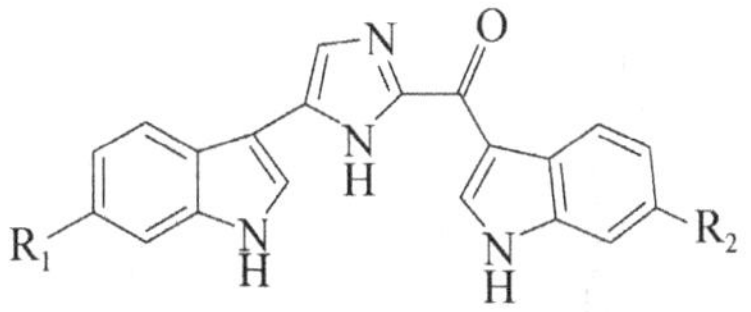

		R_1	R_2
54	topsentin	H	OH
55	bromotopsentin	Br	OH
56	deoxytopsentin	H	H

4. 双吲哚类生物碱 双吲哚类生物碱也是一类常见的海洋生物碱。如分离自海绵 *Topsentin genitrix* 中的 topsentin (**54**),bromotopsentin (**55**),deoxytopsentin (**56**)。topsentin 体外具有抑制白血病细胞 P388、人结肠癌细胞 HCT - 8、人肺癌细胞 A - 549 和 T47D 的增殖,体内能抑制 B16 黑色素瘤细胞的增殖[35]。

三、其他类型生物碱

海洋生物碱结构类型是多样的,除了以上提到的两大主要结构类型外,还有吡嗪、异喹啉、多环胍、吡咯并喹啉等。

cephalostatins 家族和 ritterazines 家族的分子中都含有吡嗪双甾体的特殊结构。分子结构以吡嗪为中心,在 2,3 -位稠合有南北两部分甾体结构,甾体结构通常都以螺缩酮醇为末端。cephalostatins 在北部片段具有较高的氧化形式,而 ritterazines 在南部片段具有更高的氧化形式。这两类化合物具有很强的细胞毒活性,cephalostatin 1 (**57**)的细胞毒是紫杉醇的 400 倍。对于 ritterazines 的构效分析表明分子结构中的螺缩酮醇结构起到了很大的作用[6]。

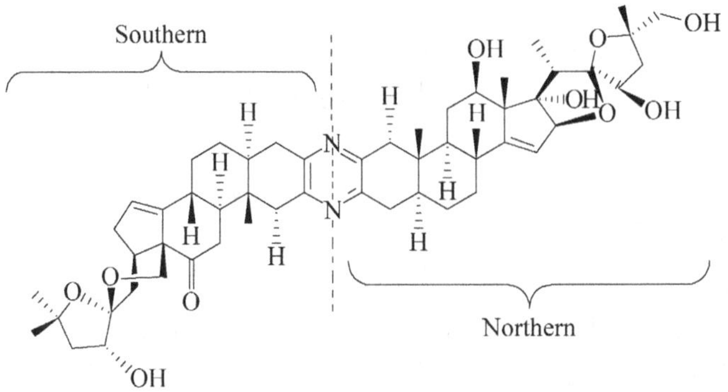

57 cephalostatin 1

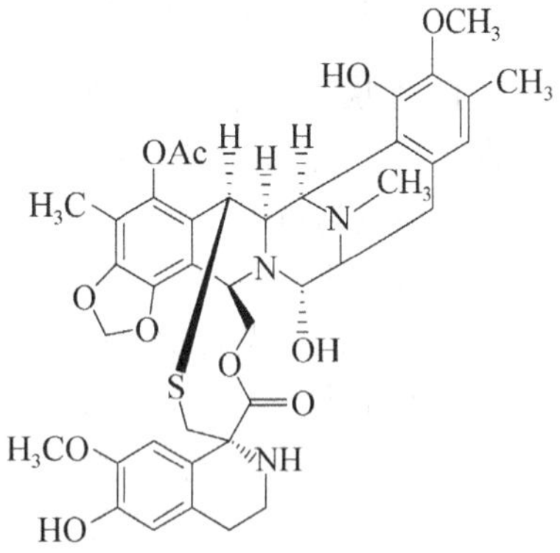

58 Et743

ecteinascidins 家族的分子结构中含有异喹啉结构,最早分离自加勒比和佛罗里达州的海鞘 *Ecteinascidia turbinata*,具有很强的抗肿瘤活性,代表物质 Et743(**58**)可以与 DNA 相互作用,诱导 DNA -拓扑异构酶Ⅰ交联,作用于微管,将细胞周期进程阻断于 S 和 G2/M 期,其细胞毒活性是紫杉醇的 200 倍,已进入临床研究阶段[6]。

batzelladine 类生物碱首次分离自巴哈马和牙买加的海绵 *Batzella* sp.,分子中含有三环胍类结构,具有的抗肿瘤、抗 HIV、抗菌、抗原虫、免疫抑制等活性。batzelladines A(**59**)、B(**60**)具有很强的抑制 HIV - 1 gp 120 与 CD4 细胞结合的作用,还有抑制蛋白激酶 C (PKC)活性以及抑制白介素-8、降钙素基因相关肽(CGRP)与相应的受体结合作用[36]。

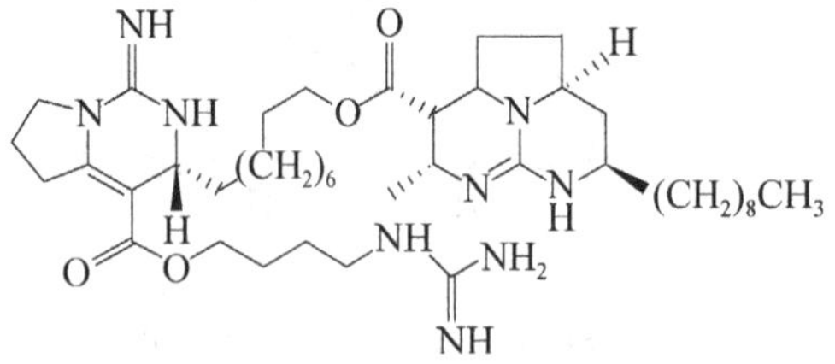

59　batzelladine A

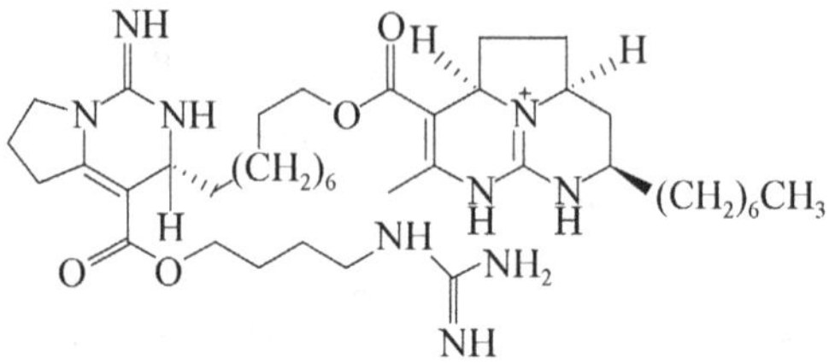

60　batzelladine B

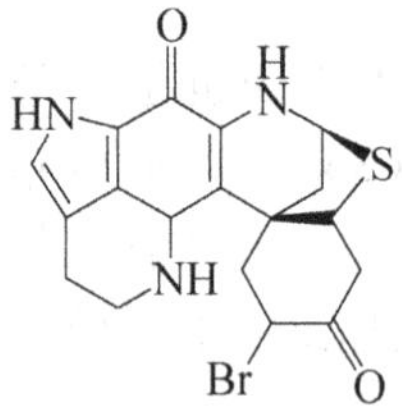

61　discorhabdine A

以 discorhabdine A(**61**)为代表的 discorhabdins 类生物碱主要分离自各种 latrunculia 海绵,分子中含有 1,3,4,5 - tetrahydropyrrolo - [4,3,2 - *de*]quinoline 结构,具有细胞毒活性[6]。

第三节　理化性质及波谱学特征

一、生物碱的物理性质

1. 性状　海洋生物碱除了像陆地生物碱那样含有 C、H、O、N 之外,常常含卤素和 S 元素。多数成结晶型固体或者非结晶型粉末。结构中含有共轭体系的会呈现不同的颜色。如十字孢碱为黄色。

2. 旋光性　分子中具有手性碳原子或本身为手性分子的生物碱具有旋光性,其旋光性的强弱常用比旋光表示,且受溶剂、pH 等因素的影响。

3. 溶解性　生物碱类成分的结构复杂,其溶解性有很大差异,与其分子中 N 原子的存在形式、极性基团的有无、数目以及溶剂等密切相关。海洋生物碱较陆生生物碱的含氧度高,相对易溶于水;但一般海洋生物碱的水溶性仍然较低,易溶于有机溶剂。如成盐,则水溶性增强,如 lamellarin 硫酸盐的形成有利于增强其水溶性。

二、生物碱的化学性质

生物碱的化学性质主要表现为碱性、显色反应和沉淀反应。

1. 碱性

(1) 碱性的产生及其强度表示：生物碱分子中都含有氮原子，其氮原子上的孤电子对能接受质子而显碱性。碱性是生物碱的重要性质。通常以其共轭酸的酸式离解指数 pKa 表示：$pKa < 2$（极弱碱）、$pKa\ 2\sim7$（弱碱）、$pKa\ 7\sim12$（中强碱）、$pKa > 12$（强碱）。

$$\begin{matrix} R_1 \\ \diagdown \\ \quad NH + H_2O \\ \diagup \\ R_2 \end{matrix} \Longleftrightarrow \begin{matrix} R_1 \\ \diagdown \ + \\ \quad NH_2 + HO^- \\ \diagup \\ R_2 \end{matrix}$$

碱性基团的 pKa 大小顺序一般是：胍基＞季胺碱($pKa > 11$)＞脂胺类，脂氮杂环类($pKa\ 8\sim11$)＞芳胺类，芳氮杂环类($pKa\ 3\sim7$)＞两个以上的氮杂环类($pKa < 3$)＞ 酰胺基（中性）。

(2) 碱性与分子结构的关系：生物碱的碱性强弱与氮原子的杂化度、诱导效应、诱导-场效应、共轭效应、空间效应以及分子内氢键形成等有关。

1) 氮原子的杂化度：生物碱分子中氮原子孤电子对处于杂化轨道中，其碱性强度随杂化度升高而增强，即 $sp^3 > sp^2 > sp$。

2) 诱导效应：生物碱分子中氮原子上电荷密度受到分子中供电基（如烷基等）和吸电基（如芳环、酰基、醚键、双键、羟基等）诱导效应的影响。供电基使电荷密度增多，碱性变强；吸电基则降低电荷密度，如：碱性强弱次序是：二甲胺($pKa\ 10.70$)＞甲胺($pKa\ 10.64$)＞氨($pKa\ 9.75$)。

3) 共轭效应：一般地，若生物碱分子中氮原子孤电子对形成 $p-\pi$ 共轭体系时，其碱性较弱。由于苯胺氮原子上孤电子对与苯环 π 电子成 $p-\pi$ 共轭体系，其碱性($pKa\ 4.58$)比相应的环己胺($pKa\ 10.14$)弱得多。

4) 分子内氢键形成：若碱性的氮原子作为氢键受体形成了分子内氢键，则生物碱的碱性减弱。

5) 溶剂化效应：若碱性是在溶剂中测定的，则溶剂对碱性的影响很大。一般地，若溶剂对生物碱电离生成的阳离子有稳定作用（形成分子间氢键等），则碱性增强。

2. 显色反应 某些生物碱单体能与一些以无机酸为主的试剂反应生成具有颜色的产物，不同的生物碱产生不同的特征颜色，这种试剂称为生物碱的显色试剂。如 $KBiI_4$（Dragendorff 试剂）与生物碱反应生成黄色至橘红色，可用于生物碱的检识。

3. 生物碱的沉淀反应 生物碱的沉淀反应是利用大多数生物碱在酸性条件下，与某些体积较大的阴离子试剂（酸或盐）反应生成弱酸的不溶性复盐或络合物沉淀。被用于生物碱的检识和分离。

(1) 生物碱沉淀试剂的种类：见表 9-2。

表 9-2 生物碱沉淀试剂的种类

试剂名称	组 成	反应特征
碘-碘化钾试剂	$KI \cdot I_2$	红棕色沉淀
碘化汞钾试剂	K_2HgI_4	类白色沉淀

(续表)

试剂名称	组　成	反应特征
碘化铋钾试剂	$KBiI_4$	黄至橘红色沉淀
硅钨酸试剂	$SiO_2 \cdot 12WO_3 \cdot nH_2O$	淡黄或灰白色沉淀
磷钼酸试剂	$H_3PO_4 \cdot 12MO_3 \cdot 2H_2O$	白色或黄褐色沉淀
磷钨酸试剂	$H_3PO_4 \cdot 12WO_3 \cdot 2H_2O$	白色或黄褐色沉淀
苦味酸试剂	黄色结晶苦酮酸试剂	黄色结晶
雷氏铵盐试剂	$NH_4[Cr(NH_3)_2(SCN)_4]$	红色沉淀或结晶(用于分离)

(2) 沉淀反应的条件。

反应环境:生物碱沉淀反应一般在稀酸水溶液中进行。这是由于生物碱与酸成盐易溶于水,生物碱沉淀试剂也易溶于水,且在酸水中较稳定,而反应产物难溶于水,因而有利于反应的进行和反应结果的观察。

净化处理:生物碱的酸水提取液通常含有蛋白质、多肽、鞣质等成分,这些物质也能与生物碱沉淀试剂发生沉淀反应。为了避免其干扰,可将酸水也碱化后,用氯仿萃取,除去水溶性干扰成分,然后用酸水从氯仿中萃取出生物碱,以此酸水液进行沉淀反应。

(3) 薄层色谱(TLC)的显色剂:快速有效判断生物碱的方法,一般是将沉淀试剂用作TLC的化学显色剂,展开后,用表9-2中试剂(如 Dragendorff 试剂)显色。

三、生物碱的波谱特征

海洋生物碱的结构中常常含有吡咯或氢化吡咯环,或与苯环稠合成吲哚环。此外,吡嗪(哌嗪)、嘧啶、咪唑和喹啉或异喹啉也是海洋生物碱的重要组成单元。这些特征组成单元的波谱可以部分反映海洋生物碱的谱学特征。

1. 紫外(UV)　紫外反映分子中的骨架特征(共轭体系)。吲哚环在 λ_{max}220 nm 和 280 nm左右有 UV 吸收,喹啉和异喹啉环在 λ_{max} 210、280、320 nm 左右有 UV 吸收,β-卡波林环在 λ_{max} 210、250、280、360 nm 左右有 UV 吸收,吡嗪环在 λ_{max}260、320 nm 左右有 UV 吸收,嘧啶环在 λ_{max}240、300 nm 左右有 UV 吸收[37]。

2. 红外(IR)　红外反映分子中的化学键类型(单键、双键、三键)和官能团(—CHO、CO_2H、$CONH_2$ 和 C=NH 等)。吡咯环的 IR 在 ν_{max} 3 500~3 200(NH)、1 610~1360(环骨架)、770~710(环 CH 面外弯曲)cm^{-1} 有典型吸收,吡啶环在 ν_{max}1 610~1 410(环骨架)、1 100、850~690(环 CH 面外弯曲)cm^{-1} 有典型吸收,2-吡啶酮和 4-吡啶酮分别在 ν_{max} 1 670~1 655/1 620~1 570、1 645~1 624/1 580~1 550 cm^{-1} 出现羰基的特征吸收,2-喹啉酮和4-喹啉酮分别在 ν_{max}1 670~1 633、1 650~1 620 cm^{-1} 出现羰基的特征吸收,嘧啶环则在 ν_{max}1 600~1 330(环骨架)、1 070~930、850~780(环 CH 面外弯曲)cm^{-1} 有典型吸收。

3. 质谱(MS)　根据电离方式的不同,质谱可以划分为电子轰击电离(EI-MS)、化学电离(CI-MS)、大气压化学电离(APCI-MS)、电喷雾电离(ESI-MS)、快原子轰击(FAB-MS)、等离子解析质谱(PD-MS)和激光解吸/电离(MALDI-MS)等。其中,EI-MS(70 eV)能给出丰富的指纹图谱,但分子离子的信号较弱,适当降低电离能,可得到较强的分子离子信号。由于质谱主要用于分子量的测定,故现在多用 ESI-MS 和 FAB-MS 等软电离方式获得分子量,而采用其二级和三级质谱获得组成片段信息。

但不论采取哪种方式,生物碱的质谱特征符合氮律:含奇数和偶数氮原子的分子或片段,其离子在 EI-MS 的 m/z 分别为偶数和奇数、在 ESI-MS 或 FAB-MS 中则出现 m/z 分别为奇数和偶数的(M-1)或(M+1)准分子离子峰。

一些生物碱骨架的 EI-MS:2-取代吡啶类生物碱可发生 β-裂解、γ-裂解、δ-裂解和麦斯重排(McLafferty rearrangement),其中麦斯重排是此类生物碱的典型裂解过程。2-吡啶酮和2-喹啉酮类生物碱在 ES-MS 中常发生脱 CO 裂解、3-羟基吡啶和3-羟基喹啉类生物碱在 ES-MS 中常发生脱 HCN 裂解、而 4-吡啶酮和4-喹啉酮类生物碱在 ES-MS 中则发生脱 CO 和 HCN 的裂解。吡嗪类生物碱则可连续两次发生脱 HCN 的裂解[37,38](图 9-1)。

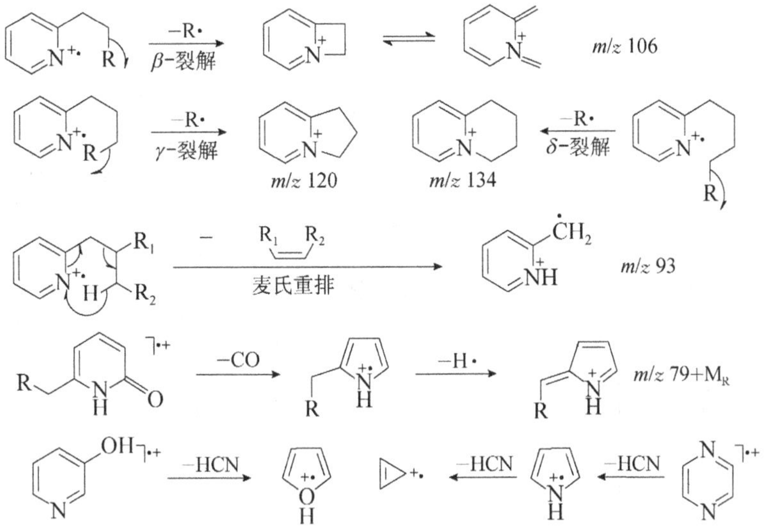

图 9-1　吡啶类生物碱裂解过程

吡咯生物碱的吡咯骨架可以发生脱 HCN 或 HC≡CH 的裂解,侧链则发生 α-裂解。吲哚生物碱则可发生脱 NH、脱 HCN 和 HC≡CH 的裂解(图 9-2)。

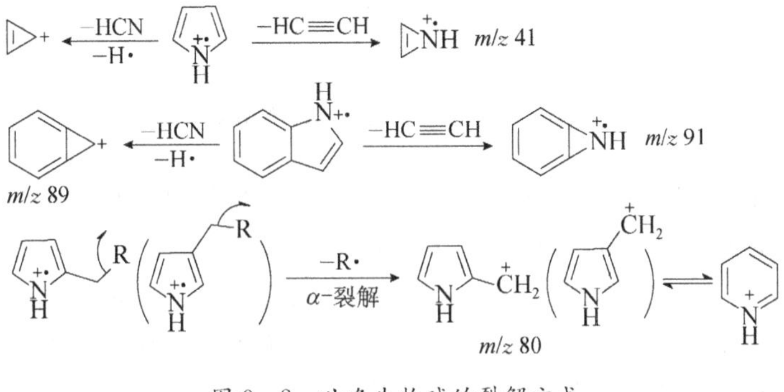

图 9-2　吡咯生物碱的裂解方式

4. 核磁共振谱(NMR)

(1) ^{1}H-NMR:^{1}H-NMR 从五方面反映一个化合物的化学结构:①信号峰的组数→氢

的种类(等价氢种类);②信号峰的位置(化学位移 δ 值)→氢的化学环境(是否连有屏蔽或去屏蔽原子或基团);③信号峰的面积(积分高度)→各种等价氢的相对数目;④信号峰裂分花式(内高外低)→邻近氢的数目("n+1"规律);⑤信号峰裂分大小(偶合常数 J)→立体化学特征。故根据氢谱,可以初步判断化合物的结构式或可能存在的结构片段。

由于 N 原子的吸电子效应,使得其邻位质子(α-H)的吸收信号处于最低场。另外,吡咯或吲哚生物碱还将出现可交换的 NH 质子的共振信号。根据偶合常数、裂分锋可判断吡咯和吲哚环上被取代的位置或数目。吡咯环骨架邻位碳原子上质子的偶合常数较小,约 3 Hz;含氮的六员杂环骨架的氮原子邻位和间位质子之间的偶合常数(5~7 Hz)也小于正常的芳香邻位质子间的偶合常数(7~9 Hz)(图 9-3)。

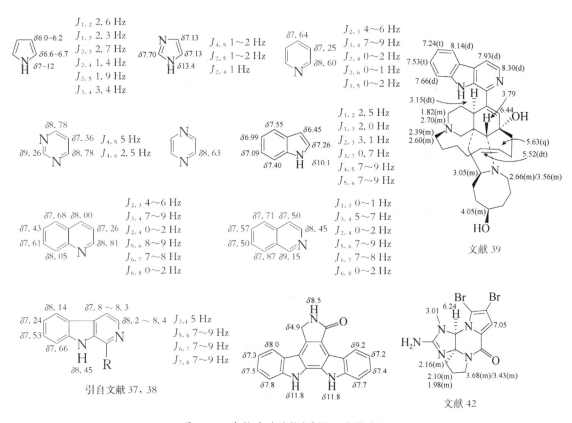

图 9-3 生物碱的结构与 ^{1}H-NMR 数据

(2) ^{13}C-NMR:^{13}C 的自旋量子数为 1/2,有核磁共振信号,但 ^{13}C 的天然丰度只有 ^{12}C 的 1.108%、^{13}C 磁旋比只有 ^{1}H 的四分之一($\gamma_H/\gamma_C=4$),^{13}C 的核磁共振信号比质子信号弱得多,只有氢的 1/6 000。但 ^{13}C-NMR 由于其谱线较宽(0~220 ppm),化学环境稍有不同的 ^{13}C 核都会导致不同的化学位移,在结构测定中更加有利。实际应用时,采用宽带去偶技术,获得碳谱;而采用极化转移技术(DEPT)获得碳原子多重性的信息:施以 90° 脉冲,只有 CH 出现信号峰;施以 135° 脉冲,CH 和 CH$_3$ 出现正的信号峰、CH$_2$ 为负的信号峰。由于 N 原子的吸电子效应,使得其邻位碳(α-C)的吸收信号处于最低场;由于 N 原子的吸电子共轭效应,使得其对位碳(γ-C)的吸收信号较其间位碳(β-C)低场(图 9-4)。

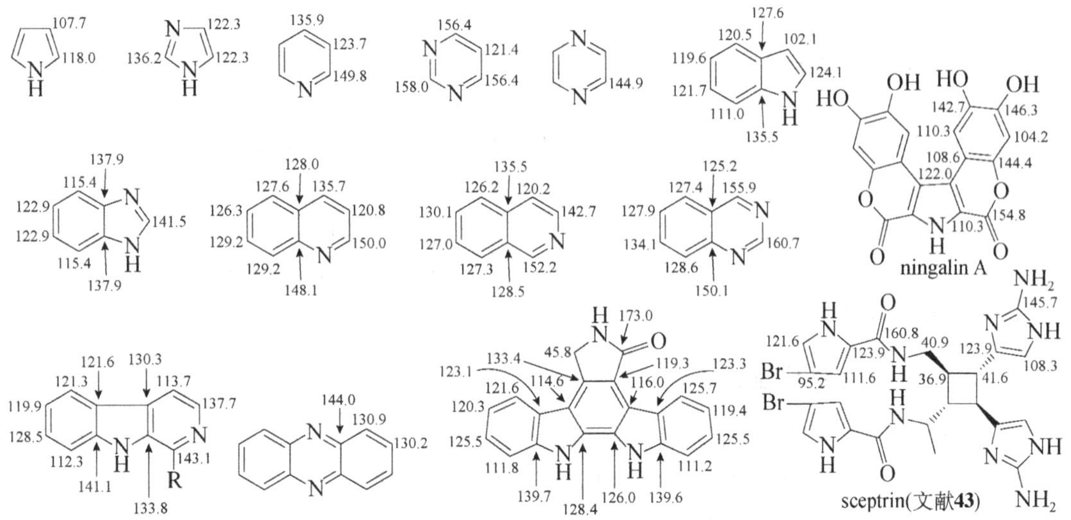

图 9-4 生物碱的结构与 ^{13}C-NMR 数据

（3）2D-NMR。

1）一键 ^{1}H-^{13}C 相关谱：有 HMQC（异核多量子相干谱）和 HSQC（异核单量子相干谱）两种，用于归属直接键合的碳、氢信号。HSQC 给出的信号较锐，尤其是大分子的化合物，现在多用 HSQC。

2）^{1}H-^{1}H COSY 谱：用于归属具有耦合关系的质子，与 HMQC 相结合，可连结出结构片段。

3）多键 ^{1}H-^{13}C 相关谱：HMBC（异核多重键相关谱），可给出相隔 2 个或 3 个键的碳氢相关谱。结合 ^{1}H-^{1}H COSY、HMQC 谱可连结出化合物的构造（即所谓"平面结构"）。

4）NOESY（二维 NOE 谱）和 ROESY（旋转坐标系 NOE 谱）：当氢原子的空间距离为 3.5～5A°，会出现氢核间的 Overhauser 效应，用于确定化合物的相对构型。

第四节 提取分离方法及研究实例

一、提取分离方法

一般先进行预实验，可将海洋动、植物的提取物或海洋微生物发酵产物的提取物，行薄层色谱（TLC），然后喷洒 Dragendorff 试剂或在试管中用生物碱试剂检查是否有生物碱的存在。粉碎的动、植物材料采用有机溶剂（如甲醇、乙酸乙酯、氯仿）提取或酸水（0.1%～1% H_2SO_4、HCl、HOAc 等）冷浸，微生物发酵液一般用乙酸乙酯提取。对于海洋动、植物材料，也可先将其与碱水（氨水、石灰水）研磨后，再用小极性的有机溶剂（如二氯甲烷、氯仿）提取。获得的中性有机浸膏，也可进一步采用酸水捏溶、氨水碱化，再用氯仿或乙酸乙酯提取，富集生物碱类成分。

1. 溶剂法

（1）水或酸水-有机溶剂提取法。

（2）醇-酸水-有机溶剂提取法。

（3）碱化-有机溶剂提取法。

（4）其他溶剂法。

2. 离子交换树脂法　将酸水液与阳离子交换树脂(多用磺酸型)进行交换,可与非生物碱成分分离。

生物碱的分离一般采用硅胶柱色谱、并用碱性溶剂系统(如石油醚-乙酸乙酯-二乙胺体系)洗脱;也可用氧化铝柱色谱、中性有机系统洗脱;但应先用相应的 TLC 进行条件探索。由于海洋生物碱的含量较低,所得有机浸膏常常直接进行各种色谱分离,包括硅胶柱色谱、氧化铝柱色谱、反相硅胶柱色谱、Sepadex LH - 20 柱色谱,特别是高效液相色谱(HPLC)分离,获得纯生物碱单体。

二、生物碱的结构鉴定

与其他海洋天然产物相同,海洋生物碱的结构鉴定主要依靠光谱法和化学法。其中,各种光谱学技术在结构解析中占到了主导的地位,主要包括紫外(UV)、红外(IR)、质谱(MS)及核磁共振光谱(NMR)。特别是近年来,联用技术的发展(LC - MS、LC - NMR 等),使得微量海洋生物碱的分析和分离成为可能。一般地,IR 用于确定分子中存在哪些官能团(如—CHO、羰基、双键、苯环等),UV 用于确定分子中的官能团之间是否存在共轭体系(如苯环、共轭双键、共轭烯酮等),一级 MS 主要用于分子量的测定,二级 MS 可用于测定分子中存在的结构片段,NMR 用于确定分子中氢碳的种类、连接方式及其连接次序。对于生物碱的相对构型常用 NOE 差谱、NOESY 谱、ROESY 谱和单晶衍射确定,其绝对构型的测定常用 CD、重原子单晶衍射、铜靶单晶衍射、化学转化或 NMR 等。

三、研究实例

cottoquinazoline D的提取分离和结构鉴定

海洋微生物是海洋生物碱的主要来源之一,而海洋共生微生物,更是用于其与海洋动植物之间的共生关系(为其宿主提供化学防卫),成为研究热点。我们从一株与南海短足软珊瑚(*Cladiella* sp.)共附生的杂色曲霉(*Aspergillus versicolor*) LCJ - 5 - 4 的发酵产物中分离鉴定了 1 个结构新颖的喹唑啉酮生物碱:cottoquinazoline D[40]。

1. 发酵培养[40]　杂色曲霉 LCJ - 5 - 4 在真菌 1 号培养基中(2%山梨醇＋2%麦芽糖＋1%味精＋0.05% KH_2PO_4＋0.03% $MgSO_4$ · $7H_2O$＋0.05%色氨酸＋0.3%酵母膏＋3.3%海水素,自来水配制,调节 pH 6.5),于 20 ℃静置培养 30 天,90 L 发酵产物(1 000 ml 三角瓶,每瓶装液 300 ml)用绢布过滤中分成菌丝体和发酵液两部分。取发酵液,直接用等量乙酸乙酯萃取 3 次,合并萃取液,得发酵液的乙酸乙酯萃取液,减压浓缩至干,得到发酵液的乙酸乙酯浸膏。菌丝体用 80%丙酮水溶液超声破碎提取 3 次,合并提取液,减压浓缩至不含丙酮后,用等量乙酸乙酯萃取 3 次,得菌丝体提取物的乙酸乙酯萃取液,减压浓缩至干,得到菌丝体的乙酸乙酯萃取物。合并发酵液与菌丝体的乙酸乙酯萃取物共得到活性浸膏 140 g(对小鼠白血病细胞 P388 具有细胞毒活性,浓度 0.1 mg/ml 时的抑制率为 45.2%)。

2. 提取分离[40]　乙酸乙酯提取物利用减压硅胶柱色谱分离、petroleum ether /$CHCl_3$(0～100%)和 CH_3OH/$CHCl_3$(0～50%) 梯度洗脱,得到 8 个活性组分(Fr. 1～8)。从 50:1 $CHCl_3$/CH_3OH 洗脱得到的组分 6 进一步通过减压硅胶柱色谱、CH_3OH/$CHCl_3$(0～50%) 洗脱得到 3 个亚组分(Fr. 6 - 1～6 - 3)。组分 Fr. 6 - 2 再行减压硅胶柱层析、

petroleum ether/acetone（0～100%）洗脱,分离为 10 个亚组分（Fr. 6 - 2 - 1～6 - 2 - 10）。组分 Fr. 6 - 2 - 10 经半制备 HPLC 纯化、再行减压硅胶柱层析、Sephadex LH - 20 柱色谱（CHCl$_3$：CH$_3$OH＝1：1；CH$_3$OH）、40% acetonitrile/H$_2$O 进行洗脱（ODS 柱,20×250 mm, 5 μm, 4 ml/min）得到生物碱 cottoquinazoline D（10 mg）。

3. 理化常数[40]

cottoquinazoline D（3）：colorless prisms（CH$_3$OH）,mp 270 ℃（dec.）;$[\alpha]_D^{25}$ + 78（c 0.2,CH$_3$OH）;UV（CH$_3$OH）λ_{max}（log ε）210（4.91）,226（4.72）,260（4.17）,304（2.97）,317（2.75）nm;CD（CH$_3$OH）λ_{max}（$\Delta\varepsilon$）205（－1.49）,233（＋0.99）nm;IR（KBr）ν_{max} 3 443,3 007,2 957,2 926,2 853,1 690,1 609,1 478,1 433,1 411,1 366,1 312,1 248,1 181,1 097,1 060,773,755,697 cm^{-1};^{1}H - NMR（600 MHz, in DMSO-d_6）:δ 9.45（d,J＝4.9 Hz,H - 2）,5.11（d,J＝4.9 Hz,H - 3）,7.66（brd,J＝8.1 Hz,H - 7）,7.84（dt,J＝7.7,1.6 Hz,H - 8）,7.55（dt,J＝7.7,1.1 Hz,H - 9）,8.16（dd,J＝7.7,1.6 Hz,H - 10）,5.34（d,J＝6.6 Hz,H - 14）,3.13（dd,J＝15.3,6.6 Hz,H - 15a）,2.36（d,J＝14.8 Hz,H - 15b）,5.40（s,HO - 16）,5.16（s,H - 17）,7.32（d,J＝7.8 Hz,H - 23）,7.33（t,J＝7.7 Hz,H - 24）,7.11（dt,J＝7.7,2.2 Hz,H - 25）,7.36（d,J＝7.5 Hz,H - 26）,1.54（m,H - 28a）,0.96（m,H - 28b）,1.35（m,H - 29a）,1.15（m,H - 29b）;^{13}C - NMR（150 MHz, in DMSO-d_6）:δ 170.5（qC,C - 1）,63.0（CH,C - 3）,150.3（qC,C - 4）,147.4（qC,C - 6）,127.4（CH,C - 7）,134.8（CH,C - 8）,127.1（CH,C - 9）,126.4（CH,C - 10）,120.2（qC,C - 11）,160.0（qC,C - 12）,53.8（CH,C - 14）,34.6（CH$_2$,C - 15）,75.8（qC,C - 16）,79.2（CH,C - 17）,50.4（qC,C - 19）,167.1（qC,C - 20）,138.9（qC,C - 22）,114.6（CH,C - 23）,129.8（CH,C - 24）,124.9（CH,C - 25）,124.6（CH,C - 26）,136.7（qC,C - 27）,9.9（CH$_2$,C - 28）,7.4（CH$_2$,C - 29）;HRESIMSm/z 442.150 1 [M＋H]$^+$（calcd. for C$_{24}$H$_{20}$N$_5$O$_4$ 442.151 5）。

4. 结构鉴定[40]

cottoquinazoline D（图 9 - 5）,无色棱晶。正离子高分辨质谱（HRESI-MS）在 m/z 442.150 1 给出[M＋H]$^+$峰,结合 C 谱、H 谱得出该化合物的分子式为 C$_{24}$H$_{19}$N$_5$O$_4$。其紫外于 λ_{max}（log ε）210（4.91）、226（4.72）、260（4.17）、304（2.97）、317（2.75）nm 出现喹唑啉酮的特征吸收,且类似于已知的喹唑啉酮生物碱 cottoquinazoline A[41]。红外于 ν_{max}（KBr）3 443、1 690、1 609、1 570、1 478、1 312、1 248、773、697 cm^{-1}出现 NH、酰胺键、苯环的特征吸收,进一步表明 cottoquinazoline D 为喹唑啉酮生物碱,且结构类似于 cottoquinazoline A。

氢谱于分别于 7.66（brd,J＝8.1 Hz）、7.84（dt,J＝7.7,1.6 Hz）、7.55（dt,J＝7.7,1.1 Hz）、8.16（dd,J＝7.7,1.6 Hz）和 7.32（d,J＝7.8 Hz）、7.33（t,J＝7.7 Hz）、7.11（dt,J＝7.7,2.2 Hz）、7.36（d,J＝7.5 Hz）出现 2 个 1,2-二取代苯环的典型质子信号,^{1}H-^{1}H COSY 中这 2 个自旋系统中质子的相关耦合也揭示了 1,2-二取代苯环的存在。碳谱和 DEPT 谱揭示分子中存在 16 个 sp^2 杂化的碳原子（其中芳香季碳 4 个、芳香叔碳 8 个、共轭酰胺羰基碳 1 个 δ_C 160.0、酰胺羰基碳 2 个 δ_C 167.1/170.5）、2 个饱和的季碳原子（其中之一连氧）、3 个饱和的叔碳原子以及 3 个仲碳原子。这些质子和碳的吸收信号与 cottoquinazoline A 很类似[41],进一步表明 cottoquinazolines D 和 cottoquinazoline A 是结构类似物。但 cottoquinazoline D 在 $\delta_{C/H}$ 9.9/1.54/0.96 和 7.4/1.35/1.15 出现 1,1-二取代

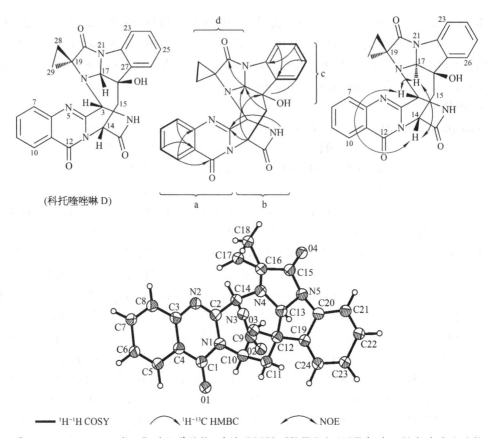

图 9-5　cottoquinazoline D 的化学结构、关键 COSY、HMBC 和 NOE 相关及 X 射线晶体结构

环丙烷的质子和碳的吸收信号,推测 cottoquinazoline A 中的丙氨酸片段被罕见的 1-氨基环丙烷甲酸片段(d)所取代,这一推断进一步通过化学转化证实。当化合物 cottoquinazoline D 进行酸性水解时,水解产物的氨基酸分析表明(手性氨基酸分析柱 crownpak CR(+),HPLC):水解产物中存在 1-氨基环丙烷甲酸。

此外,^{1}H-^{1}H COSY 结合 HMQC 揭示分子中还存在另外 3 个独立的自旋耦合系统:HN—CH、HC—CH$_2$ 和 H$_2$C—CH$_2$。H-10 与 C-12 之间的 HMBC 相关表明第一个1,2-二取代苯连结为喹唑啉酮结构片段(a),H-26 与 C-16 的 HMBC 相关则表明第二个1,2-二取代的苯环连接为氢化吲哚片段(c);H-15 与 C-1 的 HMBC 相关则表明 HC—CH$_2$ 耦合系统连接为取代的丙氨酸,NH 和 H-14 与 C-4、H-3 与 C-1 的 HMBC 相关则表明 HN—CH 和 HC—CH$_2$ 这 2 个耦合系统进一步连接为取代的二酮哌嗪片段(b);H-15 与 C-16/17、H-17 与 C-3 以及 HO-16 与 C-15 的 HMBC 相关,揭示了片段 b 连接在片段 c 的羟基化的 β-碳原子上、片段 d 则通过其氨基和羰基耦合在片段 c 的 N—C$_\alpha$ 单键上、片段 b 和 c 则直接通过 C—N 单键相连。至此,化合物 cottoquinazoline D 的构造(即所谓平面结构)已确定。

cottoquinazoline D 的相对构型通过 NOE 差谱确定。当照射 H-3 时,H-17 和 H-14 分别产生 43.4% 和 3.5% 增益;照射 H-17 时,H-3 和 H-14 分别产生 43.6% 和 5.4% 增益;表明:H-3、H-14 和 H-17 的构型均为顺式。其 Mo 靶单晶衍射进一步表明其顺式构型,而 17-OH 为反式(图 9-5),与 cottoquinazoline B 的相同[21]。由于 cottoquinazoline B

的绝对构型已通过 Mo 靶单晶衍射和氨基酸手性分析确定，而两者的差别仅在于 1-氨基环丙烷甲酸残基取代了丙氨酸残基，故比较两者的 CD 和旋光可确定 cottoquinazoline D 的绝对构型。cottoquinazoline D 与 cottoquinazolines B 具有类似的比旋光（$[\alpha]_D^{25}$ +78 vs +83）和 CD Cotton 效应（$\lambda_{\max}(\Delta\varepsilon)$：205（−1.49）、233（+0.99）vs 205（−2.94）、232（+1.76））（图 9-6），表明其具有相同的立体构型，即（3S，14R，16S，17S）-。至此，cottoquinazoline D 的结构已确定。

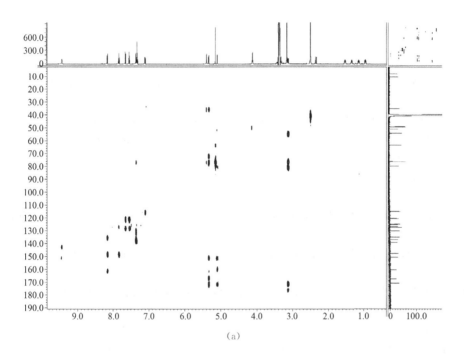

(a)

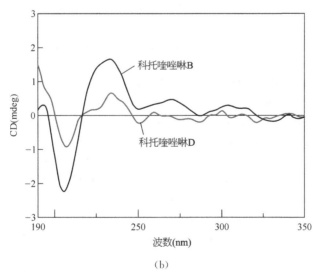

(b)

图 9-6　cottoquinazoline D 的 HMBC 谱(a)和 CD 曲线(b)

5. 生物活性[40]　　通过 MTT 法,评价了 cottoquinazoline D 对人宫颈癌 Hela 细胞和小鼠白血病 P388 细胞的细胞毒活性,但没有明显的细胞毒活性(IC_{50}>50 μmol/L)。采用琼脂二倍稀释法,评价了 cottoquinazoline D 对 4 种致病细菌(*Escherichia coli*、*Staphylococcus aureus*、*Enterobacter aerogenes*、*Bacillus subtilis*)和白念珠菌(*Candida albicans*)的抑菌活性,结果表明:cottoquinazoline D 对白念珠菌(*C. albicans*)具有中等程度的抗真菌活性,MIC=22.6 μmol/L(阳性对照 ketoconazole、MIC=0.18 μmol/L)。

参考文献

[1] Pelletier SW. Chemistry of the alkaloids [M]; New York, NY, USA, Van Nostrand Reinhold, 1970: 1.

[2] Trier G. Die. Alkaloide [M]; Berlin, Germany, Verlag von Gebrüde, 1931:1-10.

[3] Swan GA. An introduction to the alkaloids [M]; Oxford and Edinburgh, UK, Black Well Scientific, 1967:1.

[4] Bentley KW. The alkaloids [M]; New York, NY, USA, Interscience, 1957:1.

[5] Pelletier SW. Alkaloids [M]; New York, NY, USA, John Wiley and Sons, 1983:25-27.

[6] Urban S; Hickford, SJH; Blunt, JW; et al. Bioactive marine alkaloids [J]. Cur. Org. Chem. 2000, 4:765-807.

[7] 杨光,王爱玲,陈惠麟,等.海洋软体动物活性物质-片螺素(lamellarin)及其类似生物碱的研究进展[J].有机化学,2005,25:641-653.

[8] 由业城,胡代花,李德鹏,等.片螺 D(LMD)及其衍生物的研究进展[J].有机化学,2008,28:797-803.

[9] Fan H, Peng JN, Hamann MT, et al. Lamellarins and related pyrrole-derived alkaloids from marine organisms [J]. Chem. Rev. 2008,108:264-287.

[10] Andersen RJ, Faulkner DJ, He CH, et al. Metabolites of the marine prosobranch mollusc *Lamellaria* sp. [J]. J. Am. Chem. Soc. 1985,107:5492-5495.

[11] Davis RA, Carroll AR, Pierens GK, Quinn RJ. New lamellarin alkaloids from the Australian ascidian, *Didemnum chartaceum* [J]. J. Nat. Prod. 1999,62:419-424.

[12] Reddy MV, Rao MR, Rhodes D, et al. Lamellarin α 20-sulfate, an inhibitor of HIV-1 integrase active against HIV-1 virus in cell culture [J]. J. Med. Chem. 1999,42:1901-1907.

[13] Facompré M, Tardy C, Bal-Mahieu C, et al. Lamellarin D: A Novel Potent Inhibitor of Topoisomerase I [J]. Cancer Res, 2003,63:7392-7399.

[14] Lindquist N, Fenical W, Van Duyne GD, Clardy J. New alkaloids of the lamellarin class from the marine ascidian *Didemnum chartaceum* (Sluiter, 1909) [J]. J. Org. Chem. 1988,53:4570-4574.

[15] Reddy MVR, Faulkner DJ, Venkateswarlu Y, Rao MR. New lamellarin alkaloids from an unidentified ascidian from the Arabian Sea [J]. Tetrahedron 1997,53:3457-3466.

[16] Palermo JA, Brasco MFR, Seldes AM. Storniamides A-D: Alkaloids from a Patagonian sponge *Cliona* sp. [J]. Tetrahedron 1996,52:2727-2734.

[17] Rudi A, Goldberg I, Stein Z, et al. Polycitone A and polycitrins A and B: new alkaloids from the marine ascidian *Polycitor* sp. [J]. J. Org. Chem. 1994,59:999-1003.

[18] Kang H, Fenical W. Ningalins A-D: novel aromatic alkaloids from a western Australian ascidian of

the genus *Didemnum* [J]. J. Org. Chem. 1997,62:3254－3262.

[19] Kobayashi J，Chenga JF，Kikuchi Y，et al. Rigidin，a novel alkaloid with calmodulin antagonistic activity from the okinawan marine tunicate *Eudistoma cf. rigida* [J]. Tetrahedron Lett. 1990,31:4617－4620.

[20] Patil AD，Freyer AJ，Killmer L，et al. Z－Axinohydantoin and debromo-Z-axinohydantoin from the sponge *Stylotella aurantium*：inhibitors [J]. Nat. Prod. Lett. 1997,9:201－207.

[21] Kobayashi J，Ohizumi Y，Nakamura H，et al. Hymenin，a novel α－adrenoreceptor blocking agent from the Okinawan marine sponge *Hymeniacidon* sp. [J]. Experientia 1986,42:1064－1065.

[22] Kobayashi J，Nakamura H，Ohizumi Y. α－Adrenoceptor blocking action of hymenin，a novel marine alkaloid [J]. Experientia 1988,44:86－87.

[23] Kinnel RB，Gehrken HP，Scheuer PJ. Palau'amine：a cytotoxic and immunosuppressive hexacyclic bisguanidine antibiotic from the sponge *Stylotella agminata* [J]. J. Am. Chem. Soc. 1993,115:3376－3377.

[24] Forenza S，Minale L，Riccio R，Fattorusso E. New bromo-pyrrole derivatives from the sponge *Agelas oroides* [J]. Chem. Commun. 1971:1129－1130.

[25] Garcia EE，Benjamin LL，Fryer RI. Reinvestigation into the structure of oroidin，a bromopyrrole derivative from marine sponge [J]. J. Chem. Soc.，Chem. Commun. 1973:78－79.

[26] 刘家峰,郭松坡,姜标. 海洋溴吡咯生物碱的研究进展[J]. 有机化学,2005,25:788－799.

[27] Cipres A，O'Malley DP，Li K，et al. Sceptrin，a marine natural compound，inhibits cell motility in a variety of cancer cell lines [J]. ACS Chem. Biol. 2010,5:195－202.

[28] Sánchez C，Méndez C，Salas，JA. Indolocarbazole natural products：occurrence，biosynthesis，and biological activity [J]. Nat. Prod. Rep.，2006,23:1007－1045.

[29] Sakai R，Higa T，Jefford CW，Bernardinelli G. Manzamine A，a novel antitumor alkaloid from a sponge [J]. J. Am. Chem. Soc. 1986,108:6404－6405.

[30] Fattorusso E，Taglialatela-Scafati O. Modern alkaloids：structure，isolation，synthesis and biology [M]. Weinheim，German. WILEY-VCH Verlag GmbH & Co. KGaA. 2008:189－226.

[31] Rinehart KL，Kobayashi J，Harbour GC. Eudistomins A－Q：β－carboline from the antiviral Caribbean tunicate *Eudistoma olivaceum* [J]. J. Am. Chem. Soc. 1987,109:3378－3387.

[32] 田慧芹,孙小飞. 海产 β-咔啉生物碱的研究进展[J]. 中国实用医药,2010,5:244－246.

[33] 董肖椿,缪宇平,林志刚,等. Eudistomin 类海洋生物碱的研究进展[J]. 药学学报,2003,38:876－880.

[34] Bialonska D.，Zjawiony JK. Aplysinopsins-Marine indole alkaloids：chemistry，bioactivity and ecological significance [J]. Mar. Drugs，2009,7:166－183.

[35] 谷晓辉,姜标. 新型海洋双吲哚类生物碱的研究进展[J]. 有机化学,2000,20:168－177.

[36] Patil AD，Kumar NV，Kokke WC，et al. Novel alkaloids from the sponge *Batzella* sp.：inhibitors of HIV gp 120-human CD4 binding [J]. J. Org. Chem. 1995,60:1182－1188.

[37] Pretsch E，Bühlmann P，Affolter C. Structure determination of organic compounds：Tables of spectral data [M]. Springer-Verlag Berlin Heidelberg，2000，104－111/186－197/258－259/324－327.

[38] Katritzky AR，Pozharskii AF. Handbook of heterocyclic chemistry [M]. Elsevier Science Ltd. 2000，23－41/62－76.

[39] Rao KV，Santarsiero BD，Mesecar AD，et al. New manzamine alkaloids with activity against infectious and tropical parasitic diseases from an Indonesian sponge. J. Nat. Prod. 2003,66:823－828.

[40] Zhuang YB, Teng XC, Yi Wang, et al. New quinazolinone alkaloids within rare amino acid residue from coral-associated fungus, *Aspergillus versicolor* LCJ - 5 - 4 [J]. Org. Lett. 2011,13:1130 - 1133.

[41] Fremlin LJ, Piggott AM, Lacey E, Capon RJ. Cottoquinazoline A and Cotteslosins A and B, metabolites from an Australian marine-derived strain of *Aspergillus versicolor* [J]. J. Nat. Prod. 2009,72:666 - 670.

[42] Gautschi JT, Whitman S, Holman TR, Crews P. An analysis of phakellin and oroidin structures stimulated by further study of an Agelas sponge [J]. J. Nat. Prod. 2004,67:1256 - 1261.

[43] Walker RP, Faulkner DJ, Van Engen D, Clardy J. Sceptrin, an antimicrobial agent from the sponge *Agelas sceptrum* [J]. J. Am. Chem. Soc. 1981,103:6772 - 6773.

（朱伟明，王　义）

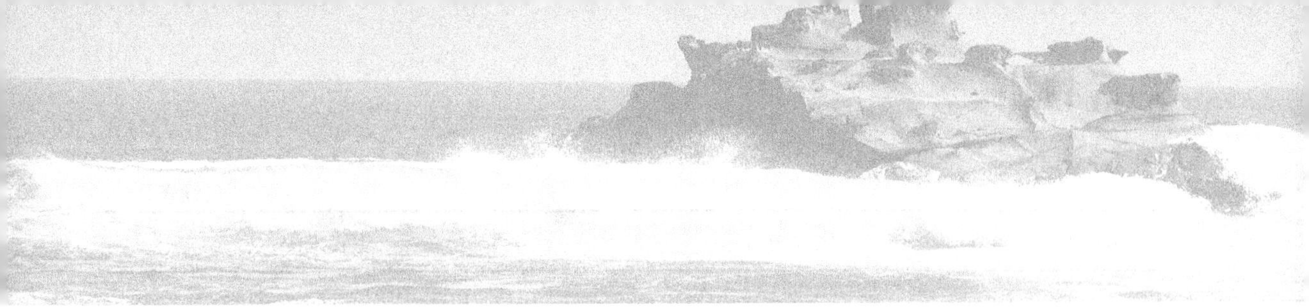

第十章
聚　醚

第一节　概　述

聚醚类（polyethers）化合物是一类结构独特、毒性极大的海洋毒素。该类化合物最大的特点是结构中含有多个以5元、6元环为主的醚环，醚环间以反式/顺式（trans/syn）构型并合，环中氧原子相间排列故称聚醚。目前已发现的聚醚类化合物大部分存在于甲藻、蓝藻、海绵、腔肠动物、软体动物、被囊动物以及鱼类中，但追踪其原始来源却是一些海洋有毒藻类，原因之一是一些海洋动物通过滤食有毒藻类后而将该类化合物富集于体内，也有一些化合物来源于藻类与海洋动物共、附生过程中产生的代谢物。

聚醚类化合物毒性强烈，具有广泛的药理活性。主要代表性化合物有西加毒素（ciguatoxin，CTX）、刺尾鱼毒素（maitotoxin，MTX）及沙海葵毒素（palytoxin，PTX）等。这些毒素的毒理和药理作用十分特殊，具有多方面的生物活性和特异性选择作用，对神经系统、消化系统、心血管系统及细胞膜可产生较高的选择性活性，在研究细胞信息传递机制、细胞癌变机制和胚胎发生发育调控机制以及揭示生命现象的本质方面具有极其重要的价值和广阔的研究前景，已经引起国内外学者极大的兴趣和关注[1]。

第二节　化学结构与生物活性

聚醚类化合物按其化学结构特征可归纳为三类：脂链聚醚、大环内酯聚醚和梯形稠环聚醚（表10-1），下面我们将根据结构类型分别阐述。

表10-1　主要聚醚类化合物及生物来源

结构类型	化合物名称	生物来源
脂链聚醚	大田软海绵酸（okadaic acid）	大田软海绵（*Halichondria okadai*）、隐爪软海绵（*Halichondria melannodocia*）、

结构类型	化合物名称	生物来源
		利马原甲藻(*Procentrum lima*)、冈田矶海绵(*Reniera okadai* Kadota)、*Procentrum hoffmannianum*、*Procentrum concavum*、*Procentrum macolusum*
	鳍藻毒素(dinophysistoxin - 1、- 2、- 3)	倒卵形鳍藻(*Dinophysis fortii*)、冈田矶海绵(*Reniera okadai* Kadota)
	7 - deoxi okadaic acid	利马原甲藻(*Procentrum lima*)
	okadaic acid athylester	利马原甲藻(*Procentrum lima*)
	okadaic acid dioester	利马原甲藻(*Procentrum lima*)
	acanthifolicin	*Pandaros acanthifolium*
	azaspiracids(AZA - 1、- 2、- 3、- 4、- 5、- 6、- 7、- 8、- 9、- 10、- 11)	厚甲原多甲藻(*Protoperidintiu crassipes*)、贻贝(*Mytilus galloprovincialis*)、长牡蛎(*Ostrea(Crassostrea)gigas*)、大扇贝(*Peeten maximus*)
	沙海葵毒素(palytoxin)	剧毒岩沙海葵(*Palythoa toxica*)、疣状岩沙海葵(*Palythoa tuberculosa*)
	高沙海葵毒素(homopalytoxin)	剧毒岩沙海葵(*Palythoa toxica*)、疣状岩沙海葵(*Palythoa tuberculosa*)
	双高沙海葵毒素(bishomopalytoxin)	剧毒岩沙海葵(*Palythoa toxica*)、疣状岩沙海葵(*Palythoa tuberculosa*)
	新沙海葵毒素(neopalytoxin)	剧毒岩沙海葵(*Palythoa toxica*)、疣状岩沙海葵(*Palythoa tuberculosa*)
	脱氧沙海葵毒素(oeopalytoxin)	剧毒岩沙海葵(*Palythoa toxica*)、疣状岩沙海葵(*Palythoa tuberculosa*)
	异沙海葵毒素(isopalytoxin)	剧毒岩沙海葵(*Palythoa toxica*)、疣状岩沙海葵(*Palythoa tuberculosa*)
	arenaric acid	*Streptomyces* sp
大环内酯聚醚	扇贝毒素(pectenotoxin - 1~4、6~10、11~14、- 2b、- 2c、- 2sa、- 11b、- 11c、- 12 sa、7 - *epi* - PTX - 2sa、11 - *O* - acyl - PTX - 2sa、33 - *O* - acyl - PTX - 2sa、37 - *O* - acyl - PTX - 2sa	虾夷扇贝(*Patinopecten yessoensis*)、*Dinophysis acuta*、*Dinophysis acuminate*、*Dinophysis caudata*、*Dinophysis norvegica*、*Dinophysis rotundata*、*Dinophysis infundibulus*、*Dinophysis sacculus*、*Dinophysis fortii*
	norhalichondrin A、B、C	大田软海绵(*Halichondria okadai*)
	halichondrin B、C	大田软海绵(*Halichondria okadai*)
	homohalichondrin A、B、C	大田软海绵(*Halichondria okadai*)
	halistatin - 3	*Phakellia* sp
	goniodomin A	屋甲藻属(*Goniodoma pseudogoiaulax*)
	spongistatin - 1、- 2、- 3	*Spongia* sp

（续表）

结构类型	化合物名称	生物来源
梯状稠环聚醚	spongistatin－4、－5、－6、－7、－8、－9	*Spirastrella spinispirulifera*
	短裸甲藻毒素（brrevetoxins，PbTX－1～10）	短裸甲藻（*Ptychodiscus brevis*、*Gymnodinium breve*）
	虾夷扇贝毒素（yessotoxins，YTX，45－hydroxy－YTX、Homo－YTX、45－hydroxy－homo－YTX、Caboxy－YTX、Carboxy－homo－YTX、45－hydroxy－carboxy－YTX）	虾夷扇贝（*Patinopecten yessoensis*）、海湾扇贝（*Argopecten irradians*）、网状原角藻（*Protoceratium reticulatum*）、边舌甲藻（*Ling ulodinium polyedrum*）、具刺膝沟藻（*Gonyaulax spinifera*）
	西加毒素（ciguatoxin－1、－2、－3、4b）	岗比毒甲藻（*Gambierdiscus toxicus*）、爪哇裸胸鳝（*Gymnothorax javanicus*）、爪哇海鳝（*Lycodontis javanicus*）
	加勒比海西加毒素（caribbean ciguatoxin）	*Caranx latus*
	岗比毒酸（gambieric acid A、B、C、D）	岗比毒甲藻（*Gambierdiscus toxicus*）
其他聚醚	刺尾鱼毒素（maitotoxin）	岗比毒甲藻（*Gambierdiscus toxicus*）

一、脂链聚醚

脂链聚醚类化合物的基本结构主要有三大类：一类是 C38 脂肪酸多醚结构的系列衍生物，如大田软海绵酸（okadaic acid，OA）（**1**）、鳍藻毒素（dinophysistoxin，DTX）等；第二类是 azaspiracids（AZAs）；另一类是结构复杂的大分子化合物，如沙海葵毒素（palytoxin，PTX）。

（一）C38 脂肪酸多醚系列衍生物

OA 最初是从大田软海绵（*Halichondria okadai*）中分离出来，因此而得名，随后又从佛罗里达暗礁采集到的隐爪软海绵（*Halichondria melanodocia*）中分离到。此后不久，Murakami 等证实大田软海绵酸实际上是由上述两种海绵共生的一种微藻-利马原甲藻（*Procentrum lima*）产生的，海绵通过滤食此种微藻而将 OA 富集于体内。现已分别从 *Procentrum hoffmannianum*、*Procentrum concavum* 和 *Procentrum macolusum* 中发现[2]。倒卵形鳍藻（*Dinophysis fortii*）的代谢物鳍藻毒素-1（DTX－1）（**2**）、鳍藻毒素-2（DTX－2）（**3**）和鳍藻毒素-3（DTX－3）（**4**），也是 C38 脂肪酸聚醚类化合物，属于腹泻性贝类毒素（diarrhetic shellfish toxins）。从冈田矶海绵（*Reniera okadai* Kadota）中也分离出 OA、DTX－1 和 DTX－3[3]。人们以小白鼠致死毒性、鱼毒性、溶血性为筛选目标，从利马原甲藻中又分离出 OA 的同族体 7－deoxy okadaic acid（**5**）、okadaic acid athylester（**6**）和 okadaic acid dioester（**7**）[4]。采集美属 Virgin 群岛的海绵 *Pandaros acanthifolium*，从提取物中又分离到一种聚醚类羧酸，取名为 acanthifolicin（**8**）[5]，分析其结构，它即是带有环硫基的 OA。在美国圣地亚哥 Doheny 海岸入海口的一种海洋细菌 *Streptomyces* sp 中，得到一个新的聚醚类化合物 arenaric acid（**9**）[6]，它具有五环聚醚的结构。

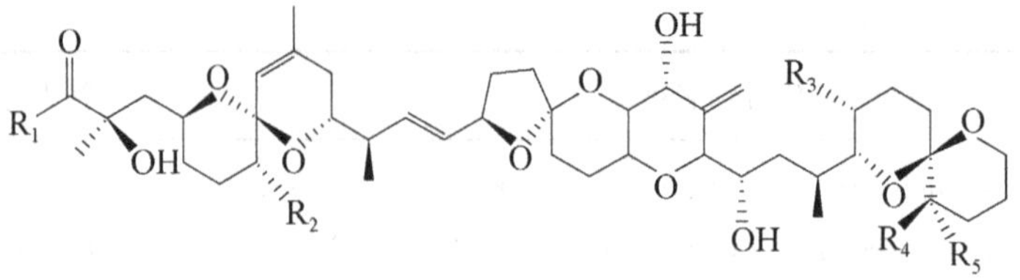

		R_1	R_2	R_3	R_4	R_5
1	OA	OH	OH	CH_3	H	H
2	DTX-1	OH	OH	CH_3	CH_3	H
3	DTX-2	OH	OH	H	H	CH_3
4	DTX-3	OH	acyl	CH_3	CH_3	H
5	7-deoxy okadaic acid	OH	H	CH_3	H	H
6	okadaic acid athylester	C_2H_5O	OH	CH_3	H	H
7	okadaic acid dioester	dioester	OH	CH_3	H	H

大田软海绵酸、鳍藻毒素和同族体

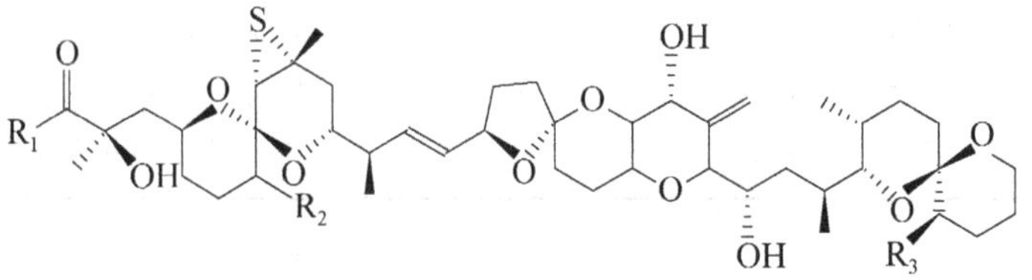

8 acanthifolicin

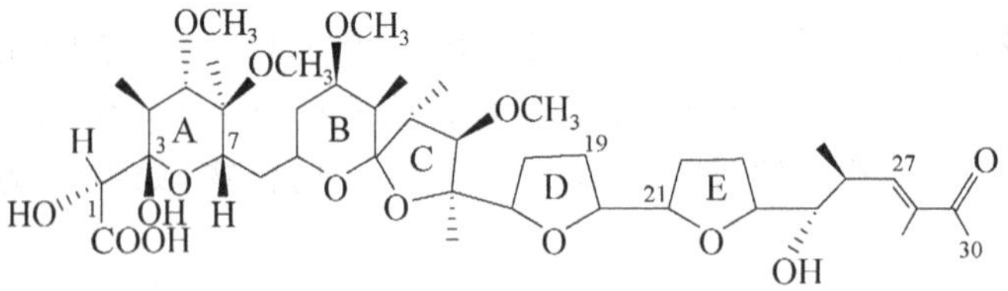

9 arenaric acid

　　将大田软海绵制成甲醇匀浆,经多种有机溶剂提取得到粗提物,再经硅胶和 Sephadex LH-20 凝胶柱层析,最后得到无色结晶状固体(得率为海绵湿重的百万分之一)。OA 具有显著的抗肿瘤活性,它对 P388 白血病细胞和 L1210 白血病细胞的 IC_{50} 分别为 $1.7×10^{-3}$ mg/L 和 $1.7×10^{-2}$ mg/L,小鼠腹腔注射 120 μg/kg 即产生毒性症状,其 $LD_{50}=192$ μg/kg。深入研究发现,该酸可增加花生四烯酸从细胞磷脂中释放,并加强它的代谢;能刺激环氧合酶代谢;低浓度时可刺激人外周血单核细胞白介素-1 的合成,高浓度时则抑制这种合成。通过一系列的实验证实,OA 是蛋白磷酸酯酶 1 (PP1)和蛋白磷酸酯酶 2A (PP2A)的强力抑制剂,作为这两种酶的抑制剂,OA 在研究细胞调节过程中发挥了"探针"的作用。Scheuer[7]曾进行过调查,认为 OA 在生物医学研究领域的需求很大,迄今已有不少公司相继开发出产品投入市场。如 90 年代 Moana Bioproducts Inc USA 的产品价格约为 100 美元/100 μg。Sigma 公司的产品:作为选择性 PP1 和 PP2A 抑制剂,售价为 31.5 美元/5 μg;作为肿瘤促发剂使用,价格为 105 美元/25 μg,作为组织培养或生化试剂使用,售价为 12.75 美元/25 μg 和 322.35 美元/100 μg。该公司的产品均从人工培养的凹原甲藻(*Prorocentrum concavum*)中提取。OA 早在 1998 年就成功地进行了合成[8]。2011 年该类产品的人民币网上报价为:纯度＞98% 的 PP1 和 PP2A 抑制剂的进口分装价 3 690 元/100 μg;OA 钠盐纯度≥90% 的为 1 637 元/10 μg、2 857 元/25 μg 和 5 635 元/50 μg；OA 硝酸盐为 3 648 元/300 μg。

（二）azaspiracids

20 世纪末，欧洲沿海国家发生了一系列因食用紫贻贝（*Mytilus edulis*）而引起人员中毒事件。1996 年 2 月，Yasumoto 等从采自 Killary 港的紫贻贝中分离得到了 azaspiracid（简称 AZA-1）及两种类似物 AZA-2 和 AZA-3。而后又从养殖区采集的厚甲原多甲藻（*Protoperidintiu crassipes*）中提取出 AZA-1、AZA-2、AZA-3 三种成分。由于 AZAs 和腹泻性贝毒（DSP）引起的人体中毒症状极其相似，一些学者最初把 AZAs 当作腹泻性贝毒的新成员。进一步研究发现，AZAs 具有独特的化学结构和特性，与人们早已熟知的麻痹性贝毒（PSP）、腹泻性贝毒（DSP）、神经性贝毒（NSP）、记忆缺失性贝毒（ASP）和西加鱼毒（CFP）有着明显的区别，因此把由这些毒素引起的中毒的事件称为 AZP（azaspiracid shellfish poisoning）。

AZAs 是一类脂溶性聚醚化合物，无色非结晶固体，其碳骨架由 40 个碳原子组成，分子中有 20 个立体异构中心和 9 个环。迄今为止，研究人员已从染毒的贝类组织中分离得到了 11 种毒素成分 AZA-1~11（**10~20**）[9]。从浮游植物细胞中提取出了 AZA-1、AZA-2 和 AZA-3 三种成分，推测 AZA-4、AZA-5、AZA-7、AZA-8、AZA-9 和 AZA-10 可能是贝类体内生物转化的产物。

AZAs 毒性比较稳定，常规的烹饪和加工处理无法去除，其毒性远比 OA 强，目前还没有找到有效的治疗方法和治疗药物。该类毒素有时还与 OA、扇贝毒素（PTXs）和虾夷扇贝毒素（YTXs）同时存在于贝类中，易被腹泻性贝毒所掩饰，采自挪威的贻贝中曾同时检出了 AZAs、OA、PTXs 和 YTXs。与其他聚醚类毒素主要分布于贝类消化腺中不同，AZAs 遍及贝类全部组织。在染毒初期 AZAs 集中分布于贝类消化腺中，后期则转移到其他组织（如肌肉）中，毒性可在贝体内持续存留 8 个月之久，自然净化速率非常慢。AZAs 不同成分分布于贝类的不同组织中，AZA-1 主要分布于消化腺，而 AZA-3 则主要分布于消化腺以外的其他组织。

AZAs 的作用机制及其在贝类体内的代谢过程正处于探索阶段。Roman 等研究了 AZA-1 对人神经母细胞瘤细胞 BE(2)-M17 的细胞膜电位、线粒体膜电位和 F-肌动蛋白水平的影响，结果表明：AZA-1 对细胞膜电位没有任何改变，也不改变线粒体的活性，但引起 F-肌动蛋白浓度降低。采用荧光显微技术研究了 AZA-1 对人淋巴细胞中环磷酸腺苷（cAMP）、胞浆 Ca^{2+} 和胞浆 pH 的影响，结果发现：AZA-1 引起 cAMP 和 Ca^{2+} 增加，对 pH 没有影响。cAMP 不受胞外 Ca^{2+} 的影响；胞外 Ca^{2+} 受胞内 Ca^{2+} 库释放和 Ni^{2+} 阻断胞外 Ca^{2+} 内流通道的共同影响；PKC 的活化作用、PP1 和 PP2A 的抑制作用以及 cAMP 的累积对胞浆 Ca^{2+} 具有负调节作用[10]。

		R_1	R_2	R_3	R_4
10	AZA-1	H	CH_3	H	H
11	AZA-2	CH_3	CH_3	H	H
12	AZA-3	H	H	H	H
13	AZA-4	H	H	OH	H
14	AZA-5	H	H	H	OH
15	AZA-6	H	CH_3	H	H
16	AZA-7	H	CH_3	OH	H
17	AZA-8	H	CH_3	H	OH
18	AZA-9	H	CH_3	OH	H
19	AZA-10	CH_3	H	H	OH
20	AZA-11	CH_3	CH_3	OH	H

(三) 沙海葵毒素

沙海葵毒素(palytoxin，PTX)(**21**)又称岩沙海葵毒素,和大田软海绵酸同为最早开展研究的聚醚毒素,最初发现于夏威夷六放珊瑚的沙海葵科(Zoanthidae)剧毒岩沙海葵(*Palythoa toxica*),1974 年开始进行化学结构研究,1981 年报道了其分子量为 2 680.14 及分子式为 $C_{129}H_{223}N_3O_{54}$,1982 发表了全部立体结构,同时阐明结构的还有 5 个结构类似物,分别命名为高沙海葵毒素(homopalytoxin)(**22**)、双高沙海葵毒素(bishomopalytoxin)(**23**)、新沙海葵毒素(neopalytoxin)(**24**)、脱氧沙海葵毒素(deopalytoxin)(**25**)、异沙海葵毒素(isopalytoxin)(**26**),证明此类化合物是一些不饱和脂肪链和若干环醚单元构成的含有 64 个不对称手性中心的复杂有机分子。除剧毒岩沙海葵外,其他岩沙海葵属,如疣状岩沙海葵(*Palythoa tuberculosa*)、巨岩沙海葵(*Palythoa mammilosa*)、加勒比海岩沙海葵(*Palythoa caribaeorum*)、*Palythoa verittus*、*Palythoa psamophilia* 等,都能分离出沙海葵毒素。美国夏威夷的剧毒岩沙海葵终年都显示强烈的毒性,而日本冲绳的疣状岩沙海葵仅在孵卵期毒性最强。沙海葵毒素的含量随季节而变化,已证明它是由共生的细菌产生的毒素。

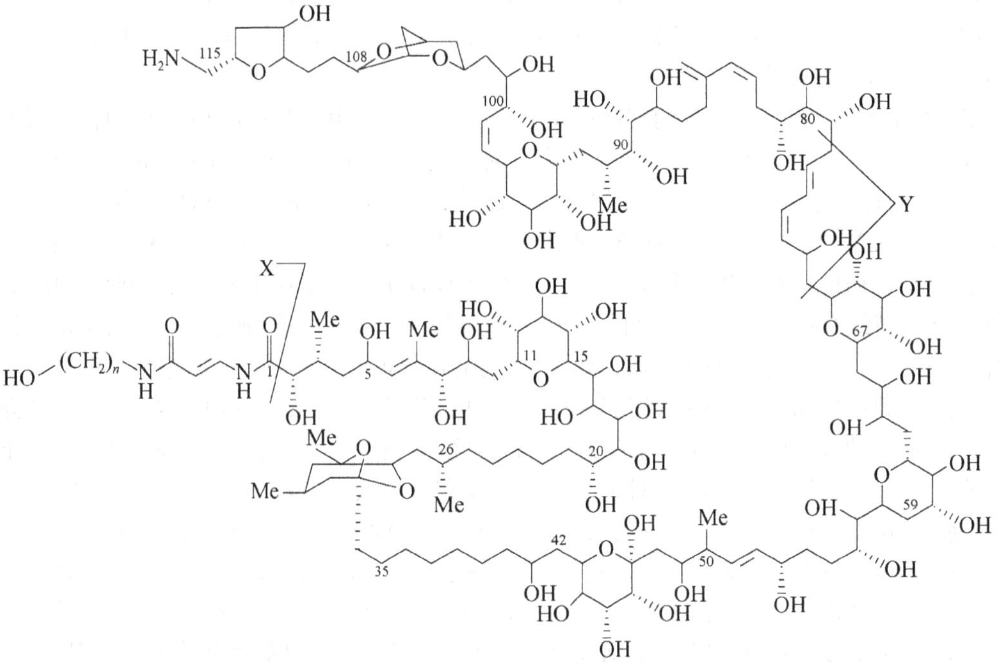

21　沙海葵毒素　　　　*n*=1
22　高沙海葵毒素　　　*n*=2
23　双高沙海葵毒素　　*n*=3

24　新沙海葵毒素 *n*=1, X=HO

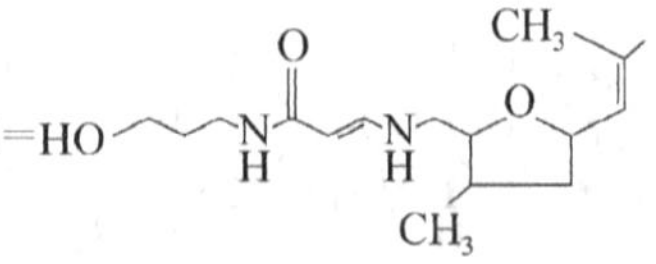

25　脱氧沙海葵毒素 *n*=1, Y=—$^{78}CH_2CH$=CHCH=CHCH$_2$CH$_2$—
　　　　　　　　　　　　　　　　　　　　E　　　　Z

26　异沙海葵毒素 *n*=1, Y=—$^{78}CH_2CH$=CHCH=CHCHOHCH$_2$—
　　　　　　　　　　　　　　　　　　　E　　　E　　S

沙海葵毒素及其类似物

目前已发现的有毒岩沙海葵有 50 多种,但文献仅报道少数几种(表 10 - 2)[11]。

表 10 - 2　已报道的几种有毒岩沙海葵

种类名称	产　地
剧毒岩沙海葵(*Palythoa toxica*)	美国夏威夷塔希提,牙买加
疣状岩沙海葵(*P. tuberculosa*)	热带太平洋(石垣,南太平洋)
巨岩沙海葵(*P. mammilosa*)	加勒比海,牙买加,巴哈马,塔希提,澳大利亚,马绍尔
加勒比海岩沙海葵(*P. caribaeorum*)	加勒比海,牙买加
P. vestitus	社会群岛,美国夏威夷
盘花岩沙海葵(*P. anthoplax*)	中国西沙,越南芽庄
澳大利亚岩沙海葵(*P. australiensis*)	中国南海,澳洲大堡礁,越南芽庄
帕沙马菲里亚岩沙海葵(*P. pasmmaphilia*)	美国夏威夷
哈登岩沙海葵(*P. haddoni*)	中国西沙
好望角岩沙海葵(*P. capensis*)	中国西沙
里斯卡岩沙海葵(*P. liscia*)	毛里求斯

岩沙海葵在我国台湾、南海及南海诸岛均有分布。据初步调查,我国南海海域中已发现有新加坡岩沙海葵(*P. singaporinsis*)、石灰岩沙海葵(*P. titanophila*)、澳大利亚岩沙海葵(*australiae*)、好望角岩沙海葵(*P. capensis*)、盘花岩沙海葵(*P. anthoplax*)、斯氏(黄集)岩沙海葵(*P. stephensoni*)、南海岩沙海葵(*P. nanhaiensis*)、哈登岩沙海葵(*P. haddoni*)、圭内斯岩沙海葵(*P. guienensis*)、海燕岩沙海葵(*P. nelliae*)。此外,还有若干种有待进一步鉴定[30]。

PTX 的化学结构测定是一项非常困难的工作,这主要是因为毒素含量低,化学性质不稳定,分离纯品相当困难;又因为毒素不挥发,即使转变成三甲基硅醚衍生物、采用场解吸技术,在质谱上也未能得到分子离子峰;降解反应的产物又很复杂。在现有已知化合物中是完全新型的奇特的分子结构,其分子量是迄今为止除天然高分子(多肽、多糖及核酸等)外最大、最复杂的化合物。所以,Moore 和 Scheuer 等人从第一次采样到测定出分子结构,整整花了 20 年时间。PTX 的全合成是在 1989 年完成的[12],工作的展开也非常困难,全过程需要经过 40 余步反应,先将毒素分子分为 8 个片段分别合成,最后拼接成整体 PTX 分子。为了精确控制分子的立体化学和官能团的引入,合成中使用了许多新化学反应、反应试剂、保护基试剂等,成功地解决了立体控制、引入官能团、选择保护基、C - C 结合反应、脱保护基等各种难题。PTX 的全合成成功,在有机合成化学、立体化学、理论有机化学等方面都作出了重大贡献。

PTX 是已知毒性最强的非蛋白质海洋毒素之一,它的含量随季节而变化,已证明该毒素由共生细菌产生。沙海葵毒素对小鼠的毒性比河豚毒素大 25 倍,静脉注射 $LD_{50} = 0.15\ \mu g/kg$。毒性作用于心血管系统,使冠状动脉强烈收缩(比血管紧张素 II 的作用强 100倍)。小鼠腹腔注射 PTX 后 5~25 min,相继出现步态不稳、运动失调、活动减少、呼吸缓慢、步履艰难,继而卧倒不动、肌肉弛缓、翻正反射消失、呼吸困难、惊厥、小便失禁,最后循环呼吸衰竭、心跳停止而死亡。兔耳缘静脉注射 0.5~1.5 h 后,动物出现运动失调、翻正反射消失、肌肉松弛、四肢无力、呼吸困难、惊厥、小便失禁、散瞳,随之死亡。猴中毒后出现运动失调、嗜睡、四肢无力、虚脱衰竭而死亡。而狗中毒早期症状为上吐下泻,继而运动失调、全身无力、虚脱、死亡,死前半小时出现休克、体温下降、胃肠道出血等症状。

Ibrahim 等将 PTX 中毒死亡原因综合为:①休克和尿毒症性的肾功能衰竭;②血管坏死性出血;③充血性心力衰竭;④大面积或广泛性出血性肺炎;⑤间发或伴发感染。许多学者认为,沙海葵毒素中毒主要死亡原因是由于心血管系统的功能衰竭。早期死亡可能由于冠状动脉平滑肌强烈痉挛,导致心室纤维性颤动或心跳停止。延迟死亡可能是血流和供氧严重下降,引起机体重要器官局部缺血和严重缺氧。

二、大环内酯聚醚

从海洋生物中分离得到的一些含有醚环结构的大环内酯类化合物,它们多数来自扇贝、海绵、甲藻和苔藓虫等。这类聚醚主要有扇贝毒素系列化合物,norhalichondrin A、B、C,halichondrin B、C,homohalichondrin A、B、C,halistatin-3 和 spongistatin 类化合物。

(一)扇贝毒素

扇贝毒素(pectenotoxins,PTXs)迄今为止已从世界各地微藻和贝类中发现了 20 多种同系物[13]。1984 年首次从日本养殖的虾夷扇贝(*Patinopecten yessoensis*)中分离鉴定的第一个 PTXs 化合物 PTX-1,此后又从 *Patinopecten yessoensis* 的消化腺和鳍藻 *Dinophysis acuta* 中分离出 PTX-1 和 PTX-2sa,7-*epi*-PTX-2sa,它们同倒卵鳍藻毒素一样属于腹泻性贝毒。目前已分别从鳍藻属的 *Dinophysis acuta*、*Dinophysis fortii*、*Dinophysis acuminata*、*Dinophysis caudata*、*Dinophysis norvegica*、*Dinophysis rotundata*、*Dinophysis infundibulus* 和 *Dinophysis sacculus* 分离鉴定出 PTX-1~4、PTX-6~9、PTX-11~14、PTX-2b、PTX-2c、PTX-11b、PTX-11c、PTX-2sa、PTX-12sa、7-*epi*-PTX-2sa、11-*O*-acyl-PTX-2sa、33-*O*-acyl-PTX-2sa 和 37-*O*-acyl-PTX-2sa。由于不能得到足够的样品限制了 PTX-5 和 PTX-10 的结构研究。

PTX-2 (**27**)是迄今在鳍藻中发现的最主要的 PTXs 类毒素组分,几乎所有发现产生 PTXs 的鳍藻都能产生 PTX-2,但从倒卵形鳍藻(*Dinophysis fortii*)中只分离出 PTX-2。从该类化合物的化学结构中可以看出,绝大部分差异都发生在 C-7 的差向立体异构和 C-43 甲基的氧化上,推测 PTX-1、3、6 是 PTX-2 在扇贝体内发生氧化后生成的系列衍生物,PTX-1 被认为是 PTX-2 降解转化为 PTX-6 的中间产物。在这个家族的毒素中,PTX-2、PTX-2b (**28**)、PTX-1 (**29**)、PTX-4 (**30**)、PTX-3 (**31**)、PTX-6 (**32**)、PTX-7 (**33**)、PTX-11 (**34**)、PTX-11b (**35**)和 PTX-13 (**36**)具有共同的骨架,PTX-2c (**37**)、PTX-8 (**38**)、PTX-9 (**39**)和 PTX-11c (**40**)也具有共同骨架,PTX-2sa (**41**)、7-*epi*-PTX-2sa (**42**)、11-*O*-acyl-PTX-2sa (**43**)、33-*O*-acyl-PTX-2sa (**44**)和 37-*O*-acyl-PTX-2sa (**45**)同样具有共同骨架,而 PTX-12 (**46**)、PTX-14 (**47**)和 PTX-12sa (**48**)的骨架则有所不同。据报道 PTX-2 具有肝细胞毒素,对人肺、直肠和乳腺癌细胞有较强的细胞毒选择性作用。PTX-1 的立体结构已经通过 X 射线晶体衍射光谱分析出来,PTX-2 已通过手性试剂用 NMR 谱确定了绝对构型。

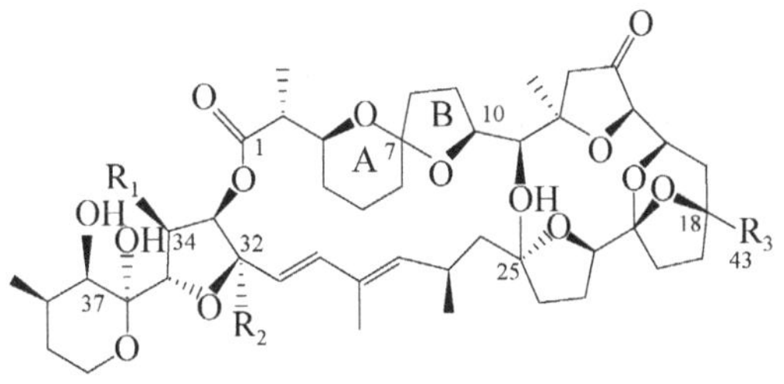

		C-7	R₁	R₂	R₃
27	PTX-2	R	H	H	CH₃
28	PTX-2b	S	H	H	CH₃
29	PTX-1	R	H	H	CH₂OH
30	PTX-4	S	H	H	CH₂OH
31	PTX-3	R	H	H	CHO
32	PTX-6	R	H	H	COOH
33	PTX-7	S	H	H	COOH
34	PTX-11	R	OH	H	CH₃
35	PTX-11b	S	OH	H	CH₃
36	PTX-13	R	O	OH	CH₃

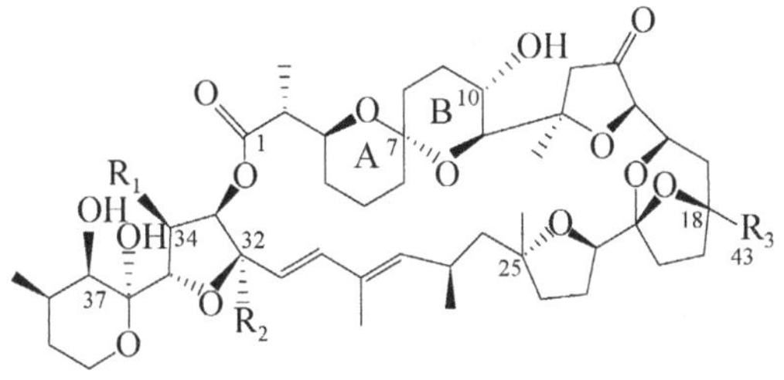

		C-7	R₁	R₂	R₃
37	PTX-2c	S	H	H	CH₃
38	PTX-8	S	H	H	CH₂OH
39	PTX-9	S	H	H	COOH
40	PTX-11c	S	OH	H	CH₃

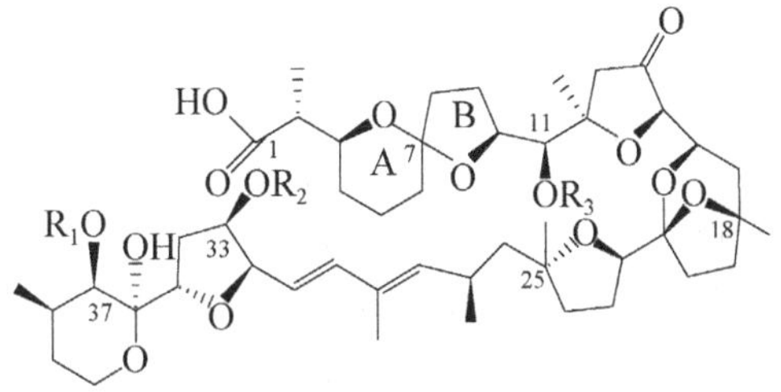

		C-7	R₁	R₂	R₃
41	PTX-2Sa	R	H	H	H
42	7-*epi*-PTX-2sa	S	H	H	H
43	11-*O*-acyl-PTX-2sa	R	H	H	acyl
44	33-*O*-acyl-PTX-2sa	R	H	acyl	H
45	37-*O*-acyl-PTX-2sa	R	acyl	H	H

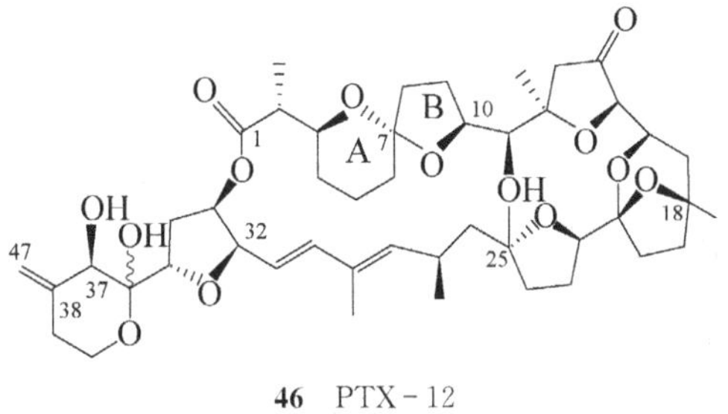

46 PTX-12

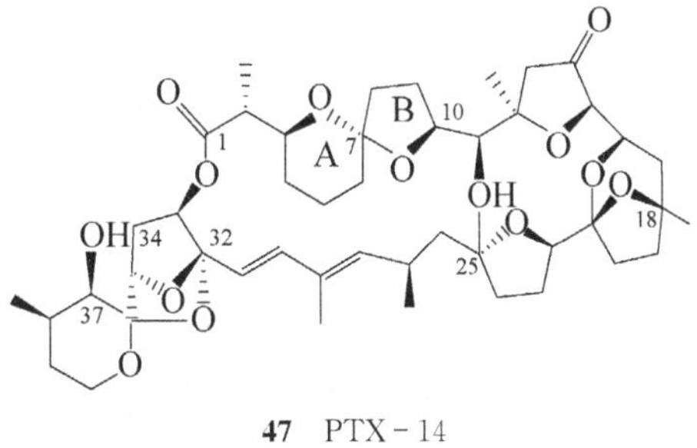

47 PTX-14

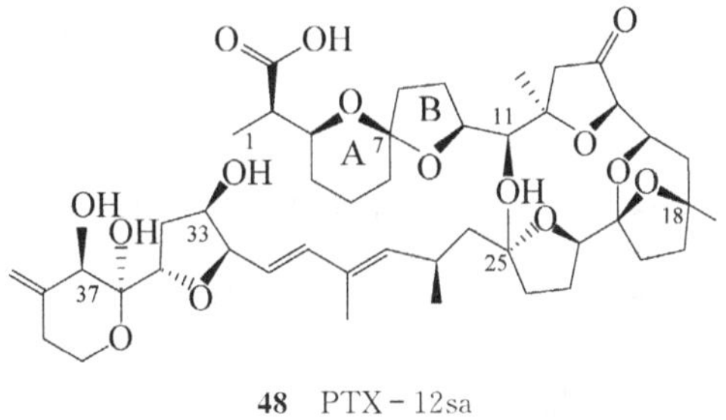

48 PTX-12sa

(二) 其他大环内酯聚醚

从大田软海绵(*Halichondria okadai*)中分离得到 8 个大环内酯聚醚化合物[14],分别命名为 norhalichondrin A、B、C (**49～51**),halichondrin B、C (**52～53**),homohalichondrin A、B、C (**54～56**)。halichondrins 化合物具有有效的抗肿瘤活性和弱的毒性。

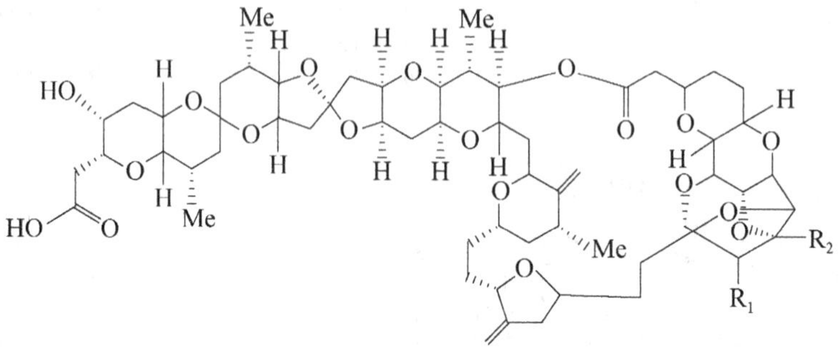

49 norhalichondrin A $R_1=R_2=OH$
50 norhalichondrin B $R_1=R_2=H$
51 norhalichondrinC $R_1=H, R_2=OH$

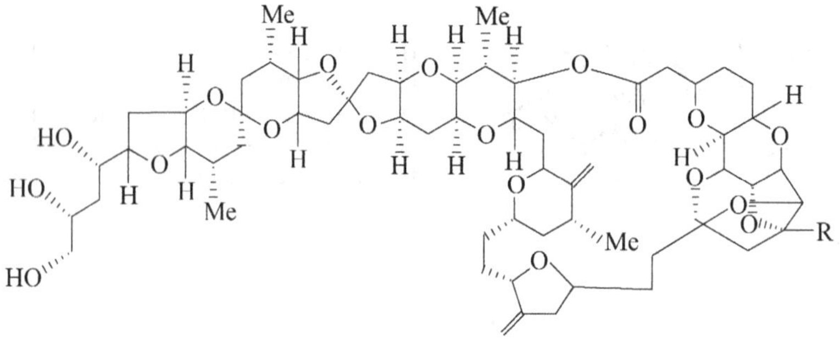

52 halichondrin B $R=H$
53 halichondrin C $R=OH$

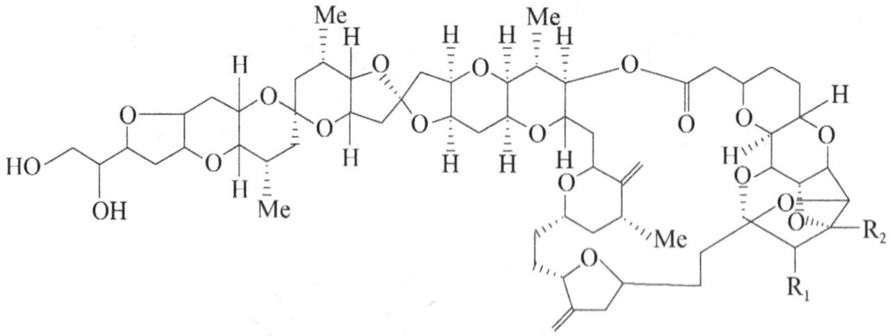

54 homohalichondrin A $R_1=R_2=OH$
55 homohalichondrin B $R_1=R_2=H$
56 homohalichondrin C $R_1=H, R_2=OH$

norhalichondrin A、B、C,halichondrin B、C,homohalichondrin A、B、C 均有体外抗 B_{16} 黑色素瘤细胞的作用,norhalichondrin A 和 halichondrin B 的细胞毒作用很强,对 B_{16} 黑

色素瘤细胞的 IC_{50} 分别为 5.2 mg/L 和 9.3×10^{-2} mg/L。对接种 B_{16} 黑色素瘤细胞和 P388 白血病的小鼠，给予 halichondrin B 0.5 μg/kg，可延长寿命分别为 244% 和 236%。halichondrin B 的抗肿瘤活性最强，大约为 norhalichondrin A 的 56 倍；但 norhalichondrin A 的急性毒性最大，对小鼠的 LD_{50} 为 30 μg/kg。halichondrin B 已经完成合成研究。

采集密克罗尼亚的海绵 *Phakellia* sp 500 kg（湿重），分别用甲醇、二氯甲烷-甲醇提取，依次通过分子排阻色谱和 Sephadex LH-20 凝胶柱色谱，从中分离出非常有效的抗肿瘤成分 halistatin-3[15]，也是大环内酯聚醚族的主要成员。收集的二氯甲烷流份对小鼠 P388 白血病细胞有活性。将此馏分再次通过 Sephadex LH-20 凝胶柱（己烷-二氯甲烷-甲醇=5：1：1）和反相 C_8 HPLC（异丙醇-甲醇=6.5：3）分离和纯化后，得到癌细胞抑制剂 halistatin-3 (**57**)。halistatin-3 对 P388 白血病细胞的 $ED_{50}=3.5 \times 10^{-5}$ mg/L，对人癌细胞的 GI_{50} 分别为：脑（SF295，3.5×10^{-5} mg/L）；肺（NCI460，2.5×10^{-5} mg/L）；结肠（KM2062，5.1×10^{-6} mg/L）；卵巢（OVCAR3，1.3×10^{-5} mg/L）；肾（A498，5.6×10^{-5} mg/L）；melonoma（SK-MEL5，2.5×10^{-5} mg/L）。

57　halistatin 3　R_1=OH，R_2=CH$_2$CH(OH)CH$_2$OH

来自屋甲藻属（*Goniodoma pseudogoiaulax*）中的聚醚大环内酯 goniodomin A (**58**)，具有抗菌活性和抑制海胆受精卵发育的作用[16]；分子结构为 spongistatin 类的化合物，其中 spongistatin 1~3 来自海绵 *Spongia* sp，4~9 来自海绵 *Spirastrella spinispirulifera*，具有抑制微血管聚合的作用[17]。apongistatin-1(**59**)具有细胞毒性、抗有丝分裂和抑制微管聚合的作用，它是一种非竞争性的抑制剂，可抑制长春新碱、dolastatin-10 与微管的结合，其浓度为 0.8 μmol/L。spongistatin-2~9(**60~67**)也可抑制长春新碱、dolastatin-10 与微管的结合，其中 2、6、7 和 8 最强，4、5、9 次之，3 最弱。spongistatin-4、8、1 对 L1210 白血病细胞的 ED_{50} 分别为 0.1 nmol、3 nmol 和 30 pmol。除 spongistatin-3 之外，其他 spongistatins 抑制微管聚合的有效浓度在 4.2~6.7 mol 之间，spongistatin-3 的 $IC_{50}=13$ μmol。

58　goniodomin A

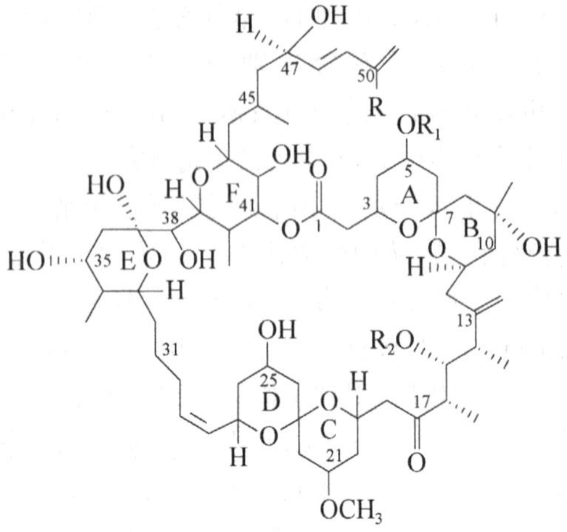

spongistatin 类的化合物

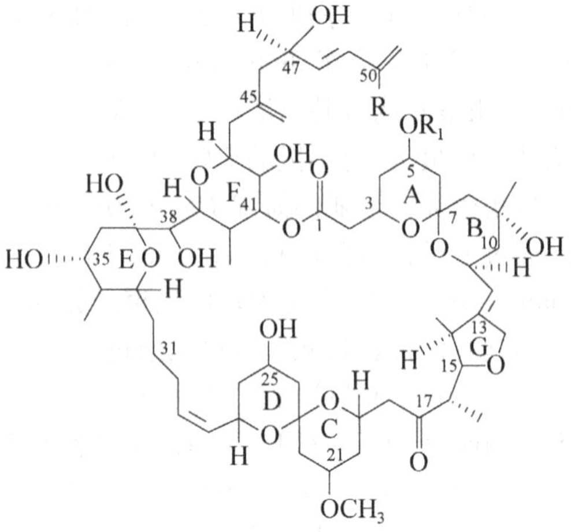

(a)		R	R_1	R_2	(b)		R	R_1
59	spongistatin 1	Cl	$COCH_3$	$COCH_3$	**63**	spongistatin 5	Cl	H
60	spongistatin 2	H	$COCH_3$	$COCH_3$	**65**	spongistatin 7	H	H
61	spongistatin 3	Cl	H	$COCH_3$	**66**	spongistatin 8	H	$COCH_3$
62	spongistatin 4	Cl	$COCH_3$	H	**67**	spongistatin 9	Cl	$COCH_3$
64	spongistatin 6	H	$COCH_3$	H				

三、梯形稠环聚醚

梯形稠环聚醚类化合物的化学结构极为特殊,其分子骨架全部由一系列含氧5~9元醚环邻接稠合而成,形成一种陡坡式的梯形线状分子,而且具有以下共同结构特征:

(1) 分子骨架具有相同的立体化学特征,稠环间均以反式/同式构型连接,相邻醚环上的氧原子交替位于环的上端或下端。

(2) 各个醚环上的氧原子与邻接环上的氧原子构成单原子桥键。

(3) 该类型分子的两端大多为醛、酮、酯、硫酸酯、羟基等极性基团。

此类型结构中的已知化合物主要为短裸甲藻毒素(brrevetoxins,PbTX)、虾夷扇贝毒素(yessotoxins,YTXs)、西加毒素(ciguatoxins,CTX)和岗比毒酸(gambieric acids)等[11],它们的化学结构主要差异在于其分子骨架的醚环数目及种类(表10-3)。虽然这些毒素的结构骨架非常相似,但它们的生源生物却存在显著差别。短裸甲藻毒素是赤潮藻类短裸甲藻(*Ptychodiscus brevis*)或(*Gymnodinium breve*)的代谢产物;对鱼有强烈毒性,是赤潮发生时引起鱼类死亡的主要毒素;虾夷扇贝毒素在虾夷扇贝、贻贝和藻类中发现,它们是甲藻被贝类动物滤食后在体内蓄积产生的,1987年已从受毒化扇贝(*Patinopecten yessoensis*)的消化腺中分离出来;从岗比毒甲藻(*Gambierdiscus toxicus*)分离提取出岗比毒酸,具有很强的抗真菌活性;西加毒素主要来自于爪哇裸胸鳝(*Gymnothorax javanicus*)、爪哇海鳝(*Lycodontis javanicus*)等海洋毒鱼的肌肉、内脏及消化道中,但生源则产自岗比毒甲藻(*Gambierdiscus toxicus*),被证实是西加鱼毒素中的主要制毒毒素。西加鱼毒素(ciguatera fish toxin)为岗比毒甲藻等产生的一组非蛋白质剧毒性海洋生物毒素,因最初由西加鱼分离提出而得名,主要代表成分包括西加毒素和刺尾鱼毒素(maitotoin, MTX)。结构上西加毒素和岗比毒酸相近,属于梯形稠环聚醚;而刺尾鱼毒素既具有梯形稠环聚醚结构,又有脂链聚醚结构,故放在"其他"一节中讨论。

表 10-3　梯形稠环聚醚化学结构比较

类别	化合物缩写	醚环数目	醚环序列	结构发表时间
短裸甲藻毒素 B	PbTX-2、3、5、6、8、9	11	6/6/6/7/7/6/6/8/6/6/6	1981
短裸甲藻毒素 A	PbTX-1、7、10	10	5/8/6/7/9/8/8/6/6/6	1986
虾夷扇贝毒素	YTX	11	6/6/6/7/6/8/6/6/6/6	1987
西加毒素	CTX-1、2、3	13	7/6/6/7/7/9/7/6/8/6/7/6/5	1989
岗比毒酸	gambieric acid A、B、C、D	9	7/6/6/7/9/6/6/6/6	1992

(一) 短裸甲藻毒素

先后从短裸甲藻(*Ptychodiscus brevis* 或 *Gymnodinium breve*)中分离出 10 余种短裸甲藻毒素(brevetoxins),由于分别在不同的实验室先后分离和鉴定毒素,特别是短裸甲藻毒素的拉丁文学术名不统一,故早期毒素的命名与缩写均不一致,相当混乱。现根据 Baden 和 Gawley 按化学结构分类和命名,将毒素分为两种类型:即 Ⅰ 型(B)毒素和 Ⅱ 型(A)毒素。按短裸甲藻毒素的拉丁文学名(*Ptychodiscus brevis* toxin)缩写为 PbTX,10 种毒素缩写为 PbTX-1~10(**68~76**)。Ⅰ 型(B)毒素包括 PbTX-2、3、5、6、8、9;Ⅱ 型(A)毒素则为 PbTX-1、7、10,PbTX-4 的结构至今没有确认[18]。PbTX-2 是 Ⅰ 型(B)毒素的主链化学结构,PbTX-1 是 Ⅱ 型(A)毒素的主链化学结构(见结构式)。

短裸甲藻毒素的毒性 A 比 B 大,对鱼的毒性比对人大,对鱼具有剧烈毒性。该毒素与电压-敏感性钠通道受体部位 5 结合,通过位移激活和抑制快速灭活,致使钠通道激活,是典型的钠通道激动剂。它特异性作用于钠通道,引起 Na^+ 的通透性增加,导致神经-肌肉可兴奋细胞膜去极化,诱发效应器官一系列药理学和毒理学作用。短裸甲藻毒素抑制呼吸和心功能中枢,可使狗和猫出现心率失常,窦性心率过缓,低血压,血管舒张。毒素在 nmol/L 至 pmol/L 浓度即可抑制隔肌收缩,此作用可被河豚毒素、筒箭毒和低浓度钙所拮抗。短裸甲藻毒素小鼠腹腔注射立即出现局部刺激症状,随之后肢麻痹,呼吸困难,流泪,流涎,排尿,排便,最终由于呼吸麻痹而死亡。对小鼠 LD_{50} 为 0.05 mg/kg(静脉注射),0.5 mg/kg(腹腔或口服)。短裸甲藻毒素也是研究钠通道受体的特异性分子的"探针"。更详细的内容见第四节"研究实例"。

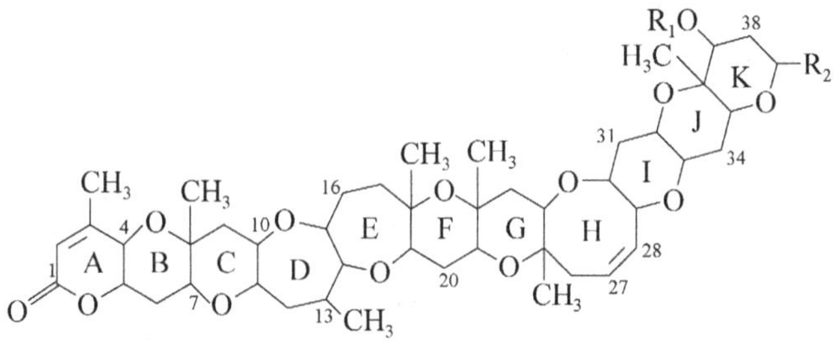

A

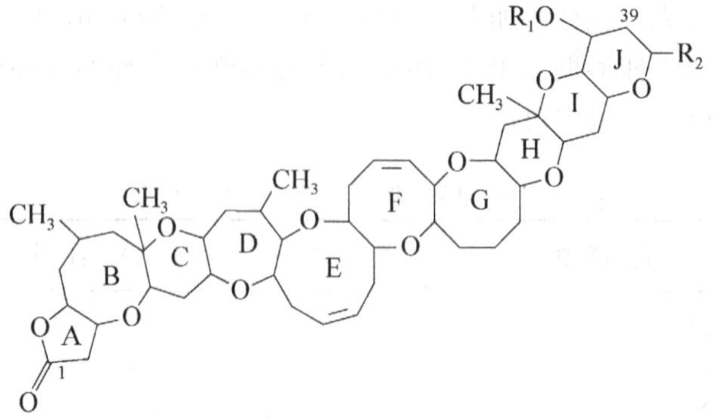

B

短裸甲藻毒素

A		R_1	R_2	B		R_1	R_2
69	PbTX-2	H	$CH_2C(=CH_2)CHO$	**68**	PbTX-1	H	$CH_2C(=CH_2)CHO$
70	PbTX-3	H	$CH_2C(=CH_2)CH_2OH$	**73**	PbTX-7	H	$CH_2C(=CH_2)CH_2OH$
71	PbTX-5	$COCH_3$	$CH_2C(=CH_2)CHO$	**76**	PbTX-10	H	$CH_2CH(CH_3)CH_2OH$
72	PbTX-6	H	$CH_2C(=CH_2)CHO$,(27,28 epoxide)				
74	PbTX-8	H	CH_2COCH_2Cl				
75	PbTX-9	H	$CH_2CH(CH_3)CH_2OH$				

(二) 虾夷扇贝毒素

虾夷扇贝毒素(yessotoxins,YTXs)是一类含有 2 个磺酰基的脂溶性多环聚醚化合物(**77~83**)[19],结构类似于短裸甲藻毒素。1986 年首次从采自日本陆奥(Mutsu)湾的虾夷扇贝(*Patinopecten yessoensis*)的消化腺中分离得到第一个 YTX (**77**),之后在世界上许多国家

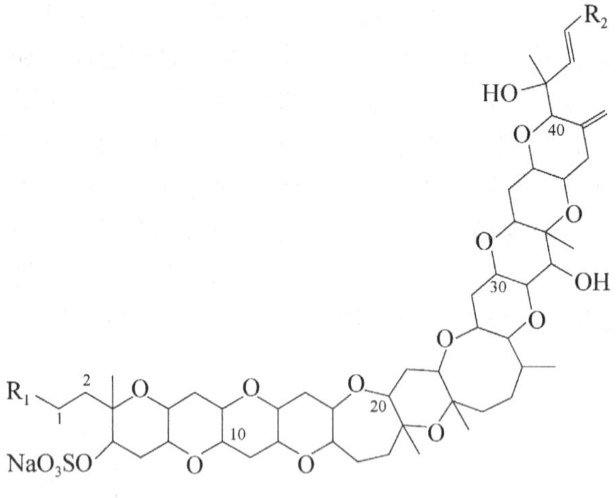

		R_1	R_2
77	YTX	$-OSO_3H$	$-C(=CH_2)CH_2CH_2$
78	45-hydroxy-YTX	$-OSO_3H$	$-C(=CH_2)CHOHCH_2$
79	homo-YTX	$-CH_2OSO_3H$	$-C(=CH_2)CH_2CH_2$
80	45-hydroxy-homo-YTX	$-CH_2OSO_3H$	$-C(=CH_2)CHOHCH_2$
81	caboxy-YTX	$-OSO_3H$	$-C(COOH)CH_2CH_2$
82	carboxy-homo-YTX	$-CH_2OSO_3H$	$-C(COOH)CH_2CH_2$
83	45-hydroxy-carboxy-YTX	$-OSO_3H$	$-C(COOH)CHOHCH_2$

和地区的贝类和藻类中都检测到了虾夷扇贝毒素。到目前为止已有近 100 种 YTX 同系物从浮游植物和贝类中被发现,但是只有大约 40 种虾夷扇贝毒素的结构通过 NMR 和(或) HPLC - MS 联用等技术和方法得以确定。目前已报道能产生虾夷扇贝毒素的藻类有 3 种: 有网状原角藻(*Proceratium reticulatum*)、多边舌甲藻(*Lingulodinium polyedrum*)和具刺膝沟藻(*Gonyaulax spinifera*)。

YTXs 是近年来在海产品质量监测方面颇受关注的一种聚醚类赤潮藻类毒素,它能在贝类体内累积进而对人类健康造成威胁,对小鼠的腹腔注射急性致死毒性很高。目前针对 YTXs 的毒性作用在国际上展开了很多相关的研究,但是尚未得出较为明确的结论,现有的研究数据表明,心、肝、神经系统、免疫系统、细胞溶酶体、胸腺等可能都是 YTXs 的作用靶器官,而且作用过程和机制极其复杂,其毒性作用过程尚未完全清楚。采用 HPLC - MS/MS 方法对我国近海贝类中毒性成分进行研究,结果发现采自北黄海大连附近海域的海湾扇贝 (*Argopecten irradians*)和虾夷扇贝(*Patinopecten yessoensis*)含有 25～41 $\mu g/kg$ 的 YTX, 在虾夷扇贝体内还含有 37.2 $\mu g/kg$ 的 45 - hydroxy - YTX (**78**),并在海湾扇贝、虾夷扇贝、太平洋牡蛎(*Crassostrea gigas*)、毛蚶(*Scapharca Subcrenata*)、缘齿牡蛎(*Dendostrea crenulifrea*)等 5 种贝中检测到微量的 homo - YTX (**79**)毒素组分,这是首次报道在我国贝类中检出此类毒素[19]。

(三) 西加毒素和岗比毒酸

目前已发现三类西加毒素(ciguatoxins,CTX),即太平洋 CTX (Pacific ciguatoxin)、加勒比海 CTX (Caribbean ciguatoxin)和印度洋 CTX (Indian ciguatoxin)。其中太平洋 CTX - 1 (**84**)无论是在数量上还是在毒性上(占总致死率约 90%)都是最主要的 CTX,是已知的对哺乳动物毒性最强的毒素之一[20]。从爪哇裸胸鳝(*Gymnothorax javanicus*)和爪哇海鳝 (*Lycodontis javanicus*)内脏中分离纯化出 CTX - 1、CTX - 2(**85**)、CTX - 3(**86**)与 CTX - 4b(原名 GTX - 4b)[21](**87**)。经核磁共振测定发现,CTX - 1 末端 M 醚环上 C_{54} 有羟基, CTX - 2 和 CTX - 3 则失去氧原子,其原子质量相差 16;而 CTX - 2 被证实是 CTX - 3 末端 M 环构型的非对应异构体[22],两者之间的差别是 M 环的空间取向相差约 180°[23];据推测 CTX - 2 可能是过渡到 CTX - 1 的前体,而 CTX - 3 更像是 CTX - 4b 氧化成 CTX - 1 的中间体[24]。从岗比毒甲藻(*Gambierdiscus toxicus*)中分离出 4 种岗比毒酸(gambieric acid A、 B、C、D)(**88～91**)。岗比毒酸的分子结构与 CTX 相似,但其分子末端被氧化成—COOH, 且有一个孤立环的醚环梯状大分子化合物。最引人注目的是岗比毒酸具有非常强的抗真菌活性。研究发现,岗比毒酸 A、B 的抗真菌活性受到含铁化合物影响,$FeCl_3$ 和 $Fe_2(SO_4)_3$ 的存在可使活性增强;$FeCl_2$ 和 $FeSO_4$ 存在时,活性增强不显著,估计 Fe^{3+} 的存在对活性增强起重要作用。CTX - 4b 为白色无定形固体,小鼠致死量为 4 $\mu g/kg$,平均分子量为 1 061.6, 分子式为 $C_{60}H_{85}O_{16}$,属于西加鱼毒素中的主要制毒毒素。

CTX 是天然毒素引起人类中毒分布最广的一种毒素,每年大约有 2 万～5 万人受害,其症状初始是腹泻、呕吐等消化道症状,继而出现血压下降、脉搏减缓等循环系统症状,同时伴有知觉异常等神经系统的症状。CTX 中毒恢复缓慢,但死亡者较少。早在 60 年代,夏威夷大学教授 Scheuer 首次从中毒的鱼中分离出这种毒素,并推测分子结构为多醚化合物,但由于毒素含量太低,毒鱼来源又困难,一直未搞清化学结构。十几年后,日本学者在鱼毒化比较严重的法国玻利亚冈比斯岛发现,人类食鱼中毒是因为鱼吃了附着性剧毒岗比毒甲藻

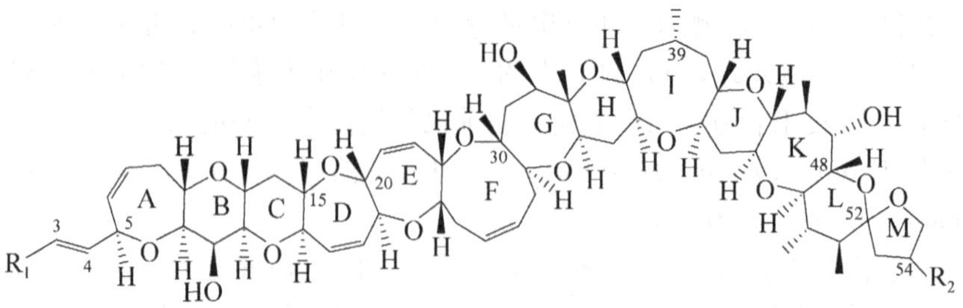

84 CTX-1　R_1=—CH(OH)—CH_2OH, R_2=OH, 52R^*
85 CTX-2　R_1=—CH(OH)—CH_2OH, R_2=H, 52S^*
86 CTX-3　R_1=—CH(OH)—CH_2OH, R_2=H, 52R^*
87 CTX-4b　R_1=—CH=CH_2, R_2=H, 52R^*

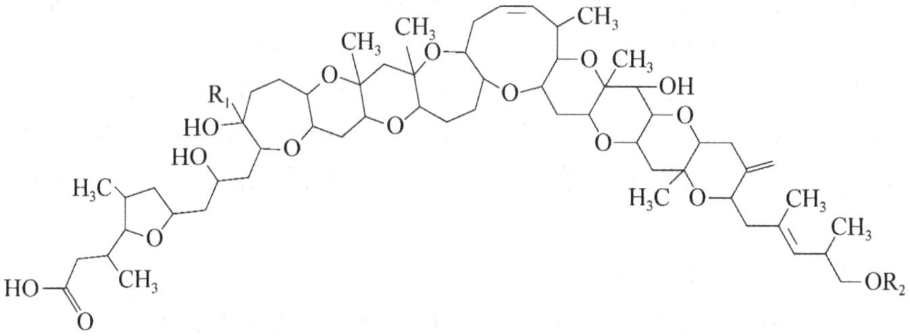

88　gambieric acid A　　R_1=R_2=H
89　gambieric acid B　　R_1=CH_3, R_2=H
90　gambieric acid C　　R_1=H, R_2=COCH_2CH(CH_3)CH_2COOH
91　gambieric acid D　　R_1=CH_3, R_2=COCH_2CH(CH_3)CH_2COOH

(*Gambierdiscus toxicus*)后,人类捕食这些毒鱼所致,即人类中毒是食物链所致。于是又着手搞到毒性最强的爪哇裸胸鳝(*Gymnothorax javanicus*)870条,取出内脏125 kg,终于分离出0.35 mg CTX。同时又从天然的岗比毒甲藻中提取得到 CTX 的类似物 gambiertoxin 0.74 mg,对这不足1 mg 的样品进行复杂大分子结构测定,直到20世纪80年代末,才将 CTX 及其类似物的结构搞清楚。

从培养的岗比毒甲藻细胞中分离提取 CTX 的方法和技术,最初是由安元等[25]建立和发展起来的,后经许多作者的改进和完善,使其更加简化易行。Durand 等[26]从培养的岗比毒甲藻细胞中分离提取出西加鱼毒素,经纯化获得两种毒素,即水溶性的刺尾鱼毒素和脂溶性的 CTX。CTX 的产量相当于总量的10%~25%。该法的主要优点是:①采用离心技术代替滤纸过滤,减少溶剂用量,细胞收获多,便于超声波降解细胞;②室温甲醇分离提取和异丙基乙醚分级分离,方法简便快速;③毒素产量可提高2~4倍。目前人工合成 CTX 的研究已成为国际研究的热点[27],因为人工合成有利于获得高纯度的毒素。日本科学家已经能够精确合成 CTX 的碳架结构,从加勒比海 CTX (**92**)分子的 ABC 碳架结构开始,2007年报道能够合成到分子的 LMN 碳架结构[28],同时也不断研究出了更简单的方法合成 CTX 的碳架结构[29~31]。

CTX 属于新型的钠通道激动剂,它可诱发大鼠脑突触体神经递质(γ-氨基丁酸和多巴胺)的释放,此作用可被河豚毒素完全阻断。成神经细胞瘤细胞标本电生理实验表明,CTX

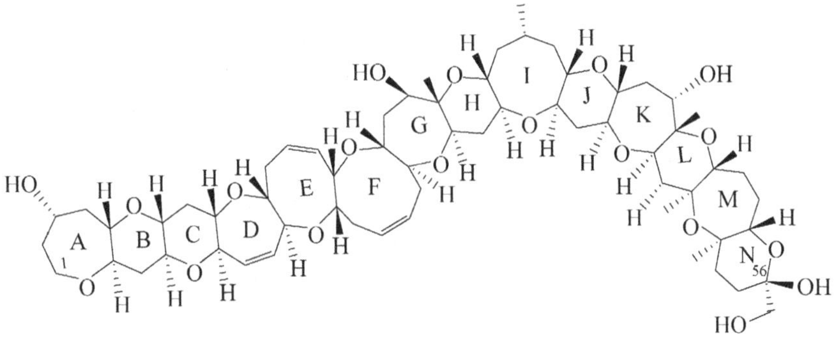

92 *加勒比海 CTX*

由于增加 Na^+ 通透性,导致细胞膜部分去极化作用,此作用可被河豚毒素阻滞。膜去极化作用也依次引起钙通道开放,诱发 Ca^{2+} 进入细胞内引起神经递质的释放。CTX 不影响 Na^+、K^+ - ATP 酶的活性;膜去极化作用及其兴奋传导的改变,也完全不是由于 Na^+、K^+ - ATP 酶抑制作用所致。神经递质的释放也不是由于 CTX 对慢通道的作用,因为钙通道的拮抗剂对其无作用。当过剩的 Ca^{2+} 存在时,CTX 也不影响成神经细胞瘤细胞的电性质。CTX 在引起膜去极化剂量水平时,可产生自发振动和重复动作电位。业已证实,CTX 选择性地作用于神经、肌肉细胞及突触末梢部位的电压-依赖性钠通道,并与钠通道受体靶部位 Ⅵ 结合,引起钠通道持续激活开放,药理学上称之为钠通道激动剂。

CTX $(3 \times 10^{-3} \text{mg/L})$ 引起心肌动作电位下降时相延长,而不改变起峰值和频率,此作用可被河豚毒素(1 μmol/L)消除。电压钳实验发现,CTX 诱发持续的小量 Na^+ 内流,甚至在静息膜电位时也是如此,从而改变了电流-电压曲线。在蛙神经肌肉标本,CTX (1~2.5 nmol/L)引起肌纤维性颤动,提高了运动神经末梢传递介质的定量释放。

四、其他聚醚

刺尾鱼毒素(maitotoxin,MTX)(**93**)是一著名的海洋毒素,它结构新颖、毒性强烈,引起极大关注,但有关化学结构的信息直到 1988 年才报道了基本特征[32]。Murata 1993[33]年从

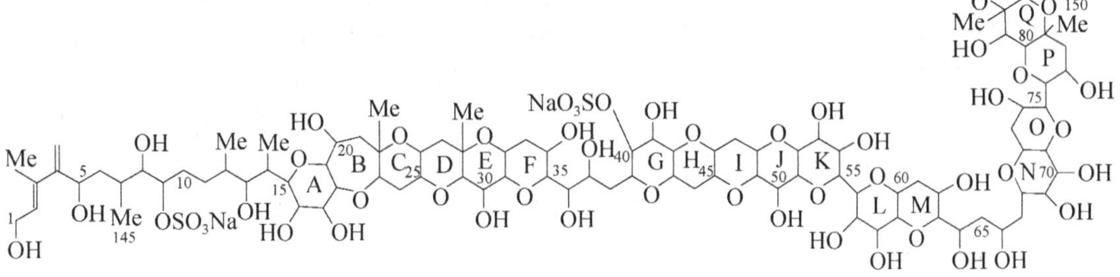

93 *刺尾鱼毒素*

岗比毒甲藻(*Gambierdiscus toxicus*)中分离提取并测定出刺尾鱼毒素的全部化学结构(**93**)，分子式为 $C_{164}H_{256}O_{68}S_2Na_2$，分子量为 3 422。它是由 142 个碳链、32 个醚环、28 个羟基及 2 个硫酸酯基组成，除 L/M 和 N/O 环为顺式稠环外，大多数为反式稠环。毒素溶于水、甲醇、二甲亚砜，不溶于氯仿、丙酮和甲基氰。

刺尾鱼毒素分子中的硫酸酯基和羟基构成了生物活性部分，使其具有很高的极性和剧烈的毒性。刺尾鱼毒素是已知分子量最大和毒性最强的非蛋白质海洋生物毒素，小鼠腹腔注射 $LD_{50}=50$ ng/kg，毒性高于沙海葵毒素 9 倍，是毒性最强的细菌毒素肉毒毒素的 1/25，比河豚毒素强 200 倍。

刺尾鱼毒素是典型的钙通道激动剂，在非常低的浓度(10^{-5} mg/L)即可引起大鼠嗜铬细胞 Ca^{2+} 内流增加，及钙离子依赖性[³H]-去甲肾上腺素从嗜铬细胞瘤细胞的释放明显增加。它激活大鼠嗜铬细胞瘤细胞和肾上腺素能神经末梢，引起 Ca^{2+} 依赖性平滑肌收缩，神经递质从副交感神经释放、催乳激素从培养的垂体细胞释放。刺尾鱼毒素作用于回肠钙通道引起组胺反应的部分抑制，并可直接作用于平滑肌，但不作用于钙通道载体，其作用是在于通过电压敏感性钙通道增加钙离子的通透性，引起心肌兴奋作用，主动脉收缩也有正变力作用。换言之，刺尾鱼毒素引起的平滑肌收缩，是由于钙通道开放的缘故。

第三节　理化性质及波谱学特征

海洋聚醚类化合物是一类结构复杂次生代谢产物，该类化合物多为无定形白色粉末，因而不容易得到固定的熔点；通常在低极性有机溶剂中溶解性较差，在高极性有机溶剂及水中溶解性较好。海洋聚醚分子量相对较大、分子高度氧化是其重要结构特点，这一特点也在相应的波谱学测试中显示出明显的谱学特征。首先，聚醚类化合物 UV 光谱通常仅在近紫外段有一定吸收，其最大吸收波长一般接近于 210 nm 的末端吸收。由于分子中大量的醚键及自由羟基的存在，其 IR 光谱中在 3 300 cm⁻¹ 及 1 100 cm⁻¹ 附近，通常能够观测到典型的 C—O 弯曲振动和伸缩振动吸收峰。早期的质谱测试方法一般通过原子轰击质谱才能得到相应的分子离子碎片，而现在常用的电喷雾质谱法一般可以得到理想的测试结果。同样，聚醚作为高氧化取代的复杂分子，分子中通常含有相当多的饱和连氧碳原子和相应质子，这一结构特点在 ¹H-NMR 谱图上表现为在高场区 δ1.2~2.4 ppm 间大量重叠的饱和亚甲基和次甲基质子信号，以及中场区 δ3.3~4.3 ppm 间大量的饱和连氧碳上的质子信号；相应的，¹³C-NMR 谱图上，化合物在 δ12~40 ppm 及 65~80 ppm 间可以观察到较为集中的饱和碳信号及连氧饱和碳信号两个重要区间。聚醚分子的复杂结构导致其核磁共振波谱信号严重重叠，给聚醚化合物的结构鉴定带来了很大困扰和挑战。如前所述，由于这类化合物常常表现为无定形粉末，很难通过晶体衍射技术进行结构解析，因而，二维核磁共振技术的广泛使用与有机化学技术的紧密结合，通常是解决这一问题的最终手段。通过化学降解得到结构碎片进行局部结构解析或通过化学合成得到相应结构片段进行结构确认，是有机化学在结构解析方面的常用手段。沙海葵毒素(PTX)的结构解析就是现代波谱技术与化学手段紧密结合的成功范例。

第四节　提取分离方法及研究实例

一、提取分离方法

聚醚类化合物结构差异较大,没有统一的提取分离方法,但一般规律是首先用甲醇、乙醇、丙酮、正丁醇、二氯甲烷、氯仿、石油醚等有机溶剂萃取,然后用 Sephadex 系列凝胶柱色谱、硅胶柱色谱分离,最后用 HPLC 作进一步纯化即可。

二、研究实例

短裸甲藻毒素的研究

短裸甲藻毒素(brrevetoxins,PbTX)是由短裸甲藻($Ptychodiscus$ $brevis$ 或 $Gymnodinium$ $breve$)产生的一类典型的梯形稠环聚醚海洋生物毒素,短裸甲藻是引起赤潮的最主要海藻之一。目前已先后从中分离鉴定出 10 种梯形稠环聚醚类化合物(PbTX-1~10),同时还分离出具有细胞毒性的半短裸甲藻毒素(hemibrevetoxin A、B、C)。Hemibrevetoxins 的发现对生物合成 PbTX 具有重要意义。

（一）分离提取与化学结构

Lin 及其同事[34]第一个从培养的短裸甲藻中提取分离获得纯品毒素,命名为短裸甲藻毒素 B,或称之为 I 型(B)毒素,并确定其化学结构,分子式为 $C_{50}H_{70}O_{14}$,分子量约为 895。它是由 11 个反式醚环相连的梯形长碳链组成。

Chou 等[35]从短裸甲藻培养液中分离纯化出两种短裸甲藻聚醚毒素(PbTX-6 与 PbTX-1)。短裸甲藻最初从墨西哥海湾的赤潮中分离并培养在人工海水介质中,甲藻培养液以 14∶10 光照周期照射,培养液用连续离心法在其底部获得,二氯甲烷萃取液和上清液合并,经快速蒸发浓缩,再溶解于 90% 甲醇水溶液中,并用石油醚萃取,甲醇溶液中剩余物用快速柱层析进行分离,再取馏分之一部分用甲醇对短裸甲藻毒素-B 母液和 PbTX-6 进行共结晶,PbTX-6 由短裸甲藻毒素-B 母液中重结晶分离出来。PbTX-1 再用一般的高效液相色谱法从母液中提纯。

PbTX-6 为细粒结晶,熔点为 295~297 ℃,对虹鳉($Poecilia$ $veticulata$)$LC_{99}=0.075$ mg/L,高分辨核磁共振谱(500 MHz)和 ^{13}C 磁共振谱(125 Hz)表明,PbTX-6 有甲基、α-亚甲基、醛基以及其他与短裸甲藻毒素 I 型(B)几乎相同的信号。但采用单晶 X 射线衍射分析证实,PbTX-6 的 27 与 28 碳原子之间为环氧结构。

1986 年 Shimizu[36]及其同事自培养的短裸甲藻中成功地分离纯化出短裸甲藻毒素 A,或称之为 II 型(A)毒素。分子式为 $C_{49}H_{70}O_{13}$,分子量约为 849.5。它是由 10 个醚环相连接的梯形长碳链组成。

短裸甲藻毒素不含氮原子,它是由单碳氢链组成的多甲基聚醚类海洋生物毒素。A 环内含内酯官能团为活性基团。I 型(B)和 II 型(A)两种毒素主链结构的多种衍生物在化学结构上均类似于两种主链结构,其末端均含有内酯官能团。

PbTX-2 和 PbTX-1 分别具有 I 型和 II 型的主链结构,它们各自的衍生物为:

PbTX-2 醛基还原化合物为 PbTX-3;PbTX-2 的乙酰化合物为 PbTX-5;而 PbTX-2 的 27 和 28 碳原子之间双取代质子环氧化合物为 PbTX-6。PbTX-1 的醛基-还原化合物为 PbTX-7。Ⅰ型毒素的氯甲基酮化合物形成 PbTX-8;PbTX-3 的 d-亚甲基还原为 PbTX-9。

Ⅰ型(B)毒素的主链结构基本上为平面分子。PbTX-2 的构象测定是采用手性二苯甲酸盐法,结合 X 射线结晶分析和核磁共振资料;PbTX-3、PbTX-5、PbTX-6 及 PbTX-8 的化学结构是基于与 PbTX-2 分光镜资料的比较。继 PbTX-2 之后,其他衍生物相继很快进行了报道。

与Ⅰ型(B)毒素的梯形结构有所不同,Ⅱ型(A)毒素的结构主链中具有与 G 环有关的两种立体化学构象:船椅式(boat-chair conformation)与冠式(crown conformation)构象。A~F 环和 H~J 环形成Ⅱ型(A)毒素主链的两个基本部分。Shimizu 指出,Ⅱ型(A)毒素主链的新特性是在相同的分子中具有 5~9 元环。

Yousheng 和 Richard[37]采用电喷雾串联质谱对Ⅰ型(B)毒素和Ⅱ型(A)毒素的结构进行了深入研究。他们在 CH_3OH/H_2O 中加入不同的酸(草酸、三氟乙酸或盐酸),这样可产生 MH^+ 离子,而 MH^+ 在(CID)MS/MS 实验中将产生大量具有结构鉴定意义的碎片离子,这些碎片离子在过去单一的电喷雾质谱中难以观察到,它们为研究降解产物提供了数据和诊断性特征。如 A 型结构所特有的 m/z 611;B 型结构所特有的 m/z 779、473、179;PbTX-1 所特有的 m/z 221、139;PbTX-2 所特有的 m/z 153 和 PbTX-9 所特有的 m/z 157 和 85。有一些丢失的中性碎片也可作为区分 A 型和 B 型毒素的证据,如 742 mr 是 B 型的特征,646 mr 和 728 mr 是 A 型的特征。采用电喷雾串联质谱和 LC 或 CE 联用,将可用于短裸甲藻毒素代谢物的分析。

不同于两种主链结构的天然衍生物中,有些衍生物如 PbTX-10 已被人工合成[38]。与Ⅰ型主链 PbTX-9 相关的化学结构存在于培养液中。PbTX-2 采用 $NaB(CN)H_4$ 或 $NaBH_4$ 还原法,生成 PbTX-3 和 PbTX-9。以 $NaBH_4$ 还原 PbTX-1 生成 PbTX-7 和 PbTX-10。氚标记的 $NaBH_4$ 取代未标记的 $NaBH_4$,致使 PbTX-2 和 PbTX-1 分别还原为标记的 PbTX-3 和 PbTX-10。高比活性的氢硼化钠($18.5 \sim 29.6_{11}$ Bq/mmol)可使Ⅰ型毒素的 C-42 和Ⅱ型毒素的 C-44 特异性氚标记达 7.11_{11} Bq/mmol。PbTX-2 或 PbTX-1 双还原为 PbTX-9 和 PbTX-10。毒素的比活性两倍于 PbTX-3 或 PbTX-7,毒性失去也较少。

短裸甲藻毒素分子中最引人注目的是末端的平面部分,末端环侧链化学结构的完整性与其活性并非完全相关,而侧链的变更予以毒素不同的疏水性,可间接影响毒素与可兴奋膜的结合部位。

短裸甲藻毒素性质稳定,无论在水溶液或有机溶剂中贮存数月仍保持毒性。短裸甲藻细胞的培养介质可保持毒性很长时间。在低温干燥或有机溶剂中保存数月后,Ⅰ型(B)毒素主链仍显示结构的完整性。Ⅰ型毒素比Ⅱ型稳定,两种类型毒素在低于 pH 2 或高于 pH 10 则迅速分解。

Prasad 等人[39]从 *Gymnodinium breve* 中分离出同样具有细胞毒性的半短裸甲藻毒素(hemibrevetoxin A、B、C),hemibrevetoxin B (**94**)的结构见下图。

94　hemibrevetoxin B

该毒素是一种分子量减半的短裸甲藻毒素,其分子中只有四个醚环,是短裸甲藻毒素生物合成的中间体,具有和短裸甲藻毒素相同的神经毒性。

（二）生物活性及作用机制

短裸甲藻毒素主要危害神经系统,故而称之为神经性贝毒。它主要通过贝类积累毒素,人们食用染毒的贝类后中毒,人类食用后的 30 min 至 3 h 后就会出现各种神经系统中毒的症状。这类毒素对鱼类也有剧毒,已知不同成分的短裸甲藻毒素对斑马鱼的半致死浓度 3～30 ug/L。将食蚊鱼置于含有 PbTX 的水中仅几分钟就会出现颤抖、扭曲、失去平衡及鳃呼吸活动不正常等中毒症状。1971 年美国佛罗里达州沿海发生的短裸甲藻赤潮引起了大量的鱼类死亡,研究结果表明,这种有毒藻类在通过鳃组织时细胞破裂释放 BTX,从而引起了鱼类的死亡。我国尚未有因短裸甲藻毒素而造成人类中毒或鱼类死亡的事例报道,但这种毒素的毒源藻类在我国沿海有所分布。

许多研究表明短裸甲藻毒素的特异性作用靶部位是电压-敏感性钠通道,毒素产生效应的浓度均在 nmol/L 至 pmol/L 范围内,提示毒素作用于神经细胞膜的特异性敏感部位。鉴于毒素具有很高的脂溶性,推论其可能特异性的作用于钠通道受体的疏水区域。电生理实验表明,短裸甲藻毒素的特异性作用与钠通道的开放有关,而对钾电流的幅度、动态及电压依赖性均无影响。毒素对钠通道的开放作用可被介质中的 Na^+ 消除,而被河豚毒素所逆转。

参考文献

[1] Rossini GP, Hess P. Phycotoxins: chemistry, mechanisms of action and shellfish poisoning [M] // In: Luch A. Molecular, clinical and environmental toxicology. Vol 2. Clinical Toxicology. Switzerland: Birkhäuse Verlag, 2010:73 - 85.

[2] Dickey RW, Bobzin SC, Faulknew DJ, et al. Identification of okadaic acid from a Caribbean dinoflagellate *Procentrum concavum* [J]. Toxicon, 1990,28:371 - 377.

[3] Murata M, Sano M, Iwashita T, et al. The structrue of pectenotoxin - 3, a new constituent of diarrhetic shellfish toxins [J]. Agric Biol Chem, 1986,50(10):2693 - 2695.

[4] Yasumoto T, Seino N. Toxins produced by benthic dinoflacellates [J]. Biol Bull, 1987,72:128 - 131.

[5] Schmitz FJ, Prasad RS, Gopichand Y, et al. Acanthifolicin a new episulfide-containing polyether carboxylic acid from extracts of the marine sponge *Pandaros acanthifolium* [J]. J Am Chem Soc, 1981,103:2467 - 2469.

[6] Xing CC, Paul RJ, William F. Arenaric acid, a new pentacyclic polyether produced by a marine bacterium (actinomycetales) [J]. J Nat Prod, 1999,62(4):605 - 607.

[7] Scheuer PJ. Drugs from the sea [J]. Chemistry & industry, 1991,15(4):276 - 279.

［8］Steve LM. Okadaic acid production from the marine dinoflagellate *Prorocentrum belizeanum* faust isolated from the belizean coral reef ecosystem ［J］. Toxicon，1998，36(1)：201 - 206.

［9］ames KJ，Sierra M，Lehane M，et al. Detection of five Flew hydroxyl analogues of azaspiracids in shellfish using multiple tandem mass spectrometry ［J］. Toxicon，2003，41：277 - 283.

［10］Roman Y，Alfonso A，Louzao MC，et al. Azaspiracid - 1，a potent，nonapoptotie new phycotoxin with several cell targets ［J］. Cellular Signalling，2002，14：703 - 716.

［11］宋杰军，毛庆武. 海洋生物毒素学［M］. 北京：北京科学技术出版社，1996：67 - 72，223 - 242.

［12］Kishi Y. Natural products synthesis：palytoxin ［J］. Pure Appl Chem，1989，61(3)：313 - 324.

［13］刘仁沿，梁玉波. 扇贝毒素 pectenotoxins (PTXs)研究进展［J］. 生态学报，2010，30(19)：5355 - 5370.

［14］Hirata Y. Bioactive substances of marine aniumals：polyoxygenated substances ［J］. Pure Appl Chem，1989，61(3)：293 - 302.

［15］George RP，Yoshitatsu L，Gerald W，et al. Isolation and Structrue of halistatin 3 from the Western Pacific (chuuk) marine sponge *Phakellia* sp ［J］. J Chem Soc Chem Commun，1995，(3)：383 - 385.

［16］Kato Y，et al. Antitumor macrodiolides isolated from a marine sponge *Theonella* sp：structure revision of mistakinolide A ［J］. Tetrahedron Lett，1987，28(49)：6225 - 6228.

［17］Ruoli B，George FT，Zbigniew AC，et al. The spongistatins，potently cytotoxic inhibitors of tubulin polymerization，bind in a distinct region of the vinca domain ［J］. Biochemistry，1995，34(30)：9714 - 9721.

［18］Rossini GP，Hess P. Phycotoxins：chemistry，mechanisms of action and shellfish poisoning ［M］ // In：Luch A. Molecular，clinical and environmental toxicology. Vol 2. Clinical Toxicology. Switzerland：Birkhäuse Verlag，2010：73 - 85.

［19］高春蕾，刘仁沿，梁玉波，等. 虾夷扇贝毒素 yessotoxins (YTXs)，中国沿海贝类中首次发现的一组贝类生物素［J］. 海洋学报，2010，32(3)：129 - 137.

［20］李春媛，周玉，张磊，等. 西加毒素的研究概况［J］. 上海海洋大学学报，2009，18(3)：365 - 371.

［21］Masayuki Satake，Akio Morohashi，Hiroki Oguri，et al. The Absolute Configuration of Ciguatoxin ［J］. J. Am. Chem. Soc.，1997，119(46)：11325 - 11326.

［22］Lewis RJ，Norton RS，Brereton IM，et al. Ciguatoxin - 2 is a diastereomer of Ciguatoxin - 3 ［J］. 1993，31(5)：637 - 643.

［23］陈常英，丁晓琴，冯珊. 西加毒素(CTX)的电子结构及构效关系研究［J］. 物理化学学报，2000，16(4)：307 - 311.

［24］Withers NW. Ciguatera fish toxins and poisoning ［M］ // In：Tu AT. Marine toxins and venom，Vol 3. Handbook of natural toxins. New York：Marcel Dekker Inc，1988：31 - 61.

［25］安元健. シガテラ［J］. 医学のあゆみ，1980，112(13)：886 - 892.

［26］Durand CM. Study of production and toxicity of cultrued *Gambierdiscus toxicus* ［J］. Biol Bull，1987，172：108 - 121.

［27］Masayukii. Keisuke M. Yuukii，et al. Total synthesis of eiguatoxin and 51 - HydroxyCTX3C ［J］. Am Chem Soci，2006，128：9352 - 9354.

［28］Keita Yoshikawa，Masayuki Inoue，Masahiro Hirama. Synthesis of the LMN - ring fragment of the Caribbean ciguatoxin C - CTX - 1 ［J］. Tetrahedrom Lett，2007，48：2177 - 2180.

［29］Haruhiko Fuwa，Seiji Fujikawa，Makoto Sasaki，et al. Convergent synthesis of the ABCDE ring fragment of ciguatoxins ［J］. Tetrahedron Lett，2004，45：4795 - 4799.

［30］Isao Kadota，Takashi Abe，Miyuki Uni，et al. A cross-metathesis approach to the stereocontrolled synthesis of the AB ring segment of ciguatoxin ［J］. Tetrahedrom Lett，2008，49：3643 - 3647.

[31] Stephen Clark J, Joanne Conroy, Alexander J, et al. Rapid Synthesis of the A - E fragment of eiguatoxin CTX - 3C [J]. Org Lett, 2007, 9(11):2091 - 2094.

[32] Yokoyama A, Murata M, Oshima Y, et al. Some chemical propertises of maitiotoxin. A putative calcium channel agonist isolated from a marine dinoflagellate [J]. J Biochem, 1988, 104(1):184 - 187.

[33] Murata M, Naoki H, Takashi N, et al. Structure of maitotoxin [J]. J Am Chem Soc, 1993, 115(5): 2060 - 2062.

[34] Lin YY, Rish M, Raay SM, et al. Isolation and stucture of brevetoxin B from the "red tide" dinoflagellate Ptychodiscus Brevis (Gambierdiscus toxicus) [J]. J Am Chem Soc, 1981, 103:6773 - 6775.

[35] Chou HN, Shimisu Y. Biosynthesis of brevetoxins. Evidence for the mixed orgin of the backbon chain and the possible involvement of dicarboxylic acids [J]. J Am Chem Soc, 1987, 109(7):2184 - 2185.

[36] Shimizu Y, Chou HN, Bando H. Structure of brevetoxin A (GB - 1 toxin), the most potent toxin in the florida red tide organism *Gymnodinium breve* (*Ptychodiscus brevis*) [J]. J Am Chem Soc, 1986, 108:514 - 515.

[37] Yousheng H, Richard BC. Electrospray ionization tandem mass spectrometry for structural elucidation of protonated brevetoxins in red tide algae [J]. Anal Chem, 2000, 72(2):376 - 383.

[38] Lee MS, Qin G, Nakanishi K, et al. Biosythesis studies of brevetoxins. Potent neurotoxin produced by the dinoflagellate *Gymnodinium breve* [J]. J Am Chem Soc, 1989, 111:6234 - 6241.

[39] Prasad AVK, Shimizu YJ. The stuctrue of himibrevetoxin - B. A new type of toxin in the Gulf of Mexico red tide organism [J]. J Am Chem Soc, 1989, 111:6476 - 6477.

（李 玲）

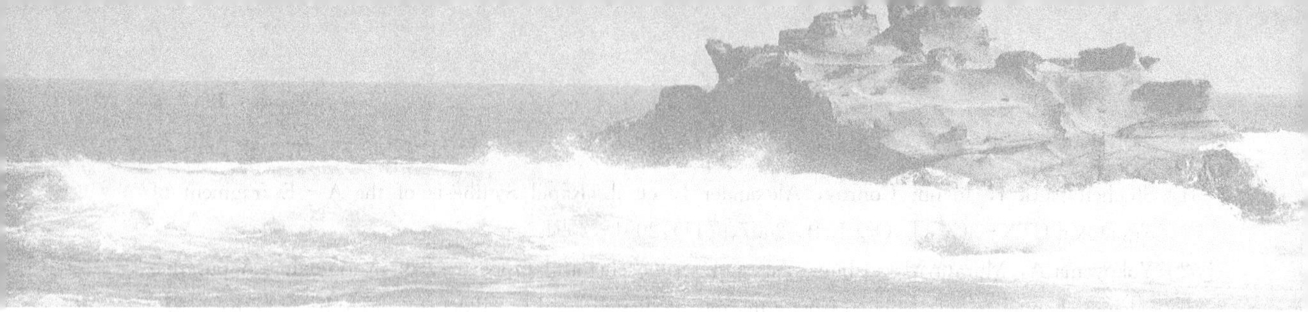

第十一章
皂　苷

第一节　概　述

皂苷为棘皮动物的主要次生代谢产物,在动物体内的主要功能可能是作为一种化学防御物质,主要分布在海参和海星二种海洋生物中,因此从生物来源上又可以分为海参皂苷和海星皂苷二大类。

近半个世纪以来,国内外专家运用现代科学技术对海参进行了广泛而深入的研究,发现其体内的主要次生代谢产物——海参皂苷,作为一种化学防御物质,是毒素的主要成分,具有着广泛的生理学意义。某些海参,如辐肛参、白尼参等,体内毒素大部分集中在与泄殖肛相连的细管状的居维叶氏器内,当海参遭受刺激或攻击时,居维叶氏器便从肛门中射出,毒素随之喷出;某些海参,如刺参、荡皮参等,则在体壁表皮腺中含有高浓度的毒素[1]。自1952年从阿氏辐肛参和荡皮海参中分离得到第一个海参皂苷之后,迄今已发现并确定结构的海参皂苷有200多种。这些海参皂苷的苷元都具有相似的化学结构。海参皂苷能够与生物膜上甾体分子结合形成复合物,在膜上形成单一离子通道(solitary ion channels)和大的水孔(aqueous pores)导致生物膜溶解。此外,由于复合物的形成,增加了平滑肌细胞膜的 Ca^{2+}通透性,对平滑肌产生收缩作用,同时对 Na^+、K^+ - ATP 酶的活性产生抑制。因此,大多数海参皂苷具有溶血、抗菌、抗病毒、抗肿瘤、抗凝血等药理活性[2~26]。已成为研制开发新药的一个来源。随着现代科学技术的迅速发展,使得许多微量的海参皂苷类活性成分得以快速地分离和鉴定,这也就为进一步更好地利用其作为先导化合物研制出高效低毒的新型药物奠定了坚实的基础

同样,最早对海星开展化学研究就是从对海星皂苷的分离纯化开始的。数百年前,人们已知道海星具有毒性,但直到1960年Hashimoto等人才认识到这种毒性是由海星中类似植物皂苷的物质引起的。经过十几年努力,他们于1978年成功分离出第一个海星皂苷thornasteroside A并鉴定了其结构,该皂苷广泛分布于多种海星中,目前至少已从15个种的海星中发现了其踪迹,之后又相继从40余种海星中分离到90余种海星皂苷。海星皂苷具有很强的细胞毒和抗真菌等多种生物活性,成为当前海洋天然产物研究的新的热点。

对海星皂苷生理活性的研究在生态学方面已引起广泛而持久的兴趣。海星皂苷对无脊椎动物及部分脊椎动物具有广泛的毒性,可能作为一种捕食的武器,同时也可起防御剂的作用,用以抵抗真菌感染、海洋污损物或贝类附着寄生。有学者发现从海星卵冻(egg jelly)中分离出的3种海星皂苷 Co-ARIS Ⅰ、Ⅱ 和Ⅲ是诱导其卵顶体反应的重要诱导剂。对纯的海星皂苷的大量试验表明它们具有多种药理活性:溶血活性、肿瘤细胞毒性、抗病毒作用、抗革兰氏阳性菌活性、阻断哺乳动物神经肌肉传导作用、Na^+、K^+-ATP 酶抑制作用、抗溃疡作用以及抗炎、麻醉和降血压活性等[27~30]。对部分甾体皂苷已作了初步的构效关系研究[32],但尚无定论。因此仍需对各种海星作深入的化学研究以获得大量新的结构并作相应药理及构效关系研究,从而为海星皂苷类新药研究提供理论基础,并指导其开发。

第二节 化学结构与生物活性

一、海参皂苷

20世纪40年代中期,Nigrelli 和 Yamanouchi 分别从阿氏辐肛参和荡皮海参的体壁中分离到一种有毒的物质,称为海参毒素。其化学结构经历较长的时间才得以确定为三萜皂苷类化合物。目前已发现的海参皂苷约有200多种。

（一）基本母核

苷元具有海参烷的基本母核(**1**),为三萜类化合物,含30个碳原子,由5个环并合而成,A/B环、B/C环、C/D环均为反式稠合。在20位连有6个碳原子的侧链。含有5个角甲基。

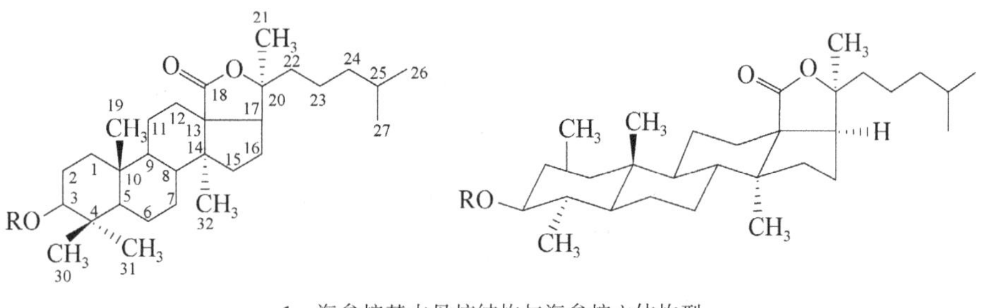

1 海参烷基本母核结构与海参烷立体构型

（二）取代基

（1）苷元的3位上有羟基取代,与糖结合成苷。

（2）苷元的12、16、17常有羟基、乙酰氧基取代,羰基常取代于16位或侧链上,侧链上有时成环氧结构。

（3）苷元结构上常出现1至数个双键。常见于 $\Delta^{7(8)}$、$\Delta^{8(9)}$、$\Delta^{9(11)}$、$\Delta^{24(25)}$、$\Delta^{25(26)}$ 等位置,在侧链上有时出现共轭双键。

（4）糖链部分常由葡萄糖、木糖、喹喏糖、甲氧基葡萄糖等组成,常具有1至数个硫酸酯基取代。

(三) 结构分类

1. 海参烷型(holostane) 如张淑瑜等从棕环海参(*Holothuria fuscocinerea* Jaegar)中分离到的 fuscocineroside A (**2**),对 HL - 60 人白血病细胞株(IC_{50}＝6. 21 μmol/L)和 BEL - 7402 人肝癌细胞株(IC_{50}＝5. 58 μmol/L)具有显著的抑制活性[16]。

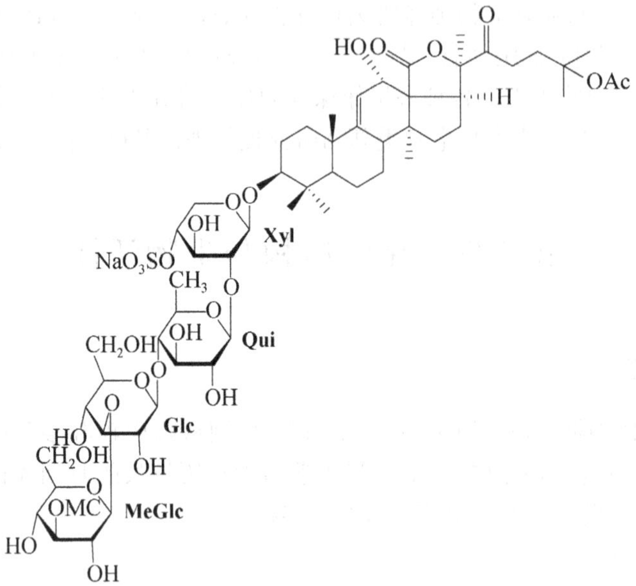

2 fuscocineroside A

2. 16 位取代海参烷型 如易杨华等从方柱五角瓜参 *Pentacta quadrangulasis* Lesson 中分离到的海参皂苷 philinopside A (**3**)具有显著的抑制肿瘤新生血管生成活性[12]。

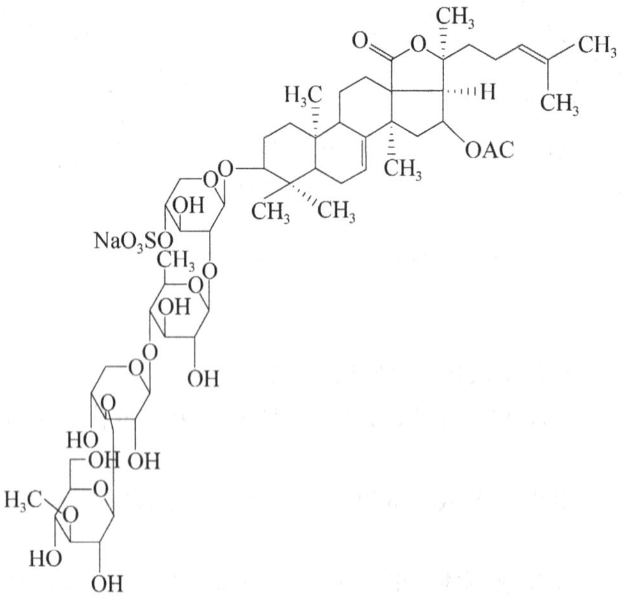

3 philinopside A

3. 非海参烷型(nonholostane) 苷元上无内酯环或内酯环为 18(16)内酯,目前发现的数量极少。如来自仿刺参(*Apostichopus japonicus* Selenka)中的 AJ - 7 (**4**)和来自 *Pentamera calcigera* 中的 calcigeroside B (**5**)[23]。AJ - 7 对新生隐球菌具有很强的抑制活性。

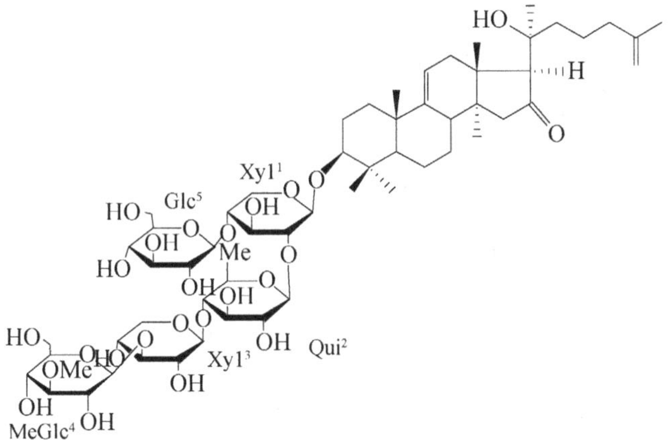

4 AJ - 7

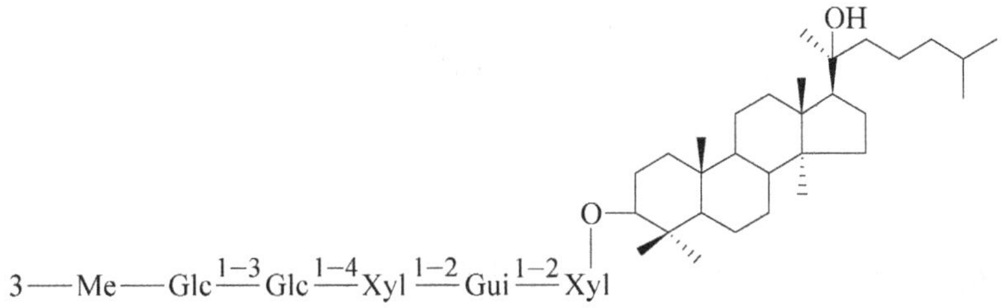

3——Me——Glc$\frac{1-3}{}$Glc$\frac{1-4}{}$Xyl$\frac{1-2}{}$Gui$\frac{1-2}{}$Xyl

5 calcigeroside B

二、海星皂苷

海星皂苷(asterosaponins)一词原来通称从海星中获得的所有毒性甾体皂苷,用来专指具有 $\Delta^{9(11)}$ - 3β,6α -二羟基甾体母核,并在 3 位硫酸化、6 位糖基化的一类特定的大分子甾体化合物。这类物质经常是非常微量的,而且作为极其复杂的混合物存在于海星体内。这类化合物既有硫酸酯化的,也有非硫酸酯化的,但其糖苷多具有硫酸酯基。

(一)基本母核

根据多羟基甾体皂苷的结构特点可把它们细分为 4 类[3]:

(1) 3β - OH,6α -糖基化皂苷。如 forbeside E2 (**6**)

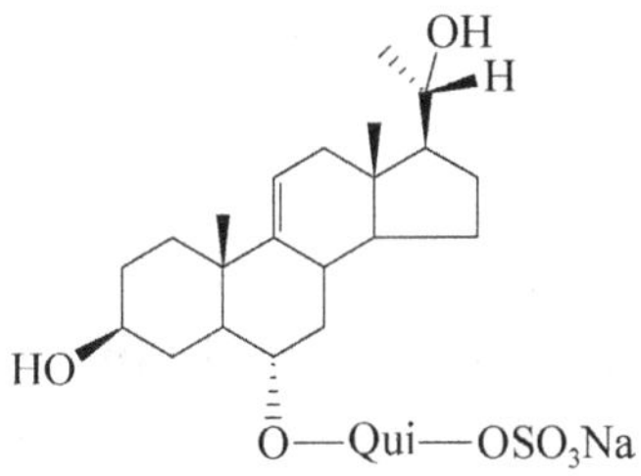

6 forbeside E2

(2) 3β - OH,侧链糖基化皂苷。如 halityloside 1(**7**)

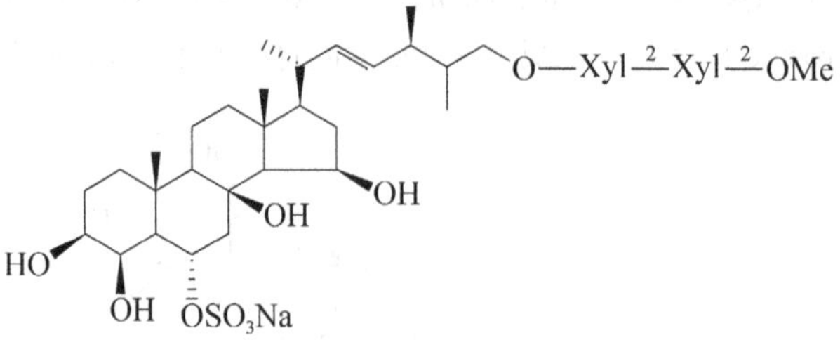

7 halityloside 1

(3) 3β-糖基化甾体皂苷。如 aphelasteroside B (**8**)

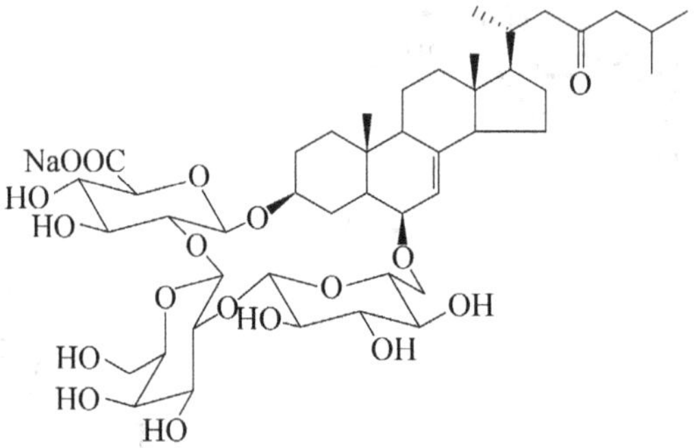

8 aphelasteroside B

(4) 环式甾体皂苷:环式皂苷是一类结构非常新奇的化合物,分子中不含硫酸基,但含 1 分子葡萄糖醛酸(连接于苷元 3 位),甾体母核为 Δ^7 - $3\beta,6\beta$-二羟基结构,寡糖基由 3 个单糖基组成,第 3 个糖基的 6 位羟基与苷元 6 位成苷,组成环状结构,状若环醚。现仅从 *Echinaster* 属 2 种海星中发现过不足 10 个环式皂苷,在化学分类学上被认为是该属的特征物质。如 sepositoside A (**9**)

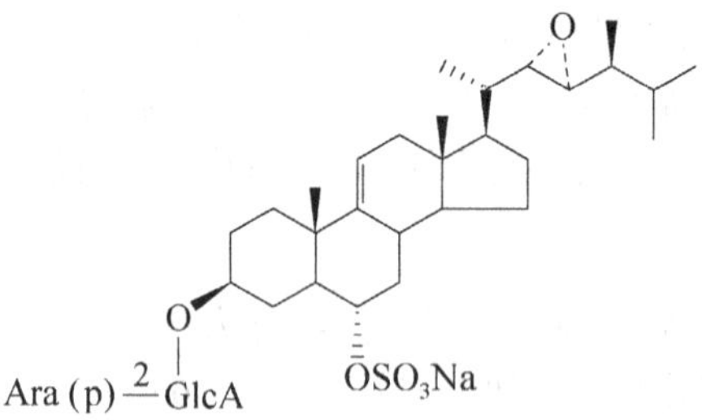

9 sepositoside A

(二) 结构特点

(1) 侧链至少有 1 个位置被氧化,如羟基、羰基或环氧基团,而甾体母核除 3、6 位外一般无含氧基团。唯一的例外为皂苷 tenuispinoside C(**10**)。

(2) 除 3 位硫酸基外,甾体母核、侧链和糖基上均无其他硫酸酯基团(而从同为棘皮动物的海参中分离到的海参皂苷则一般在糖基上硫酸酯化)。唯一的例外是化合物(forbeside E)(**11**)。

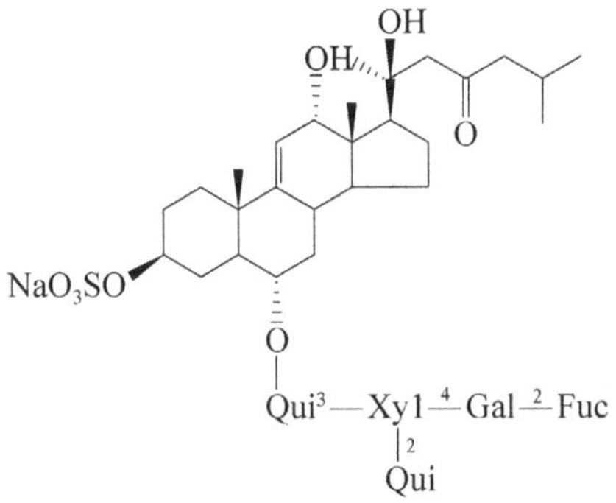

10 tenuispinoside C 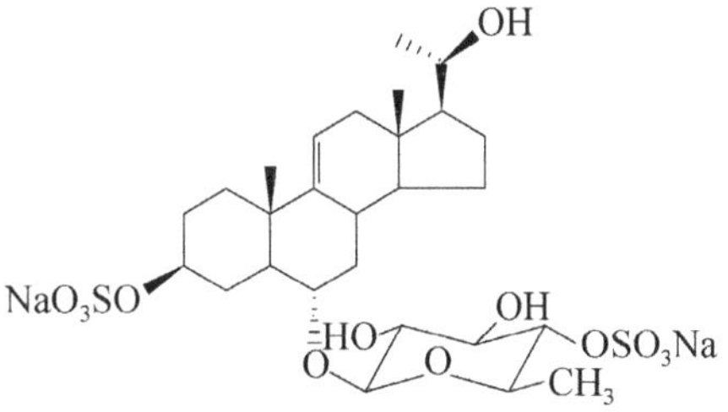   **11** forbeside E

（3）苷元的侧链一般由 8 个碳原子骨架组成，类似于胆甾烷，一些化合物有失碳现象，碳原子可少至 2 个，另有一些在 C - 24 位连接有额外的 1 或 2 个碳原子。

（4）糖基的个数以 5 或 6 个的情况居多，常见糖的种类为奎诺糖（D - quinovose，Qui）、岩藻糖（D - fucose，Fuc）、木糖（D - xylose，Xyl）、半乳糖（D - galactose，Gal）、葡萄糖（D - glucose，Glc），少见的有阿拉伯糖（L - arabinose，Ara）、D - 6 -去氧-木- 4 -己酮糖（D - DXHU）。所有糖基几乎均以吡喃形式存在。除阿拉伯糖为 α 构型外，其余糖基的苷键均为 β 构型。如 psilasteroside（**12**）

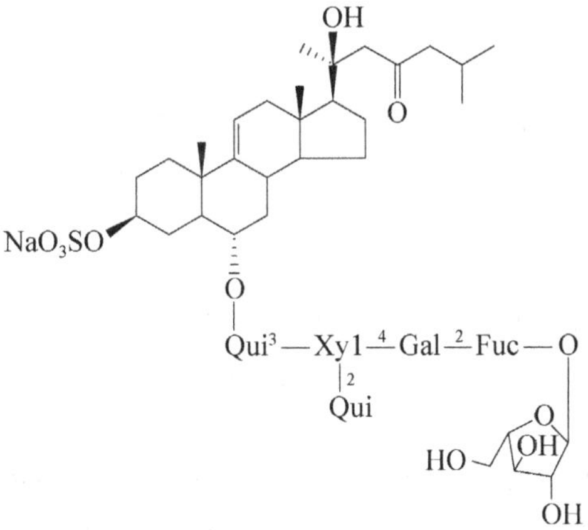

12 psilasteroside

（5）寡糖链具有相似的连接方式。多具 1 个分支（从苷元起第 2 个糖基，多为木糖或奎诺糖），在分支糖基的 2 位连接 1 个末端奎诺糖；少数具有 2 个分支或无分支。起始糖基多为奎诺糖或葡萄糖。除个别例外（如 santiagoside）（**13**），每一位置上糖基的苷化位置基本固定，即：

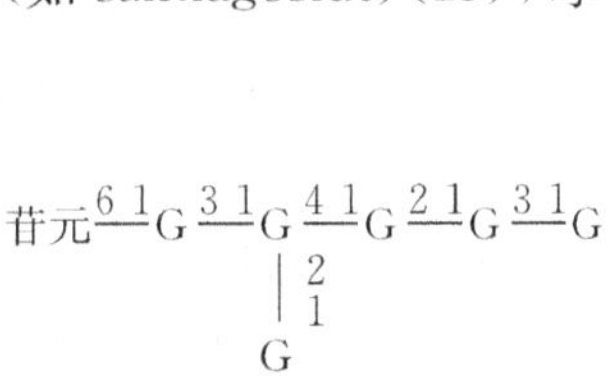

$$\text{苷元}\overset{6\ 1}{—}G\overset{3\ 1}{—}G\overset{4\ 1}{—}G\overset{2\ 1}{—}G\overset{3\ 1}{—}G$$
$$\underset{\underset{G}{\overset{|}{\underset{1}{2}}}}{}$$

而最常出现的起始 3 个糖基及其连接为:

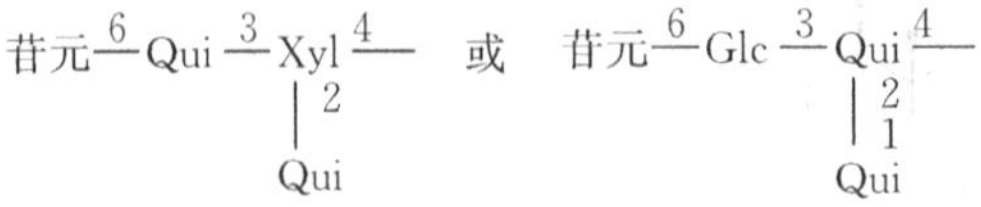

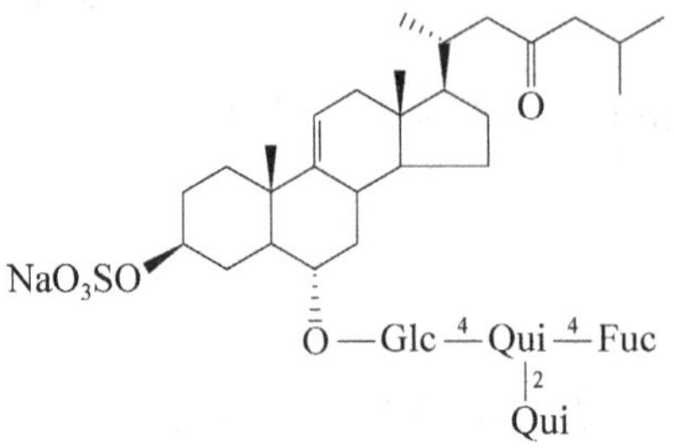

$$苷元 \overset{6}{-} Qui \overset{3}{-} Xyl \overset{4}{-} \quad 或 \quad 苷元 \overset{6}{-} Glc \overset{3}{-} Qui \overset{4}{-}$$
$$\underset{Qui}{\overset{2}{|}} \qquad\qquad\qquad \underset{Qui}{\overset{2}{\underset{1}{|}}}$$

13　santiagoside

第三节　理化性质及波谱学特征

一、化学方法

(一) 海参皂苷

海参皂苷具有较复杂的化学结构,分子量较大,一般都在 1 000 以上,分子中连有多个取代基,所连接的糖的种类和数量均不相同,往往有硫酸酯基的取代,这些都给结构测定工作带来一定的难度。

1. 定性鉴别反应

(1) Liebermann-Burchard 反应(醋酐-浓硫酸反应)海参皂苷显红紫色。

(2) Molish 反应(α-萘酚反应)海参皂苷显紫色。

2. 脱硫反应

取适量海参皂苷,溶于两倍的吡啶-二氧六环(1∶1)的混合溶剂中,加热回流 3~4 h,反应物加水稀释,以正丁醇萃取,萃取液减压回收,残留物经硅胶柱层析或 ODS 反相色谱分离纯化,即得海参皂苷脱硫衍生物。通过比较脱硫前后分子中碳原子的化学位移的改变,确定硫酸酯基的数目和连接位置。

3. 水解反应

(1) 强酸水解:取适量海参皂苷溶解于 2 g 分子浓度的盐酸或三氟乙酸中,100~120 ℃封管加热 1~2 h,反应产生的苷元用二氯甲烷萃取。水层回收至干,溶于适量的吡啶中,加入适量的盐酸羟胺,100 ℃反应 1 h,得糖醇衍生物,加入适量的醋酐,100 ℃继续反应 1 h,得糖腈乙酰酯衍生物,进行 GC - MS 分析,与标准糖的糖腈乙酰酯衍生物对照,比较保留时间确定皂苷中所含糖的种类,根据峰面积,推测单糖的比例。

(2) 温和酸水解:样品采用 0.5%~0.1%的盐酸甲醇或硫酸水溶液加热回流 1~3 h,可使海参皂苷水解除去部分糖,生成多种不同的次级苷,通过测定各种次级苷的结构,推测结构复杂的海参皂苷的糖的连接顺序。

(3)酶水解反应:样品溶于醋酸钠-醋酸缓冲溶液中(pH 5.0),加入葡萄糖苷酶,于37 ℃搅拌3天。反应混合物于10 ℃加热5 min,过滤,滤液用正丁醇萃取,正丁醇萃取液用水洗涤,然后减压回收,得到脱二分子葡萄糖的次级苷。

4. 甲基化反应 将海参皂苷溶解于适量的无水DMSO中,与NaOH反应20 min后,加入碘甲烷进行甲基化反应。生成的甲基化皂苷用氯仿萃取,再进行酸水解和乙酰化,得到的甲基化糖醇乙酰酯衍生物进行GC-MS分析。根据乙酰化的位置,推测皂苷中各个单糖之间的连接位置。

5. 乙酰化反应 样品溶于吡啶:醋酐(2:1)的混合溶剂中,室温放置数小时或加热回流10 min,反应物倒入冰水中搅拌,析出沉淀物,过滤得到乙酰化皂苷衍生物。必要时可通过硅胶柱层析纯化。将乙酰化皂苷衍生物进行EI-MS测定,分析裂解碎片离子(图11-1),推测糖的连接顺序。也可将乙酰化衍生物进行^{1}H-NMR测定,通过分析乙酰基信号,推测糖的数目。

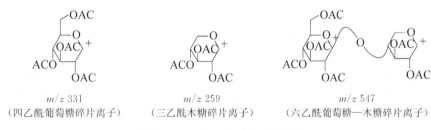

m/z 331
(四乙酰葡萄糖碎片离子)　　m/z 259
(三乙酰木糖碎片离子)　　m/z 547
(六乙酰葡萄糖—木糖碎片离子)

图 11-1 乙酰化皂苷的碎片离子

6. 还原反应[2] 样品溶于四氢呋喃,滴加四氢铝锂的四氢呋喃混悬液,加入回流1 h,反应混合液加入醋酸乙酯、水和H_2SO_4(mol/L)处理,醋酸乙酯提取液回收溶剂,得还原产物,经硅胶柱层析纯化,得到纯的还原产物(图11-2)。

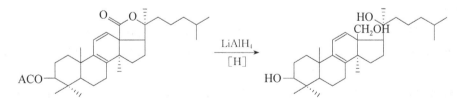

图 11-2 海参皂苷还原反应

7. 氧化反应[2]

(1)氧化剂的制备:将CrO_3的吡啶液加入水饱和正丁醇中,放置1天,在45 ℃以下减压回收溶剂,残留物加水,过滤,不溶物用水和氯仿洗涤,真空干燥,得氧化剂。

(2)氧化反应:样品溶于二氧六环:水(1:1)混合溶剂中,加入1 mol/L H_2SO_4和上述制备的氧化剂,于室温(20 ℃)搅拌18 h,反应混合物用水稀释,用正丁醇萃取。正丁醇萃取液用2 mol/L NaOH水溶液洗涤,再用水洗涤,减压回收正丁醇,残留物经硅胶柱色谱,以氯仿:甲醇:水(10:3:1,下层)作洗脱剂,得氧化产物(图11-3)。

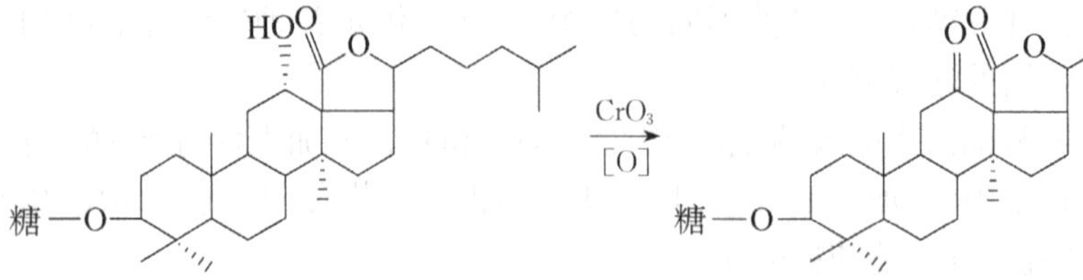

图 11-3　海参皂苷氧化反应

(二)海星皂苷

海星皂苷具有较复杂的化学结构,分子量较大,一般都在 1 000 以上,分子中连有多个取代基,所连接的糖的种类和数量均不相同,往往有硫酸酯基的取代,这些都给结构测定工作带来一定的难度。

1. 定性鉴别反应

(1) Liebermann-Burchard 反应(醋酐–浓硫酸反应)海星皂苷显绿色。

(2) Molish 反应(α-萘酚反应)海星皂苷显紫色。

2. 脱硫反应　取适量海星皂苷,溶于两倍的吡啶–二氧六环(1:1)的混合溶剂中,加热回流 3~4 h,反应物加水稀释,以正丁醇萃取,萃取液减压回收,残留物经硅胶柱色谱或 ODS 反相色谱分离纯化,即得海参皂苷脱硫衍生物。通过比较脱硫前后分子中碳原子的化学位移的改变,确定硫酸酯基的数目和连接位置。

3. 水解反应　酸水解类似于海参皂苷,先制备成糖腈乙酰酯衍生物,再进行 GC-MS 分析,与标准糖的糖腈乙酰酯衍生物对照,比较保留时间确定皂苷中所含糖的种类,根据峰面积,推测单糖的比例。

二、光谱方法

皂苷一般分子量较大,结构复杂,特别是寡糖基的鉴定存在一定困难,需综合运用到各种波谱学解析和化学方法。早期的结构鉴定应用化学方法较多,而近年的报道中更多依赖于波谱解析,特别是 2D-NMR 技术,常可准确推定一些微量成分(如<1 mg)的结构。

(一)光谱特征

1. 紫外光谱　海参皂苷和海星皂苷一般含有 1 至数个孤立的双键,在 210 nm 处出现吸收带,但由于皂苷的分子量较大的原因,吸收带往往不显著,少数海参皂苷分子中含有共轭双键,在 230~250 nm 左右处出现吸收带。

2. 红外光谱　一般出现 3 500 cm^{-1}(羟基)、1 640 cm^{-1}(双键)、1 750 cm^{-1}(酯羰基)、1 244 cm^{-1}(酯键)、1 070 cm^{-1}(硫酸酯基)、1 000 cm^{-1}(苷键)等吸收带。

3. 核磁共振氢谱(δ)　海参皂苷在 1.0~2.0 出现 5 个角甲基强的单峰信号,H-3 信号出现在 3.2(dd),H-5 信号出现在 1.0(t)左右,H-9 信号出现在 3.4(dd),H-17 信号出现在 2.6 左右。若 16 位有取代,H-17 为 d 峰,16 位无取代,H-17 为 dd 峰或 m 峰。16 位若有含氧基取代,H-16 信号出现 5.9 左右,为 ddd 峰或 m 峰。烯氢一般出现在 5.4~5.7,多为宽单峰。糖上的端基质子信号一般出现在 4.6~5.4 范围内,根据 $^3J_{1-H/2-H}$ 可推断糖的端基构型。糖的其他质子信号出现在 3.8~4.5 的范围内。

4. 核磁共振碳谱(δ)　海参皂苷的 5 个角甲基的信号的化学位移出现在 17~33 范围内,其中 30 位角甲基处在较高场,32 位甲基处在较低场。18 位羰基碳信号的化学位移为 180 左右,其他位羰基碳出现在210左右。C-3信号的化学位移为88左右。烯碳信号由于位置不同,有不同的化学位移,借此可用于确定双键在结构中的位置。常见的碳烯的化学位移如图11-4。

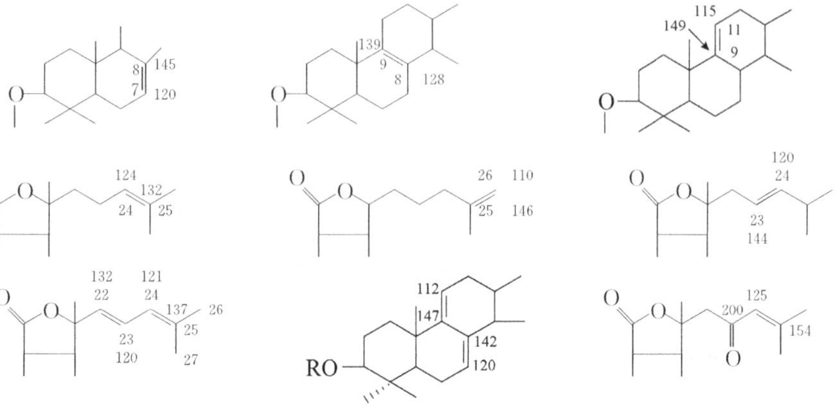

图11-4 海参皂苷常见的碳烯化学位移

海星皂苷具有$\Delta^{9(11)}$甾体母核,C-9的化学位移在145左右,C-11的化学位移在116左右;18和19位的角甲基分别位于13和19左右。

端基碳的信号的化学位移在103~106范围内,不同的糖的端基碳化学位移均有所差异。如羟基被糖取代,所连接的碳原子发生苷化位移向低场位移8~11,如羟基被硫酸酯基取代,则发生酯化位移向低场位移5~8。

5. 质谱 皂苷由于连接多个糖分子,没有挥发性且高温易分解,不能采用EI-MS进行测定,故常采用FAB-MS或ESI-MS进行测定,除了可以得到分子离子峰外,还能观察一系列逐个糖开裂产生的碎片离子以及脱硫酸酯基离子,可以帮助推测糖的数目、连接顺序及糖的种类。在ESI-MS的正离子谱中,可容易找到[M+Na]⁺峰,而在负离子谱中,则出现[M-Na]⁻。此外应用高分辨ESI-MS可以得到精密的分子量,从而推测出皂苷的分子式。calcigeroside D(**14**)的ESI-MS正负离子谱的裂解方式如图11-5和11-6[23]。

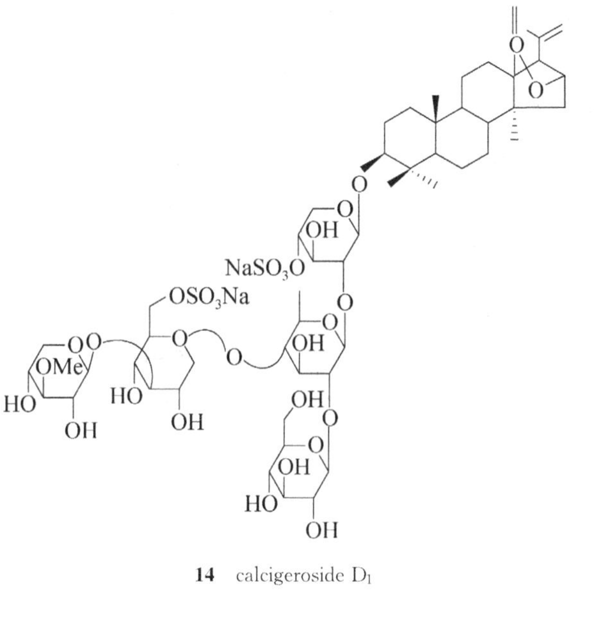

14 calcigeroside D₁

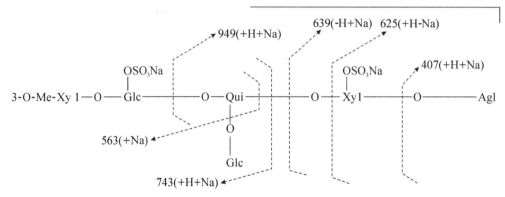

1 095(M_Na·Na-SO₃Na-Glc+2H+Na)⁺

1 009(1 155-3-O-Me-Xyl+H)⁺

993(1 155-Glc+H)⁺

1 359(M_Na·Na+Na)⁺

1 257(M_Na·Na-SO₃Na+H+Na)⁺

1 155(M_Na·Na-2SO₃Na+2H+Na)⁺

图 11-5 calcigeroside D₁ ESI-MS 正离子裂解方式

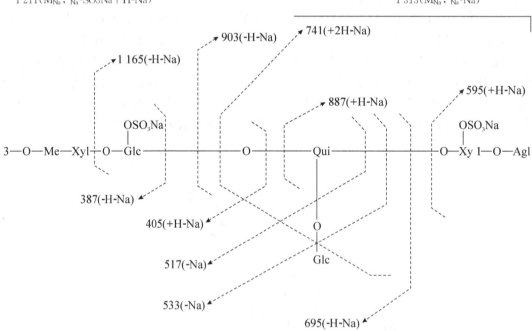

图 11-6 calcigeroside D₁ ESI-MS 负离子裂解方式

第四节 提取分离方法及研究实例

一、提取分离方法

(一)样品处理

新鲜的样品采集后,洗去泥沙,在运输过程中需加入冰块或进行冰冻,提取前将海参个体切碎或搅碎成肉末状。有时也可将样品采集后剖开,去除内脏、水煮、晒干,然后粉碎成粗粉。

(二)溶剂提取

粗提多采用含水乙醇(50%~80%)或甲醇提取,冷浸或加热回流。提取液蒸去溶剂后得流浸膏。由于海参中含有较多的盐分,盐的存在会引起萃取时的乳化以及色谱分离的效果。因此,在分离纯化之前,须先将所含的盐分除去。较好的除盐方法是采用大孔树脂法,既可以除去提取物中的盐分,又可以富集皂苷类成分。用于脱盐的大孔树脂有Amberlite XAD-2、Polychrom-1和国产的DA101等。其方法为先将大孔树脂预处理后,装柱,将醇提取的海参流浸膏用适量水溶解,通过大孔树脂柱,用水洗涤除去盐分及糖类等水溶性杂质,至洗涤液无色,接着用50%乙醇洗涤,或用甲醇、丙酮等溶剂洗涤,洗脱液减压回收溶剂,即可得到粗总皂苷部分。粗总皂苷用水均匀分散,水溶液用二氯甲烷萃取,除去脂溶性成分,接着用水饱和的正丁醇反复萃取,正丁醇萃取液减压回收,即得海参皂苷提取物。

(三)色谱分离

总皂苷提取物中通常含有十几种甚至几十种结构类似的皂苷成分,必须采用多种现代色谱分离方法,才有可能获得纯的单体化合物。常用的色谱方法主要是采用硅胶分配柱色谱,以不同比例的氯仿:甲醇:水或水饱和的正丁醇的混合液作洗脱剂。对于极性较大的皂苷,可适当增大甲醇和水的比例,取其下层溶液作洗脱剂,如氯仿:甲醇:水——6.5:3.5:1(下层)。有时为了改变洗脱剂的极性,适量加入一定量的乙酸乙酯。采用高效硅胶薄层色谱,以$10\%H_2SO_4$作显色剂检查各流份的色谱效果,收集不同组分。再反复进行硅胶柱色谱或反相硅胶柱色谱,反相硅胶常采用ODSRP-C18作填充剂,用常压或加压柱色谱,常可达到较好的分离效果。对于某些结构非常类似的成分,经上述方法达不到分离,可采用高效液相色谱法,用C_{18}反相半微量制备柱进行分离纯化,以不同比例的甲醇-水或乙腈-水作流动相进行洗脱。由于多数皂苷仅有一个双键,紫外吸收不显著。因此不能用紫外检测计进行检测,可改用示差折光检测计或光散射检测计进行信号的检测。选择适当的流动相是达到皂苷分离的关键因素,往往需要花费较多的时间进行摸索,可参考文献资料,借鉴前人的经验。

二、研究实例

(一)图纹白尼参中海参皂苷BM-1的提取分离与结构测定[24]

1. 提取分离 图纹白尼参(*Bohadschia marmorata* Jaeger)属棘皮动物门

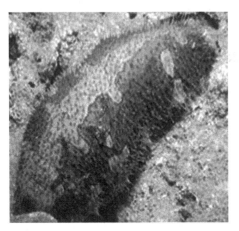

图 11-7　图纹白尼参

(Echinodermata)海参纲(Holothuroidea)楯手目(Aspidochirotida)海参科(Holothuriidae)白尼参属(Bohadschia)动物,见于我国海南岛南端和西沙群岛,广泛分布于印度-西太平洋区域,从毛里求斯到斐济群岛,北到日本琉球群岛,南到澳大利亚北部。易杨华等以采自我国海南岛海域的样本为材料,对其皂苷类成分作了系统的研究。应用硅胶、反相硅胶和葡聚糖凝胶等多种现代色谱分离技术,对图纹白尼参体内的三萜皂苷类成分进行了系统的分离纯化和药理研究,从图纹白尼参中分离鉴定了 36 个三萜皂苷化合物。应用现代光谱技术(尤其是 2D-NMR)、ESI-MS 技术和化学方法对这些化合物进行结构测定,确定了其化学结构和立体构型。其中新化合物共计 26 个。抗真菌活性筛选表明,这些化合物对白色念珠菌、薰烟曲霉菌、红色毛癣菌、热带念珠菌和克鲁斯假丝酵母菌有很强的抑制活性,MIC_{80} 均 $\leqslant$ 4 $\mu g/ml$,有进一步研究的价值。体外细胞毒试验显示,对 A549 人肺癌细胞株有强效细胞毒活性。现将其中的一个主要的皂苷 BM-1 (**15**)的提取分离与结构测定介绍如下。

将图纹白尼参(4.2 kg)烘干,粉碎,用 60% 的乙醇加热回流提取四次,回收溶剂,蒸干,得浸膏,称重。将浸膏均匀分散水中,用水饱和正丁醇萃取四次,回收溶剂,蒸干,称重,得正丁醇部位。将正丁醇部位经各种色谱分离技术进行分离和纯化,得单体化合物,具体流程如图 11-8。

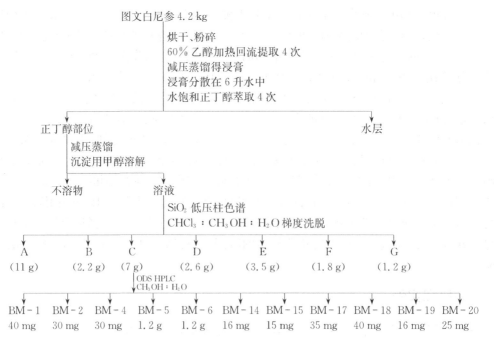

图 11-8　图文白尼参中皂苷的提取分离流程

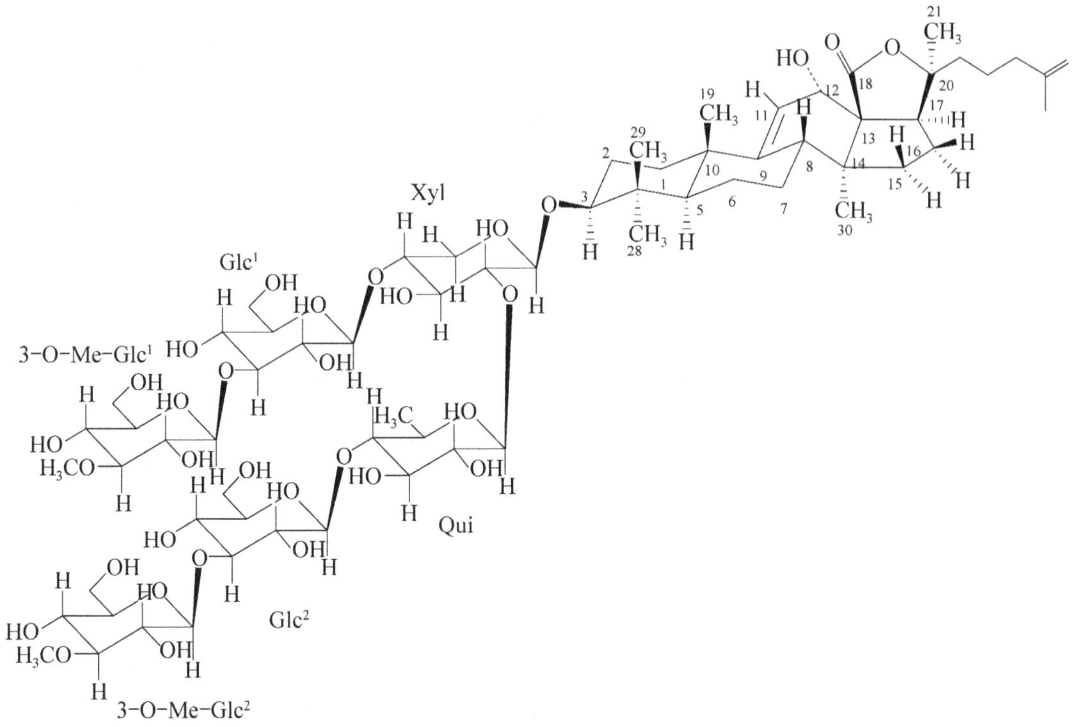

15 BM-1

2. 结构测定 BM-1：$C_{67}H_{108}O_{32}$，无色结晶性粉末，熔点为 209～211 ℃，$[\alpha]_D^{20}=$ $-1.7°$（c 0.34，pyridine），Liebermann-Burchard 反应和 Molish 反应均呈阳性。由电喷雾-正离子质谱（ESI-MS$^+$）提供的准分子离子峰 m/z 1 447 [M＋Na]$^+$ 和电喷雾-负离子质谱（ESI-MS$^-$）提供的准分子离子峰 m/z 1 423 [M－H]$^-$，推断 BM-1 的分子量为 1 424。由高分辨质谱（HRESI-MS$^+$）中准分子离子峰提供的精确分子量 m/z 1 447.673 0 [M＋Na]$^+$，（Calcd. for $C_{67}H_{108}O_{32}Na^+$，1 447.672 1），给出该化合物的分子式 $C_{67}H_{108}O_{32}$。IR（KBr）（cm^{-1}）：3 421（羟基），1 734（γ-内酯羰基），1 652（双键）。根据 BM-1 的 ^{1}H-NMR、^{13}C-NMR 和 HMQC 谱，对化合物的各个碳及其连接氢质子的化学位移进行归属，借助 ^{1}H-^{1}H-COSY 和 TOCSY 谱确定各个碳原子的连接顺序，结果见表 11-1 和表 11-2。

表 11-1 ^{1}H，^{13}C-NMR Chemical Shifts for the Aglycone Moiety of BM-1（in pyridine-d_5）

C	δ_C	δ_H mult.（J in Hz）	C	δ_C	δ_H mult.（J in Hz）
1	36.4	1.44，1.89 m	8	40.1	3.39 dd（3.5，7.2）
2	27.1	1.98，2.15 m	9	153.1	
3	88.6	3.15 dd（3.5，10.4）	10	39.6	
4	40.0		11	116.1	5.71 d（4.4）
5	52.8	0.99 d（12.0）	12	68.2	4.55 d（4.4）
6	21.2	1.56，1.77 m	13	64.1	
7	28.8	1.45，1.78 m	14	46.6	

（续表）

C	δ_C	δ_H mult. (J in Hz)	C	δ_C	δ_H mult. (J in Hz)
15	37.2	1.98 m	23	22.3	1.52, 1.81 m
16	24.1	2.04 m	24	38.1	2.00 m
17	47.0	3.19 m	25	145.4	
18	177.7		26	110.8	4.79 d (10.2)
19	22.5	1.38 s	27	22.2	1.69 s
20	84.6		28	28.0	1.24 s
21	26.4	1.57 s	29	16.7	1.08 s
22	38.9	1.63, 1.86 m	30	22.0	1.28 s

表 11-2　^{1}H,^{13}C-NMR Chemical Shifts for the Sugar Moiety of BM-1 (in pyridine-d_5)

C	δ_C	δ_H mult. (J in Hz)	C	δ_C	δ_H mult. (J in Hz)
Xyl			Qui		
1	105.2	4.67 d (7.2)	1	105.5	5.08 d (7.8)
2	83.5	4.01 m	2	76.3	4.08 m
3	75.6	4.23 m	3	75.9	4.14 m
4	77.4	4.28 m	4	87.4	3.74 m
5	64.0	3.61, 4.45 m	5	71.7	3.83 m
Glc^1			6	18.2	1.70 d(6.0)
1	102.8	4.94 d (7.2)	Glc^2		
2	73.1	4.08 m	1	104.9	4.92 d (7.2)
3	87.9	4.23 m	2	73.8	4.03 m
4	69.7	4.05 m	3	88.0	4.20 m
5	78.2	3.98 m	4	69.9	4.08 m
6	62.2	4.24, 4.52 m	5	77.9	3.98 m
3OMeGlc^1			6	62.1	4.24, 4.51 m
1	105.6	5.22 d (7.8)	3OMeGlc^2		
2	75.1	4.03 m	1	105.6	5.24 d (7.8)
3	88.0	4.01 m	2	75.0	4.04 m
4	70.6	4.18 m	3	88.0	3.74 m
5	78.3	4.02 m	4	70.6	4.18 m
6	62.3	4.21, 4.53 m	5	78.3	4.01 m
OMe	60.7	3.83 s	6	62.2	4.28, 4.51 m
			OMe	60.7	3.83 s

在核磁波谱上：信号 δ_C153.1 (C-9) 和 δ_C116.1 (C-11)/δ_H 5.71 (1H, br. s, H-11)显示有 9 (11) 双键，在 HMBC 谱上，H-11 (δ_H5.71) 与 C-8 (δ_C40.1)、C-10 (δ_C 39.6)、C-12 (δ_C 68.2) 和 C-13 (δ_C 64.1) 有远程相关。δ_H 4.55 二重峰信号 (δ_C68.2) 为连接有羟基的次甲基氢信号，在 HMBC 谱上，该次甲基氢与 C-18 (δ_C177.2)、C-9 (δ_C 153.1)、C-11 (δ_C 116.1)、C-13 (δ_C 64.1)、C-14 (δ_C 46.6) 和 C-17 (δ_C 47.0) 有远程相关,确定为 12

位 H(图 11-9)。说明 BM-1 苷元为含有 9(11)-烯-12-醇结构的海参烷型三萜骨架[17]。在 NOESY 谱上,H-12 (δ_H 4.55)与 H-21 (δ_H 1.57)存在空间相关,并且 H-12 与 H-11 的偶合常数为 4.4 Hz,根据文献判定 H-12 为 β 构型[18],同时 H-17 (δ_H 3.19)与 H-21 (δ_H 1.57)存在 NOESY 相关,说明 H-17 为 α 构型(图 11-10)。

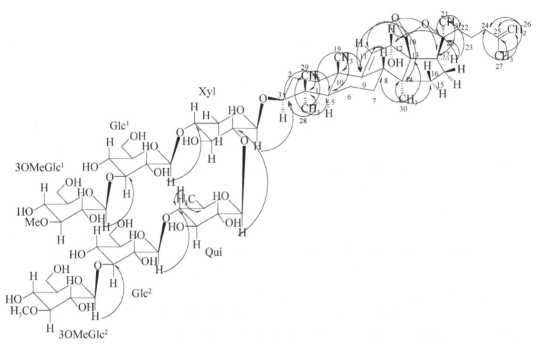

图 11-9   The Key HMBC correlations of BM-1

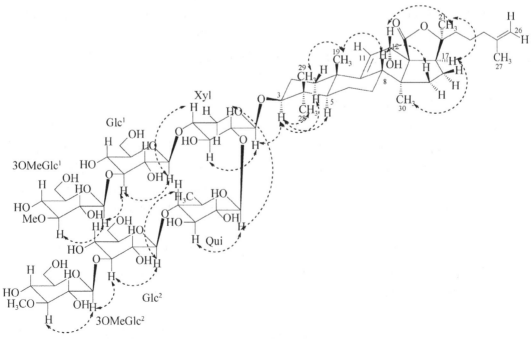

图 11-10   The Key NOESY correlations and relative configuration of BM-1

BM-1的苷元部分与bivittoside D的差别在于存在25,26-双键[18],证据是在[13]C-NMR谱上,C-25和C-26分别向低场位移到δ_C145.4和δ_C110.8,并且在HMBC谱上,甲基氢(δ_H1.69, s, 27-CH$_3$)与C-24(δ_C37.2)、C-25(δ_C145.4)和C-26(δ_C110.8)有远程相关(图11-9)。结合分析HMQC,HMBC,COSY和TOCY对苷元部分进行归属(表11-1)。这样BM-1苷元部分确定为:海参烷-9(11),25(26)-二烯-3β,12α-二醇。

将BM-1用三氟乙酸水解后,衍生得到糖腈乙酸酯衍生物,采用GC-MS分析,经与标准糖的糖腈乙酸酯衍生物对照,结果显示BM-1中存在D-木糖、D-奎诺糖、D-葡萄糖、3-O-甲基-D-葡萄糖(1:1:2:2)。在MS-MS谱中,可以看到依次裂糖的碎片:1 423[M-H]$^-$;1 247[M-H-176]$^-$;1 085[M-H-176-162]$^-$;909[M-H-176-162-176]$^-$;747[M-H-176-162-176-162]$^-$;601[M-H-176-162-176-162-146]$^-$;469[M-H-176-162-176-162-146-132]$^-$。^{1}H-NMR,^{13}C-NMR和HMQC也证实了六个糖残基的存在:六个糖端基碳信号(δ_C102.8,δ_C104.9,δ_C105.2,δ_C105.5,δ_C105.6和δ_C105.6)及六个端基氢信号[δ_H4.94(d, J = 7.2 Hz),δ_H4.92(d, J=7.2 Hz),δ_H4.67(d, J = 7.2 Hz),δ_H5.08(d, J = 7.8 Hz),δ_H5.22(d, J = 7.8 Hz)和δ_H5.24(d, J=7.8 Hz)],且所有糖苷键均为β构型。通过HMQC可以确定所有氢信号和与之对应的碳信号;通过COSY可以从易于分别的氢信号(比如端基氢)出发确定每一个糖环耦合系统的信号归属。与相应的甲基糖苷比较[19],可以发现木糖的2位、4位;葡萄糖1的3位;奎诺糖的4位和葡萄糖2的3位均向低场有很大的位移。在HMBC谱上,木糖的端基氢与BM-1苷元的3位有远程相关(图11-10)。说明,木糖连接在苷元的3位,糖之间的连接位点用同样方法可以确定。通过分析HMBC,COSY和NOESY,确定了BM-1的糖链结构,与bivittoside D的糖链一致。

综上所述,确定BM-1的结构为3-O-{(3-O-甲基-β-D-吡喃葡萄糖-(1→3)-β-D-吡喃葡萄糖-(1→4)-β-D-吡喃奎诺糖-(1→2)-[(3-O-甲基-β-D-吡喃葡萄糖)-(1→3)-β-D-吡喃葡萄糖-(1→4)]-β-D-吡喃木糖}-海参烷-9(11),25(26)-二烯-3β,12α-二醇。现有文献资料表明BM-1尚未有公开报道,为一新化合物,命名为25,26-dehydro bivittoside D。

(二) 面包海星中海星皂苷的提取分离与结构测定

面包海星(cushion star, pincushion star, *Culcita novaeguineae* Müller *et* Troschel, 1842)属瓣海星目(Valvatida)瘤海星科(Oreasteridae),又称为馒头海星。外形为正五角形,有5只腕足,由于腕足特别粗短,以至于由反口面不易看出体盘和腕足的区别,外形酷似一个大馒头或面包(图11-11)。成体轴长(体中央至足端)在10 cm以上,可达30 cm,为大型海星。体表有许多末端为黄色的细小突起,个体间的体色变异很大,但主要为红褐色系。

本种分布于西太平洋及孟加拉湾以东之印度洋海域,在我国南海有较大蕴藏量。有关面包海星的化学成分研究报道较少,仅有意大利的Riccio小组和前苏联的Kicha等人作过部分工作,从其水提物中分离到5个多羟基甾醇,13个多羟基甾体皂苷和1个磷酰基甘油醚类似物[32~34]。

汤海峰等[35~36]对采自我国南海三亚海域的面包海星的化学成分特别是水溶性皂苷类

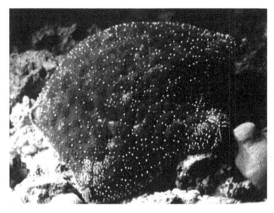

图 11-11　面包海星

成分进行了系统深入的研究。采用多种色谱手段,共得到 20 个化合物。海星皂苷的分子量大,水溶性强,结构非常类似,在海星中多种海星皂苷及多羟基甾体皂苷常混合存在,因此分离难度较大,早期文献报道的多为经酸水解后获得的苷元。通过日本和意大利多个研究小组的不懈努力,特别在 HPLC 制备技术深入应用于皂苷的纯化后,已形成了一套行之有效的海星皂苷提取分离方法。根据国内实验室的状况并结合作者的经验,采用如下流程分离海星皂苷亦可获得满意的结果。分离流程见图 11-12。

冻干样品
↓ 水提取
水提物
↓ Amberlite XAD-2 柱层析
↓ 甲醇洗脱
甲醇洗脱物

Sephadex LH-60 凝胶过滤 ｜ 硅胶 TLC 检测(n-BuOH：AcOH：H_2O
MeOH：H_2O = 2：1 ｜ 或 $CHCl_3$：MeOH：H_2O)

含海星皂苷的组分
↓ 硅胶柱层析
↓ n-BuOH：Me_2OH：H_2O = 3：1：5
粗皂苷
↓ RP-HPLC (MeOH：H_2O = 45：55 ～ 50：50)
海星皂苷单体

图 11-12　海星皂苷分离流程

　根据化学方法和波谱解析确定了其中 13 个化合物的结构,均为首次从该物种中发现。其中,CN-1～CN-12 为海星皂苷类化合物,其中 CN-5～CN-12 为新化合物。已确定结构的 13 个化合物除 CN-2,CN-5,CN-7 外,均对稻瘟霉模型显示强度不同的诱导菌丝变形或抑制孢子生长作用(MMDC;63～250 μg/ml)。除 CN-5 外,测定了其他 7 个新化合物的肿瘤细胞毒性,结果显示:CN-6 对 K562 和 BEL7402 肿瘤细胞、CN-8 对 K562 和 BEL7402 细胞、CN-12 对 BEL7402 细胞均具有显著细胞毒作用,其他皂苷仅有边缘细胞毒性或无活性。对 7 个新化合物的溶血试验表明:CN-6 和 CN-8 对 1% 兔红细胞有一定溶血活性,CN-7,CN-9,CN-10,CN-11,CN-12 的溶血活性很弱。以上化学和药理学研究为面包海星的进一步开发利用打下了坚实的基础。化合物的结构如下:

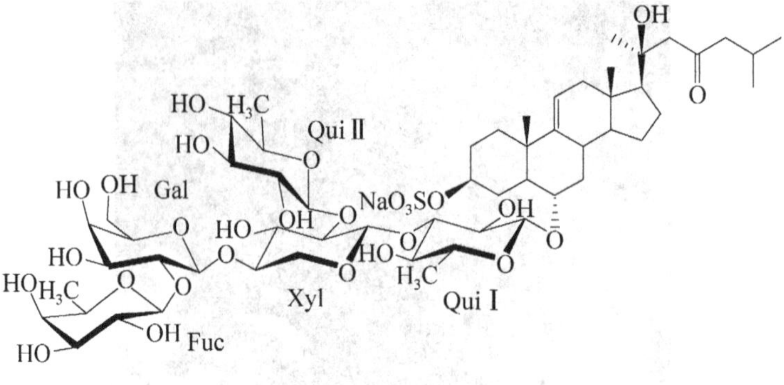

CN-1 thornasteroside A

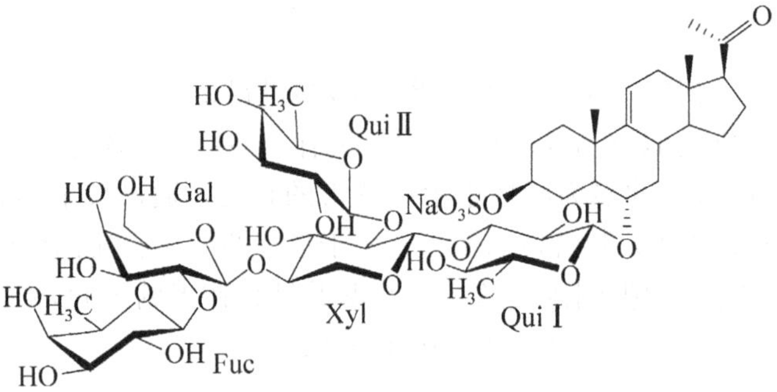

CN-2 asteronyl pentaglycoside sulfate

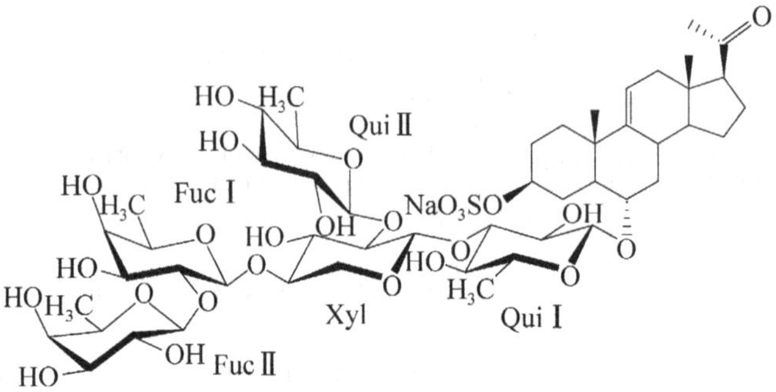

CN-5 novaeguinoside A

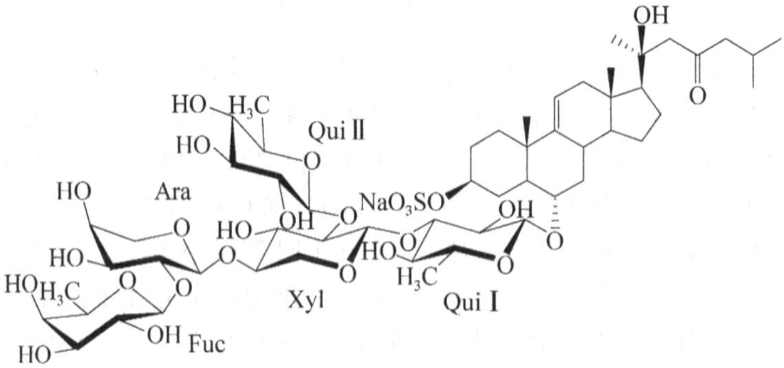

CN-6 novaeguinoside B

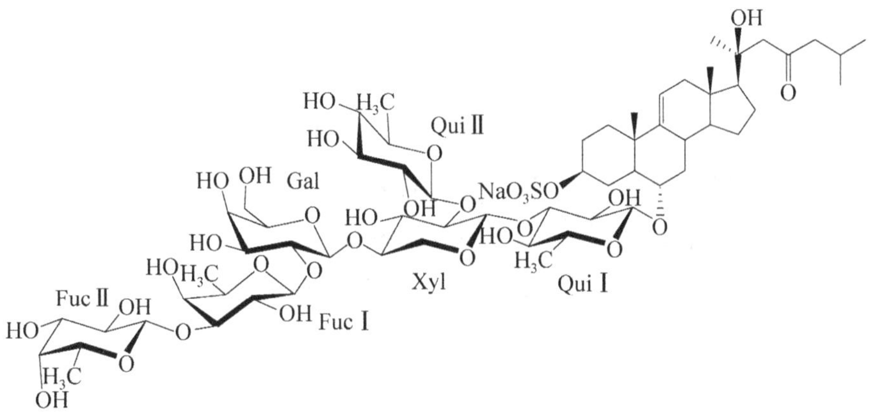

CN－3　marthasteroside A₁

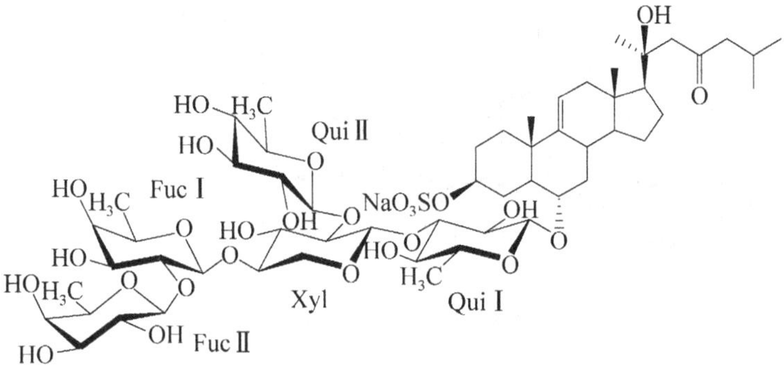

CN－4　regularoside B

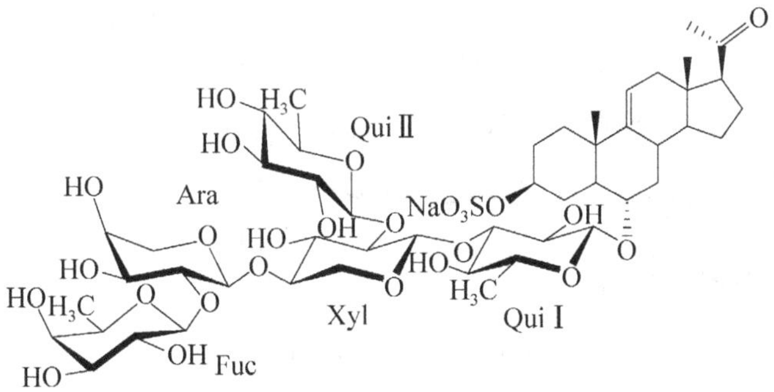

CN－7　novaeguinoside C

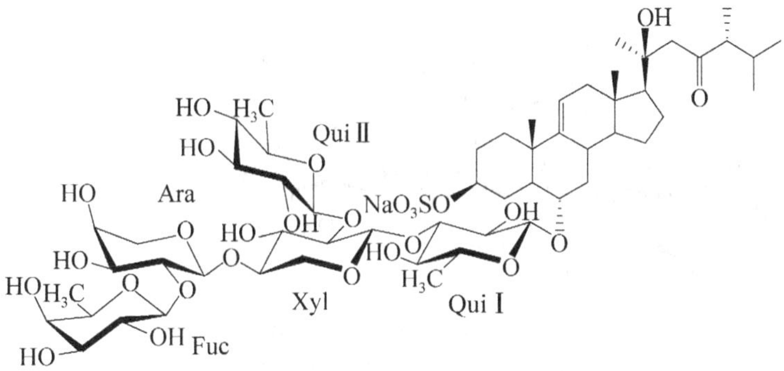

CN－8　novaeguinoside D

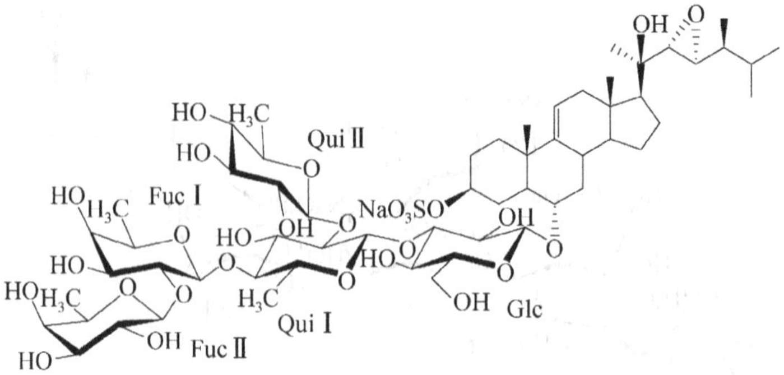

CN－9　novaeguinoside E

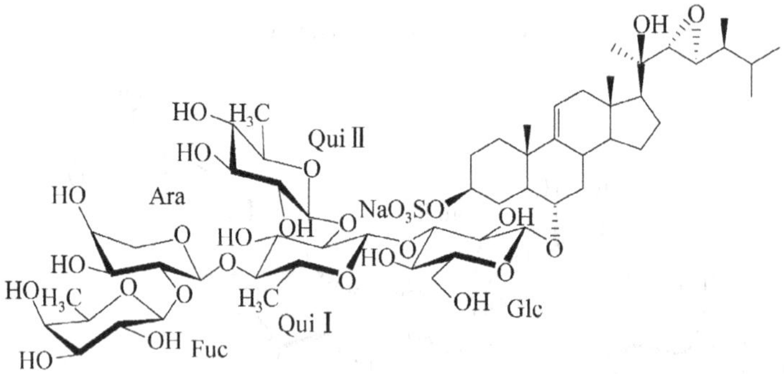

CN－10　novaeguinoside F

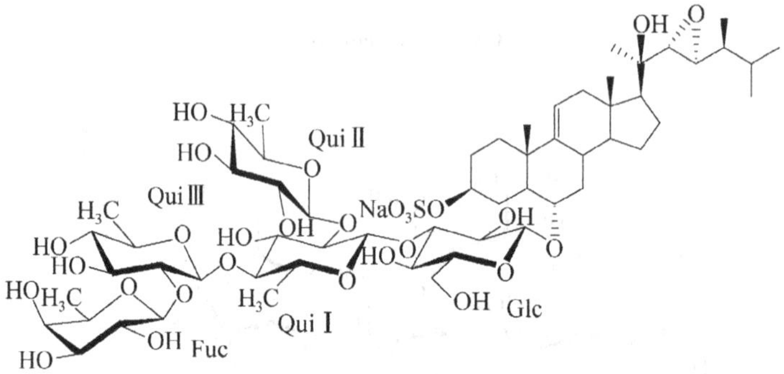

CN－11　novaeguinoside G

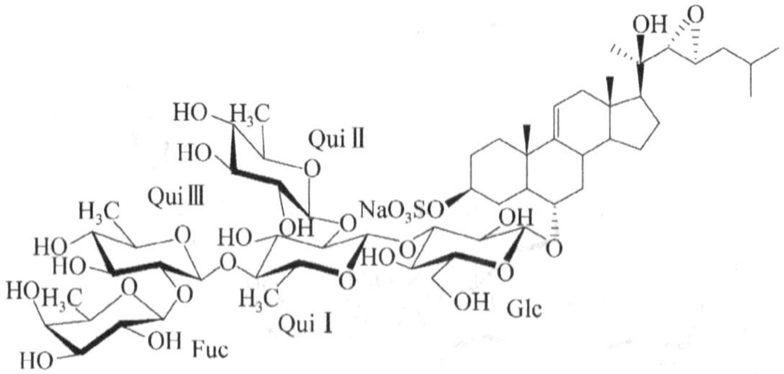

CN－12　novaeguinoside H

图 11-13　面包海星中分离到的化合物

三、结构测定

现以海星皂苷 novaeguinoside E（CN-9）为例,介绍结构测定的方法。

CN-9:白色结晶性粉末,熔点为 217～219 ℃（CH$_3$OH－H$_2$O）,[α]$_D^{20}$+10°(c 0.204,CH$_3$OH),Liebermann-Burchard 反应呈阳性。IR 中 1 242、1 212 cm^{-1}吸收带示有硫酸酯基存在。由 ESI-MS 的准分子离子峰 m/z 1 317[M+Na]$^+$,1 271[M—Na]$^-$推测分子量为 1 294,HRESI-MS 结合^{13}C-NMR 确定分子式为 C$_{58}$H$_{95}$O$_{28}$SNa。

分析^{1}H,^{13}C-NMR 和 DEPT 谱数据,表明 CN-9 是海星皂苷类化合物。其苷元具有 Δ$^{9(11)}$甾体母核[δ$_C$145.7(C-9),116.7(C-11);δ$_H$5.23(brd,J=4.9 Hz,11-H)],3 位连硫酸酯基[δ$_C$77.7(C-3);δ$_H$4.87(m,3-H)],6 位羟基与寡糖成苷[δ$_C$81.1(C-6);δ$_H$3.79(m,6-H)],以上特征与已知皂苷 CN-1(thornasteroside A)的苷元相同,C-1～C-19 的^{13}C-NMR 数据也与 CN-1 一致。但侧链部分的 NMR 数据存在明显不同。剔除苷元母核和糖基的 NMR 信号,表明侧链骨架由 4 个甲基(1 个连季碳:21-CH$_3$,3 个连次甲基:26-CH$_3$,27-CH$_3$,28-CH$_3$),1 个连氧季碳(C-20),4 个次甲基(CH-24,CH-25,CH-22,CH-23,其中后 2 个连氧)构成。结合 HMQC、HMBC 信息,由 TOCSY 和 DQCOSY 分析可确定 C-20～C-28 的连接顺序,其中在 2 个连氧次甲基上可能形成环氧结构,剩余的连季碳甲基和连氧季碳可确定在 21 位和 20 位,其中 20 位季碳可能连接 1 个羟基。具有这一可能侧链的海星皂苷已有文献报道,即 regularoside A[9]和 pectinioside B[26]等,经对比其^{13}C-NMR 数据,基本相同,从而可初步确定 CN-9 的苷元结构,这一推测也与扣除糖基部分后 CN-9 的分子式相符。20、22、23、24 位不对称碳原子的构型是经对比模型化合物的 NMR 数据确定的。Riccio 等[9]曾合成了 4 种构型的 24-methyl-22,23-epoxy-3α,5-cyclo-5α-cholestan-6β-yl acetate (22S,23S,24R;22R,23R,24R;22S,23S,24S 和 22R,23R,24S),4 种化合物的 17～28 位碳和氢的 NMR 数据有较大差别(CD$_3$OD),并与之对比确定 regularoside A 的构型为 20S,22S,23S,24S。CN-9 与该皂苷苷元侧链的^{13}C-NMR 数据非常吻合,由此可认为 CN-9 也具有相同构型。

CN-9 的 NMR 谱中显示 5 个糖基的端基氢信号[δ4.74(d,J=7.5 Hz),4.88(d,J=8.1 Hz),4.89(d,J=7.2 Hz),4.90(d,J=7.6 Hz),5.25(d,J=6.2 Hz)],其中第 2～4 个端基质子信号有部分重叠,加 D$_2$O 后获得 5 个分离度较好的信号 δ4.76(d,J=7.6 Hz),4.87(d,J=8.0 Hz),4.89(d,J=7.2 Hz),4.95(d,J=7.6 Hz)和 5.02(d,J=7.6 Hz)。通过 HMQC 可找到与之对应的 5 个端基碳信号(δ102.9,107.2,103.9,105.5,104.8)。因此,CN-8 的寡糖链由 5 个糖基组成,根据$^3J_{1-H/2-H}$可推断糖的端基均为 β 构型。同时 NMR 谱中还可发现 4 个 6-去氧糖存在的证据:δ$_C$18.3(q),17.9(q),17.1(q),16.8(q)和相应的 δ$_H$1.69(3H,d,J=5.4 Hz),1.72(3H,d,J=6.0 Hz),1.43(3H,d,J=6.0 Hz),1.41(3H,d,J=6.0 Hz)。

通过 GC/MS 分析了 CN-9 经三氟醋酸酸水解所获得的糖腈乙酸酯,表明 CN-9 中存在 3 种糖基:D-奎诺糖、D-岩藻糖、D-葡萄糖(2:2:1)。糖的绝对构型推测为 D 型还因为:除 L-阿拉伯糖外,目前发现的所有海星皂苷的糖基均为 D 型。

从 ESI-MS 和 MS/MS 中除发现脱硫酸基碎片 m/z 1 197[M+Na—NaHSO$_4$]$^+$外,还可找到一系列含糖基碎片 m/z 1 051[1 197－146]$^+$,905[1 197－2×146]$^+$,769[4×146＋

$162+Na]^+$，$623[3×146+162+Na]^+$，$607[4×146+Na]^+$，$453[2×146+162-H]^+$，$437[3×146-H]^+$，$315[2×146+Na]^+$(正离子模式)。特别是负离子模式的 ESI-MS 中 $m/z\ 1\,125[M-Na-146]^-$，$979[1\,125-146]^-$，$833[979-146]^-$，$687[833-146]^-$，$525[687-162]^-$等从末端依次脱去糖基的一系列碎片,可证明寡糖链由 4 个脱氧六碳糖和 1 个六碳糖组成,且六碳糖与苷元连接。

借助 ^{1}H,^{13}C-NMR，HMQC，HMBC 提供的信息,从 5 个糖的端基质子或 6-去氧糖的甲基氢信号出发,根据 TOCSY 和 DQCOSY 谱可对各个单糖的信号予以归属。当然,由于岩藻糖的$^3J_{4-H/5-H}$太小,在 TOCSY 试验中发现磁化接力转移中止于 4-H,此外,部分质子信号重叠较严重。因此,所有信号的最终认定是综合波谱(主要是 TOCSY 和 DQCOSY)和化学手段各方面所提供的信息并经与文献数据比较而得出的。^{1}H-NMR 信号归属后,通过 HMQC 可确定糖基的相应碳信号,结果见表 11-2。由表 11-2 可发现,δ91.9(Glc C-3)，82.2(Qui Ⅰ C-2)，86.0(Qui Ⅰ C-4)，82.6(Fuc Ⅰ C-2)与相应甲基单糖苷比较有较大低场位移,提示相应位置即是苷化位置。而根据^{13}C-NMR 谱数据的对比还可证明所有糖基均以吡喃形式存在。

糖基间的连接顺序和位置最后经由 HMBC 谱并考虑 NOESY 谱确定。HMBC 中可观察到如下重要的碳氢远程相关峰:δ_H4.90(Glc 1-H)/δ_C81.1(C-6)，δ_H4.89(Qui Ⅰ 1-H)/δ_C91.9(Glc C-3)，δ_H5.25(Qui Ⅱ 1-H)/δ_C82.2(Qui Ⅰ C-2)，δ_H4.74(Fuc Ⅰ 1-H)/δ_C86.0(Qui Ⅰ C-4)，δ_H4.88(Fuc Ⅱ 1-H)/δ_C82.6(Fuc Ⅰ C-2)及δ_H3.79(6-H)/δ_C105.5(Glc C-1)，δ_H3.81(Glc 3-H)/δ_C103.9(Qui Ⅰ C-1)，δ_H4.06(Qui Ⅰ 2-H)/δ_C104.8(Qui Ⅱ C-1)，δ_H3.50(Qui Ⅰ 4-H)/δ_C102.9(Fuc Ⅰ C-1)，δ_H4.37(Fuc Ⅰ 2-H)/δ_C107.2(Fuc Ⅱ C-1)。相应的,NOESY 谱中也可找到重要的具 NOE 相关的氢信号:6-H/Glc 1-H，Qui Ⅰ 1-H/Glc 3-H，Qui Ⅱ 1-H/Qui Ⅰ 2-H，Fuc Ⅰ 1-H/Qui Ⅰ 4-H，Fuc Ⅱ 1-H/Fuc Ⅰ 2-H。因此,确定 CN-9 的寡糖链存在如下结构:β-D-岩藻糖-$(1\to2)$-β-D-岩藻糖-$(1\to4)$-$[\beta$-D-奎诺糖-$(1\to2)]$-β-D-奎诺糖-$(1\to3)$-β-D-葡萄糖-$(1\to6)$-苷元。该寡糖基单元与文献报道的 marthasterosides B 和 marthasterosides C 的寡糖链相同,经比较,三者糖基部分的^{13}C-NMR 数据十分接近。但由于文献报道较早,其 NMR 数据未经 2D-NMR 谱验证,是根据化学手段确定糖基及其连接位置后再通过谱学规则推测而得,因此对个别碳信号的归属与 CN-9 存在出入。

综上所述,推定 CN-9 的结构为 sodium $(20R, 22R, 23S, 24S)$-6α-O-$\{\beta$-D-fucopyranosyl-$(1\to2)$-β-D-fucopyranosyl-$(1\to4)$-$[\beta$-D-quinovopyranosyl-$(1\to2)]$-β-D-quinovopyranosyl-$(1\to3)$-β-D-glucopyranosyl$\}$-22,23-epoxy-20-hydroxy-24-methyl-5α-cholest-9(11)-en-3β-O-sulfate,为一新化合物,命名为 navaeguinoside E。

表 11-3　novaeguinoside E (CN-9) 的^{1}H (600 MHz)-NMR and ^{13}C (150 MHz)-NMR 数据^{a}以及重要的 HMBC 和 NOESY 相关信号(in C$_5$D$_5$N)

位置	δ_H mult^b	δ_C mult^c	位置	δ_H mult^b	δ_C	HMBC	NOESY
1	α=1.38m,β=1.63m	36.1t	Glc				
2	α=2.75m,β=1.84m	29.5t	1	4.90d(7.6)/ 4.95d(7.6)^e	105.5	C-6	6-H

（续表）

位置	δ_H mult[b]	δ_C mult[c]	位置	δ_H mult[b]	δ_C	HMBC	NOESY
3	4.87m	77.7d	2	3.95m	73.9	Glc C-1,3	
4	α=3.48m,β=1.67m	30.9t	3	3.81m	91.9	Qui Ⅰ C-1	Qui Ⅰ 1-H
5	1.49m	49.4d	4	4.05m	69.8	Glc C-3	
6	3.79m[d]	81.1d	5	3.82m	77.6		
7	α=1.24m,β=2.70m	41.7t	6	4.44d(10.8),	62.3		
				4.27brt(6.0)			
8	2.03m	35.3d	Qui Ⅰ				
9		145.7s	1	4.89d(7.2)/	103.9	Glc C-3	Glc 3-H
				4.89d(7.2)[e]			
10		38.4s	2	4.06m	82.2	Qui Ⅱ C-1	Qui Ⅱ 1-H
						Qui Ⅰ C-1	
11	5.23brd(4.9)	116.7d	3	4.01m	75.2	Qui Ⅰ C-2,4	
12	α=2.05m	42.4t	4	3.50t(8.4)	86.0	Fuc Ⅰ C-1	Fuc Ⅰ 1-H
	β=2.29dd(16.2，5.4)					Qui Ⅰ C-3,5,6	
13		41.9s	5	3.83m	71.8	Qui Ⅰ C-1,3,4,6	
14	1.16m	53.8d	6	1.69d(5.4)	18.3	Qui Ⅰ C-5	
15	α=1.81m,β=2.12m	23.1t	Qui Ⅱ				
16	α=1.61m,β=1.16m	25.3t	1	5.25d(6.2)/	104.8	Qui Ⅰ C-2	Qui Ⅰ 2-H
				5.02d(7.6)[e]			
17	1.66m	59.6d	2	4.02m	76.3	Qui Ⅱ C-1	
18	0.99s	13.5q	3	4.03m	76.7		
19	0.92s	19.3q	4	4.04m	75.5		
20		71.4s	5	3.62m	73.9		
21	1.41s	23.6q	6	1.72d(6.0)	17.9	Qui Ⅱ C-4,5	
22	2.85brs	64.5d	Fuc Ⅰ				
23	2.93dd(7.8，1.8)	57.5d	1	4.74d(7.5)/	102.9	Qui Ⅰ C-4	Qui Ⅰ 4-H
				4.76d(7.6)[e]			
24	1.19m	42.0d	2	4.37t(8.4)	82.6	Fuc Ⅱ C-1,	Fuc Ⅱ 1-H
						Fuc Ⅰ C-1,3	
25	1.69m	31.8d	3	4.10m	75.2		
26	0.95d(7.2)	20.5q	4	3.99m	71.6		
27	0.88d(6.6)	19.2q	5	3.80m	71.8	Fuc Ⅰ C-1,4,6	
28	0.87d(8.4)	13.0q	6	1.43d(6.0)	17.1	Fuc Ⅰ C-5	
			Fuc Ⅱ				
			1	4.88d(8.1)/	107.2	Fuc Ⅰ C-2	Fuc Ⅰ 2-H
				4.87d(8.0)[e]			
			2	4.38t(8.4)	73.5	Fuc Ⅱ C-1,3	
			3	3.97m	75.4		
			4	3.93m	72.5		
			5	3.61m	71.9	Fuc Ⅱ C-1,4,6	
			6	1.41d(6.0)	16.8	Fuc Ⅱ C-5	

a 通过 DQCOSY，TOCSY，HMQC 和 HMBC 实验予以归属；
b 偶合常数（Hz）置于括号中；
c 通过 DEPT 谱确定其多重性；
d 在 HMBC 谱中还可观察到 6-H 和 Glc C-1 的远程相关信号；
e 以 $C_5D_5N-D_2O$ 为溶剂测定。

参考文献

［1］廖玉麟. 中国动物志棘皮动物门海参纲[M].北京:科学出版社,1997.

［2］Isao Kitagawa, Motomasa Kobayashi, Manabu Hori, et al. Four lanostane-Type Triterpene Oligoglycosides, BivittosideA, B, C and D, from the Okinawan Sea Cucumber *Bohadschia bivittata* MITSUKURI. Chem. Pharm. Bull, 1989, 37(1):61－67.

［3］I Kitagawa, M Kobayashi, T Inamoto, et al. Marine nature products XIV. Structures of echinoside A and B, antifungal lanostane-oligosides from the sea cucumber *Actinopyga echinites* (Jaeger). Chem. Pharm. Bull. 1985,33,5214.

［4］G Santhakumari, J sephen. Antimitotic Effects of Holothuria. Cytologia, 1988,53:163－168.

［5］Marta S Maier, Alejandro J, Roccatagliata, Anabel Kuriss, et al. Two New Cytotoxic and Virucidal Trisulfated Triterpene Glycosides from the Antarctic Sea Cumcmber *Staurocucumis liouvillei*. J. Nat. Prod, 2001,64:732－736.

［6］VI Kalinin, NG Prokofieva ,G N Likhatskaya, et al. Hemolytic Activities of Triterpene Glycosides from the Holothurian order dendrochirotida. Toxicon, 1996,34(4):475－483.

［7］ZR Zou, YH Yi, QZ Xu, et al. A New Disulfated Triterpene Glycoside from the Sea Cucumber *Mensamaria intercedens* Lampert. Chinese Chemical Letters **2003**, 14 (6), 585.

［8］ZR Zou, YH Yi, HM Wu, et al. Intercedensides A－C, Three New Cytotoxic Triterpene Glycosides from the Sea Cucumber *Mensamaria intercedens* Lampert. J. Nat. Prod. **2003**,66,1055.

［9］ZR Zou, YH Yi, HM Wu, et al. Intercedenol A and B,Two New Triterpenoids from the Sea Cucumber *Mensamaria tercedens*. Chinese Chemical Letters **2004**,15 (3),309.

［10］SL Zhang, L Li, YH Yi, et al. Philinopgenin A, B, and C, Three New Triterpenoid Aglycones from the Sea Cucumber *Pentacta quadrangularis*. Mar. Drugs **2004**,2,185.

［11］ZR Zou, YH Yi, HM Wu, et al. Intercedensides D－I, Cytotoxic Triterpene Glycosides from the Sea Cucumber *Mensamaria intercedens* Lampert. J. Nat. Prod. **2005**,68,540.

［12］YH Yi, QZ Xu, L Li, et al. Philinopsides A and B, Two New Sulfated Triterpene Glycosides from the Sea Cucumber *Pentacta quadrangularis*. Helvetica Chimica Acta **2006**,89,54.

［13］SL Zhang, LLi, YH Yi, et al. Philinopsides E and F, two new sulfated triterpene glycosides from the sea cucumber *Pentacta quadrangularis*. Natural Product Research **2006**,20(4),399.

［14］J Wu, YH Yi, H F Tang, et al. Structure and Cytotoxicity of a New Lanostane-Type Triterpene Glycoside from the Sea Cucumber *Holothuria hilla*. Chemistry & Biodiversity **2006**,3,1249.

［15］SL Zhang, YH Yi, L Li, et al. Two new bioactive triterpene glycosides from the sea cucumber *Pseudocolochirus violaceus*. Journal of Asian Natural Products Research **2006**,8(1－2),1.

［16］SY Zhang, YH Yi, HF Tang. Bioactive Triterpene Glycosides from the Sea Cucumber *Holothuria fuscocinerea*. J. Nat. Prod. **2006**, 69, 1492.

［17］SY Zhang, HF Tang, YH Yi. Cytotoxic triterpene glycosides from the sea cucumber *Pseudocolochirus violaceus*. Fitoterapia **2007**, 78, 283.

［18］YY Wen, YH Yi , L Li, et al. 沙海参中的三个海参皂苷. Chin. J. Nat. Med. **2007**,5,96.

［19］Han H, Yi YH, Li L, et al. A new triterpene glycoside from sea cucumber *Holothuria leucospilota*. Chinese Chemical Letters **2007**, 18, 161.

［20］P Sun, B S Liu, YH Yi, et al. A New Cytotoxic Lanostane-Type Triterpene Glycoside from the Sea Cucumber *Holothuria impatiens*. Chemistry & Biodiversity **2007**,4,450.

[21] WH Yuan，YH Yi，L Li，et al. Two triterpene glycosides from the sea cucumber *Bohadschia marmorata* Jaeger. *Chinese Chemical Letters* **2008**，19，457.

[22] WH Yuan，YH Yi，M Xue，et al. Two Antifungal Active Triterpene Glycosides from the Sea Cucumber *Holothuria* (*Microthele*) *axiloga*. Chin. J. Nat. Med. **2008**，6，105.

[23] SergeyA. Avilov，Anatoly I Kalinovsky，Vladimir I Kalinin，et al. Triterpene Glycosides from the Far Eastern Sea Cucumber *Pentamera calcigera* Ⅱ：Disulfated Glycosides. J. Nat. Prod，2000，63：1349 - 1355.

[24] WH Yuan，YH Yi，HF Tang et al. Antifungal Triterpene Glycosides from the Sea Cucumber *Bohadschia marmorata*. Planta Med 2008，74：1 - 6.

[25] Hickman CP，Roberts LS，Hickman FM. Integrated principles of zoology. USA：Times Mirror/ Mosby College Publishing，Newyork，1984：469.

[26] 王伟红，李发美，郑址馨，等. 海星化学成分及其活性的研究进展. 中国海洋药物，2002，21(5)：46.

[27] 周鹏，顾谦群，王长云. 海星皂苷及其活性成分研究概况. 海洋科学，2000，24(2)：35.

[28] Mckee TC，Cardellina Ⅱ JH，Riccio R，et al. HIV - inhibitory natural products. 11. Comparative studies of sulfated sterols from marine invertebrates. J Med Chem，1994，37(6)：793.

[29] Andersson L，Bohlin L，Iorizzi M，et al. Biological activity of saponins and saponin-like compounds from starfish and brittle-stars. Toxicon，1989，27(2)：179.

[30] Gorshkov BA，Gorshkova IA，Stonik VA，et al. Effect of marine glycosides on adenosinetriphosphatase activity. Toxicon，1982，20(3)：655.

[31] Fusetani N，Kato Y，Hashimoto K，et al. Biological activities of acterosaponins with special reference to structure-activity relationship. J Nat Prod，1984，47(6)：997.

[32] Iorizzi M，Minale L，Riccio R，et al. Starfish saponins，part 46. Steroidal glycosides and polyhydroxysteroids from the starfish *Culcita novaeguineae*. J Nat Prod，1991，54(5)：1254.

[33] Kicha AA，Kalinowskii AJ，Levina EV，et al. Khim Prir Soedin，1985：801；Chem Abstr，1986，104：204151.

[34] Kicha AA，Kalinowskii AJ，Andriyashchenko PV，et al. Khim Prir Soedin，1986：592；Chem Abstr，1987，106：116759.

[35] HF Tang，YH. Yi，L Li，et al. Bioactive Asterosaponins from the Starfish *Culeita novaeguineae* J. Nat. Prod，2005，68：337 - 341.

[36] HF Tang，YH. Yi，L Li，et al. Asterosaponins from the Starfish *Culeita novaeguineae* and their Bioactivities，Fitoterapia，2006，77：28 - 34.

（易杨华）

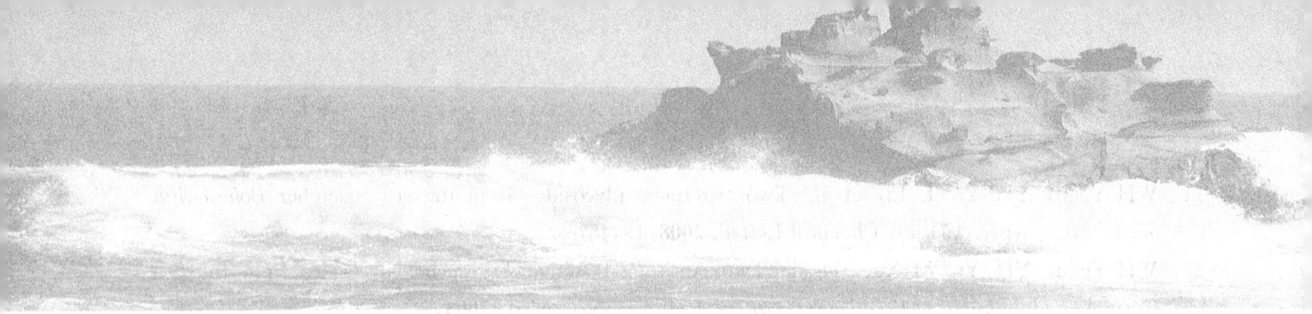

第十二章
肽　　类

第一节　概　　述

在众多的海洋生物活性物质中,肽类化合物(peptides)以其强烈的生理作用而受到重视,并且拓展了海洋天然产物的研究空间。近三十年来海洋肽类的研究取得巨大进展,发现了许多新的生物活性物质,不少具有抗肿瘤、抗病毒、抗微生物和酶抑制活性。例如,日本学者 Fusetani 等从海绵 *Discodermia kiiensis* 中分离到一些活性肽,其中的环肽 discodermin A 对于枯草杆菌(*Bacillus subtilis*)和奇异变形菌(*Proteus mirabilis*)均具有抑制活性。海洋多肽芋螺毒素 ziconotide(商品名 prialt)历经 20 多年研究,2004 年 12 月 22 日正式在美国通过 FDA 的药物审批,成为第一个上市的海洋药物,用于治疗慢性疼痛以及阿片类药物无效或已产生耐药性的病例。海洋肽类活性物质的快速发展得益于以下几个原因:①高效液相色谱、亲和色谱、毛细管电泳等分离技术的发展和应用;②基因组学和蛋白组学及其相关生物技术的迅速发展和应用;③波谱技术特别是 2D-NMR 和 ESIMS,MALDI-TOF MS 等的巨大进展对海洋肽类结构测定有很大促进,使得许多由于存在 N 端封闭(如环肽)以及 β-型,γ-型或 D-型等新型氨基酸不能通过 Edman 降解确定氨基酸序列的海洋肽类得以结构确定;④借助手性色谱来测定氨基酸的绝对构型,大大提高了肽类化合物从分离到化学组成、空间结构确定等的效率,使少量、微量样品的分离、成分分析以及结构鉴定能够顺利完成。

迄今已分离获得上千种海洋肽类物质,根据化学结构可以简单分为环肽、直链肽和其他肽类,本章将按照结构和来源对从海洋生物中发现的具有显著生物活性的肽类化合物进行分别介绍。

第二节　化学结构与生物活性

一、环肽[1]

自 1980 年 Ireland 等人从海鞘 *Lissoclinnum patella* 中分离到第一个具抗肿瘤活性的

环肽 ulithiacyclamide 以来,环肽化合物成为海洋天然产物研究最活跃的领域之一。从加勒比海海鞘 *Trididemnun solidum* 中分离获得的 didemnin B 是第一个进入临床试验的海洋天然产物,尽管由于体内代谢半衰期较短、毒副作用较高和水溶性差等原因于 19 世纪九十年代中期被淘汰,但作为最早开发的海洋药物,其研究仍具有里程碑意义,它的类似物 dehydrodideminin B (aplidine™)目前正处于 II 期临床研究阶段。

与陆地植物中的环肽相比,海洋环肽在化学结构上有着较明显的特点,常会出现出非常见的氨基酸连接构成肽键。例如,在日本八丈岛采集的海绵 *Theonella swinhoei* 中分离到的两个环状肽 cyclotheonalmide A (**1**)和 cyclotheonalmide B (**2**),分子中就含有两个不常见的氨基酸:插烯酪氨酸(vinylogous Tyr)和精氨酸的 α-酮类似物。最常见的海洋环肽类型是环中各氨基酸之间完全是通过肽键连接起来,不含有羧基与其他杂原子形成的键,如酯键等。但在成环大小上有差别,可以包含环二肽至环十三肽等,这些环肽化合物有的不含侧链,有的含有碳链或肽链的侧链,如 microsclerodermin A (**3**)。缩羧酸环肽(cyclo desipeptide)是海洋环肽的另一种常见类型,其主要特征是环中有两个氨基酸以酯键连接,从而使该化合物中整个环系不再完全是由肽键环接而成,如 discodermins (**4~7**)[2]。已分离到的缩羧酸环肽主要是一些环三肽到环六肽,也有环十肽或更大的环肽化合物,它们一般含有碳链或肽链的侧链。还有些环肽的环中含有氨基酸间的桥连,形成一类结构比较独特的双环肽。迄今已分离到的双环肽数量有限。1989 年,Fusetani 研究小组首次在未定种的海绵 *Theonella* sp. 中分离到一个双环肽化合物 theonellamide F (**8**)。该化合物中存在一个组氨酸连丙氨酸(histidinoalanine)的残基桥,并由于它的存在而使 theonellamide F 形成为一个双环肽。

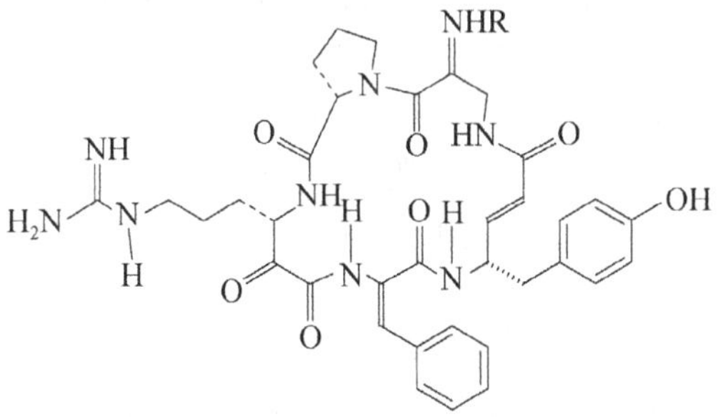

1 cyclotheonalmide A R＝CHO
2 cyclotheonalmide B R＝Ac

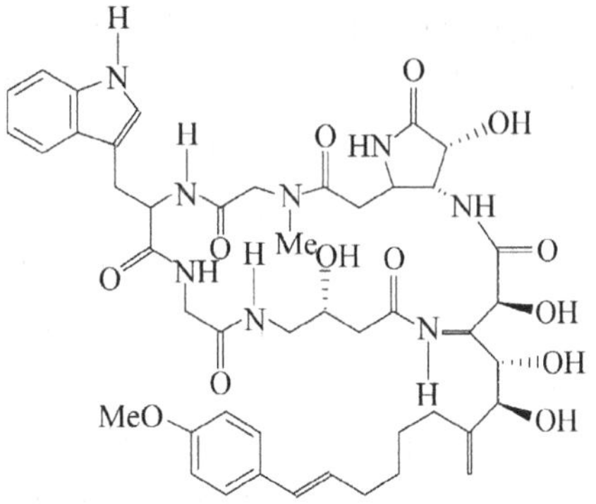

3 microsclerodermin A

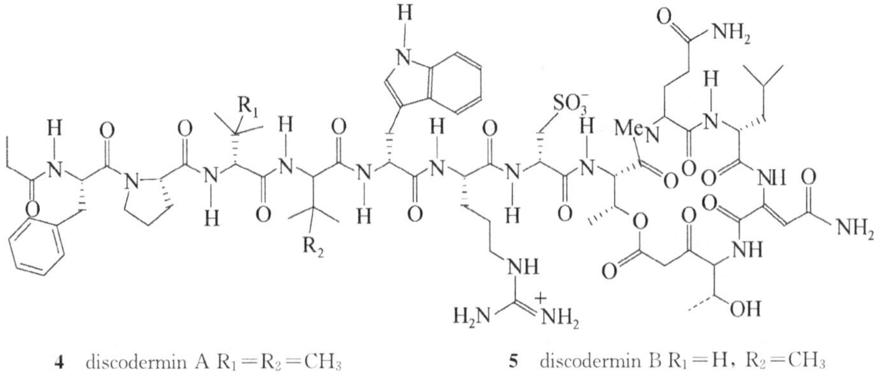

4 discodermin A R₁＝R₂＝CH₃
6 discodermin C R₁＝CH₃, R₂＝H
5 discodermin B R₁＝H, R₂＝CH₃
7 discodermin D R₁＝R₂＝H

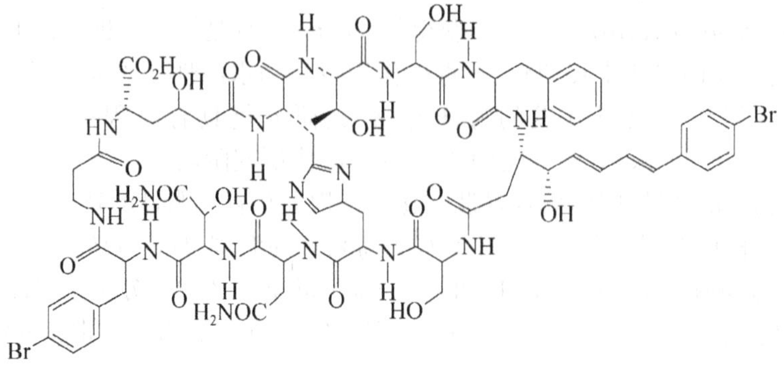

8 theonellamide F

海洋环肽化合物主要存在于海绵、海鞘、海兔、微藻等海洋生物体内,其中海绵和海鞘中发现的肽类占了大多数,近年来从海洋蓝细菌中分离到的环肽数目有相当大的增长,下面将以物种为分类展开介绍。

（一）海绵

海绵属多孔动物门,是一大类低等多细胞海洋动物,约占海洋物种总量的 1/15。海绵的种类繁多,约有 5 000 多种,分为四大纲:钙质海绵（calcarea）、六放海绵（hexatinellida）、韧带海绵（sclerospongiae）和寻常海绵（demospongiae）,其中以寻常海绵占绝大多数。自 1950 年首次报道从海绵中分离到活性物质以来,海绵就引起了人们广泛的关注。根据 MarinLit 的不完全统计,海绵是发现海洋天然产物最多的物种,1965～2005年平均每年从海绵中分离获得 150 多种新化合物,且呈明显的增长趋势。截止到 2007 年从海绵中共发现了 6 668 种化合物,占到已发现海洋天然产物的 36.5%,共发表论文5 681 篇。到目前为止,海洋天然产物化学家已系统分析了 20 多个属中的 30 余种海绵,从中分离到 100 多个环肽化合物。环肽化合物中不少具有强细胞毒性和抗菌、抗真菌、免疫抑制等活性,而且发现海绵环肽中常出现非常见氨基酸,这可能因为海绵中共生有大量的海洋微生物。

Dysidea 属海绵产生一系列多氯代环二肽,苏镜娱等从采集于海南岛的 *Dysidea fragilis* 中分离了 dysamides A～D （**9～12**）,其中 dysamide D 具有强的抗菌活性[3]。

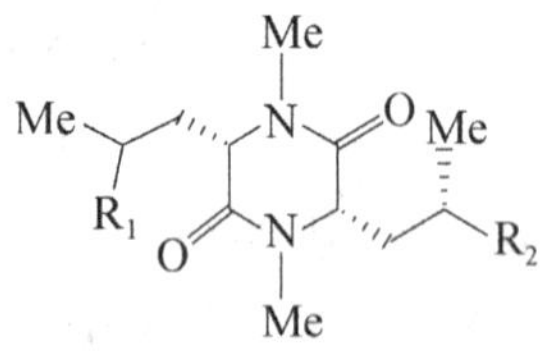

9 dysamide A $R_1 = R_2 = Cl_3$
10 dysamide B $R_1 = R_2 = CHCl_2$
12 dysamide D $R_1 = CHCl_2$, $R_2 = CCl_3$

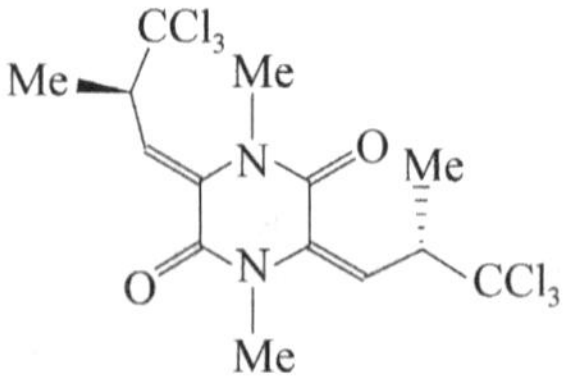

11 dysamide C

jaspamide （**13**）是从大洋洲斐济和帕劳两地采集的海绵 *Jaspis* sp. 中分离的一种独特的缩羧酸环肽[4]。jaspamide 含有 3 个氨基酸和一个 12 碳羟基酸酯衍生的结构。通过 2D-

NMR 推导出分子中由丙氨酸、β-酪氨酸、2-溴代-N-甲基色氨酸所组成的肽残基的结构。其后对其乙酰化酪氨酸酯进行 X 射线分析确定了它的化学结构及相对构型。利用酸性水解并通过手性 HPLC 分析确定其绝对构型。之所以对 jaspamide 感兴趣,因为它具有广泛的生理活性。例如,对 *Heliothis verescens* 有强的杀虫作用($LC_{50}=4$ ppm)。在 1 μg 下能抑制白念珠菌(*Candida albicans*)的生长。对线虫(*Nippostrongylus braziliensis*)有强毒性($LD_{50}<1$ μg/ml)。在体外对喉上皮癌细胞和人胚胎的肺细胞呈强的细胞毒性($LD_{50}=0.32$ μg/ml)。后来从新几内亚采集的海绵 *Jaspis johnstoni* 也分离得 jaspamide。它的全合成已经完成。

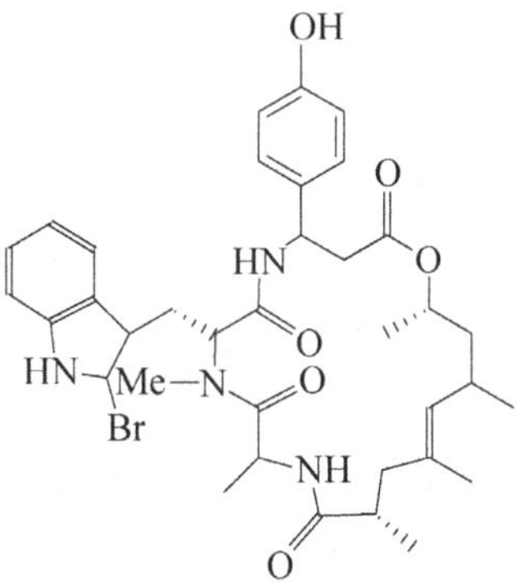

13 jaspamide

discodermins 是从海绵分离得到的第一个具有生理活性的环肽,包括 discodermins A～D(**14～17**),来自海绵 *Discodermia kiiensis*。其 N-端以甲酰基结尾,而 C-端则与由 N-端数起的第九个氨基酸(苏氨酸)残基连接为内酯环。该类化合物的结构中有一个较罕见的磺酸基丙氨酸。因为 discodermin A 是主要成分,含量较多,以它为代表来完成结构的研究。discodermin A 的氨基酸组成由离子交换层析或高压纸上电泳分析测定,其手性用 CD 谱测定。通过手性 GC 分析确定 L-Pro 氨酸的构型。将脱甲酰基 discodermin A 进行 Edman 降解,分析氨基酸序列,这样分析到第 6 个氨基酸残基。进一步的序列分析是将 discodermin A 与 BNPS-粪臭素[2-(2′-硝基苯)亚磺酰基-3-甲基-3-溴代氢化吲哚]反应,选择性地将 Trp-残基中的羧酸一方的肽键裂解,产生一个含 C-端的八肽。这个八肽再经 Edman 降解,可解决 3 个氨基酸残基的序列。C-端分析用肼解以及 Hoffmann 降解,可肯定一个 α-连接的 Asn 氨基酸残基的存在,并最终确定整个分子的结构。discodermins B～D 的结构差异仅在于第 4、第 5 残基不同。discodermin B 有 Val-t-Leu,discodermin C 有 t-Leu-Val 而 discodermin D 有 Val-Val。discodermins 的结构特异点在于含磺酸基丙氨酸(cysteic acid),这在天然肽类是很罕见的,同时 t-Leu 残基也是很少见的。discodermin A 能抑制枯草杆菌和奇异变形菌的生长,最小抑制浓度分别为 3、1.6 μg/ml。discodermins 系列的环肽对 A_2 磷脂酶(Phospholipase A_2)呈强烈抑制活性(IC_{50} 3.5～7.0×10^{-7} mol/L)。由于 *Discodermia* 与海藻及微生物共生,因此有人认为 discodermins 是共生产物。

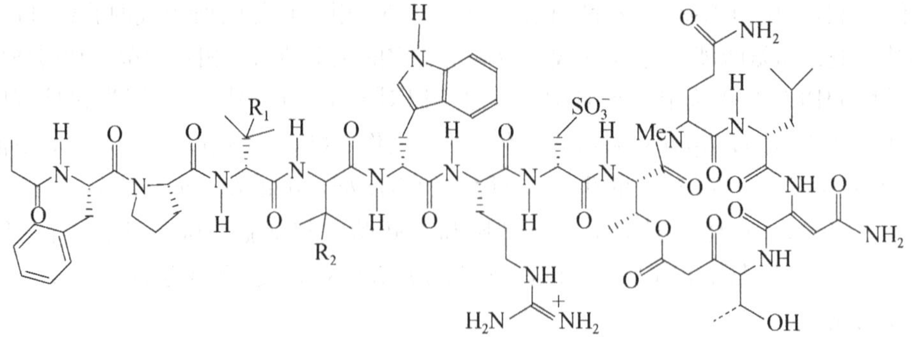

14 discodermin A $R_1 = R_2 = CH_3$
15 discodermin B $R_1 = H$，$R_2 = CH_3$
16 discodermin C $R_1 = CH_3$，$R_2 = H$
17 discodermin D $R_1 = R_2 = H$

Theonella 属的海绵大多数含有有趣的肽类化合物。Kato Y 等在生物活性指引下从海绵 Theonella 的乙醇提物的极性部分分离到一系列双环肽 theonellamides，并对其中的主要成分 theonellamide F (**8**)进行了结构分析[2]。theonellamide F 是个环十二肽，中间有一条很特别的组氨酸基丙氨酸桥，这种肽桥在天然肽类为前所未见。构成它的肽键的氨基酸有一半是不常见的，包括(2S，3R)-3-氨基-4-羟基乙酸，γ-组氨酸基-D-丙氨酸，L-对溴苯基丙氨酸，(3S，4S，5E，7E)3-氨基-4-羟基-6-甲基-8-(对溴苯基)-5,7-辛二烯酸(aboa) (**18**)。这些都是来源于天然的新氨基酸。上述的不常见氨基酸的结构是通过离子交换色谱再用 NMR 和 CD 谱测定的。由于 theonellamide F 分子中有几个不常见氨基酸，引起探讨其生源的兴趣。已知有一种肝毒性的环肽(microcystins)含一个结构与 aboa 十分接近的氨基酸:3-氨基-9-甲氧基-2,6,8-三甲基-10-苯基癸酸(adda, **19**);还有一种具有钙拮抗作用的肽也含有相似的氨基酸:3-氨基-2,5,9-三羟基-10-苯基癸酸(ahad, **20**)。这两种肽都是从蓝藻中分离的。另一种与生源有关的 δ-羟基酸(**21**)也存在于从蓝藻中分离的细胞毒性的 cryptophycin 中。而且这类 β-氨基酸从未在来源于细菌、真菌或陆上植物的肽中发现过。因此认为在 theonellamide F 产生的过程中，与海绵共生的蓝藻很可能起着重要的作用。

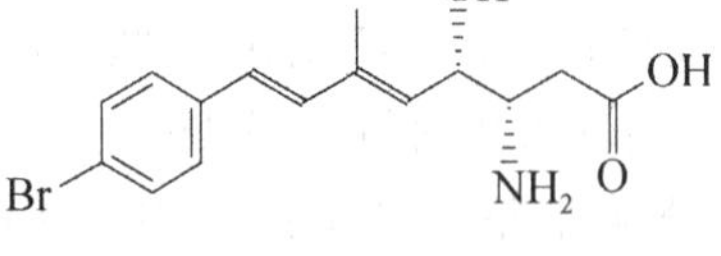

18 aboa

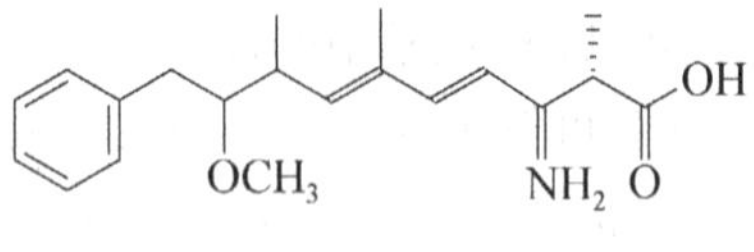

19 adda

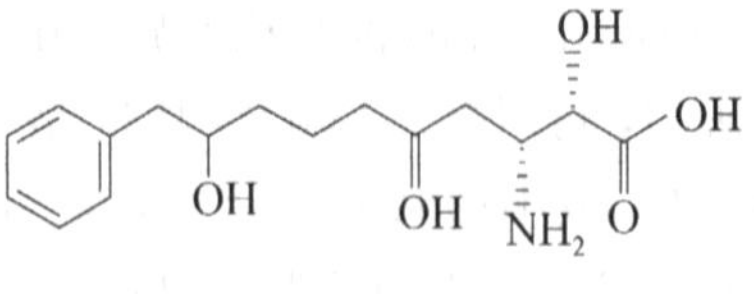

20 ahad

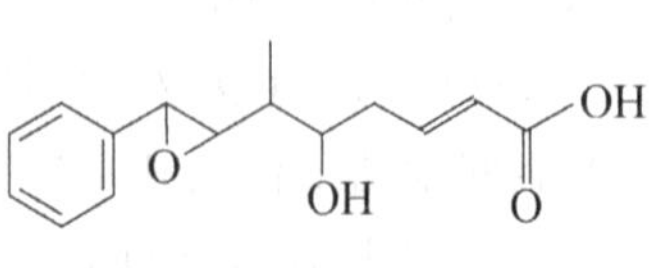

21 cryptophycin 中的 δ-羟基酸

在细胞毒性的 keramamide K 的结构中，除发现有些非常见的氨基酸外，还发现含有一个噁唑或一个噻唑环。在陆地上来源的肽中，很少有噁唑或噻唑环的存在，这可以认为是海绵环肽的一个特点。生物活性研究发现 keramamide E 对于 L1210 白血病细胞(IC_{50}＝1.60 μg/ml)和 KB 人表皮癌细胞(IC_{50}＝1.55 μg/ml)有强细胞毒活性。环肽 keramamide K（**22**）和 keramamide L 都含有不常见的色氨酸[51]。

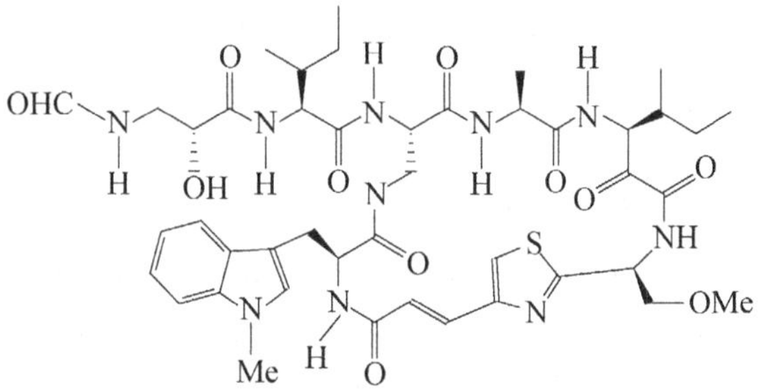

22 keramamide K

从肋扁海绵属中分到的环肽统称作 phakellistatin 类合物，现已发现 12 种，其结构和来源如下。体外筛选表明，除 isophakellistatin 3 外，其余化合物均具显著的肿瘤细胞毒性，且可能具有有别于目前已知细胞毒作用机制的新作用机制。

phakellistatin 1	*Phakellia costata*	cyclo（Pro－Ile－Pro－Trp－Pro－Phe－Ile）
phakellistatin 2	*P. carteri*	cyclo（Pro－Tyr－Pro－Phe－Pro－Ile－Ile）
phakellistatin 3	*P. carteri*	cyclo（Pro－Phe－Gly－Pro－Ile－*trans*－Photo－Trp）
isophakellistatin 3		cyclo（Pro－Phe－Gly－Pro－Ile－*trans*－Photo－Trp）
phakellistatin 4	*P. costata*	cyclo（Pro－Thr－Pro－Phe－Ile－Phe－Ser）
phakellistatin 5	*P. costata*	cyclo（Pro－Phe－Asp－Ala－Met－Ala－Ile）
phakellistatin 6		cyclo（Pro－Phe－Leu－Pro－Ile－Pro－Phe）
phakellistatin 7		cyclo（Pro－Pro－Ile－Phe－Ala－Leu－Pro－Pro－Tyr－Ile）
phakellistatin 8	*P. costata*	cyclo（Pro－Pro－Ile－Phe－Val－Leu－Pro－Pro－Tyr－Ile）
phakellistatin 9		cyclo（Pro－Pro－Ile－Phe－Val－Leu－Pro－Pro－Tyr－Val）
phakellistatin 10	*Phakellia* sp.	cyclo（Pro－Leu－Thr－Pro－Ile－Pro－Tyr－Val）
phakellistatin 11		cyclo（Pro－Gln－Pro－Phe－Pro－Phe－Ile－Phe）
phakellistatin 12	*P. fusca*	cyclo（Pro－Gly－Phe－Pro－Trp－Leu－Thr）

（二）海鞘

海鞘(ascidian)属于脊索动物门的尾索动物亚门，又称为被囊动物(tunicate)，约有 2 000

种,广泛分布于世界各海域中。人们开始对海鞘产生兴趣是因为其代谢物具有强的生理活性,Fenical 于 1974 年第一次从 *Aplidium sp.* 中分离到海鞘代谢物,称为 geranyl hydroquinone,对于某些白血病和试验动物的乳腺癌有抑制活性。早期从海鞘得到的新化合物虽然相对少,但产生含氮代谢物达 89%,展示出海鞘生物合成氨基酸的特殊能力。近二十年来,在海鞘代谢物中发现许多结构新颖、活性独特的化合物,引起天然产物化学家及药物学家的注意。海鞘已成为除海绵外获取具有显著生理活性物质的重要资源,是海洋天然产物化学研究的热点之一。从海鞘中分离出的环肽,因大多具有抗肿瘤活性而受到重视。

didemnins 是从海鞘 *Trididemnum solidum* 中得到的一组著名的环肽。由于它们具有抑制病毒复制和抗肿瘤活性,didemnins 曾被认为是从海洋中发现的最有希望成为药物的化合物。早在 1981 年,Rinehart 等发现 *Trididemnum* 属海鞘的粗提物呈细胞毒性和强抗病毒活性[6],在生物活性指引下分离得到 didemnins A~C (**23~25**),其中 A 为主要成分,B 次之,C 为痕量成分。后来又分离了 nor-didemnins A~C。此后,从海鞘相继发现了 didemnins D~Y,它们具有相同的环肽骨架,只是分子中分别含有三个或四个 *L*-麸氨酸,而且有一个新的 3-羟基癸酰基化的 N-端基。

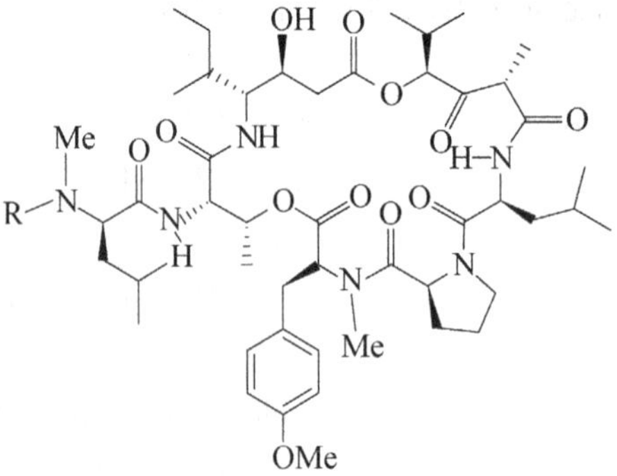

23 didemnin A R=H　**24** didemnin B R= 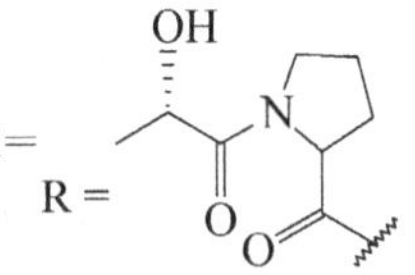　**25** didemnin C R=

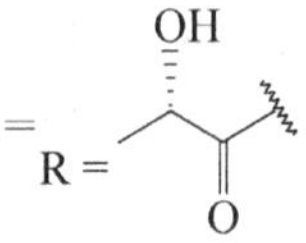

Rinehart 等对 didemnin A、B 做了广泛的生物活性实验。A、B 两者结构相似,但生物活性(起抑制作用所需的浓度)却差别很大。它们对病毒有强抑制作用,例如接种了致命剂量的 HSV-2 的小鼠,用了 didemnins A 和 didemnin B 可保护 70% 以上。didemnin B 抗病毒性质的发现导致更广泛地研究它对各种细胞和病毒的抑制作用。Montgomery 和 Zukoski 发现 didemnin B 在体外试验中对淋巴瘤有强的免疫抑制作用,而且在小鼠体内也呈强抑制活性。当时已知不少化合物在体外试验都有免疫抑制作用,但很少在体内呈活性。用 didemnin A 和 didemnin B 在猴肾细胞做试验,对 L1210 白血病细胞呈强细胞毒性,(ED_{50} 分别为 $0.031 \mu g/ml$ 和 $0.0022 \mu g/ml$)。对感染 P388 白血病的小白鼠的试验进一步肯定它们的抗肿瘤活性。didemnin B 延长寿命的效果最大,而 didemnin A 则效果差些,需要更大的剂量才显效。小白鼠体内抗肿瘤活性也表现在抗 B16 黑色素瘤上(寿命延长效果

为 57%）。用人类各种类型肿瘤细胞作试验，didemnin B 也呈现强的细胞毒活性，对卵巢、乳腺和肾癌以及间皮瘤、恶性肉瘤都有显著活性。

在当时，didemnin B 以其独特的生物活性，包括抗癌、抗病毒和免疫抑制活性备受瞩目，它是海洋天然产物中第一个进入临床实验的抗癌药物。近年来在美国 NCI I 期、II 期临床和药理学研究后指出，didemnin B 对某些癌瘤没有显著抗肿瘤活性，而有明显的毒副作用，如恶心、呕吐和神经肌肉毒性。虽然 didemnins B 最终未被接受为抗肿瘤、免疫抑制剂或抗病毒药物，但是无论如何它是很有潜力的。didemnin B 具有的多种生物活性，明显是由不同的机制所形成。didemnins A、B 结构十分相似，只是连在苏氨酸氮上的侧链结构不同，但生物活性却差异很大。为了研究构效关系，Pfizenmayer 和 Ding 等（1998）合成了 didemnin B 的类似物：[Tic⁵] didemnin B，它显示出蛋白质生物合成抑制剂的作用。Ding 等又合成了含有 ψ[CH₂NH]酰胺键的 didemnin B 的类似物。它在 NCI-60 肿瘤细胞普筛中的活性可与 didemnin B 相比，它的 $GI_{50}=4$ nmol/L，而 didemnin B 的 $GI_{50}=13$ nmol/L。Rinehart 等通过对 didemnins 上的氨基或羟基进行化学修饰来研究构效关系。结果发现当侧链较长或氨基被乙酰化时，细胞毒性得到提高；而当羟基也被酰基化时，细胞毒性下降[7]。

从不同产地的海鞘 *Lissoclinum patella* 可获得许多种肽类，环八肽 ulithiacyclamide 和环七肽 lissoclinamides 是其中的两组新环肽。它们结构的共同特征是都含有噻唑（或噻唑啉）和噁唑环的氨基酸。从生源角度考虑：噻唑（或噻唑啉）可能是由半胱氨酸提供氨基和巯基，与另一分子氨基酸中的羧基关环缩合而成。噁唑啉则可看作由苏氨酸与另一分子氨基酸经类似方式形成。ulithiacyclamide B 中的双硫桥是较少见的（**26**）[8]，它提示半胱氨酸在生源合成中的作用。ulithiacyclamide B 具有高度细胞毒性，但对实体瘤细胞无选择性。lissoclinamides 系列包含 15 个环肽。其中新的成员 lissoclinamides（**27～31**）由相同的氨基酸序列组成，它们的差别仅在于两个含硫环的氧化态以及氨基酸的绝对构型不同。例如 lissoclinamide 5 与 lissoclinamide 7 的差异在于前者有两个噻唑环，而后者有两个噻唑啉环。

26 ulithiacyclamide B

	X	Y	R_1	R_2
27 lissoclinamide 4	噻唑	噻唑啉	*L*-Phe	*D*-Val
28 lissoclinamide 5	噻唑	噻唑	*L*-Phe	*D*-Val
29 lissoclinamide 6	噻唑	噻唑啉	*D*-Phe	*D*-Val
30 lissoclinamide 7	噻唑啉	噻唑啉	*D*-Phe	*D*-Val
31 lissoclinamide 8	噻唑	噻唑啉	*D*-Phe	*L*-Val

lissoclinamide 4 与 lissoclinamide 6 中的氨基酸的构型相同,但是邻近噻唑环的苯丙氨酸的构型(C-21)尚未确定。大多数的 lissoclinamides 具有中等细胞毒性。只有 lissoclinamide 7 对 MRC5CVI 和 T24 细胞有显著毒性,$IC_{50}=0.04\ \mu g/ml$;lissoclinamide 4 抑制上述细胞活性的 IC_{50} 为 0.8 $\mu g/ml$。

两个结构极不常见的环肽 diazonamide A (**32**)和 diazonamide B (**33**)是采自菲律宾的海鞘 *Diazona chinensis* 的次生代谢产物。diazonamide A 和 diazonamide B 至少由三种氨基酸的衍生物构成:取代的 *L*-缬氨酸、吲哚上 2、4 位取代的色氨酸以及缬氨酸。其紫外光谱最大吸收波长均小于 300 nm,由此可看出因为高度位阻使各芳环不能共轭。diazonamide B 的对溴苯甲酰衍生物的晶体结构证明:噁唑与氯代噁唑,氯代噁唑与吲哚,吲哚与苯环间的二面角分别为 29°,60° 和 74°。diazonamide A 对 HCT116 人体结肠癌细胞株及 B16 鼠黑色素瘤细胞株的 $IC_{50}<15\ \mu g/ml$,diazonamide B 的活性比 diazonamide A 稍差些。

32 diazonamide A **33** diazonamide B

(三) 海兔

海兔是属于 Aplysiomorpha 目的海洋腹足类软体动物,广泛分布在热带和亚热带海域。海兔体内存在着多种结构独特、生理功能各异的次生代谢产物,其中肽类化合物尤为引人注目。对海兔抗肿瘤活性肽的研究最早由 Pettit 小组开展,该小组以小鼠白血病-淋巴瘤模型为筛选体系,对采自于印度洋、太平洋等海域的耳状截尾海兔(*Dolabella auricularia*)进行了系统的抗癌活性成分追踪分离,至今已分离到 18 个肽类化合物 dolastatin 1~18,多为环肽类,具有强烈抑制肿瘤细胞生长的作用。dolastatins 环肽的含量极低,从 100 kg 湿海兔只分离得每个环肽 1 mg。dolastatin 1 抗 P388 白血病体内实验结果很好,在剂量为 11 $\mu g/kg$ 下生命延长率为 88%,因此它被认为最具活性的抗肿瘤化合物。

由于 dolastatin 1 的含量太低,分离到的是无定形粉末,没能培养得单晶以分析化学结构。只对 dolastatin 3 进行了一些结构测定,通过波谱分析和微量化学实验,最早建议 dolastatin 3 结构为(**34**)所示。dolastatin 3 是 P388 白血病细胞生长的强抑制剂,ED_{50} 为 $1\times10^{-4}\sim1\times10^{-7}\ \mu g/ml$。许多细胞毒性化合物含有噻唑和噻唑啉环,dolastatins 系列的活性也可能与噻唑环的存在有关。

因为天然产物含量少,光靠分析手段不能确定 dolastatin 3 中所含的两个新氨基酸(甘氨酸基-噻唑和麸氨酸基-噻唑)的构型。为了确证 dolastatin 3 的结构,Hamada、Schmidt 和 Pettit 分别合成了所有 16 个可能的立体异构体中的 12 个。但是合成品的熔点、旋光与波谱数据没有一个与天然产物的相同;而且对 L1210 细胞在浓度高达 250 $\mu g/ml$ 仍然无活性。因而对所定的结构提出质疑。后来 Pettit 将 dolastatin 3 的结构修改为(**35**)所示[9]。虽然

Pettit 报道该合成品的结构与天然产物一致，但由于细胞毒性比原来报告的明显下降，dolastatin 3 的结构可能仍然未得到彻底解决。

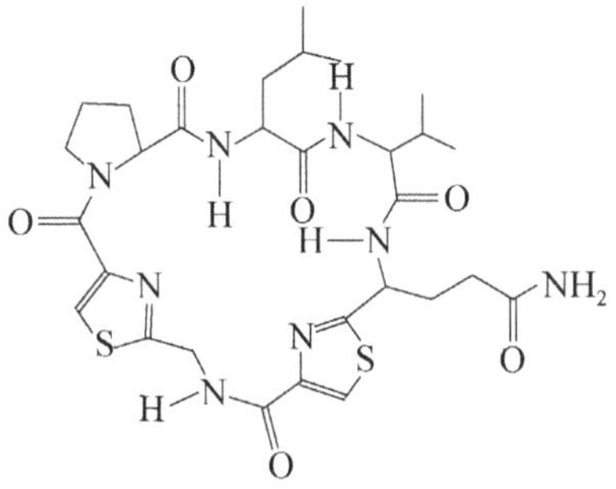

34 dolastatin 3 的原定结构 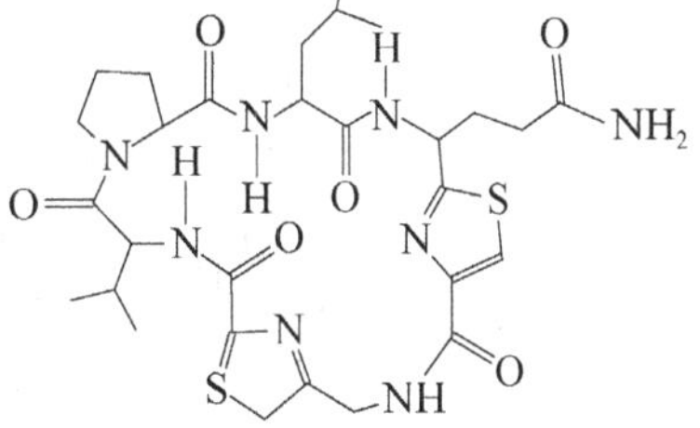　　　　**35** dolastatin 3 的修改后结构

后来 Pettit 又陆续发现了 dolastatins 15、16（**36**）、17；Sone H 报道从海兔 *Dolabella auricularia* 分离到细胞毒性环肽 dolastatin 11（**37**）。

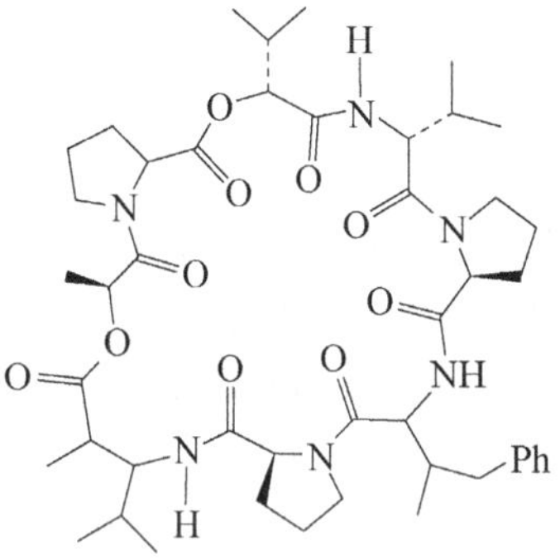

36 dolastatin 16 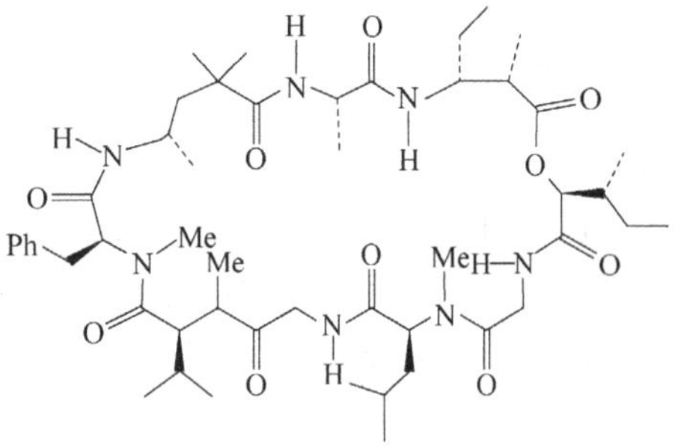　　　　**37** dolastatin 11

（四）微藻

微藻可以生产多种环肽化合物，研究最多的微藻为铜绿微囊藻（*Microcyatis aeruginosa*），现已从中发现 50 多种环肽类肝脏毒素[10]，通称作微囊藻素（microcystin）。如环七肽 microcystin LA、LR、YR、YA、YM、RR（**38~43**），环缩肽 aeruginopeptin、228A、228B、9175A、9175B、9175C 等分别从铜绿微囊藻的不同培养变种中获得。Mcdermott 观察了 **39** 对大鼠肝细胞、人成纤维细胞、人内皮细胞、大鼠早幼粒细胞的形态、生化指标影响特别是对细胞凋亡的影响，结果发现，在 30 min 内 **39** 在 0.8 μmol/L 剂量下使肝细胞呈水泡状，细胞萎缩，细胞器位置变化，染色质浓缩，是典型的细胞凋亡。其他细胞在高剂量（100 μmol/L）下也发生类似形态变化，但需要时间略长，多数细胞的 DNA 断裂，出现"梯子"样构型。

从澳大利亚蓝藻细菌分离到一种带有少见的含炔酸残基的缩羧环肽，georgamide（**44**）[11]。分子由 5 个氨基酸残基组成，即是：*L* - Thr、*L* - Pro、*L* - Val、*N* - Me - *L* - Val、*N* - Me - *L* - Phe。2 个羟基羧酸：2(*S*)-羟基-3(*R*)-甲基戊酸和不常见的 2,2 -二甲基- 3 -羟基- 7 -辛炔酸。通过经典氨基酸分析，显示 3 个普通氨基酸：Val，Thr，Pro。分析 2D-NMR 包括 COSY、TOCSY、HMQC 和 HMBC 可同时解决 *N* -甲基缬氨酸（*N* - MeVal），

N-甲基苯丙氨酸(N-Me-Phe)和 2 个羟基酸的结构。氨基酸序列根据在 CDCl$_3$ 和 C$_6$D$_6$ 测定的 HMBC 谱数据而确定。

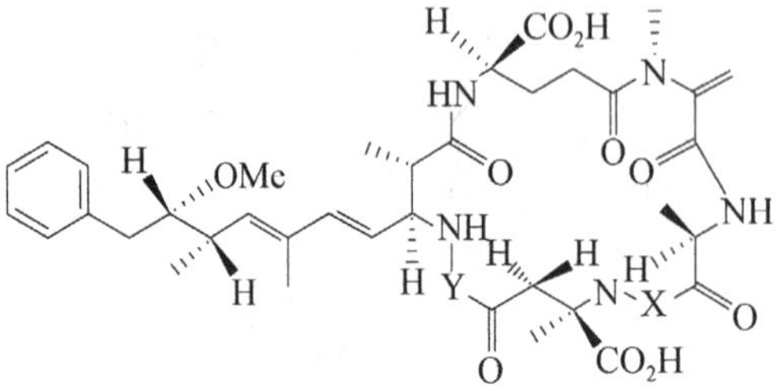

	X	Y
38	Leu	Ala
39	Leu	Arg
40	Tyr	Arg
41	Tyr	Ala
42	Tyr	Met
43	Arg	Arg

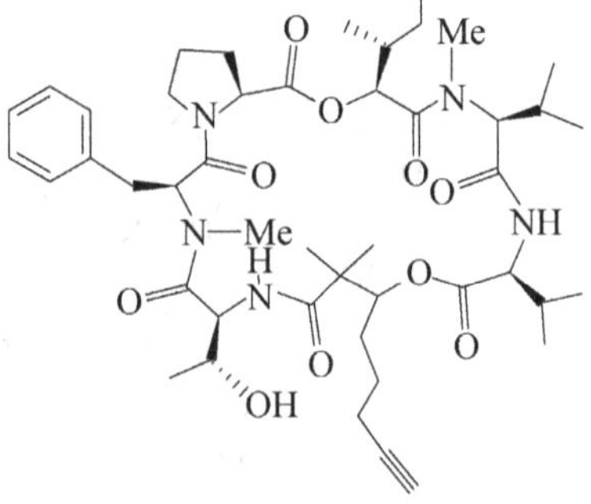

44 georgamide

二、直链肽

海洋生物中也发现了一些不成环的直链肽,例如,从蓝藻 *Lyngbya majuscula* 分离得的 majusculamide D (**45**)和 deoxymajusculamide D (**46**)是具有细胞毒性的链状五肽[12]。有些直链肽还含有硫酸钠基取代,例如从海绵 *Helichodria cylindrata* 分离得的一个具有抗真菌和细胞毒性的 halicylindramide D (**47**)[13]。

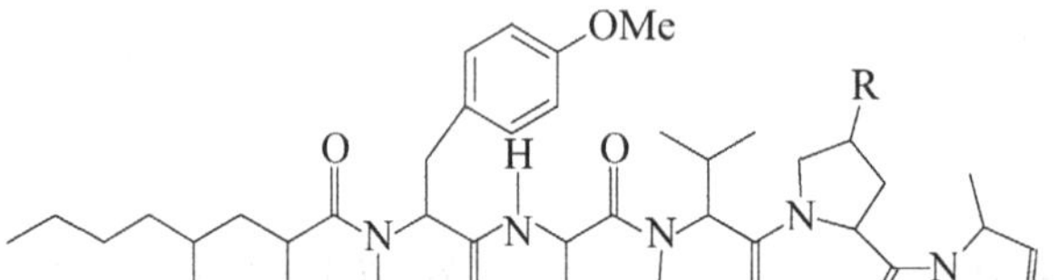

45 majusculamide D R=OH
46 deoxymajusculamide D R=H

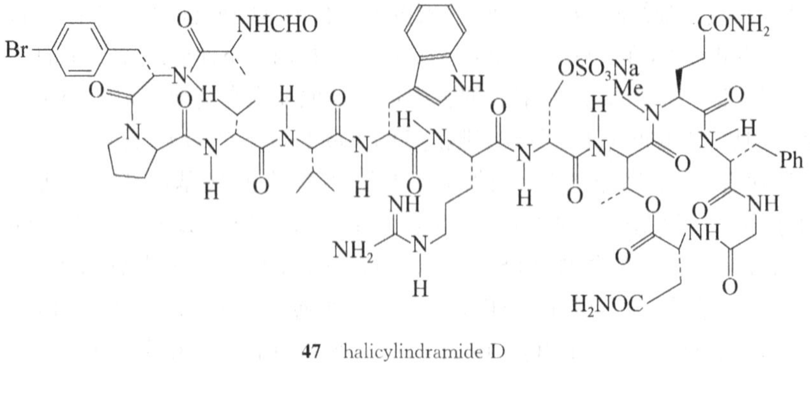

47 halicylindramide D

　　Pettit 在对海兔 *Dolabella auricularia* 的研究中报道了两种直链肽，dolastatin 10（**48**）和 dolastatin 18（**50**）的结构和活性[14]，其中 dolastatin 10（**48**）的活性表现为：以 3.25 μg/kg 剂量对鼠体内的人黑色素瘤的治疗应答值为 17%～67%；剂量为 11 μg/kg 对鼠 B16 黑色素瘤的 *T/C* 值高达 238；4 μg/kg 的剂量对 P388 的 *T/C* 值为 202。dolastatin 10 在美国已作为抗癌药物进入 Ⅱ 期临床实验。

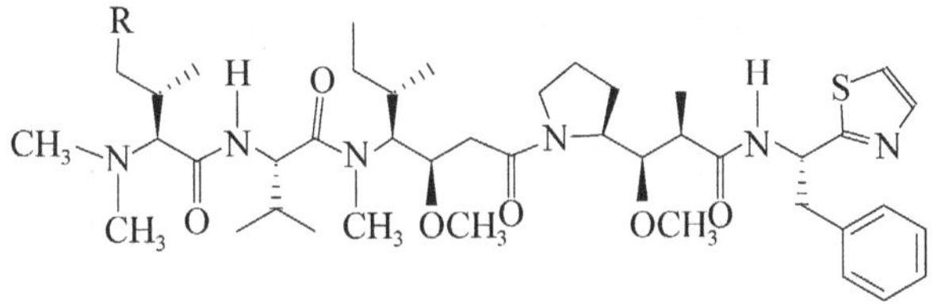

48　dolastatin 10 R＝H
49　symplostatin 1 R＝CH₃

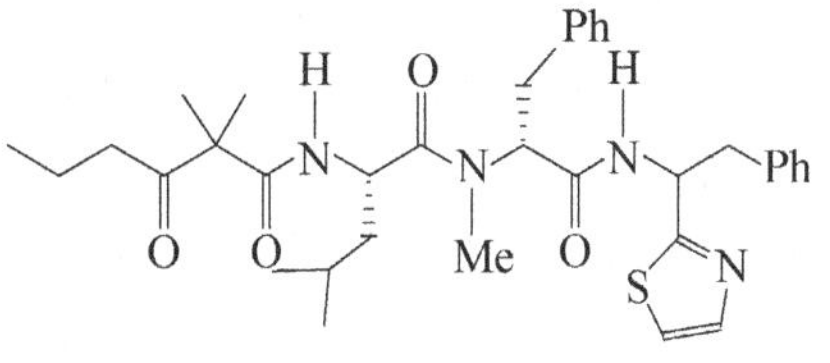

50　dolastatin 18

　　目前有观点认为从海鞘、海兔和海绵中分离的许多活性肽是由与之共生的微藻产生的。如从蓝藻 *Lyngbya majuscula* 和海绵 *Ptilocalis tracbyc* 中均分到环肽 majusculamide。Moore 研究组从采集于关岛附近的蓝细菌 *Symploca hydnoides* 中分离到 dolastatins 10 的类似物，命名为 symplostatin 1（**49**）[15]。这个发现支持关于从海兔 *Dollabella auricularia* 分离到的许多化合物源于食物来源的观点。

　　Scheuer 研究组从蓝藻 *Symploca hydnoides* 分离到的 melevamide D（**51**）是高细胞毒性直链肽，其平面结构主要通过波谱分析测定。应用手性 HPLC 分析其酸、碱水解物以确定分子中手性碳的立体化学。melevamide D 的结构与 isodolastatin H（**52**）很相似，后者是从海兔 *Dollabella auricularia* 分离到的。值得指出的是 melevamide D 具有很强的细胞毒性，它对 P388、A549、HT29 等细胞株的 IC_{50} 为 0.2～0.5 ng/ml[16]。

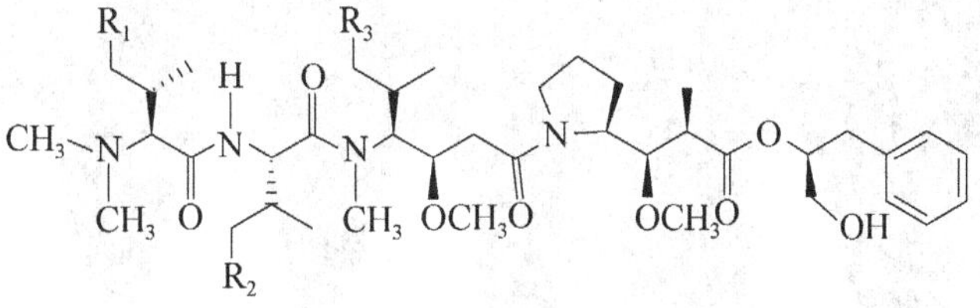

	R₁	R₂	R₃
51 melevamide D	CH₃	H	H
52 isodolastatin H	H	CH₃	CH₃

三、其他肽类

　　海洋中还存在一些其他类型的具有显著生物活性的肽类活性物质，如芋螺、海葵和海蛇中具有毒性作用强烈的肽类毒素。此外，从麝香蛸（*Eledone maschata*）和阿氏麝香蛸（*E. aldrovandi*）的唾液中分离到一种内癸肽，命名为麝香蛸素，麝香蛸素是已知最有效的降压物质，且具有比催产素还强烈的催产作用以及显著的外周血管舒张和增加冠脉血流作用。从鲨鱼软骨中得到多种血管生成抑制因子，即鲨鱼软骨素，其结构为小分子多肽和蛋白、糖蛋白及硫酸软骨素等,能够抑制肿瘤的生长和转移。

海洋肽类毒素是海洋活性物质研究发展最迅速的重要领域之一。海洋肽类毒素作为一种攻击或防卫的武器,大多作用于被攻击对象的神经或肌肉系统,使其失去活动能力。除神经毒素作用以外,还具有心血管、细胞毒等作用,很有希望从中开发出可用于神经系统、心血管系统疾病治疗的特效药物。海洋肽类毒素具有毒性作用强烈、药效高、作用剂量小等特点,而且一般分子量相对较小,容易通过基因工程技术进行大批量生产。近年来,肽类毒素的研究取得了较大的成就,已经分离出约有 40 余类,其中研究最为深入的是芋螺毒素(conotoxins,CTX),将在下面展开详细介绍。

芋螺(*Conus*)属腹足纲软体动物,约有 500 多种,遍布世界各暖海区,尤其是珊瑚礁附近的浅水区,少数在水深几十米至 200 m 左右。不同种芋螺的外形、花纹色泽等有明显差异(图 12 - 1),常以此分类,常见的如地纹芋螺(*C. geographus*)、织锦芋螺(*C. textile*)、线纹芋螺(*C. striatus*)、马兰芋螺(*C. tulipa*)、幻芋螺(*C. magus*)、桶形芋螺(*C. betulinus*)等。按照食性不同,可分为食鱼芋螺(piscivorous)、食螺芋螺(molluscivorous)、食虫芋螺(vermivorous)三大类。其捕食时释放神经麻痹性毒素,使被捕动物中毒失去活动能力。此毒素一般含 7～41 个氨基酸,其显著的特点是当进化出新的芋螺类时,肽序列也随之变化。实际上,芋螺是利用体内的组合库平衡策略在其毒管里产生新颖的药理成分,因而毒素极其复杂。同一芋螺所含毒素大概有 50～200 种肽,因此,预计所有的芋螺毒液里大概有 5 万种不同的神经活性肽,从而组成了一系列的神经药物源。

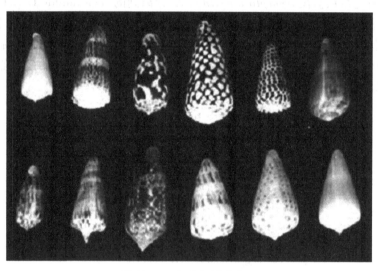

图 12 - 1 各种各样的芋螺

芋螺毒素吸引了全世界许多课题组的研究兴趣,然而它真正的药理作用直到 20 世纪 80 年代初才被偶然间发现。美国犹他大学 Olivera 的实验室给有兴趣研究芋螺毒素的大学生提供了发挥创造力的自由天地,一位好奇的 18 岁大学生 Clark 大胆地设想直接将芋螺毒素注射到哺乳动物中枢神经系统的新思路,而抛开腹腔内膜注射这一惯用方法。结果发现颅腔注射法引发了小鼠不同的行为症状反应,揭示了芋螺毒真实的药理多样性。Clark 从这些症状反应中选择了一种"似睡"现象,从芋螺毒中寻找控制这一现象的活性组分,命名为"睡虫肽"。该实验室有一组大学生专门纯化能诱发小鼠产生独特行为症状的其他活性肽,其中最典型的是 McIntosh 纯化的"摇荡"肽,以及 Criffin 纯化的"懒虫"肽等。实际上,这些大学生纯化的这类肽物质带来了基础科学研究难以预见的系列重大研究成果。今天,已清楚"摇荡"肽就是 μ-芋螺毒素 GVIA 和 μ-芋螺毒素 MVIIA。在神经科学领域,μ-芋螺毒素 GVIA 肯定会成为仅次于河豚毒素的最为广泛使用的一种十分有效的神经探针,因为其在抑制突触传递和判断 N 型钙流是否存在这两方面非常有用。而 μ-芋螺毒素 MVIIA 作为一种治疗慢性疼痛的药物于 2004 年在美国和欧洲上市,成为第一个上市的海洋药物。最初纯化的"睡虫"肽为 conantokin G,是一种 NMDA 受体拮抗剂,近期研究表明 conantokin 肽簇对癫痫具有强效治疗作用,已于 2000 年启动临床试验。至于"懒虫"肽现在称 contulakin G,是一种独特的翻译后加工肽,也是一种强效止痛剂,现已列为美国止痛剂开发项目中的首选化合物。

根据作用靶位的不同,芋螺毒素大致可分为 α-、μ-、ω-、δ-、ψ-、σ-、λ-、κ-、γ-芋螺毒素以及加压素、惊厥剂、睡眠肽等。以 ω-芋螺毒素 MVIIA 为例,芋螺毒素的系统命名可表示为如图 12-2 所示。其中,种属特异性的标明是以该毒素来源种名的起始字母(食鱼芋螺)或起始字母加一个辅音字母(食螺和食虫芋螺)表示的,如幻芋螺(C. magus)-M,方斑芋螺(C. tessulatus)-Ts。

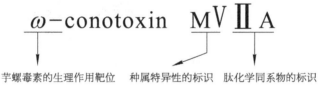

图 12-2 芋螺毒素系统命名示意图

(一)结构特征

CTX 分子中大多富含半胱氨酸(Cys,含量 22%～50%),其组成的二硫键可形成 2-环(2-loop)、3-环(3-loop)或 4-环(4-loop)框架,环与环之间可以并列、交叉或者嵌合,因而组成多种环框架结构。但 Cys 间的环大小和氨基酸分布似乎无规律,Cys 在链上的分布与活性间的关系至今仍不十分清楚,ω-芋螺毒素和 δ-芋螺毒素具有相同的 Cys 分布,但在生物体内的作用靶点完全不同。CTX 虽然属于微型蛋白,但具有与大蛋白相同的二级结构元素,图 12-3 显示了四种典型的芋螺毒素的结构。ω-芋螺毒素 MVIIA 和 μO-芋螺毒素 MrVIB 均含有 β-折叠,α-芋螺毒素 Vc1.1 含有 α-螺旋结构,μ-芋螺毒素 GIIIB 含有明显的转角。半胱氨酸残基之间的二硫键形成芋螺毒素的骨架环结构,这成为芋螺毒素的结构特征[17]。

同源芋螺毒素的分子多样性是芋螺毒素的显著特征,如从地纹芋螺得到的 ω-芋螺毒素 GVIA 和幻芋螺中得到的 ω-芋螺毒素 MVIIA 均作用于突触前 Ca^{2+} 通道,但在其一级结构中只有不足 1/3 的非 Cys 残基是相同的,从而导致了芋螺毒素药理作用的多样性和活性的差异,也为更深入地探索靶位的结构提供了有效的化学探针(图 12-4)。

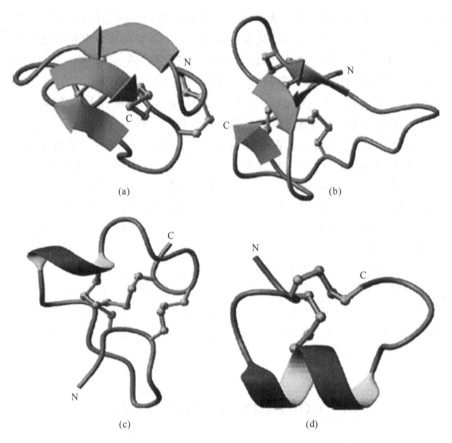

图 12-3　四种芋螺毒素的典型二级结构

(a) ω-芋螺毒素 MⅦA；(b) μO-芋螺毒素 MrⅥB；(c) μ-芋螺毒素 GⅢB；(d) α-芋螺毒素 Vc1.1

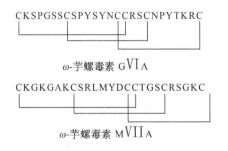

图 12-4　ω-芋螺毒素 GⅥA 和 ω-芋螺毒素 MⅦA

(二) 基因特征

构建芋螺毒素 cDNA 文库,从中筛选新毒素基因已成为研究新芋螺毒素及其分子特征的重要途径之一。已构建 cDNA 文库的芋螺有织锦芋螺、幻芋螺、地纹芋螺等。cDNA 克隆序列分析结果表明:CTX 在体内先合成较大的无活性多肽前体,由 70～80 个氨基酸残基组成,成熟的活性多肽是前体加工后的产物。来自同种芋螺的多肽前体 N 端区高度保守,而 C 端除 Cys 外,其余氨基酸几乎都是可变的。对其折叠机制的研究表明,前体 N 端区保守序列为结构决定簇,而多肽一旦折叠和分泌,二硫键只对稳定和限定构象起重要作用;C 端位于 Cys 间 loop 区域氨基酸的高变性可产生多种靶向特异性不同的毒肽,是功能决定簇。依据以上所述,即 CTX 前体在一级结构上严格划分为恒定区和可变区这一特性,Woodward 等推测其进化可能是通过某种特殊的盒式转换(cassett switching)机制或位点特异性重组(site-specific recombination)机制进行的,即在突变过程中更换整体决定其选择性(功能)的可变区,而又精确保留其构成二硫键构型的恒定区。这一进化机制决定了 CTX 的多样性及与受体结合的高度特异性,而其他动物神经毒素则不具备 CTX 的多样性特征。

(三) 分类和作用靶标

迄今为止已经发现了 2 000 多种芋螺肽,根据所含二硫键的多寡可以将芋螺肽简单分为只含一个或者无二硫键的肽和含多个二硫键的肽,通常所称的芋螺毒素(conotoxins)为后者,根据前体肽保守区的氨基酸序列和成熟肽的环框架相似性,以及药理活性的作用靶点,芋螺毒素又可以分为许多超家族(图 12-5)[17]。更详细的芋螺毒素分类可以从网络数据库 ConoServer 上找到(http://research1t.imb.uq.edu.au/conoserver/)。

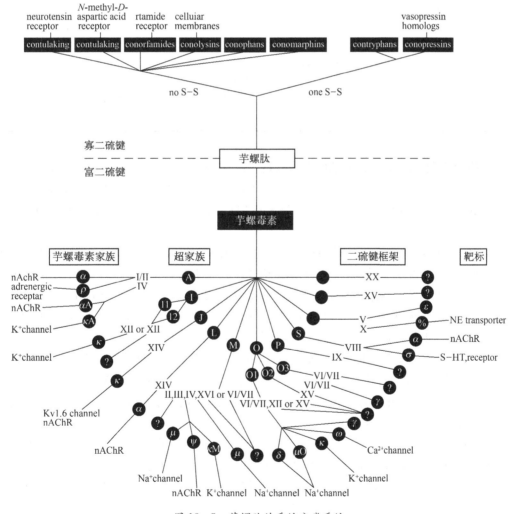

图 12-5 芋螺肽的系统分类系统

　　CTX 也可按其作用的受体靶标分为三类,见表 12-1。

表 12-1　芋螺肽根据其靶标的分类

靶标		类别	机制	半胱氨酸模式	超家族类
配体门控离子通道	烟碱受体	α-CTX	竞争性拮抗剂	CC-C-C	A
		αA-CTX	竞争性拮抗剂	CC-C-C-C-C	A
		ψ-CTX	非竞争性拮抗剂	CC-C-C-CC	M
	5-HT₃ 受体	σ-CTX	非竞争性拮抗剂	C-C-C-C-C-C-C-C-C-C	S
	NMDA 受体	conantokins	抑制电导	通常无二硫键	
电压门控离子通道	Ca²⁺ 通道	ω-CTX	通道封阻剂	C-C-CC-C-C	O
	Na⁺ 通道	μ-CTX	通道封阻剂	CC-C-C-CC	M
		δ-CTX	延迟通道灭活	C-C-CC-C-C	O
		μO-CTX	抑制电导	C-C-CC-C-C	O
	K⁺ 通道	κ-CTX	通道封阻剂	C-C-CC-C-C	O
		κA-CTX	抑制电导	CC-C-C-C-C	A
其他	加压素受体	芋螺加压素(conopressin)	激动剂	C-C	
	磷脂	conodipine-M	PLA₂	无二硫键	
	神经紧张素受体	芋螺惰性素(conatulakin)	激动剂	无二硫键	

　　1. 作用于配体门控离子通道的芋螺毒素　配体门控通道又称化学门控通道或递质依赖性通道,乙酰胆碱受体(n-AchR)、谷氨酸受体如 N-甲基-D-天冬氨酸(NMDA)受体、5-羟色胺 3(5-HT₃)受体等同属此类。CTX 中以此为靶标的有 α-CTX, αA-CTX, ψ-CTX, σ-CTX 和 conantokins。

　　(1) 作用于 n-AchR 的 CTX:此类 CTX 主要有 α-CTX, αA-CTX 和 ψ-CTX,前两者属 A 超家族,后者属 M 超家族。研究较多的是 α-CTX,包括 GⅠ、GⅠA、GⅡ、MⅠ、MⅡ、EⅠ、SⅠ和 SⅡ,结构相似,均具保守的半胱氨酸骨架,作用于肌肉的 n-AchR,一般含 13~15 个氨基酸,主要来源于食鱼芋螺。PnⅠA 和 PnⅠB 为 αA-CTX,来源于食螺芋螺;而 ImⅠ和 PⅢE 为 ψ-CTX,来源于食虫芋螺。

　　(2) 作用于 5-HT₃ 受体的 CTX:σ-CTX 以 5-HT₃ 受体为靶标,长达 41 个氨基酸残基,是目前已知最长的 CTX,属 S 超家族,如从地纹芋螺中得到的 GⅧA,其 COOH 终端被酰胺化,还含有 1 个溴化色氨酸残基和 10 个 Cys 残基,质谱显示有 5 个二硫键,其中溴化色氨酸残基对该毒肽的活性至关重要。

　　(3) 作用于 NMDA 受体的 CTX:conantokins 比较独特,无二硫键,显强酸性,又称诱导睡眠肽,如 conantokin G、T,均含有 γ-羧基化谷氨酸(Gla)。由于 Gla 羧基化是翻译后修饰的,其在神经系统中的存在是前所未见的。两者都具有年龄相关的特异性生理效应:作用于幼鼠使其睡眠,作用于较大的鼠使之高度兴奋。

　　2. 作用于电压门控离子通道的芋螺毒素　电压门控离子通道又称电压敏感性通道,常以通透离子命名。

(1) 作用于 Na^+ 通道的 CTX: μ-CTX 为 22 个氨基酸的肽,含 3 个二硫键和 3 分子羟脯氨酸,具有极强的亲水性。它们可把肌肉和轴突的 Na^+ 通道区分开来,具有高度专一性,这与经典的胍基毒素如河豚毒素完全不同。该类毒肽包括 3 种 GⅢA,3 种 GⅢB 和 2 种 GⅢC 等。μO-CTX 如 MrⅥA 和 MrⅥB,它们的结构序列与 μ-CTX 无同源性,但 DNA 克隆分析证明与 ω-CTX 和 δ-CTX 的前体惊人相似。δ-CTX 的 Cys 骨架与 μO-CTX 相似,但却不具碱性,且具有极强的疏水性,很可能与 μ-CTX,μO-CTX 对 Na^+ 通道的作用机制不同。

(2) 作用于 K^+ 通道的 CTX:以 K^+ 离子通道为靶标的有 κA-CTX 和 κ-CTX。κ-CTX PVⅡA 为含 27 个氨基酸的多肽,已可用化学方法合成。κA-CTX 的结构类同于 αA-CTX,但具有不常见的线性 N 端尾(11 个残基),且在 7 位上有 1 个 O-糖基化的丝氨酸残基。

(3) 作用于 Ca^{2+} 通道的 CTX:Ca^{2+} 通道为所有兴奋性细胞膜的必要成分之一,其中 N 类型者只存在于神经元组织。只有 ω-CTX 作用于此通道,可分为 2 类:Ⅵ 和 Ⅶ,前者为受体封阻剂,如地纹芋螺中的 ω-CTX GVⅠA;后者为非受体封阻剂,如幻芋螺中的 ω-CTX MVⅡA。与常见的 Ca^{2+} 通道阻滞药物(可与肌肉和神经元组织的通道广泛结合)不同,ω-CTX 仅作用于神经元组织的 N 类型 Ca^{2+} 通道,它在神经元组织和心肌的压力敏感 Ca^{2+} 通道之间选择结合的判别比高于 10^8。

3. 其他 CTX 除作用于离子通道外,还有以 G-蛋白为靶标的,迄今研究的有 2 种:芋螺加压素和芋螺惰性素;以及一种磷脂 conodipine-M。以上 3 种基本上不含二硫键。芋螺惰性素长达 16 个氨基酸,含有一翻译后修饰的 O-糖基化苏氨酸残基,它是目前为止在结构上完全清楚的 O-糖基化 CTX,并成功地合成出具生物活性的产品。

CTX 具有结构多样、新颖,功能独特,既可直接用作天然药物,又可作为药物设计的先导化合物,已在药学界引起极大重视。而鉴于其分子小,结构稳定,对受体作用范围大、特异性强,易化学合成,又构成了神经药理学探针的宝库,已跃居动物神经毒素研究的首位。CTX 极具药物开发的潜力,μ-芋螺毒素 MVⅡA,商品名 Prialt,作为第一个海洋药物目前已经在美国和欧洲上市,用于治疗慢性疼痛。其他的芋螺毒素如 μ-芋螺毒素 CVⅠD(AM336)和 χ-芋螺毒素 MrⅠA 的衍生物(Xen2174)也已经进入临床研究阶段,α-芋螺毒素 Vc1.1 最近正在进行临床试验,用于治疗神经性疼痛。

我国近海的芋螺约有 67 种,多见于西沙群岛、海南岛南部和台湾,为典型的热带种类。1999 年我国才真正开始研究分布在我国的芋螺的毒液。其中魏开华等[18]对南海桶形芋螺毒液成分及其活性做了研究,分离到 4 种 CTX,其氨基酸序列如下:BeTX Ⅰa:CCKQSCTTCMPCCW; BeTXIb: CCELPCHGCVPCCWP; BeTXⅡa: RCAHGTTYSNDSQQCLLNCCWWGGGDHCC;BeTXⅡb: GCGGVCAYGSECOSSCNTCYSAQCTAQ;其中,BeTX Ⅱa 和 BeTX Ⅱb 是 2 种具有全新 Cys 骨架的 CTX。另外,通过 cDNA 文库构建及克隆,尚获得 BeTX Ⅱc 的序列:CRAγGTYCγNDSQCCLNγCCWGGCGHOCRHP(γ=γ-carboxy-glutamic acid)。该课题组对独特芋螺(*C. caracteristicus*)的研究还得到 3 种 CTX。李晓玲[19]对南海的织锦芋螺进行了研究,提取初毒 3g,分离到 10 个高活性组分,其中 5 个测定了分子量,另外还通过构建 cDNA 文库获得 8 个 CTX 序列。刘凤云、卢松柏等[20]采用

RACE 方法,对我国线纹芋螺 O 超家族 CTX 的 cDNA 进行克隆、序列测定,发现了 6 种新的 O 超家族 CTX 序列,其中一种经化学合成,获得一种新型高活性芋螺多肽毒素 SO₃,与 ω-芋螺毒素 MVⅡA 比较,活性相当,但毒副作用更低。

第三节　理化性质及波谱学特征

环肽化合物通常为无定型粉末,对茚三酮反应呈阴性,但经 HCl 处理后对茚三酮反应呈阳性。酰胺键的 UV 吸收较弱,但含有芳香氨基酸的肽类可以有较强的紫外吸收。IR 通常能够显示强的 N—H(3 200～3 350 cm⁻¹)和 C—O 吸收峰(1 700 cm⁻¹左右)。在 NMR 谱上,环肽的主要官能团酰胺上氢的化学位移通常在 δ5.0～9.0,羰基 C 的化学位移通常在 δ160～180,δ40～60 范围内显示连 N 的碳信号,α-H 常出现在 δ3.0～6.5 的范围内。质谱不仅可以准确测定肽类的分子量,获得的碎片信息也可以帮助推断肽链的连接顺序,联有飞行时间的基质辅助激光解吸电离质谱(MALDI-TOF-MS)可以准确测定多肽毒素等大分子的分子量。多肽毒素等的理化性质还需要确定等电点、氨基酸组成、N 端、C 端等数据。

环肽化合物结构鉴定通常用 NMR 和 MS 为主要手段,辅以必要的化学方法,特别是水解。如果能培养单晶,进行 X 射线分析,既可确定化学结构也可解决相对构型,但是能够获得单晶的化合物毕竟是少数。环肽类化合物的结构分析通常按照以下步骤:首先,分析氨基酸组成,应用 2D-NMR,包括 COSY,HMQC 谱,基本上可解决问题。必要时,也可应用各种条件下水解(酸、碱水解),从裂解的氨基酸残基确定分子的组成和结构。如果分子中含有不常见氨基酸,则需要将不常见氨基酸用离子交换层析或 HPLC 分离,然后再用各种 NMR 和 HRMS 分析其结构;其次,分析 FABMS/MS、NOESY、HMBC、ROESY 谱数据以确定由 NMR 实验定出的氨基酸的序列;最后通过手性 GC 和手性 HPLC 分析分子中氨基酸的立体化学;也可以将肽水解并衍生化,经过 HPLC 分析,与已知物比较确定结构。Marfey 法常用于测定氨基酸的立体化学,如在缩羧环肽 georgamide 的结构测定中,将标准氨基酸样品:L-Thr 和 D-Thr,L-Val 和 DL-Val,L-Pro 和 D-Pro,L-N-Me-Val 和 DL-N-Me-Val,DL-N-Me-Phe 和 D-N-Me-Phe 以及环肽 georgamide 的水解产物分别用 Marfey(FDPAA)试剂衍生化,通过反相 HPLC 分析,用 MeCN-NH₄OAc 水溶液为洗脱剂。与标准品的保留时间比较,定出 5 个氨基酸的构型均为 L 型。海洋肽类化合物往往含量很低,进行微量水解再结合 NMR、MS 测定的结构有时会出现差错。天然产物的全合成对结构研究起着重要的作用,有些化合物的结构通过全合成得到确证或修正。

肽类毒素等的分析和结构鉴定的常用方法包括氨基酸组成分析、氨基酸序列分析、IR、UV 光谱、CD、圆二色谱、生物鉴定法、放射性同位素标记法、各种电泳技术及免疫学和分子生物学方法等。MS 和 NMR 在多肽分析中也开始广泛应用。ESIMS 和 MALDI-TOF MS 是多肽鉴定中精确测定相对分子量的手段,灵敏度和分辨率较高。目前 MS 与 HPLC 联用,还可以测定多肽的序列结构。而 NMR 特别是 2D-NMR 技术在确定氨基酸序列、定量各组分组成含量、确定多肽的空间构象等领域也发挥重要的作用。当然,由于信号过弱及严重重叠等原因,NMR 技术目前一般还只用于分析少于 30 个氨基酸残基构成的多肽。

第四节 提取分离方法及研究实例

一、提取分离方法

像其他天然产物一样,环肽的提取分离依靠各种色谱方法的结合,HPLC 通常是最后纯化的主要手段,其中反相高效液相色谱最为常用,此外,利用环肽中疏水基团与固定相之间产生的疏水作用而达到分离目的的疏水作用色谱(HIC),利用环肽分子大小、形状差异进行分离的分子排阻色谱(SEC)和利用环肽的带电性不同进行分离纯化的离子交换色谱(IEXC)在肽类的分离中也经常被使用。亲和色谱方法(AC)利用连接在固定相基质上的配基与配体之间的特异亲和性而分离物质,在纯化肽类特别是活性肽类时非常有效,常可以从数百种肽类组成的混合物中一次获得目标肽类。近年发展起来的 AC 新方法还包括固定金属亲和色谱和反义多肽亲和色谱等。

肽类毒素的分离纯化可以按溶解度不同进行初步分离,如用无机盐(常用硫酸铵)或有机溶剂(如丙酮,乙醇等)沉淀;按分子大小的不同进行分离,如各种类型的分子筛(Sephadex葡聚糖凝胶、Bio-gel生物凝胶)、SDS(十二烷基硫酸钠)凝胶电泳,各种不同孔径的透析袋或超滤膜;按电荷性质不同进行分离纯化,如各种类型的离子交换树脂和等电点聚焦等方法;根据生物活性的不同进行分离,如亲和层析;也可以用结晶方法、高效液相色谱等方法进一步纯化。这些方法常组合在一起对特定的物质进行分离纯化,常规研究方法如图 12-6 所示。

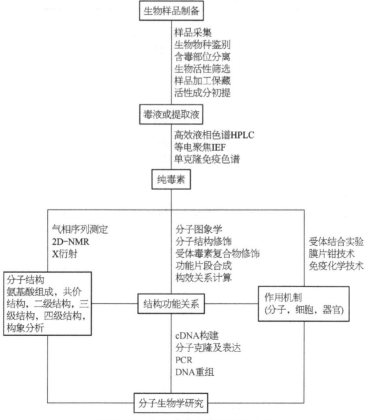

图 12-6 肽类毒素的常规研究方法

二、研究实例

棕色扁海绵中一种新环肽化合物[21]

棕色扁海绵(*Phakellia fusa* Thiele)为寻常海绵纲(Demospongea)小轴海绵目(Axinellide)小轴海绵科(Axinellidae)海洋动物。美国亚利桑那州立大学 Pettit 等人于1993年从 *Phakellia costaata* 和 *Stylotella aurantium* 两种不同的海绵中都分得具有细胞生长抑制活性的环七肽化合物 phakellistatin 1。后期又报道了 10 种类似成分 phakellistatin 2～11,它们都具有抗癌活性。李文林、易杨华等从中国南海的棕色扁海绵中提取鉴定了一种新的抗癌环七肽 phakellistatin 13 (**53**)。

棕色扁海绵 500 g(干重)经 80％乙醇室温浸提后,提取液减压浓缩除去乙醇,得浸膏状提取物。提取物溶于甲醇-水(9∶1)的混合溶剂中,用石油醚萃取 5 次,下层甲醇-水部分加水稀释为 3∶2,再用二氯甲烷萃取 5 次,合并二氯甲烷萃取液,减压浓缩,得二氯甲烷萃取物 2 g。该萃取物经硅胶柱色谱,Sephadex LH - 20 凝胶过滤,再经高效液相色谱纯化,得 phakellistatin 13 单体。物理常数和光谱数据如下。

phakellistatin 13:白色粉末,易溶于 CH_2Cl_2,$CHCl_3$,$(CH_3)_2CO$,CH_3OH 等有机溶剂。分子式为 $C_{42}H_{54}O_8N_8$。ESIMS:799.7 $[M+H]^+$,821.4 $[M+Na]^+$,1619.9$[2M+Na]^+$。结合多种 2D - NMR 谱,确定了所有的碳、氢原子的归属及该化合物的结构,结构式见图 12 - 7。^1H、^{13}C 核磁共振数据见表 12 - 2。

表 12 - 2   phakellistatin 13 的 ^1H 和 ^{13}C 核磁共振数据

		^1H		^{13}C	
Leu	H - 2	4.48, m, 1H	C - 1	169.90	
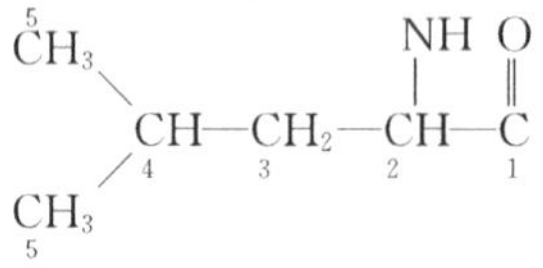	H - 3	1.52, m, 1H	C - 2	51.68	
		1.69, m, 1H	C - 3	40.02	
	H - 4	1.63, m, 1H	C - 4	24.52	
	H - 5,6	0.90, d, 3H, 6.6Hz	C - 5,6	22.10, 23.73	
		1.00, d, 3H, 6.6Hz			
	NH	7.13, d, 1H, 6Hz			
Thr	H - 2	4.25, m, 1H	C - 1	172.06	
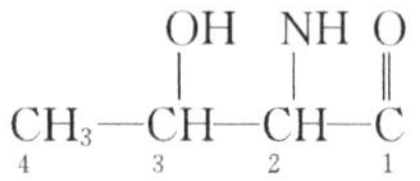	H - 3	4.23, m, 1H	C - 2	58.99	
	H - 4	1.03, d, 3H, 6Hz	C - 3	65.69	
	OH	4.87, d, 1H, 5.4Hz	C - 4	20.76	
	NH	7.84, d, 1H, 9Hz			
Pro I	H - 2	4.26, m, 1H	C - 1	171.09	
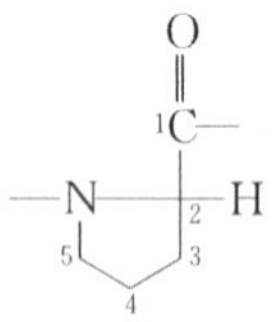	H - 3	1.82, m, 1H	C - 2	61.88	
		2.27, m, 1H	C - 3	30.11	
	H - 4	1.93, m, 2H	C - 4	24.53	
	H - 5	3.51, m, 1H	C - 5	46.27	
		3.69, m, 1H			
Gly	H - 2	3.95, d, 1H, 18.6Hz	C - 1	168.33	
		4.17, d, 1H, 18.6Hz	C - 2	42.98	

（续表）

		^1H		^{13}C
HN—CH₂—C(=O) (结构图)	NH	7.55，s，1H		
Phe (结构图)	H-2	4.15，m，1H	C-1	170.05
	H-3	2.95，t，1H，13.2Hz	C-2	56.60
		3.17，m，1H	C-3	37.27
	H-2′,6′	7.10，d，2H，6.6Hz	C-1′	137.80
	H-3′,5′	7.24，t，2H，6.6，7.2Hz	C-2′,6′	128.71
	H-4′	7.19，t，1H，6，7.8Hz	C-3′,5′	128.49
	NH	8.29，d，1H，11.4Hz	C-4′	126.74
Pro II (结构图)	H-2	3.44，d，1H，7.2Hz	C-1	170.69
	H-3	1.50，m，1H	C-2	60.00
		1.04，m，1H	C-3	40.60
	H-4	0.19，m，1H	C-4	28.92
		0.32，m，1H		
	H-5	2.91，m，1H	C-5	45.68
		2.37，t，1H，10Hz		
Trp (结构图)	H-2	4.43，m，1H	C-1	171.60
	H-3	3.10，m，2H	C-2	53.65
	H-2′	7.34，s，1H	C-3	26.82
	H-4′,7′	7.32，d，2H，3.6Hz	C-2′	124.23
	H-5′	6.91，t，1H，7.2Hz	C-3′	108.92
	H-6′	7.04，t，1H，7.2Hz	C-4′	124.29
	H-1′	10.79，s，1H	C-7′	111.53
	NH	9.33，s，1H	C-5′	121.39
			C-6′	118.27
			C-9′	127.30
			C-8′	136.24

^1H-NMR 和^{13}C-NMR 表明其为多肽结构，由^{13}C-NMR 中 $\delta170$ 左右和 $\delta50\sim60$ 左右的羰基碳和氨基酸 α-碳信号的个数推知化合物为七肽。由于化合物^1H-NMR 中无-NH₂ 和- COOH 信号，且化合物为脂溶性，推断可能为环肽化合物。根据 TOCSY，可知 $\delta0.9$ 和 $\delta1.0$ 处的二个甲基双重峰与 $\delta1.699$(m，1H)，$\delta1.628$(m，1H)，$\delta1.518$(m，2H)，$\delta4.475$(m，1H)信号为同一自旋系统，由于 HMQC 中 $\delta1.699$ 和 $\delta1.518$ 对应同一碳原子，可知 $\delta1.699$ 的单氢和 $\delta1.518$ 中的一个氢原子组成一个裂分的 CH₂，而 $\delta4.475$ 处单质子信号为氨基酸的 α- H，由此可推断分子中含有亮氨酸残基。

根据 TOCSY，$\delta1.030$ 处的一个甲基二重峰信号和 $\delta4.876$(d，1H，$J=5.4$ Hz)，$\delta4.246$(m，3H)处的质子信号为同一自旋系统，DQCOSY 表明，$\delta4.876$ 处的质子信号与 $\delta4.246$ 处质子信号有偶合，$\delta1.030$ 处的甲基信号同样与其有偶合，而 $\delta1.030$ 处的甲基与 $\delta4.876$ 处的质子信号无偶合，可推断该自旋系统为苏氨酸残基，Thr 的 α，β 氢信号同处于

δ4.246 处,δ4.876 处为羟基信号。

根据 TOCSY,δ1.930(m,2H),δ1.822(m,1H),δ2.270(m,1H)与δ4.260(m,1H),δ3.511(m,1H),δ3.691(m,1H)信号同属一个自旋系统。HMQC 表明δ3.511 和δ3.691 处为一个裂分的 CH₂ 信号,可推知分子中含有脯氨酸残基。同理根据 DQFCOSY,可推断分子中还有另外一分子的脯氨酸残基。

根据 TOCSY,可知δ3.940(d,1H),δ4.165(d,2H)与δ7.551(s,1H)信号为一个自旋系统,由 HMQC 可知δ3.940 处的单氢和δ4.165 处质子信号中的一个氢为一个 CH₂ 裂分后的信号,由此推断分子中含有甘氨酸残基。

根据¹H-NMR 和¹³C-NMR 可知分子中有一个单取代苯环和一个邻二取代苯环,推断分子中可能有苯丙氨酸和色氨酸。由 TOCSY,可知δ10.788 处的单峰和δ7.343 处的单峰有偶合;根据吲哚化合物的谱学规律,2 位的氢一般在低场,δ10.788 处的质子应为吲哚环 NH,δ7.343 的质子为吲哚 2 位氢。HMBC 中δ10.788 处的 NH 质子与δ127.3 处的碳有远程相关,该碳应为吲哚环 9 位碳。根据 TOCSY,δ9.326 处的酰胺质子信号与δ4.432(m,1H),δ3.10(m,2H)信号为同一自旋系统,由 HMBC 可知δ3.10 处的质子信号与δ127.3 处吲哚环的 9 位碳信号有远程相关,这验证了色氨酸的存在。根据 TOCSY,δ8.290 处的酰胺质子与δ4.146(m,1H),2.950(t,1H,J=13.2 Hz),3.167(m,1H)信号为同一自旋系统。由 HMQC 可知 CH₂ 与苯环碳有远程相关,这验证了苯丙氨酸的存在。

综上所述,该化合物分子中包括 2 分子脯氨酸残基,甘氨酸、亮氨酸、苏氨酸、苯丙氨酸、色氨酸残基各一分子。该分子组成符合 ESIMS 给出的分子量(798)。同时由于¹H-NMR 中仅见 5 个酰胺质子信号,该分子组成就解释了氢谱的这一特征:作为亚胺基氨基酸的脯氨酸成肽后就不再有酰胺质子。主要 HMBC 和 NOE 相关信号如图12-7所示。

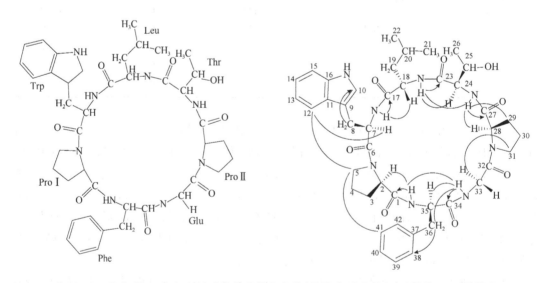

图 12-7 phakellistatin 13(**53**)的化学结构和主要 NMR 相关信号(—:NOE,→:HMBC)

体外抗癌活性试验表明,该化合物对人肝癌 BEL7402 细胞株具有极强的抑制作用,$IC_{50} < 1 \times 10^{-8}$ mol/L。

参考文献

［1］ 易杨华,焦炳华.现代海洋药物学[M].北京:科学出版社,2006:363-390.

［2］ Matsunaga S, Fusetani N, Hashinoto K. Theonellamide F. A novel antifungal bicyclic peptide from a marine sponge *Theonellsp.* [J]. J Am Chem Soc, 1989,111:2582-2588.

［3］ Su JY, Zhong YL, Zeng LM. Three new diketopiperazines from a marine sponge *Dysidea fragilis* [J]. J Nat Prod, 1993,56(4):637-642.

［4］ Zabriskie R M, Klocke J A, Ireland CM, et al. Jaspamide, a modified peptide from a Jaspis sponge, with insecth and antifungal activity [J]. J Am Chem Soc, 1986,108:3123-3124.

［5］ Uemoto H, Yahiro Y, Shigemori H, et al. Keramides K and L, new cyclic peptides containing unsusual tryptophan residue from Theonella sponge [J]. Tetrahedron, 1998,54:6719-6724.

［6］ Rinehart Jr KL, Shaw PD, Shield LS, et al. Marine natural products as sources of antiviraland antimicrobial and antineoplastic agents [J]. Pure and Appl Chem, 1981,53:795-817.

［7］ Rinehart KL, Sakai R, Holt TF, et al. Biologically active natural products [J]. Pure Appl Chem, 1990, 62:1277-1280.

［8］ Williams DE, Moor RE, Paul VJ. The structure of ulithiacyclamide B. Antitumor evaluation of cyclic peptides and macrolides from *Lissoclinum patella* [J]. J Nat Prod, 1989,52:732-739.

［9］ Pettit GR, Kamano Y, Holzapfel W, et al. The structure and synthesis of dolatatin 3 [J]. J Am Chem Soc, 1987,109:7581-7582.

［11］ Dawson RM. The toxicology of microcystins [J]. Toxin, 1998,36(7):953-956.

［12］ Wan F, Erickson K. Georgamide, a new cyclic depsipeptide with an alkynoic acid residue from an Australian Cyanobacterium [J], 2001,64:143-146.

［13］ Moore RE, Entzeroth M. Majusculamide D and deoxymajusulamide D, Two cytotoxins from Lyngbya majuscule [J]. Phytochemistry, 1988,27:3101-3103.

［14］ Matsunaga H, Li S, Fusetani N. Halicylindramides D and E, antifungal peptides from the marine sponge *Halichondria cylindrata* [J]. J Nat Prod, 1996,59:163-166.

［15］ Pettit GR, Kamano Y, Herald CL, et al. The isolation and structure of a remarkable marine animal antineoplastic constituent: dolastatin 10 [J]. J Am Chem Soc, 1987,109:6883-6885.

［16］ Luesch H, Moore RE, Paul VJ, et al. Isolation of Dolastatin 10 from the marine cyanobacterium *Symploca* sp. VP642 and total stereochemistry and biological evaluation of its analogue symplostatin 1 [J]. J Nat Prod, 2001,64:907-910.

［17］ Horgen FD, Kazmierski EB, Westenburg HE. Malevamide D: Isolation and structure determination of an isodolastatin H analogue from *Symploca hydnoides* [J]. J Nat Prod, 2002,65:487-491.

［18］ Reena H, David JC. Conotoxins: natural product drug leads. Nat. Prod. Rep [J]. 2009,26,526-536.

［19］ 魏开华,胡克平,余玲,等.中国南海桶形芋螺毒液成分及其活性的研究[J].中国海洋药物,1999,19 (1):1-6

［20］ 李晓玲,戴秋云,黄培堂.织锦芋螺毒素研究进展[J].军事医学科学院院刊,2001,25(1):67-70.

［21］ 卢柏松,于芳,王建华,等.中国南海线纹芋螺的新O-超家族芋螺毒素[J].科学通报,1999,44(16): 1737-1740.

［22］ Li WL, Yi YH, Wu HM, et al. Isolation and structure of the cytotoxic cycloheptapeptide phakellistatin 13 [J]. J Nat Prod. 2003,66(1):146-148.

（孙 鹏）

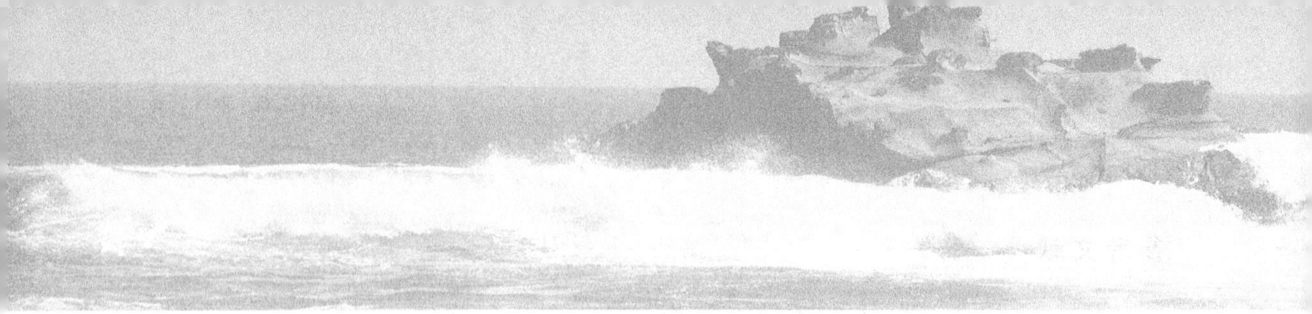

第十三章
多　　糖

第一节　概　　述

　　来源于海洋植物、动物和微生物的多糖称为海洋多糖,海洋特殊的生态环境使得海洋多糖呈现出丰富多彩的生理活性和结构多样性,多糖作为新的海洋生物资源正在受到越来越多的关注。海洋多糖主要包括海藻多糖、海洋动物多糖和海洋微生物多糖。其中海藻多糖又可进一步分为褐藻多糖、红藻多糖、绿藻多糖和螺旋藻多糖等;海洋动物多糖主要指来源于贝类、鲍鱼、海参、海绵、海星等海洋动物体内的糖胺聚糖及酸性黏多糖;海洋微生物多糖的研究目前主要集中于海洋细菌胞外黏性多糖[1, 2]。

　　多糖作为药物在过去几十年间,特别是过去十年间得到了迅猛发展,越来越多的药理和临床研究表明,多糖对免疫性疾病有着良好的治疗潜力。在治疗肿瘤时,它不像一般化疗药物直接杀死肿瘤细胞的同时还杀死正常细胞。多糖主要通过促进细胞和体液免疫反应,如激活补体、巨噬细胞、T-细胞、B-细胞或加强抗体生成等,以达到抑制和消灭肿瘤细胞的作用。多糖对正常细胞几乎无毒副作用,是其突出的优点。大量研究表明,多糖类化合物是一种免疫调节剂,它能激活免疫细胞,提高机体免疫能力。

　　国内关于海洋多糖的研究虽然起步较晚,但近年来发展迅速。我国第一个海洋药物——藻酸双酯钠,是在褐藻酸钠分子的羟基和羧基上分别引入磺酰基和丙二醇基而成的治疗高脂血症的海洋药物。我国第一个海洋糖库于 2003 年在中国海洋大学建成,该数据库以海洋多糖为基础原料,采用生物和化学降解等方法,已制备出纯度高、结构清楚的海洋寡糖单体化合物 50 个;以此糖类化合物为基础原料,获得糖缀合物 60 个,初步构建了我国第一个海洋糖库,并将为现代海洋糖类药物的筛选和发现、现代海洋中药研制以及生命科学相关基础研究提供物质基础和信息资料。

　　我国有着辽阔的海域,海岸线漫长,栖息着丰富的藻类、海洋动物和海洋微生物,具有丰富的海洋多糖资源。本章重点对海洋多糖的结构类型、来源及生物活性进行介绍,此外还结合实例对多糖的分离纯化方法、波谱学特征进行了概述。

第二节 化学结构与生物活性

从化学组成来看,多糖分为同多糖和杂多糖。同多糖由同一种单糖单位组成,杂多糖由两种或更多种单糖缩合而成。除此之外,多糖还可以附有各种不同的取代基,如酰基、氨基酸或其他无机取代基。这些高聚物可以是线性的也可以带有分支。即便是线性的大分子,其变化范围也可从单一形式连接的单糖,到混合连接的同多糖。在一些杂多糖中则出现了一些相对复杂的重复单元,具有不同的侧链长度或是通过模块化的形式进行组装,如在海藻酸盐中,组成其模块的单糖有两种——D-甘露糖酸和L-古洛糖醛酸,然后模块相连组成不同长度的高聚物。以下对多糖的结构层次、不同来源的多糖的组成和结构以及多糖的生物活性进行简介。

一、多糖的结构层次

多糖化学结构复杂,其多糖中的糖单体有多种连接点,从而可以形成不同的直链和支链。多糖的结构远比蛋白质和核酸复杂,但多糖的结构分类沿用了蛋白质和核酸的分类方法,分为一级、二级、三级和四级结构。一级结构即初级结构,二、三、四级结构称为高级结构,两者直接决定了多糖的生物活性[3—5]。

(一)一级结构

多糖的一级结构包括糖基的组成、糖基的排列顺序、相邻糖基的连接方式、糖端基物构型以及糖链有无分支、分支的位置与长短等。最简单的多糖是由相同的残基以相同的键型连接形成线性链,比如1,4-键合的吡喃葡萄糖聚糖(图13-1)。此外,多糖通过硫酸化、乙酰化、磷酸化和甲基化等衍生物还可形成糖衍生物,如氨基多糖为没有支链的高聚物,含有交替的糖醛酸及氨基己糖残基,具有这种一级结构的多糖有透明质酸(图13-2)、软骨素-4-硫酸酯、软骨素-6-硫酸酯、硫酸皮肤素、硫酸角质素、肝素及硫酸类肝素。

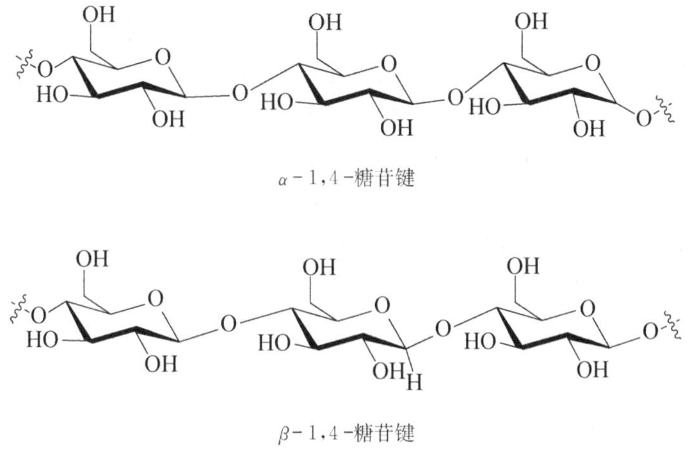

α-1,4-糖苷键

β-1,4-糖苷键

图 13-1 葡聚糖的一级结构

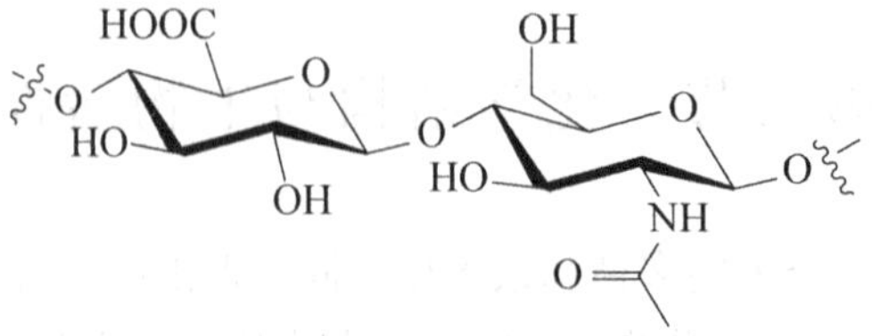

图 13-2　透明质酸的一级结构

多糖一级结构的分析方法很多,主要分为三大类,即化学分析法、仪器分析法和生物学方法。表 13-1 为糖链序列分析即一级结构测定的常用技术方法。

表 13-1　一级结构测定的常用技术方法

测定项目	常　用　方　法
分子量测定	凝胶过滤法,质谱法等
单糖组成和分子比例	酸水解,纸层析,薄层层析,气相色谱等
吡喃环或呋喃环形式	红外光谱
连接次序	选择性酸水解,糖苷酶顺序水解,核磁共振波谱
$\alpha-$、$\beta-$异头异构体	糖苷酶水解,核磁共振波谱,红外光谱
羟基被取代情况	甲基化反应,高碘酸氧化,Smith 降解,核磁共振波谱,质谱
糖链-肽链连接方式	单糖与氨基酸组成分析,稀碱水解,肼解反应,糖苷酶水解
相邻单糖基连接方式	高碘酸氧化、Smith 降解、甲基化反应、气相色谱和气质联用分析、^{13}C-NMR波谱法
端基糖苷键构型	酶解实验法、IR 光谱法、^{1}H-NMR 波谱法、^{13}C-NMR 波谱法、质谱法
不同糖苷键组成比例	^{13}C-NMR 波谱法
直链或环状结构	^{13}C-NMR 波谱法

(二) 二级结构

多糖的二级结构是指多糖骨架链间以氢键形成的各种聚合体,只关系到多糖分子中主链的构象,不涉及侧链的空间排布。在多糖链中,糖环的几何构型几乎是刚性的,各个单糖残基绕糖苷键旋转而相对定位,可决定多糖整体构象。通常糖苷键有两个可旋转的主链二面角——φ(H_1—C_1—O_1)和 Ψ(C_1—O_1—C),则还有第三个可旋转的二面角 ω(O_6—C_6—C_5—O_5),解决多糖构象的关键在于确定 φ、Ψ、ω 的取值。但是,它们的取值受相邻糖环之间的相互阻碍和相邻糖残基间的非共价键相互作用的严格限制。因此,多糖二级结构的形式主要决定于一级结构的排布。

(三) 三级结构和四级结构

三级结构是指多糖链一级结构的重复顺序,由于糖残基中的羟基、羧基、氨基以及硫酸基之间的非共价键相互作用,导致有序的二级结构空间形成的规则构象;四级结构是指多糖链间非共价键结合形成的聚集体,其中二、三、四级结构统称为多糖的高级结构,其与多糖的活性关系更加密切。

二、多糖的来源

(一) 海藻多糖

海藻作为低等隐花类植物,是海洋生物资源的重要组成部分,全世界海洋中约含有15 000种海藻,海藻不仅是海洋有机物的原始生产者,同时也是无机物的天然富集者(包括氯、溴、碘等卤素),处于海洋生态系统的底层,是活性代谢产物的重要来源。海藻中含有丰富的多糖,占海藻干重的50%以上,以下重点对褐藻多糖、红藻多糖及绿藻多糖进行介绍。

1. 褐藻多糖 褐藻中含有多种多糖,其中褐藻胶(alain)、褐藻糖胶(fucoidan)和海带淀粉(laminaran)存在于所有褐藻中,其中前两者是褐藻细胞壁的填充物,后者存在于细胞质中。三者的化学组成不同,褐藻胶是由糖醛酸结合形成的高聚物;褐藻糖胶则是由褐藻糖结合形成的含硫酸基多糖;海带淀粉却是由葡萄糖组成的葡聚糖[6]。

褐藻胶包括水溶性的褐藻酸钠、钾等碱金属盐类(alginates)以及水不溶性的褐藻酸及其与二价以上金属离子结合的褐藻酸盐类。从1929年起褐藻胶工业开始,到现在全世界总产量已达约4.5万t,广泛用作于食品工业的稳定剂、增稠剂,纺织工业的印花色浆、人造纤维,医药领域的止血剂、代血浆等。生产褐藻胶的原藻大多是大型褐藻,表13-2是生产褐藻胶的主要原藻及其种属归类。

表13-2 主要褐藻胶原藻

门	目	科	属	种
褐藻门 (Phaeophyta)	海带目 (Laminariales)	绳藻科 (Chordaceae)	绳藻属 (*Chorda*)	绳藻 (*C. filum*)
		海带科 (Laminariaceae)	海带属 (*Laminaria*)	海带 (*L. japonica*)
				糖海带 (*L. saccharina*)
				掌状海带 (*L. digitata*)
				极北海带 (*L. hyperborea*)
				狭叶海带 (*L. angustata*)
				契基海带 (*L. ochotensis*)
		雷松藻科 (Lessoniaceae)	巨藻属 (*Macrocystis*)	巨藻 (*M. pyrifera*)
			海囊藻属 (*Nereocystis*)	海囊藻 (*N. leutkeana*)
			雷松藻属 (*Lessonia*)	
		翅藻科 (Alaraceae)	裙带菜属 (*Undaria*)	裙带菜 (*U. pinnatifida*)

(续表)

门	目	科	属	种
			翅藻属 (*Alaria*)	翅藻 (*A. esculenta*)
			昆布属 (*Ecklonia*)	空茎昆布 (*E. cava*)
				昆布 (*E. kurome*)
			爱森藻属 (*Eisenia*)	爱森藻 (*E. bicyclis*)
	墨角藻目 (Fucales)	墨角藻科 (Fucaceae)	鹿角菜属 (*Pelvetia*)	
			墨角藻属 (*Fucus*)	墨角藻 (*F. vesiaulosus*)
				齿缘墨角藻 (*F. serratus*)
				枯墨角藻 (*F. evanescens*)
			泡叶藻属 (*Ascophyllum*)	泡叶藻 (*A. nodosun*)
		囊链藻科 (Cystoseitaceae)	囊链藻属 (*Cystoseira*)	囊链藻 (*C. barbata*)
		马尾藻科 (Sargassaceae)	马尾藻属 (*Sargassum*)	海蒿子 (*S. pallidm*=*S. confusum*)
				鼠尾藻 (*S. thunbergii*)
				海黍子 (*S. kjellmanianum*=*S. miyabei*)
				铜藻 (*S. honeri*)
				半叶马尾藻 (*S. hemiphyllum*)
				裂叶马尾藻 (*S. siliquastrum*)
				展枝马尾藻 (*S. patens*)
				亨氏马尾藻 (*S. henslowisnum*)
				粗马尾藻 (*S. ringgoldianum*)
				羽状马尾藻 (*S. pimatifidum*)
				旋钮马尾藻 (*S. tortile*)

（续表）

门	目	科	属	种
				羊栖藻 (S. fusiforme)
				无肋马尾藻 (S. enerve)
				厚叶马尾藻 (S. crassifolium)
			喇叭藻属 (Turbinaria)	喇叭藻 (T. ornata)
				锥形马尾藻 (T. turbinate)

褐藻胶是由 $\beta-D-$甘露糖醛酸残基（$\beta-D-$ mannuronic acid，记为 M）与其同分异构体 $\alpha-L-$古洛糖醛酸残基（$\alpha-L-$ guluronic acid，记为 G），通过糖苷键连接而成的线型嵌段共聚物。其单体以连续的由甘露糖醛酸组成的区（MM 区）、由古洛糖醛酸组成的区（GG 区）或由两类残基交替变化区（MG 区）的嵌段形式分布。把褐藻胶进行部分酸水解，发现含有三部分：其中的两部分几乎均一的高聚物分子，分别为 $\beta-D-$甘露糖醛酸（M）和 $\alpha-L-$古洛糖醛酸（G），而第三部分则是由差不多等量的两种单体组成，并显示含有大量的 MG 二聚体残基。藻酸盐可认为由 M 和 G 均聚物区段（分别称为 M-模块和 G-模块）组成的嵌段共聚物，中间分散着 MG 交替排列的区域（图 13-3）。

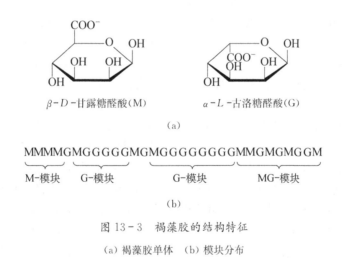

$\beta-D-$甘露糖醛酸（M）　　　$\alpha-L-$古洛糖醛酸（G）

(a)

MMMMGMGGGGGMGMGGGGGGGGMMGMGMGGM

M-模块　G-模块　　　G-模块　　　MG-模块

(b)

图 13-3　褐藻胶的结构特征

(a) 褐藻胶单体　(b) 模块分布

褐藻糖胶是 1913 年 Kylin 从褐藻中发现的一种细胞间多糖。它主要是以 C-1、C-2，少数以 C-1、C-3 和 C-1、C-4 键合的 $L-$岩藻糖-4-硫酸酯的多聚物，并且还含有不同比例的半乳糖、木糖、葡糖糖醛酸、$D-$葡萄糖、$D-$甘露糖、甘露醇、$L-$岩藻糖和少量的蛋白质。褐藻糖胶具有抗凝血、清血脂作用，对有毒金属离子的络合作用等，特别是近年来广泛研究的具有显著药理活性的褐藻多糖按其总体特征而言有大部分属褐藻糖胶类。褐藻糖胶在墨角藻、海带、裙带菜中含量较高,可作为生产原料。

海带淀粉是从褐藻中提取出来的胞内多糖,它主要由 $\beta-1,3-D-$ 葡萄糖组成,可能有两种形式,一种为葡萄糖还原末端连接有一分子甘露醇,称为 M -链;一种为全由葡萄糖组成的 G -链。

2. 红藻多糖 红藻多糖主要包括琼胶和卡拉胶两类,均为细胞壁填充物质,且均为半乳聚糖,但前者的基本骨架为 $(1\to3)-\beta-D-$ 半乳糖基- $(1\to4)-3,6-$ 内醚(或不内醚化)- $\alpha-L-$ 半乳糖,而后者是以 $(1\to3)-\beta-D-$ 半乳糖基- $(1\to4)-3,6-$ 内醚(或不内醚化)- $\alpha-D-$ 半乳糖为重复二糖。此外,红藻细胞壁组分还有木聚糖和甘露聚糖。红藻淀粉则是以葡萄糖单位结合而成的细胞质组成部分。

由于各类红藻的进化演变途径不同,在细胞壁组分的半乳聚糖的化学结构上表现出质的差别。从至今所研究的红藻所含的半乳聚糖的结构特点看,基本上可归纳为两大类型——琼胶型和卡拉胶型。另外还有一部分介于两类型之间的中间型多糖。在人们还没有认识红藻中这些多糖结构间的内在联系前,分别对所研究的多糖暂时冠名为某海藻胶,如紫菜胶(porphyran)、海萝胶(funoran)、银杏藻胶(iridophycin)、叉红藻胶(furcellaran)、沙菜胶(hypnan)等。

从红藻中海藻胶原藻的分类及所含多糖类型可看出,红毛藻纲的红毛菜科所含多糖都是琼胶类型。而真红藻纲中的红藻所含多糖比较复杂:隐丝藻目的内枝藻科海萝属的多糖时琼胶型。而蜈蚣藻科的各属所含多糖则为琼胶-卡拉胶中间型。该纲的伊谷草目、石花菜目、江蓠目、仙菜目所属的各种类所含多糖皆为琼胶型,其中前三个目中的各种藻为生产琼胶的主原料(原藻)。该纲的杉藻目所属各种海藻所含多糖皆为卡拉胶型,其中前三科(沙菜科、红翎菜科和杉藻科)为制造卡拉胶的主要原料。

(1) 琼胶:琼胶主要是由石花菜、江蓠、鸡毛菜等红藻热水抽提的一种多糖。从化学结构证实琼胶是由含最低量硫酸基(电荷)的中性琼胶糖和含中等量硫酸基和丙酮酸的酸性琼胶糖,直至含高量硫酸基的酸性半乳糖连续分布的分子混合组成。从海萝、扁江蓠等分离出的凝固力低的硫酸基含量高的多糖,以及凝固力很强、硫酸基含量很低的石花菜琼胶。

琼胶具有溶胶-凝胶的可逆反应特性,广泛应用于食品工业,还可用作药膏基质以及微生物培养基的基质。近十年以从琼胶中分离出的琼胶糖以及衍生物制备的凝胶填料已经广泛用于生物化学、分子生物学中大分子的分离、分析,如凝胶电泳、免疫学中的凝胶扩散、电免疫分析等。目前全世界琼胶年产量约 15 000 t。各国所用生产琼胶的原料,即琼胶原藻(agarophyte)是多种多样的,尤其日本用的种类最多,但仍以石花菜类和江蓠类为主要原料。

琼胶的制备主要有两种方法,一种是以石花菜为原料,可以直接用热水提取,不需要用碱处理便能制得凝固性能良好的琼胶。另一种是以江蓠为原料,必须先经碱处理,然后再用热水提取,因为一般江蓠所含的琼胶凝胶强度很低,达不到使用的要求。为了改进其性能,需用碱处理以提高凝胶强度,碱处理能使连在半乳糖 3 位和 6 位上的硫酸基被除去,同时使半乳糖残基转变为 3,6 -内醚-半乳糖,硫酸基妨碍形成凝胶,而 3,6 -内醚-半乳糖则有利于形成凝胶,所以碱处理能显著地提高江蓠的凝胶强度,有时甚至比石花菜强度还高。

(2) 卡拉胶:远在 600 多年前,爱尔兰南部的卡拉根郡(County Carragheen)的沿海居民首次使用当地盛产的爱尔兰苔——皱波角叉菜(*Chondrus cripus*)作食用、药用和肥料。到

18 世纪，爱尔兰移民来到美国北部麻省沿岸，发现那里也生长有大量这种海藻，在 20 世纪 30 年代，在美国东海岸开始生产角叉菜提取物 carrageenin。后根据国际多糖命名委员会的建议改名为 carrageenan，中文译为卡拉胶[7]。

卡拉胶的组成是以线性半乳糖为骨架成分，带有不同程度的硫酸酯部分（15％～40％）。不同的卡拉胶类型在组成和结构上也不相同。卡拉胶分子量高度分散，分子量的分布以样品的不同而异，受到海藻收获年龄、收获季节、提取方式以及加热时间长短的影响。

分子结构组成上由 3 位连接的 β-D-吡喃半乳糖（G 单元）与 4 位连接的 α-D-吡喃半乳糖（D 单元），或者是 4 位连接的 3,6-内醚半乳糖（DA 单元）交替排列构成的，从而形成了角叉菜聚糖中"理想"的二糖重复单元（图 13-4）。硫酸半乳糖根据 4 位连接残基上的 3,6-内醚半乳糖和硫酸基团的位置和数量来分类。由于天然卡拉胶是非同系多糖的混合物，二糖重复单位指的只是理想化结构。常见的卡拉胶类型通常以希腊字符为前缀来区分的，如 ι-卡拉胶、κ-卡拉胶、λ-卡拉胶等。

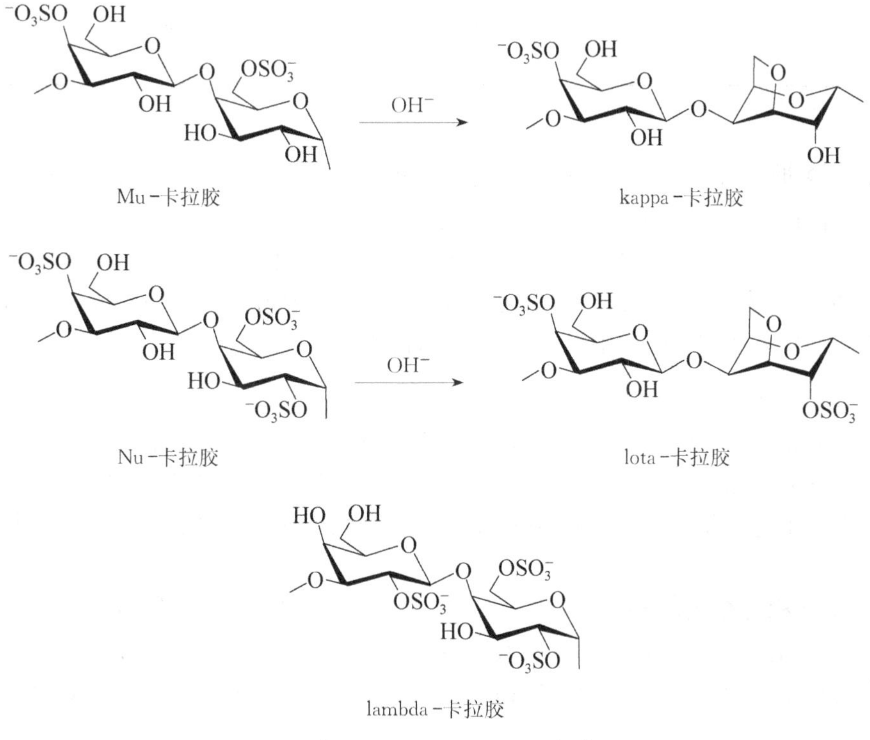

图 13-4　卡拉胶不同的理想化重复单位简图

卡拉胶除广泛用于食品工业，在医药领域研究还表明其能阻止或抑制病毒的逆转录酶，有望开发为新的抗 HIV 药物，此外，在医药工业中，还被用来做药物赋形剂等。各国生产卡拉胶所用的主要卡拉胶原藻及产地见表 13-3。卡帕藻和麒麟菜两属的种类较多，主要生长在靠近赤道的亚洲国家如菲律宾、印尼等。丹麦用叉红藻生产卡拉胶，当地称为"丹麦琼胶"（Danish agar）。近年来，一些国家生产的卡拉胶原藻数量有限，不能满足生产需要，故大量从国外如菲律宾、印尼等国进口当地大规模人工养殖的卡帕藻和麒麟菜，利用本国设备进行卡拉胶的加工。

表13-3　卡拉胶原藻种类和产地

海 藻 种 类	产 地
钩沙菜(*Hypnea musciformis*)、鹿角沙菜(*H. cervicornis*)	中国、中美、南非
皱波角叉菜(*Chondrus erispus*)、角叉菜(*C. ocellatus*)、沟角沙菜(*C. canalicuata*)	北欧、北美
星芒杉藻(*G. stellata*)、线性杉藻(*G. pistillata*)、沟杉藻(*G. canaliculata*)、针状杉藻(*G. acicularia*)、钵槌杉藻(*G. pistillata*)、斯氏杉藻(*G. skottsbergii*)、查氏杉藻(*G. chauvinii*)	美国、英国、新西兰、法国、摩洛哥、阿根廷、智利
非洲银杏藻(*Iridaea capensis*)、心形银杏藻(*I. cordata*)、萎软银杏藻(*I. flaccidum*)	南非、美国、智利
耳突麒麟菜(*Eucheuma cottomii*)[a]、异枝麒麟菜(*E. striatum*)[b]、长心麒麟菜(*E. allvarezii*)、刺麒麟菜(*E. spinosum*)[c]、麒麟菜(*E. muricatum*)、琼枝(*E. gelatinae*)、可食麒麟菜(*E. edule*)、细齿麒麟菜(*E. denticulatum*)、冈村麒麟菜(*E. okamurai*)	菲律宾、印尼、中国
育叶藻(*Phylloppra broadiaei*)、具脉育叶藻(*P. nervosa*)	俄罗斯
帚状叉红藻(*F. fastigiata*)	俄罗斯、波兰、丹麦

注:a、b、c现改属于卡帕藻属(*Kappaphycus*)。

3. 绿藻多糖　海边到处可以看到繁茂生长的各种绿藻,有些绿藻自古就被食用,也用做肥料和动物饲料,这是因为它们含有一定的糖类、蛋白质和微量元素,但至今尚无工业价值。与褐藻、红藻相比,有关绿藻的研究较少。绿藻与其他海藻一样,也是以糖类为主要成分,绿藻多糖主要为木聚糖、甘露聚糖、葡聚糖等,但前两者为细胞壁构成成分,后者存在于细胞质中。近年来从细胞间质中发现了大量的硫酸多糖。

(二)海洋动物多糖

与所有动物多糖一样,海洋来源的动物多糖也主要是黏多糖(氨基多糖)。目前研究较为深入和广泛的是壳多糖和类肝素硫酸多糖两类氨基多糖,除此之外,近年还对多种海洋动物的多糖进行了化学和药理的研究,它们基本属于黏性多糖,如鲨软骨多糖、海参黏多糖、鲍鱼多糖等。

1. 壳多糖和脱乙酰壳多糖　壳多糖(又称甲壳素)和脱乙酰壳多糖是一类氨基葡糖糖聚糖,由 N-乙酰葡萄糖胺和葡萄糖胺残基构成(图13-5)。广泛存在于虾、蟹和昆虫节肢动物的外壳和菌、藻的细胞壁中,是自然界中最为丰富的生物高分子之一,尤其以海洋虾、蟹中的资源蕴藏量最大。

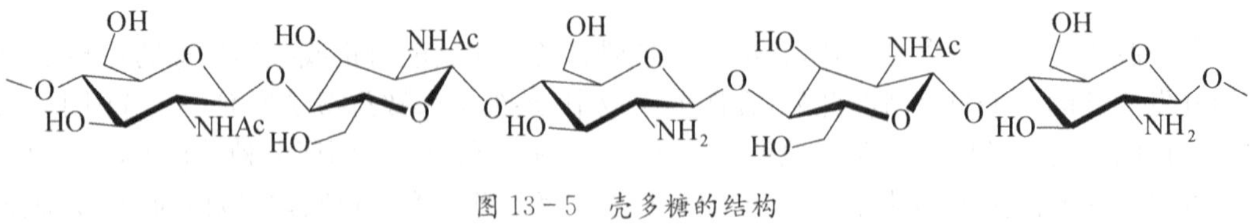

图13-5　壳多糖的结构

通常认为壳多糖是 β-1,4 连接的 N-乙酰葡萄糖胺(GlcNAC)的高聚物,而脱乙酰壳多糖是相应的葡萄糖胺(GlcN)的高聚物。但是壳多糖和脱乙酰壳多糖都不是同聚物,因为两者都含有不同比例的 GlcNAc 和 GlcN 残基片段。动物来源的壳多糖是高度乙酰化的；壳多糖在制备脱乙酰壳多糖通常需要进行脱乙酰基处理。

壳多糖及其衍生物广泛用于生物材料和生物医用高分子材料领域，其主要应用包括固定化酶、药物缓释载体、絮凝剂、吸附剂、人工透析膜、医用敷料等。

2. 类肝素硫酸多糖　肝素是指由 β-D-葡萄糖醛酸(G)或 α-L-艾杜糖醛酸(I)与 α-D-己糖胺(H)通过 1→4 连接的一类黏多糖。肝素用于凝血型疾病的治疗和预防已经有数十年，它主要通过增强抗凝血酶的作用来凝血。其五糖单元通过硫酸根和羧基的氢键与抗凝血酶的 D-螺旋中 Arg129、Lys125，A-螺旋中 Arg46、Arg47，P-螺旋中 Lys114、Glu113 以及由 N 端形成的裂缝中的 Arg13 和 Lys11 结合，使得构象改变而大大提高抗凝血酶的活性。构效关系研究表明，肝素分子量在 4 000～12 000 时抗凝血活性最高，并随分子量增大而增强。

肝素及其类似物主要是一些硫酸多糖，而大量的研究已经证明，硫酸多糖具有显著的抗病毒作用。肝素通过与 HIV 病毒的 gp-120 或宿主细胞的 CD4 受体结合，阻断病毒对宿主细胞的吸附，防止合胞体的形成，同时也能抑制 HIV 逆转录酶。构象关系研究证明，肝素分子量越高其抗 HIV 活性越强，但并不与其抗凝血活性平行；硫酸基团的数目、分布和空间构象对肝素的抗 HIV 活性也有影响，硫酸基含量越高其活性也越高。

3. 其他海洋动物多糖　鲨软骨多糖包括透明质酸、软骨素、4-硫酸软骨素、6-硫酸软骨素、硫酸角质素、肝素等，在重复二糖单位中至少有一个带有负电荷的羧基和硫酸基。鲨软骨黏多糖具有丰富的生理药理功能，如抗凝血、降血脂、抗病毒以及抗肿瘤等，是重要的海洋保健食品和药物原料。

鲍鱼多糖是重要的生理活性物质，在免疫调节、抗肿瘤、改善记忆、抗凝血和抗炎等方面具有显著的生物活性。从皱纹盘鲍(*Haliotis discus hannai* Ino)中提取的鲍鱼多糖能明显增加荷瘤小鼠巨噬细胞的吞噬能力，延长小鼠的生存时间，抑制 S_{180} 肉瘤的生长，并可明显提高小鼠胸腺、脾脏等免疫器官的重量。

海参多糖主要有两类：一类是海参糖胺聚糖或黏多糖，是由 D-乙酰氨基半乳糖(GalNAc)、D-GlcUA 和 L-Fuc 组成的杂多糖；另一类是海参岩藻多糖，是由 L-Fuc 构成的直连均聚多糖。在海参多糖中，3 位的硫酸岩藻糖侧链对其抗凝血、抗血栓活性是必须的。

除此之外，其他海洋动物如海星、贻贝、海绵等多糖研究也受到了人们的关注。

(三)海洋微生物多糖

海洋微生物所处的高盐、高压、低温、寡营养的特殊环境，赋予其独特的生化结构和生存机制。海洋微生物胞外多糖正是其在生长代谢过程中分泌到细胞壁外的多糖或多糖复合物，以适应其生存环境，维持生命活动。20 世纪 80 年代以来，海洋微生物胞外多糖独特的化学结构和生物活性研究在海洋生态学、微生物学特别是药学领域受到广泛关注[8]。

海洋微生物多糖大多是由多种单糖按照一定比例组成的杂多糖，其中葡萄糖、半乳糖和甘露糖最为常见。另外还含有葡萄糖醛酸、半乳糖醛酸、氨基糖和丙酮酸等。结构的多样化使得海洋微生物胞外多糖具有许多特殊的理化特性，在医药、化工等领域具有广阔应用前景。

日本微生物化学研究所冈见发现的一株黄杆菌属(*Flavobacterium*)海洋细菌，其所产生的一种胞外多糖抑制肿瘤细胞的活性特别强，它具有 75% 至 95% 肿瘤抑制率，在一些接受治疗的实验小鼠里,可完全抑制移植肿瘤。这种多糖已定名为 marinactin,已在日本作为治疗肿瘤的佐剂上市。marinactin 对携带各种哺乳动物肿瘤的小鼠,能延长寿命,显著增加脾脏抗体形成细胞和迟缓型超敏性。此外,在体外它能刺激淋巴细胞的转化作用,活化巨噬细胞。

Rougeaux H 等研究了 5 种从深海分离得海洋细菌分泌的胞外聚合物。根据它们的化学组成和流变学性质说明有 4 种不同的多糖。由可变单孢菌 *Macleodii subsp. fijiensis* 分泌的多糖与一种商业多糖黄原多糖相似。3 种假可变单孢菌中的两种产生了相同的多糖。除属于弧菌 gonus 细菌产生的多糖含有一种醛酸己糖胺外,都含有葡萄糖、半乳糖、甘露糖、葡萄糖醛酸、半乳糖醛酸。

三、多糖的生物活性

近年来多糖的增强免疫功能、抗癌、抗辐射、抗炎、降血糖等生理活性受到广泛的重视,糖链作为细胞识别的分子机制和细胞分化标志的结构基础,在某些细胞,例如肿瘤细胞的逆转分化过程起重要作用。植物生理学研究表明,许多游离的寡糖分子具有重要的生物功能,它们在极微量($<10^{-9}$ mol/L)水平上就可以表现出很强的生理活性,通过控制各类特种基因表达来调节植物的生长、发育、器官形态和防御反应等[9—11]。

(一) 抗肿瘤

GA3P 是一种海洋微生物多糖,是由海洋微藻 *Dinoflagellate Gymnodinium* SP. 产生的胞外多糖,其结构主要是 D 型半乳糖体硫酸化结合 L 型乳酸。但不管乳酸存在与否,GA3P 都表现出较强的细胞毒作用。它能诱导人白血病 K562 细胞凋亡,在体外实验中,GA3P 对人类肿瘤细胞有明显的细胞毒作用。GA3P 是较强的拓扑异构酶Ⅰ、Ⅱ的接触反应性抑制药,其抑制效果与右旋糖苷硫酸盐作用相当,并有共同的作用机制。与喜树碱(CPT)或替尼泊苷(VM-26)不同,GASP 对拓扑异构酶Ⅰ、Ⅱ的抑制作用不涉及到 DNA 拓扑异构酶Ⅰ、Ⅱ分裂复合物的积累,也就是说不具有拓扑异构酶毒性,而是双重活性的催化抑制药。当在含有 CPT 或 VM-26 的反应混合物中加入 GA3P 时,它能抑制由 CPT 或 VM-26 诱导产生的分裂复合物的稳定性。

卢睿春等报道从亨氏马尾藻提取的硫酸多糖对小鼠艾氏腹水瘤、腹水型肉瘤表现出明显的抑瘤效果。邓志峰等分别对采集于青岛的龙须菜和扁江篱的琼胶型多糖进行抗肿瘤效果实验,结果表明,龙须菜的冷水提取多糖和扁江篱的热水提取多糖,初筛抑瘤率分别为 45% 和 60%。高向东等以钝顶螺旋藻为原料,提取、纯化得平均相对分子质量约 15 000 的钝顶螺旋藻多糖,经口服或腹腔注射,对 S_{180} 肉瘤、Heps 实体瘤、EC 实体瘤等多种小鼠移植性肿瘤实验,结果表明均有较好的抑制作用。Elfouah 等观察到相对低分子量的海藻多糖能抑制 CCL39 成纤维细胞瘤和 COLO320DM 的增生。Mishima 等研究发现绿藻多糖的 Ca 螯合物能抑制黑色素瘤 B16-BL6 的侵袭与转移。

(二) 抗病毒

多糖悬浮在体液中,可引诱吸附病原体,阻止其与健康细胞结合,达到抗病毒作用。据报道,HIV-1 的靶细胞是体内的 CD 4 细胞,HIV-1 通过其包膜上的糖蛋白 gpl20 与 CD_4 分子结合感染 CD_4 细胞。硫酸化多糖能直接与 gpl20 分子结合,从而对 gpl20 起到"遮盖效应",干扰 HIV-1 对 CD₄ 细胞株的吸附作用,消除了 HIV 引起的细胞病变。HIV 引起的合胞体形成是由于感染 HIV-1 细胞与未感染 HIV-I 细胞表面结合,因而硫酸化多糖也能有效抑制合胞体形成。

用红藻多糖对牛免疫缺陷病毒的生长进行研究,发现其具有明显的抑制作用,其抑制率分别为 85.96% 和 88.65%,与临床批准使用的抗 AIDS 药物叠氮脱氧胸腺咯啶(89.52%)近似,证实了其作为抗 AIDS 药物的可行性。

高度硫酸化的多糖往往会引起体内溶血反应,Okutani 等从海洋细菌 *Pseudomonas* sp. HA318 分离到的多糖,在低硫酸化状态也能 100% 抑制 HIV 对 MT4 细胞的侵染,IC_{50} = 0.69 μg/L。Hasui 等从海洋微藻 *Cochlodinium polykrikoides* 分离的硫酸多糖,体外能完全抑制包膜性病毒对宿主细胞的侵入,体内对宿主细胞无毒害且不引起抗凝血作用。从文蛤中分离的多糖能通过抑制病毒——细胞融合来发挥抗 HIV 活性。

（三）抗衰老

免疫系统与机体的衰老有密切的关系,随年龄增大,免疫功能下降或紊乱,结果胸腺萎缩,T 细胞损耗,从而导致机体衰老,寿命缩短。多糖能从整体上提高机体免疫功能,从一定程度延缓衰老,防治老年病。从褐藻提取的水溶性褐藻糖胶,体外能诱导 IL-1,γ-IFN(干扰素)的产生,体内可增强 T、B 和 NK 细胞的免疫功能,促进对绵羊红细胞的初次抗体应答。螺旋藻多糖能增加小鼠胸腺皮质厚度,提高各种免疫功能和造血功能。

（四）抗凝血作用

由六糖或八糖重复单位组成的肝素可抑制凝血酶原转变为凝血酶,有抗凝血作用。从褐藻掌状昆布(*Laminaria digitata*)中提的昆布多糖对狗及豚鼠血液的研究证明,该多糖的硫酸化衍生物有肝素样作用。由 1,4-聚-β-D-甘露糖醛酸和 L-古罗糖醛酸组成的藻酸,硫酸化后也具抗凝血作用。海带多糖除抗肿瘤作用外,在体内外均有抗凝血作用。

（五）降血糖作用

对羊栖菜中分离提取的多糖进行了降血糖活性研究。实验表明,羊栖菜多糖对正常空腹小鼠无降低血糖作用。对四氧嘧啶造成的动物糖尿病模型,可使糖尿病动物血糖、血清及胰腺组织过氧化脂质水平明显降低,能明显提高糖尿病小鼠对糖的耐受能力。

李福川等发现从海带中逐级分离出的 3 种多糖,粗多糖、岩藻半乳多糖硫酸酯(FGS)和 FGS 的高纯组分之一 F₄,经口给 FGS 1 次,对正常小鼠以及糖尿病小鼠降糖作用不明显,但给药(20 天)剂量为 800×10⁻⁶/天时,粗多糖和 FGS 分别可使四氧嘧啶致糖尿病小鼠的血糖水平降到 82.3% 和 76.2%;腹注 F₄,剂量 500 mg/kg,对正常小鼠给药 3 h 后可使血糖水平降到 68.5%;对四氧嘧啶致高血糖小鼠在给药 7 h 后可使血糖降低到 52.8%,且在 24 h 内维持降糖作用。

（六）降血脂作用

类肝素结构与肝素类似,能促进脂蛋白脂肪酶释放,使血液中大分子的脂质分解成小分子,因而对血脂过多引起的血清浑浊有澄清作用,也能明显降低血胆固醇。硫酸软骨素 A (choudrorin sulfate A)也能使血清澄清,临床能较好降低高血脂患者血清胆固醇、甘油三酯,减少冠心病患者发病率和死亡率。果胶也可使血胆固醇降低,海带多糖多次喂灌高血脂鸡,能明显抑制其血清总胆固醇、甘油三酯的上升,并能减少鸡主动脉粥样斑块的形成及发展。

（七）阻抗放射性元素和毒素的吸收

Skoryna 报道用藻酸钠能显著降低 Sr 在鼠消化道的吸收,有效地减少其在骨骼中的累积,并且含 L-古罗糖醛酸量越大,其阻吸作用越大。此外,食物中的纤维素也能阻抗人体对食品添加剂、农药、合成洗涤剂等有害物质的吸收。

第三节　理化性质及波谱学特征

一、理化性质

多糖的物理性质不仅仅与多糖的初级结构或是单个多糖链的性质有关,还取决于螺旋构象的形状,以及与其他大分子、水、离子之间的相互作用。多糖的糖苷键排列与多糖的构象之间存在着一定的关系。纤维素、甘露聚糖和壳多糖都具有双平伏状连接序列,由此形成了扁平的带状结构,然后通过氢键的作用形成片层。这些片层可能通过不同方式堆叠在一起。当温度较低和有利于存在时,微生物多糖处于一个有序状态,当温度升高,环境中离子浓度降低时,多糖会从有序态转变为无序态。一些高聚物的情况则是从凝胶变为溶胶。构象的轻微转变会促进构型的无序化并抑制任何有序态的形成。这样的结果导致多糖在水溶液中溶解。因此,具有纤维素骨架和交替葡聚糖残基形成的三糖侧链的黄原胶,被认为是一个天然的水溶性纤维素衍生物。

多糖的分子量变化很大,即便是那些来源于原核生物的多糖,其分子量也可能在 $1×10^4$ 到 $1～2×10^{12}$ 范围变动。由单一微生物培养所产生的高聚物可能会根据培养的生理条件而变化,或者也可能被培养基液中的酶部分降解。植物和动物多糖也会有一定的变化,但这种变化可能部分取决于多糖的提取和纯化过程。

多糖随着聚合度的增加,性质和单糖相差越来越大,一般为非晶形,无甜味,难溶于冷水,或溶于热水成胶体溶液。黏液质等可溶于热水而不溶于乙醇。酸性多糖、半纤维素可溶于稀碱,碱性多糖(如含有氨基的多糖)可溶于稀酸,而纤维素则在各种溶剂中均不溶。

由于它们的大分子性,许多多糖能够溶于水并形成黏性的水溶液;其他多糖可能自身或者在多价阳离子的存在下形成胶体。一小部分的多糖在与其他多糖混合式会产生胶体。凝胶作用是水溶性多糖的一个共性,特别是在高浓度下。这常常涉及到无规则卷曲结构向螺旋结构的转变。螺旋可能使双螺旋,或者更少见的三螺旋,如真菌高聚物裂褶菌素。

即使是结构相对简单的多糖如细菌半乳糖葡聚糖,也发现其带电残基可能主要位于分子伸出部分的外部,因此可能促进多糖与离子、大分子之间的相互作用。凝胶可能通过分子内或分子间的连接而形成,而且引发多糖凝胶作用的结构变化很大,可能包括羟基或甲基,而阴离子高聚物中可能会涉及羧基、硫酸根或磷酸根。分子内或分子间的氢键可能引发凝胶作用。由于许多细菌多糖具有结构、长度各不相同的侧链,所以它们也可能参与了分子间或链间的反应,导致那些具有广泛结构相似性多糖的物理性质有诸多不同。

对多糖的化学性质研究主要是从对多糖一级结构测定中发展起来的,在一级结构测定中主要涉及的化学反应包括:

1. 酸水解　完全酸水解是分析多糖组分的常用方法,常用有硫酸、盐酸、三氟乙酸等,所使用的浓度、反应温度及反应时间视具体情况而定,近年来多使用三氟乙酸在 110 ℃封管反应。多糖水解的难易与其组分中单糖的性质、单糖环的形状和糖苷键的构型等有关,酸催化多糖水解的相对速率,在数值上可以表明糖残基间不同糖苷键的强弱。例如在多糖结构上,已经发现连接呋喃糖和脱氧糖残基的往往是弱的糖苷键且易于水解。凡含有一个脱氧基团靠近半缩醛碳原子的糖苷键,以及 3,6 -双脱氧吡喃己糖的糖苷键,都对酸是敏感的。

2. 甲醇解　借助甲醇解作用(methanolysis)分裂多糖,有不少优点超过酸水解作用,中性糖可能有较高回收率,释放出的还原性基团受保护生成甲基糖苷,糖醛酸和神经氨酸衍生物的羧基转变为甲基酯,三甲基硅醚衍生物或三氟乙酰衍生物后,它们都具有足够的挥发性可以直接进行 GC 分析,所以,在 GC 分析之前应用甲醇解,有可能对多糖和糖蛋白中一般存在的糖类(中性的、酸性的和碱性的)以同时检测。

3. 乙酰解　乙酰解作用(acetolysis)通常是在醋酸、醋酸酐和硫酸混合物的处理下进行。这种方法可以作为酸水解的补充,因为两种反应中分裂糖苷键的相对速率有时是相反的。例如多糖中的 1,6 -苷键的乙酰解作用比 1,4、1,3、1,2 -苷键优先发生,而对酸水解比 1→4 苷键相对稳定。

4. 甲基化反应　甲基化反应对于确定糖苷键的连接位置有至关重要的意义。主要过程是:将糖的全部自由羟基通过甲基化反应转变为稳定性很强的甲醚,然后酸水解得到部分甲基化的单糖,将它们转变为相应的糖醇乙酸酯,用气相色谱、气质联用等方法确定各种单糖残基的种类和相对含量,进而可以推断糖的连接及分支情况,还可以了解重复单元中含糖残基的数目及种类。以上过程是最常用的方法,全甲基化的多糖也可以在氯化氢的甲醇溶液中进行甲醇解,得到相应的甲基糖苷,再进行色谱分析,优点是条件温和、糖环的结构不受影响,但在该过程中,每一组分可能产生 α、β 两种异构体,所以气相色谱结果的分析较复杂。

对于含糖醛酸残基的多糖的甲基化应特别注意,由于甲基化过程是在强碱性的条件下进行的,糖醛酸残基由于羧基的诱导效应,会发生 β 消除,从而不利于甲基化的进行。一般是先制成己糖醛酸的铊盐,再进行甲基化,但也必须小心以免降解。但含糖醛酸残基的多糖的甲基化后,还有一个难水解的问题,可以将糖醛酸甲酯还原再水解。另一种方法是先将糖醛酸在 CMC(环己基碳二酰亚胺的衍生物)的存在下,用 $NaBH_4$ 还原,然后再甲基化,在最后 GC/MS 分析结果中,氘代的甲基化糖醇衍生物即为糖醛酸转化的产物。

5. 过碘酸及其盐的氧化反应　有机化学中的邻二元醇或邻三元醇的过碘酸盐氧化规律很适用于糖的过碘酸盐氧化。多糖的非还原末端或非末端的(1,6)键与邻三元醇相似,其与过碘酸盐作用则糖环开裂得到一分子比例的甲酸而消耗二分子比例之过碘酸盐。而非末端的 1,2 或 1,4 键与邻二元醇相似,其开裂后产生二分子醛而消耗一分子比例之过碘酸盐。对于非末端之 1,3 键或 C-2 和 C-4 有分支的则不受过碘酸盐的影响。

二、波谱学特征

(一) 紫外光谱

通常测定在 206 nm 处有无吸收峰来判断是否含有多糖,此外,常用紫外光检测多糖中是否含有蛋白质、核酸、多肽类,因它们的紫外吸收峰在 260~280 nm。

(二) 红外光谱

红外光谱是分析多糖结构的有力工具,常用的一些特征吸收峰为:890 cm^{-1}吸收峰判别 β-糖苷键的存在,840 cm^{-1}吸收峰判别 α-糖苷键的存在;吡喃糖苷在 1 100～1 010 cm^{-1}间 有三个强吸收峰,而呋喃糖苷在相应区域只出现两个峰;810 cm^{-1}和 870 cm^{-1}是甘露糖的特 征吸收峰,1 260 cm^{-1}与 1 730 cm^{-1}是酯基或 O-乙酰基的特征吸收峰。此外红外光谱在 35 000 cm^{-1}处有无吸收常用于判断甲基化是否完全。

(三) 质谱

质谱是目前寡糖序列微量分析最重要和灵敏的方法。由于其灵敏度高,样品用量少,在 糖链分析中得以广泛应用。利用质谱可以测定寡糖的相对分子质量和糖链的一级结构。硫 酸寡糖为阴离子糖类物质,在阴离子 ESIMS 模式下易离子化,因此,ESIMS 在硫酸寡糖的 糖普键类型与硫酸化位点的分析中应用很广。

(四) 核磁共振谱

多糖的分子量越大,NMR 谱图中峰的重叠越严重。这与多糖结构的复杂程度有关。因 此,对于分子量很大而结构又比较复杂的多糖,最好将多糖进行部分酸水解后再进行 NMR 分析。此外,对于溶解性差的多糖,可以考虑采用固体核磁共振的方法,通常样品量要求 200～300 mg。

^{1}H - NMR 主要解决多糖结构中糖苷键的构型问题。通常 α 型糖苷的异头质子超过 δ_{H} 5.0,β 型糖苷的异头质子一般小于 δ_{H} 5.0。此外,耦合常数$^{3}J_{1,2}$对解析异头质子的构型也有 帮助。如果异头质子同时满足化学位移小于 5.0 且$^{3}J_{1,2}$大于 6Hz,则认为是 β 型;反之,若 化学位移大于 5.0 且$^{3}J_{1,2}$小于 4,则认为是 α 型。$^{3}J_{1,2}$的计算方法是谱图的分裂间距乘以仪 器的工作频率。此外,异头质子(H-1)和 6 位脱氧糖的甲基上的质子(H-6)信号的线宽和 积分可用于区别糖单元的类型及其相对含量。

^{13}C - NMR 在多糖结构研究中的作用包括:①确定糖残基的数目和相对含量。异头碳 的共振信号出现在 δ_{C} 90～110,由于所有异头碳的共振是非等价的且很少重叠,因而可以根 据这一范围内峰的个数来确定糖残基的数目,还可以根据峰的相对高度来估算糖残基的相 对比例。②确定糖链的链接位置。糖环上某个位置的碳如发生取代,则其化学位移向低场 移动 6～7。因此,如果糖残基的各个碳都得以归属,就可以通过与已知单糖的碳的化学位移 进行比较,确定糖链的链接位置。③确定硫酸酯基的取代位置。糖环上某一位置的碳若发 生硫酸基取代,则其化学位移向低场移动 6～9 个位移单位,因此,通过比较硫酸酯脱硫前后 的^{13}C - NMR 谱,就可以确定硫酸酯基在糖环上的取代位置。④确定某些糖类。δ_{C} 170～ 176 范围内的低场信号表明存在己糖醛酸的羧基或乙酰氨基,δ_{C} 16～18 范围内的高场信号 表明有 6 位的脱氧糖甲基存在。⑤确定异头碳的构型。多数 β 型异头碳的化学位移比 α 型 异头碳高 2～3,因而可对氢谱的分析结果进一步确定;但此规不适用于甘露糖和鼠李糖,因 为两者 α 和 β 型化学位移几乎在同一位置。

(五) CD 谱

从 CD 谱可以知道绝对构型、构象等信息,是研究多糖三维结构的有效办法。中心多糖 因缺少一般紫外区可提供的信息结构,难以直接得到由 CD 谱提供的结构信息。通常可进 行衍生化或者将多糖与刚果红络合后测定。用 CD 谱分析了茶多糖 TGC 和 TGC 与刚果红络合物,结果表明,TGC 为中性多糖,其 CD 谱缺乏明显的 CD 信号,而络合物在 270 nm 附近有正的 Cotton 效应,说明 TGC 以有序的结构与刚果红形成络合物;在 226 nm 附近有负的 Cotton 效应,表明 TGC 在水溶液中以有序的螺旋结构存在。

第四节　提取分离方法及研究实例

一、提取分离方法

（一）多糖的提取

首先要根据多糖的存在形式及提取部位不同决定在提取之前是否作预处理。许多植物的种子或动物样品含较多的脂类物质,因此在提取之前用石油醚、乙醚等溶剂除去脂溶性杂质;用 85％乙醇除去单糖、低聚糖及苷类等干扰性成分。

目前常规分离提取多糖的方法主要有:水提法、碱提取法、酶提取法、盐提取法、酸提取法以及醇提取法等。因原料不同多糖的提取方法不同,各种提取法各有利弊。碱提多糖时,易使多糖的糖苷键断裂,通常要充氮气或加入硼氢化钠或硼氢化钾加以保护,且这种提取方法只适用于含果胶物质少,黏度小的原料。酸性条件下提取,也会引起多糖降解及糖苷键的断裂,因此在稀酸提取时,时间宜短、温度不宜太高。水提法提取成本低,适用于游离态多糖的提取,且干扰物质少或易除去,但时间长且效率低。现在有的采用酶法提取多糖,即采用复合酶-热水浸提相结合的方法,复合酶多采用一定比例的中性蛋白酶、纤维素酶及果胶酶,此法具有条件温和、杂质易除和得率高等优点,但提取成本高。超声波法提取,其提取率较低,一般应与其他方法结合使用。

近年来超声波在多糖的提取中开始被采用,超声波利用超声波物理场的作用,当超声波的频率和功率到达一定水平时,就会激发悬浊液的细胞剧烈振动,从而使细胞壁破裂,有利于多糖的释放。超声波加速物质传递,在较低的温度下也能获得较好的效果,因此也可用于热敏性多糖的分离提取。超声波协助提取作为一种有效的提取方法,因其简单、方便、高效、快速、成本低和安全等优点得到了广泛应用。

此外微波辅助提取法具有穿透力强、选择性高、加热效率高等优点,是天然产物提取中一种非常有发展潜力的新型技术。从细胞破碎的角度看,微波加热方式将导致细胞内极性物质,尤其是水分子,吸收微波能后形成大量的热量,使细胞内温度迅速上升,液态水分汽化产生的压力将使细胞膜和细胞壁急剧破裂,形成的空洞和裂纹使细胞外溶剂容易进入细胞内,溶解并放出胞内产物。运用微波技术提取甘草多糖,发现与传统方法相比,微波辅助提取法比热水浸提的效率高很多,不仅溶剂用量省,缩短提取时间,而且多糖产率也比热水浸提法高。

（二）多糖的分离纯化

天然植物中多糖与蛋白质两种高分子成分共存,且分子量相近,另外糖常常与蛋白形成糖蛋白复合物,使蛋白质的脱除更加困难。用水或稀碱提取的多糖提取液,如采取有机溶剂沉淀,所得多糖常含有较多的蛋白质需要脱除。一般选用能使蛋白质沉淀而多糖不沉淀的试剂来处理,活性多糖脱蛋白常用的方法有 Sevag 法、三氯乙酸法、三氟三氯乙烷法、酶法、等电点沉淀法等。

多糖中常含有一些色素(游离色素或结合色素),根据其不同性质采用不同的方法。常用的脱色方法有:离子交换法、氧化法、金属络合法、吸附法(纤维素、硅藻土、活性炭等)。DEAE-纤维素是目前最常用的脱色方法,通过离子交换柱不仅达到脱色的目的,而且可以分离多糖;H_2O_2 是一种氧化脱色剂,浓度不宜太高,应在低温下进行,否则引起多糖的降解;如红毛五加多糖采用的就是这种方法脱色。对于同时含有游离蛋白质和色素的多糖,可通过生成金属络合物的方法,同时除去蛋白质和色素,方法是加入斐林试剂生成不溶性络合物,经分离后用阴离子交换树脂分解络合物,吸附脱色法也常用,如桑叶多糖采用活性炭脱色。

多糖的纯化目前采用的主要方法有凝胶渗透色谱、离子交换色谱、电泳法、膜分离法等。

凝胶渗透色谱是 20 世纪 60 年代发展起来的一种分离纯化方法,又称为分子筛色谱,凝胶具有网状结构,小分子物质能进入其内部,而大分子物质却被排阻在外部。当一混合溶液通过凝胶过滤色谱柱时,溶液中的物质就按不同分子量筛分开了。因此根据多糖分子的大小对其进行分离纯化,一般在活性多糖纯化中都先采用纤维素色谱纯化后,再用凝胶色谱进行更进一步的纯化。常用的凝胶基质有葡聚糖凝胶(Sephadex)、琼脂糖凝胶(Sepharase、Bio-gelA)、聚丙烯酰胺凝胶(Bio-gel)、Sephacryl(由烷基葡聚糖与甲叉双丙烯酰胺共价交联制成的)。此外还有玻璃珠和聚苯乙烯凝胶等也具有分子筛功能。

纤维素柱色谱法是利用多糖在不同浓度乙醇中溶解性不同的特点,先用 4 倍体积的乙醇将混合多糖溶液沉淀在多孔纤维素柱上,再用不同浓度的乙醇洗脱,将不同多糖分开,达到分离纯化的目的。离子交换纤维素色谱法是在纤维素色谱分离多糖成功的基础上,人们将纤维素改性,使离子交换与纤维素色谱相结合的分离方法。此法适合于分离各种酸性、中性多糖及黏多糖。在 pH=6 时,酸性多糖能吸附于交换剂上,中性多糖不吸附。然后用不同离子强度的缓冲剂按酸性强弱将各种多糖依次洗脱。若将柱处理成硼砂型后,改变硼砂液浓度,也能将不同中性多糖洗脱下来。此外多糖在柱上的吸附力与其结构有关,吸附力一般随分子中酸性基团的增加而增大。对于线性分子,分子量大的比小的易吸附,直链多糖比分枝多糖易吸附。用此法分离多糖时,不宜用强碱性与强酸性的树脂,前者用水洗脱时,会引起糖的异构化与降解作用,后者将使糖苷键裂解,尤其是呋喃糖苷键。常见的阳离子交换纤维素有 CM-Cellulose、P-Cellulose、SE-Cellulose、SM-Cellulose;阴离子交换纤维素有 ECTEOLA-Cellulose、DEAE-Cellulose、ECTEOLA-Cellulose、TEAE-Cellulose 和 PAB-Cellulose。

分子大小、性状及所负载电荷不同的多糖在电场的作用下迁移速率是不同的,故可用电泳的方法将不同的多糖进行分离。电泳常用的载体是玻璃粉。具体操作是用水将玻璃粉拌成胶状,装柱,用电泳缓冲液(如 0.05 mol/L 硼砂水溶液,pH=9.3)平衡 3 天,将多糖加于柱上端,接通电源,上端为正极(多糖的电泳方向是向负极的),下端为负极,其单位厘米的电压为 1.2~2 V,电流为 30~35 mA,电泳时间为 5~12 h。电泳完毕后将玻璃粉载体推出柱外,分割后进行洗脱、检测,该方法分离效果较好,但只适用于实验室小规模使用,且电泳柱中必须有冷却夹层。区带电泳主要按照多糖的电荷性质进行分级,常用的有聚丙烯酰胺凝胶电泳和乙酸纤维素薄膜电泳。

多糖的分离纯化方法还有分级沉淀法,即利用不同分子量的多糖在不同浓度的醇或酮(例如乙醇、甲醇和丙酮等有机溶剂)中的溶解度不同的原理,逐步提高溶液中醇或酮的浓度,使不同组分的多糖依据分子量由大到小的顺序流出而达到分离纯化的目的;季铵盐沉淀法,是根据长链的季铵盐在pH<9时可与酸性多糖形成沉淀而析出的特性将酸性多糖和中性多糖分离开来。超滤法、超速离心法以及制备区带电泳法等方法也常被应用到多糖的分离纯化中。但考虑到实验的精密程度,实验室一般采用柱色谱法。

二、研究实例

一种紫贻贝水提多糖的理化性质和结构分析[12]

紫贻贝(*Mytilus edulisLinnaeus*)属海洋软体动物,为高纬度内湾性贝壳类,广泛分布于我国北部沿海,具有适应性强、繁殖生长快、产量高和营养丰富等特点。随着蓝色海洋经济发展上升为国家战略,人们对海洋生物资源的高效利用和可持续发展日益重视。研究表明,从海洋贝类中提取的多糖类化合物具有广泛的生物活性,如贻贝多糖具有良好的抗肿瘤、抗病毒、免疫调节和肝损伤保护等功效。因此,贝类多糖在功能性保健食品和创新药物的研究与开发方面具有良好的应用前景。

本实验以来自青岛湖岛的新鲜紫贻贝为原料,经热水提取和分离得到了一种水提多糖组分,并对其理化性质和结构进行了较为深入的研究,旨在为贻贝多糖药理活性的深入研究和功能性食品的开发提供理论基础。

(一)材料与仪器

紫贻贝,来源于青岛湖岛海域;单糖标准品(Man、GlcN、GlcUA、GalUA、GalN、Glc、Gal、Fuc、Xyl和Ara),1-苯基-3-甲基-5-吡唑啉酮(PMP)和牛血清蛋白,均购自Sigma公司;右旋糖酐相对分子量标准品(404×10^3、133.8×10^3、84.4×10^3、41.1×10^3、21.4×10^3、10×10^3)(中国药品生物制品检定所);Sepharcryl S-300(S300)凝胶(瑞典GE Healthcare公司);其他试剂均为国产分析纯。

高效液相色谱仪(日本岛津公司);NicoletNexus 470型红外光谱仪(美国Thermo Electron公司);气相色谱/质谱联用仪(GC/MS)(美国Agilent公司);Jeol JNM-ECP 600超导核磁共振波谱仪(日本电子株式会社);R-410型旋转蒸发仪(瑞士BUCHI公司);UV-2102 PCS型紫外可见分光光度计(上海尤尼柯仪器有限公司)。

(二)实验方法

1. 热水提取紫贻贝粗多糖　将紫贻贝鲜肉绞碎、匀浆,依次用氯仿和甲醇(2:1,*V/V*)和丙酮脱脂,经低温烘干、粉碎制成丙酮粉。取100 g紫贻贝丙酮粉,加2 000 ml蒸馏水于60℃磁力搅拌提取3 h,离心、上清加适量的$CaCl_2$使其终浓度为1 mol/L,搅拌1 h,加95%乙醇至最终浓度为25%去核酸,在4℃冰箱静置过夜,次日离心,将上清用4倍体积的95%乙醇醇沉,将沉淀用无水乙醇和丙酮脱水,于45℃下减压干燥得热水提取粗多糖白色粉末。

2. S300凝胶柱色谱分离纯化　采用S300(Φ1.6 cm×100 cm)凝胶色谱柱,以0.2 mol/L NaCl为流动相,将适量粗多糖溶于流动相并经0.45 μm微孔滤膜过滤后上柱,以0.4 ml/min的流速洗脱,采用硫酸-苯酚法跟踪检测,按峰收集含糖组分,以截留分子量为8×10^3的透析袋透析48 h,浓缩冻干,得到热水提取多糖组分(HWS)。

3. 多糖的基本理化性质测定

(1) 总糖含量测定:将供试品配制成 5 mg/ml 水溶液,取适量,以葡萄糖为标准品,按硫酸-苯酚法测定总糖含量。

(2) 蛋白含量测定:将供试品配制成 5 mg/ml 水溶液,取适量,以牛血清蛋白为标准品,按 Folin -酚法测定蛋白含量。

(3) 单糖组成分析:取 5 mg 供试品,用 2 mol/L 的三氟乙酸(TFA)全水解后,取出 100 μl 与 PMP 衍生后进行高效液相色谱分析。色谱条件为:色谱柱:Agilent XDB - C18 色谱柱(4.6 mm×150 mm, 5 μm);柱温:30 ℃;流动相:磷酸盐缓冲液(pH 6.7)/CH_3CN(82:18, V/V);流速:1.0 ml/min;进样量:20 μl;检测器:DAD(245 nm)。

(4) 重均分子量测定:将供试品用流动相配成 5 mg/ml 的溶液,采用高效凝胶渗透色谱法测定。色谱条件为:色谱柱:Shodex OH pak SB - 804 HQ 凝胶色谱柱(300 mm×7.8 mm),柱温:35 ℃,流动相:0.1 mol/L Na_2SO_4,流速:0.5 ml/min,进样量:20 μl,检测器:RID - 10A 示差折光检测器。

4. 热水提取多糖 HWS 结构分析

(1) 红外光谱(IR)分析:取干燥的 HWS 1~2 mg 与适量的 KBr 充分研磨后压片,使用 Nicolet Nexus 470 红外光谱仪在 400~4 000 cm^{-1} 范围内扫描。

(2) 甲基化分析:采用改良的 Hakomori 法对 HWS 进行甲基化分析。称取真空干燥 48 h 后的样品 2 mg,加入无水二甲亚砜,在 N_2 中磁力搅拌 1 h 使样品充分溶解。快速加入约 200 mg 干燥的 NaH 粉末,继续搅拌反应 1 h。逐滴加入 CH_3I 1 ml,在 N_2 中避光搅拌反应 1.5 h,加 1 ml 纯水终止反应。用氯仿多次萃取反应液,合并氯仿层,并用水多次萃取氯仿层,将氯仿层减压干燥即得甲基化多糖。用 2 mol/L 的 TFA 将甲基化的样品完全酸水解,经硼氢化钠还原,用吡啶和乙酸酐反应生成乙酰化衍生物,按如下色谱条件进行 GC/MS 分析。

(3) 气相色谱柱:Agilent 122 - 2932 DB - 225 ms(0.25 mm×30 m×0.25 μm);载气:氦气;载气流速:1.0 ml/min;进样口温度:250 ℃;检测器:质谱检测器 MSD;进样量:1 μl。

(4) 核磁共振(NMR)分析:将 20 mg 供试品,用 99.9% 的 D_2O 交换 3 次后,用 500 μl D_2O 溶解,加入 1 滴氘代丙酮作为内标,在 25 ℃ 下记录 ^1H - NMR、^{13}C - NMR、^1H -^1H COSY、^1H -^{13}C HMQC 和 HMBC 图谱。

(三)结果与讨论

1. 热水提取多糖 HWS 的基本理化性质测定　100 g 紫贻贝丙酮粉经 60 ℃ 热水提取获得了 16.7 g 粗多糖粉末。将去除核酸前后的粗多糖样品在 190~600 nm 紫外全波长扫描结果进行比较,发现去除核酸后的粗多糖在 260 nm 和 280 nm 处基本无吸收,表明核酸去除较为完全。

经 S300 凝胶柱色谱分离得到的 HWS,采用高效凝胶渗透色谱分析,色谱峰较为均一和对称,表明 HWS 具有较高的纯度。用硫酸-苯酚法测定 HWS 的总糖含量为 98.5%,采用 Folin -酚法测定 HWS 的蛋白含量为 1.1%。采用 Shodex OH pakSB - 804 HQ 凝胶色谱柱测定分子量的标准曲线为:$y = -0.322\,6x + 9.758\,9$,$R^2 = 0.998\,5$。经计算,HWS 的重均分子量为 $574.5×10^3$。

2. 红外光谱分析　红外谱图中 3 400 cm^{-1} 处的信号为羟基的伸缩振动吸收峰;在

2 930 cm^{-1}附近处的信号为糖环上的次甲基和亚甲基中的 C—H 伸缩振动的吸收峰;1 023、1 081、1 152 cm^{-1}处的吸收信号为吡喃糖环的伸缩振动峰;846 cm^{-1}处的吸收表明糖基中存在 α 构型;929 cm^{-1}处的吸收表明葡聚糖为 D-构型;1 640 cm^{-1}处的吸收为多糖类物质常见的微量水分缔合羟基造成。由此可以初步推测 HWS 主链由 α-D-吡喃葡萄糖构成。

　　甲基化分析常用于确定多糖中单糖的链接方式。HWS 甲基化样品经红外光谱检测,羟基吸收峰消失,甲基峰显著增强,表明甲基化完全。将甲基化样品完全酸水解后转化成乙酰化衍生物采用 GC/MS 进行分析,结果显示 HWS 甲基化样品中分别含有 1,5-二-O-乙酰基-2,3,4,6-四-O-甲基-D-葡萄糖醇,1,4,5-三-O-乙酰基-2,3,6-三-O-甲基-D-葡萄糖醇,1,2,4,5-四-O-乙酰基-3,6-二-O-甲基-D-葡萄糖醇和 1,5,6-三-O-乙酰基-2,3,4-三-O 甲基-D-葡萄糖醇,表明 HWS 中含有→4)-Glc*p*-(1→Glc*p*-(1→和少量→4,2)-Glc*p*-(1→,→6)Glc*p*-(1→残基,它们的摩尔比为 10.9∶2.1∶2.0∶1.5。

　　3. 核磁共振分析　从 HWS 的 ^{1}H-NMR 图谱中可见 5 个端基 H 信号,化学位移依次为 δ5.26(A)、δ5.25(B)、δ5.09(C)、δ4.84(D)和 δ4.52(E),积分比为 A+B∶C∶D∶E=12.74∶1.00∶1.90∶1.48,与甲基化结果基本吻合;A、B、C 和 D 端基 H 的偶合常数为 3～4 Hz,E 端基 H 的偶合常数为 8.2 Hz,表明 A、B、C 和 D 端基 H 为 α 构型,E 端基 H 为 β 构型;δ3.1～3.9 处为糖环区 H 的信号。在 ^{13}C-NMR 图谱中存在相应的 5 个端基 C 信号,化学位移分别为 δ99.86、δ99.63、δ98.63、δ95.84、δ91.98,δ78～60 处为糖环区 C 的信号,在 δ80～90 处无信号,表明 HWS 中葡萄糖为吡喃型。

　　为进一步确定 HWS 的结构,采用 ^{1}H-^{1}H COSY、^{1}H-^{13}C HMQC 和 HMBC 二维核磁波谱各 C 和 H 的信号进行了归属。在 ^{1}H-^{1}H COSY 中,从端基 H 出发,根据各 H 的相邻关系可依次确定 H1—H6 的信号。根据 HMQC 图谱中根据各 H 信号和 C-H 的偶合关系,可以对各 C 的信号进行归属,根据 HMBC 中的相关信号可以确定各糖环的连接方式。

　　根据图谱解析结果,HWS 结构是以(1→4)-α-D-Glc*p* 为主链,在 1→2 分支上连接有→6)-β-Glc(1→结构的葡聚糖,平均每 6 个主链糖残基含有 1 个分支。

　　（四）结论

　　(1) 紫贻贝丙酮粉经 60 ℃热水提取,去核酸和 S300 凝胶色谱分离得到一种具有较高纯度的多糖组分 HWS,总糖含量为 98.5%,蛋白含量 1.1%,重均分子量为 574.5×10^3。

　　(2) 通过红外光谱、甲基化和核磁共振分析,表明 HWS 的结果是以(1→4)-α-D-Glc*p* 为主链,含有少量的→2,4)-Glc*p*-(1→和→6)-β-Glc(1→分支的葡聚糖,平均每 6 个主链单位含有 1 个分支。紫贻贝资源丰富,物美价廉,本实验通过热水提取和凝胶色谱分离得到了一种水溶性良好的多糖,并对其结构进行了分析,为紫贻贝多糖的药用开发提供了参考。

参考文献

［1］陈代杰,金飞燕. 生物高分子(第五卷)[M]. 北京:化学工业出版社,2004:1-4.

［2］朱正美,王克夷. 糖生物学基础.[M]. 北京:科学出版社,2003:2-3.

［3］陈代杰,罗敏玉. 生物高分子(第六卷)[M]. 北京:化学工业出版社,2004:36-37.

［4］蔡孟深,李中军.糖化学——基础、反应、合成、分离及结构[M].北京:化学工业出版社,2008:24-28.

［5］杨世林,杨学东,刘江云.天然产物化学研究[M].北京:科学出版社,2009:231-239.

［6］易杨华,焦炳华.现代海洋药物化学[M].北京:科学出版社,2006:699-708.

［7］何兰,姜志宏.天然产物资源化学[M].北京:科学出版社,2008:142-143.

［8］王锋鹏.现代天然产物化学[M].北京:科学出版社,2009:141-150.

［9］易杨华.海洋药物导论[M].上海:上海科学技术出版社,2004:162-165.

［10］黄益丽.海洋生物活性多糖的研究现状与展望[J].海洋科学.2004,28(4).

［11］刘秋英.海藻多糖抗肿瘤作用的研究进展[J].中国海洋药物.2004,4.

［12］殷秀红.一种紫贻贝水提多糖的理化性质和结构分析[J].中国海洋药物杂志.2011,30(4).

(余志刚)

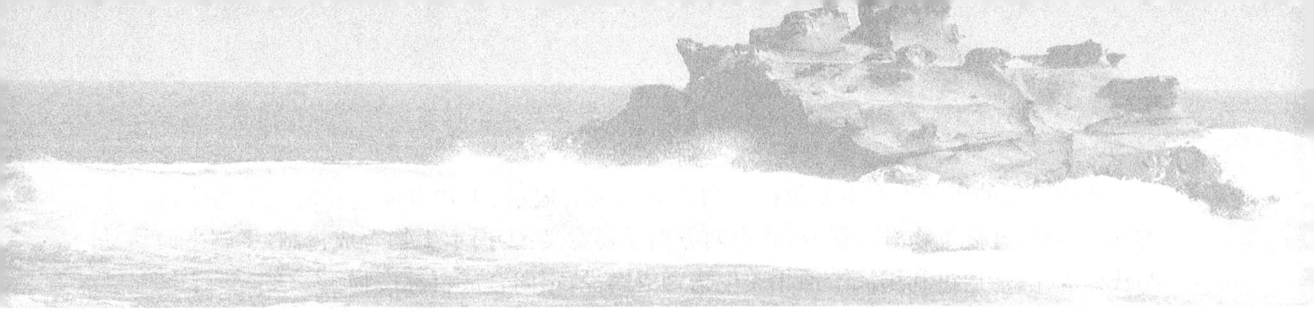

第十四章
生物合成研究

第一节 概 述

天然产物是相对于人工合成的化合物而言的,是指自然界生物(动物、植物、微生物)通过自身的合成代谢或分解代谢产生的代谢产物,主要包括初级代谢产物和次级代谢产物。从生化角度看,天然产物是通过生物体内特定酶的生物催化产生的。

与化学合成的化合物相比,天然产物在化学结构方面更为复杂和多样,因此是药物研发的重要原料。然而,随着陆地生物资源研究的深入和环境污染等限制,从陆地天然产物中筛选新的药物越来越困难。海洋生物独特的生存环境导致其可能具有与陆地生物不同的代谢潜力,因此能产生陆地生物所不具有的天然产物,因此,近年来海洋生物成为海洋药物开发的重要资源。但是,由于海洋生物资源有限、采样限制以及代谢产物含量极低等因素,使海洋药源物质限制的瓶颈问题远比陆地药用天然产物突出。开展海洋天然产物的生物合成研究,不仅对于发现和了解相关天然产物的生物合成机制,揭示海洋生物独特的代谢途径,了解生命奥秘具有重要理论价值,而且对于解决海洋药源物质的来源限制的瓶颈问题具有非常大的实践意义。

一、生物合成

(一)定义

生物合成(biosynthesis)是生物体各种物质合成过程的统称。不同于人工化学合成,生物合成是生物体利用比较简单的小分子化合物,在生物酶的催化下,以细胞或特定组织为反应场所,在生物体内形成复杂有机化合物的过程。

生物合成本质上是生物催化合成复杂化合物的过程。生物合成要经过很多步反应,每步反应都是典型的化学反应,但是与化学合成不同,生物合成的每一个反应都需要特殊的酶催化。天然产物的生物合成以小分子化合物为前体,经过顺序协作的酶催化反应形成不同的化学结构,这是一个相当复杂的过程,包括多步骤的生物合成途径,并涉及复杂的代谢调控。

生物合成的研究内容主要包括生物合成机制的揭示、生物合成途径的利用与改造三个方面。因此,开展生物合成研究,具有两方面重要意义:①揭示生物合成机制,了解生命活动与代谢规律;②通过利用或干预相关生物合成途径,定向合成目标产物。

（二）生物合成途径

生物合成的产物包括初级代谢产物和次级代谢产物,前者由初级代谢合成,主要是氨基酸、多糖、脂类、核苷酸、维生素等,通常都是机体生存必不可少的物质。后者由次级代谢合成,大多是分子结构比较复杂的化合物,包括抗生素、激素、生物碱、毒素等。尽管它们与基本的生命现象无关,但与生物间的信号传递、竞争拮抗等生理功能相关。用于药物开发的天然产物大多属于次级代谢产物。因此,本章重点介绍次级代谢产物的生物合成。

不同于蛋白质由单个基因合成,次级代谢产物是由多个基因组成的基因簇通过复杂的生物合成途径合成的。以植物为例,植物次级代谢产物的基本途径包括聚酮途径、莽草酸途径和甲瓦龙酸途径等;微生物次级代谢产物常见的有聚酮合成途径与非核糖体多肽途径等。

（1）聚酮途径又称乙酸丙二酸途径,乙酰辅酶 A 通过直线式聚合生成脂肪酸和环状次级代谢产物。一般由 4~10 个乙酰基直线式聚合,然后环化。聚酮途径主要合成脂肪酸和聚酮类化合物。

（2）莽草酸途径中磷酸烯醇丙酮酸与 4 - 磷酸赤藓糖缩合,经过莽草酸生成芳香族氨基酸,进一步生成生物碱、类黄酮、香豆素等产物。生物碱是天然产物中种类丰富的一类次级代谢产物,具有多种生物活性。根据结构可以分为:喹啉类、异喹啉类、吡咯啶类、乌头类、吲哚类、大环类生物碱等。

（3）甲瓦龙酸途径又称甲戊二羟酸途径,是乙酰辅酶 A 经过甲戊二羟酸生成异戊二烯,再合成萜类、甾体、蒽醌等产物。

（4）核糖体多肽途径是生物体利用氨基酸(通常为 L 型)或羟酸为构建单元,催化形成酰胺键或酯键,以多载体巯基化模板机制进行多肽合成。

二、海洋天然产物的生物合成

（一）研究现状

海洋天然产物的生物合成研究略滞后于陆地天然产物的生物合成研究。从文献报道的统计看[1],海洋天然产物研究兴起于 20 世纪 50 年代后期,到 80 年代进入快速发展阶段,并在 1990~2008 年期间维持在相对稳定的发展阶段。海洋天然产物主要包括聚酮类(polyketides,PKS)、非核糖体多肽类(nonribosomal peptides,NRPS)、多肽、萜类、生物碱,等。以海洋微生物、藻类、海绵、海鞘、苔藓虫、软体动物、刺胞动物、棘皮动物来源为主。2005 年后,国际上海洋微生物来源的天然产物发展迅速,目前已经与海绵、刺胞动物一起成为三大海洋天然产物的主要来源。尤其值得一提的是 2000 年后开始,中国海生物来源的海洋天然产物已经成为世界上报道最多的,其次是日本海与西太平洋[2]。

陆地天然产物的 PKS、NRPS 生物合成研究相对于其他类型天然产物的生物合成研究更为深入,其模块化组装模式也为组合生物合成提供了有利条件。很多海洋天然产物属于 PKS、NRPS 或 PKS - NRPS 类,因此,海洋天然产物的生物合成研究也以 PKS、NRPS 或 PKS - NRPS 类为多,而且主要集中在海洋微生物代谢产物上。目前,很多海洋微生物产聚酮类或聚肽类化合物的基因簇已被克隆,尤其在 2000～2010 年的 10 年间取得了非常大的进展(表 14－1)[3]。表 14－1 中第一个海洋天然产物的生物合成基因簇是来自海洋链霉菌 *Streptomyces maritimus* 的 PKS 类的 enterocin 和 wailupemycin;海洋共生微生物的生物合成研究开始于海绵 *Theonella swinhoei* 未培养共生微生物的 onnamide 和 theopedrin。这些克隆到的海洋次级代谢产物基因簇为通过异源表达大量获取海洋来源的天然产物提供了可能。

表 14－1　海洋天然产物生物合成基因簇[3]

时间	化合物	基因簇 *kb*	生　物	类型
2010	ML－449	83	*Streptomyces* sp.	PKS
2010	rifamycin/saliniketal	92	*Salinispora arenicola*	PKS
2010	tirandamycin	56	*Streptomyces* sp.	PKS－NRPS
2010	TP－1161	16	*Streptomyces* sp.	多肽
2009	BE－14106	85	*Streptomyces* sp.	PKS
2009	psymberin	62	海绵 *Psammocinia* aff. *Bulbosa* 未培养共生微生物	PKS
2008	cyclomarin/cyclomarazine	47	*Salinispora arenicola*	NRPS
2008	napyradiomycin	43	*Streptomyces aculeolatus*	PKS－萜类
2007	bryostatin	65	苔藓虫 *Bugula neritina* 未培养共生微生物	PKS
2007	hectochlorin	38	*Lyngbya majuscula*	PKS－NRPS
2007	salinosporamide	41	*Salinispora tropica*	PKS－NRPS
2007	sporolide	50	*Salinispora tropica*	PKS(烯二炔)
2005	patellamide	11	海星 *Lissoclinum patella* 未培养共生蓝细菌 *Prochloron didemni*	多肽
2004	curacin	64	*Lyngbya majuscula*	PKS－NRPS
2004	jamaicamide	58	*Lyngbya majuscula*	PKS－NRPS
2004	lyngbyatoxin	11	*Lyngbya majuscula*	NRPS－萜类
2004	nodularin	48	*Nodularia spumigena*	PKS－NRPS
2004	onnamide/theopedrin	＞36	海绵 *Theonella swinhoei* 未培养共生微生物	PKS－NRPS
2003	barbamide	26	*Lyngbya majuscula*	PKS－NRPS
2002	eicosapentaenoic acid	17	*Photobacterium profundum*	PKS
2002	griseorhodin	34	*Streptomyces* sp.	PKS
2000	docosahexaenoic acid	＞20	*Moritella marina*	PKS
2000	enterocin/wailupemycin	21	*Streptomyces maritimus*	PKS

(二) 研究热点

目前,海洋天然产物的生物合成研究热点主要集中在以下几个方面:

1. 生物合成机制研究　许多结构复杂的海洋天然产物由具有独特基因组成的基因簇生物合成。开展相关生物合成机制研究对于揭示相关生命活动和生物转化特征具有重要理论价值。探索未知功能的基因簇,也有利于发现一些具有独特功能的生物酶和相关代谢机制,揭示生命奥秘。

2. 大片段基因簇异源表达　大多数海洋微生物难于培养,海洋生物有限或采集困难,使人们无法获得足量的活性化合物。直接克隆活性化合物的生物合成基因簇,再进行异源高效表达,已成为解决以上难题的重要策略之一。借助基因文库、基因测序技术挖掘生物合成基因簇已经不是非常困难,但是基因簇的异源表达系统还非常不成熟,急需在表达载体构建、宿主选择、表达调控等方面取得突破。

3. 组合生物合成　在了解生物合成机制基础上,通过改造生物合成的相关功能蛋白,催化制造自然界没有的新型天然产物,代表了生物合成研究最具吸引力的一个热点方向。

4. 基因组分析　大多数情况下,基于基因文库构建获得完整的生物合成基因簇比较困难,而且无法全面了解完整的生物合成潜力。基于基因组生物信息学分析的海洋生物生物合成潜力预测及其指导下的新颖天然产物的分离是目前天然产物生物合成研究的一个前沿领域。

三、生物合成原理

天然产物(例如聚酮类、非核糖体多肽类、萜类等)结构的复杂性和多样性是由复杂的生物合成途径决定的。聚酮类、非核糖体多肽类天然产物是重要的海洋药源天然产物,也是生物合成途径研究的比较多的两类,因此,下面重点结合聚酮类与非核糖体多肽类化合物的生物合成途径介绍相关生物合成原理。

(一)聚酮类化合物的生物合成

聚酮类化合物是一类由聚酮合成酶(polyketide synthase,PKS)催化合成的结构复杂、用途广泛的天然产物。聚酮合成酶通过催化前体物质进行反复的缩合反应形成多种聚酮体,再经过甲基化、氧化还原、糖基化等修饰形成各种各样结构复杂的聚酮类化合物。聚酮类化合物1893年被首次发现,广泛分布于生物界,具有抗菌、抗肿瘤、抗寄生虫和免疫抑制等生物活性,大多具有重要的药用价值,例如,大环内酯类、四环素类、蒽环类、聚醚类的抗生素都属于该类化合物。

1. PKS分类　根据蛋白的结构可将PKS分为Ⅰ、Ⅱ和Ⅲ型。其中Ⅰ、Ⅱ型PKS仅存在于微生物;Ⅲ型PKS即查尔酮合酶(chalcone synthase,CHS)超家族,主要分布于植物,但也存在于微生物。

2. PKS催化机制　聚酮类化合物的碳链合成材料包括起始单元(acetyl‐CoA,乙酰辅酶A或propionyl‐CoA,丙酰辅酶A)和延伸单元(malonyl‐CoA,丙二酸单酰辅酶A或methylmalonyl‐CoA,甲基丙二酸单酰辅酶A)。所有类型的聚酮类化合物都是通过酰基-CoA的脱羧缩合和KS结构域或亚基催化C—C键的形成。即通过催化在乙酰硫酯和丙二酸硫酯间发生脱羧的克莱森缩合反应延长碳链[4,5]。例如图14‐1中左图黑色加粗部分就是通过克莱森缩合反应连接上的一个延伸单元。

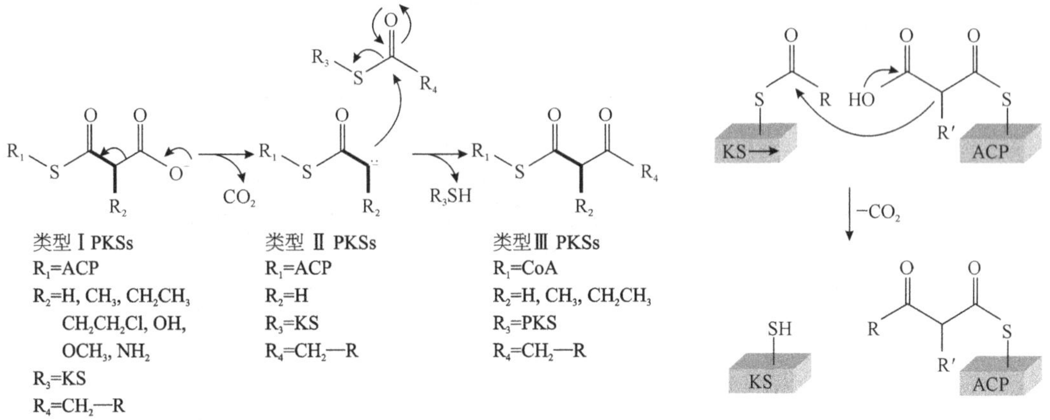

图 14 - 1　PKS 催化克莱森缩合延长碳链[4, 5]

Ⅰ型聚酮合成酶和Ⅱ型聚酮合成酶都包括一个或多个模块,每个模块含有三个关键催化功能位点:①β-酮酰基硫酯合成酶(β- ketosynthase,KS),可催化链的延伸;②酰基载体蛋白(acyl carrier protein,ACP),为催化过程中的中间体提供一个带有巯基的传输臂;③酰基转移酶(acyl transferase,AT),结合酰基辅酶 A 的酰基部分并将其传递给酰基载体蛋白 ACP。PKS 模块中 AT 结构域可选择特定的酰基辅酶 A,通过 ACP 传递到 KS 的活性位点上并完成缩合反应,即 AT 对于反应底物的选择具有关键的作用。

除了必需的 AT、KS、ACP 这三个结构域外,Ⅰ型聚酮合成酶的有些模块中还存在以下催化结构域:β-酮酰基还原酶(β- ketoreductase,KR),能够立体特异地将 β-酮基还原成羟基;脱水酶(dehydratase,DH),能催化 β-羟基脱水产生 β-烯脂酰载体蛋白;烯还原酶(enoyl reductase,ER),能还原上一步得到的 β-烯脂酰基载体蛋白;硫酯酶(thioesterase,TE)结构域催化链的解离并进行环化。有些还具有甲基转移酶单元(methyltransferase,MT)、Claisen 型环化酶单元(Claisen cyclase,CYC)[6]。

3. Ⅰ型 PKS 生物合成　Ⅰ型聚酮合成酶是以模块形式存在的多功能酶,每一模块含有一套独特的、非重复使用的催化结构域,主要催化合成大环内酯、聚烯及聚醚类化合物。目前对Ⅰ型 PKS 的生物合成机制了解较清楚。由 AT 选择一个延伸单位(通常是乙酸或者丙酸),连接到链上,KS 催化缩合反应,ACP 吸住链并接收从 AT 来的延伸单元以备下一个缩合反应。图 14 - 2(a)显示基本的Ⅰ型 PKS 合成步骤,包括链的起始、延伸和终止三个环节。Ⅰ型 PKS 的第一个模块由 AT 和 ACP 组成,由酰基转移酶活化和转移一个酰基辅酶 A 前体起始单元(例如,乙酰辅酶 A 或丙二酸单酰辅酶 A)到 ACP 上与磷酸泛酰巯基乙胺的巯基结合,然后转移到下一个模块的 KS 上,与该模块的 ACP 上结合的一个延伸单元发生克莱森缩合反应,结果链延长一个单元。这个延长一个单元的链又重复前面一样的组装过程转移到下一个模块的 KS 上,再通过克莱森缩合使链延长一个单元。依次重复得到增加了多个单元的延伸的 PKS 链。在组装线的最后被 TE 催化得以终止。图 14 - 2 中,每一模块催化增加一个 R_n—C—C 〓O 单元。模块的数量确定链的长度,KR、DH、ER 等结构域决定了链上官能团的不同还原状态[图 14 - 2(b)][5],图 14 - 2 中,M3 上的 KR、DH、ER 依次将羰基还原为羟基、脱水为烯键并加氢。

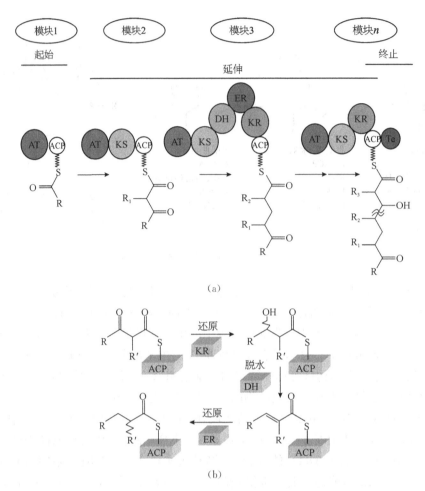

图 14-2　基本的 PKS 合成步骤(a)与 KR、DH、ER 结构域功能(b)

　　下面以典型的Ⅰ类 PKS 类化合物红霉素(erythromycin)为例,结合前面介绍的聚酮合成原理介绍相关生物合成过程。红霉素的 PKS 包括三个分别由 *eryA*Ⅰ、*eryA*Ⅱ、*eryA*Ⅲ基因编码的蛋白 DEBS 1、DEBS 2、DEBS 3,有 1 个装载模块和 6 个延伸模块组成。起始单元为丙酰辅酶 A,延伸单元为 6 个甲基丙二酸单酰辅酶 A。具体合成步骤如下:模块 L 转载上起始单元丙酰辅酶 A,从模块 1 到模块 6 通过 6 个克莱森缩合反应依次连续加入 6 个延伸单位使链延伸 12 个碳。模块中的 KR、DH、ER 结构域催化相关还原反应,达到生成羟基、脱水、加氢的目的。例如,M1、M2、M5、M6 上的 KR 还原羰基为羟基;M4 上的 KR-DH-ER 还原羰基为羟基,脱水后加氢。而模块 3 只含有 KS、AT、ACP 三个模块,不含任何还原性结构域,是链延伸反应的"最小的 PKS"。最后延伸完成的长链由 M6 上的 TE 催化完成释放和环化,生成红霉素的前体 6-脱氧红霉内酯 B(6-deoxyerythronolide B,6-dEB)。然后,在该前体基础上再经过一系列的后修饰,接上糖基后成为具有抗菌活性的红霉素(图 14-3)。

　　4. Ⅱ型 PKS 生物合成　Ⅱ型聚酮合成酶为多酶复合体,也称为重复型或芳香型 PKS,含有一组可重复使用的单元,主要催化芳香族聚酮类化合物的生物合成,例如蒽环类及四环类化合物。Ⅱ型 PKS 在起始和延长单元的选择性上不如Ⅰ型 PKS 变化多样,它的结构多

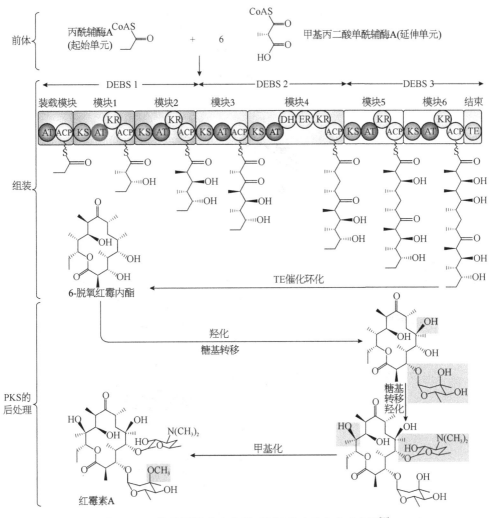

图 14 - 3　Ⅰ型 PKS 化合物(红霉素)的生物合成示意图[7]

样性主要取决于聚酮合成后的修饰作用。与Ⅰ型 PKS 依次连续组装不同,如图 14 - 4(a)所示,它的活性位点反复地用于链的延伸。Ⅱ型 PKS 具有典型的两个 KS 功能域:KSα 和 KSβ,其中 KSα 酶与Ⅰ型 PKS 的 KS 相同,催化脱羧的克莱森缩合;KSβ 酶控制链长度。KSα、KSβ、ACP 对于所有Ⅱ型 PKS 都是非常保守的。

　　以放线紫红素为例,其生物合成至少需要 6 种蛋白:KSα、KSβ、ACP、KR、环化酶/芳香化酶(CYC/ARO)、环化酶[图 14 - 4(a)]。放线紫红素的生物合成原理示意如图 14 - 4(b)所示。起始单元为乙酰辅酶 A,延伸单元为 7 个丙二酸单酰辅酶 A,经过反复 7 次的克莱森缩合反应,由 2 个碳延长到 16 个碳,形成放线紫红素碳骨架,然后再经过还原、环化以及后续的修饰成为放线紫红素(actinorhodin)。另外一个通过Ⅱ型 PKS 合成的抗癌药物 daunorubicin 和 doxorubicin 的生物合成过程如图 14 - 5[1]。与放线紫红素不同,其起始单元为丙酰辅酶 A,延伸单元为 9 个丙二酸单酰辅酶 A。图 14 - 5 中黑色加粗部分为加上的 9 个延伸单元共 18 个碳。再通过闭环、连接糖基等后修饰成为最终产物。

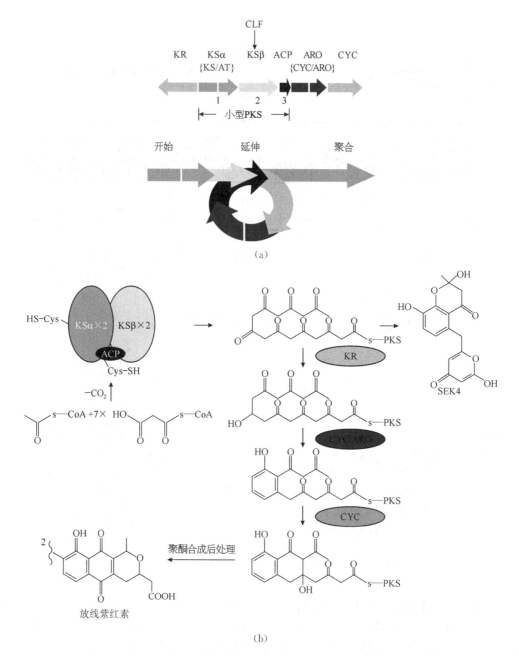

图 14-4 Ⅱ型 PKS 化合物生物合成示意图[8]

5. Ⅲ型 PKS 生物合成 Ⅲ型聚酮合成酶主要存在于植物中,近年在微生物中也有发现,代表性化合物有查儿酮。Ⅲ型 PKS 特点是只有单独的 KS 结构域,没有其他相关蛋白。有机体通过重复使用 KS 结构域催化合成一系列结构复杂的聚酮类化合物。与Ⅰ型和Ⅱ型PKS 相同的是,Ⅲ型 PKS 催化起始单元和一系列的延伸单元通过克莱森缩合形成延长的聚酮链。不同的是,Ⅰ型和Ⅱ型 PKS 常常通过 ACP 活化酰基- CoA 的底物,而Ⅲ型 PKS 直接作用于酰基- CoA 活化的简单羧酸,即采用了不依赖于 ACP 的机制。Ⅲ型 PKS 模块顺序、组成和数量决定了其编码产物的结构和碳链的长度,而底物选择、碳链数目和环化反应的不同决定了其多功能特征。

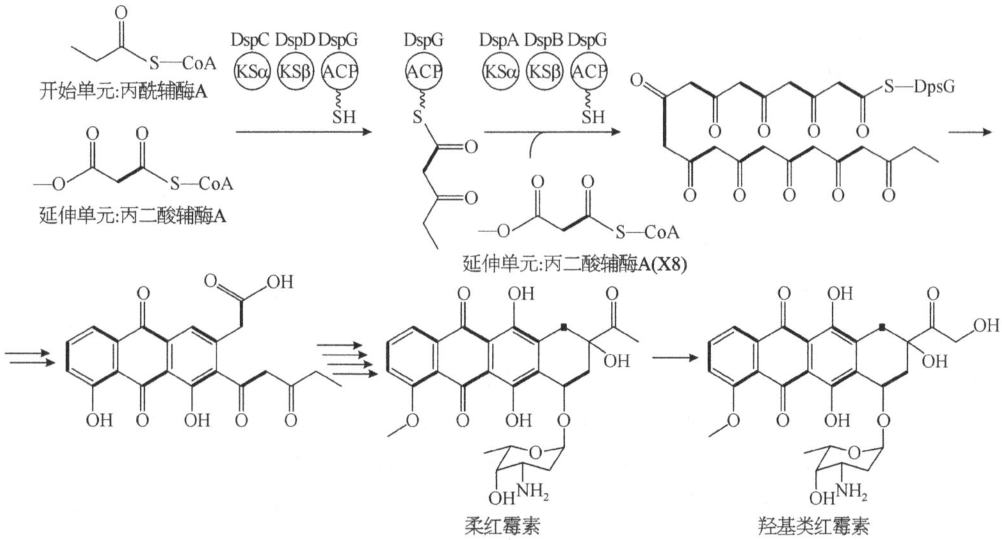

图 14-5 daunorubicin 和 doxorubicin 生物合成[4]

图 14-6 显示的是 vancomycin 合成过程中由Ⅲ型 PKS DpgA 催化形成的 3,5 二羟基-苯基甘氨酸硫酯。起始单元和三个延伸单元都是丙二酸单酰辅酶 A,经三个连续的丙二酸单酰辅酶 A 脱羧缩合反应延长碳链,再经闭环、还原等后修饰作用形成复目标化合物。

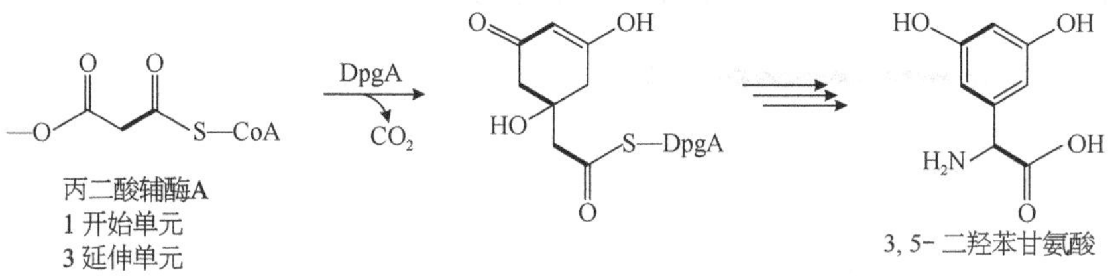

图 14-6 Ⅲ型 PKS 合成示意图[4]

(二)非核糖体多肽类化合物的生物合成

非核糖体多肽类化合物是由非核糖体多肽合成酶(nonribosomal peptide synthetase, NRPS)催化合成的一类天然产物,很多已经使用的药物属于这种类型,例如环孢菌素、博来霉素等。非核糖体多肽合成酶是在细菌和真菌中绕开核糖体、利用氨基酸及其他化合物(如水杨酸、吡啶羧酸等),不以信使核糖核酸(mRNA)为模板,也不需转移核糖核酸(tRNA)为携带工具的特殊多肽合成系统中起关键作用的一类特殊的酶。通常由一系列组件组成,每个组件负责一个反应循环,包括对选择性底物的识别并将其活化成相应的腺苷酸化合物、共价中间物的固定和肽键的形成。

1. 分类 目前已知 NRPS 分为三种[9]。

(1)线性 NRPS(A 型):3 个核心的结构域以 C-A-T 的顺序在模块上排列,催化氨基酸逐步结合到肽链中。模块的数量、种类、排列顺序决定产物的一级结构。

(2)重复型 NRPS(B 型):在多肽合成过程中多次重复利用它们的模块或结构域。

(3)非线性 NRPS(C 型):3 个核心结构域中至少有一个异常排列,模块数与其编码的多肽产物的氨基酸残基数不同。

2. NRPS 催化机制   NRPS 的作用机制于 1971 年首次被报道,其底物特异性由腺苷酰化结构域和缩合结构域共同实现。NRPS 合成与 I 型 PKS 比较类似,也包括起始、延伸、终止三个环节。由多个模块按特定的空间顺序排列而成,模块的不同空间排列顺序决定各种多肽的氨基酸序列特异性。NRPS 的每一个模块负责合成一个肽键,将一个氨基酸整合到产物的骨架中。大多数 NRPS 的模块数为 3~15 个,最高可达 50 个。模块的数量、种类和排列顺序决定了其最终的产物[10]。

一个典型的 NRPS 模块由腺苷酰化(adenylation,A)结构域、肽酰载体蛋白(peptidyl carrier protein,PCP)结构域或巯基化(thiolation,T)结构域、缩合(condentation,C)结构域三个核心结构域组成[图 14-7(a)]。与 I 型 PKS 类似,在最后一个模块的 C 末端通常有起终止延伸和释放产物功能的硫酯酶(thioesterase,TE)结构域。各个结构域的功能如下:A 结构域负责选择氨基酸;PCP 结构域是运输单元,接收活化的氨基酸;C 结构域负责催化形成肽键;TE 结构域负责将聚肽链从 PCP 上解离并催化成环。NRPS 在合成多肽时,A 结构域和 C 结构域都涉及到底物特异性的问题。其中 A 结构域是在每一个反应循环的第一步从底物池中选择特异性的氨基酸;C 结构域是在肽键形成时对上游(供体)底物氨酰- S - PCP 或肽酰- S - PCP 和下游(受体)底物氨酰- S - PCP 进行特异性识别与结合[9]。除了基本的结构域外,一些 NRPS 还包括一些特殊的结构域,例如:氨基酸差向异构化(epimerization,E)、甲基化(methylation,MT)、还原(reduction,R),也有采用杂环化(heterocyclization domain,Cy)代替 C 结构域[图 14-7(b)][5],或者具有能够差向异构化的 C 结构域[10]。

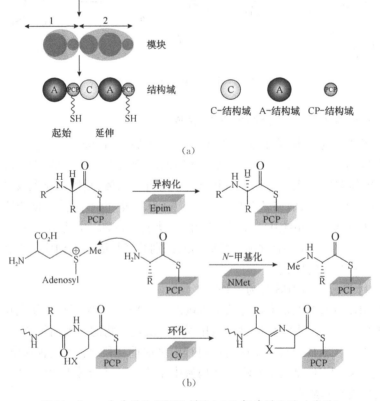

图 14-7   一个典型的 NRPS 模块(a)及相关模块的功能(b)

基本的 NRPS 合成步骤如图 14 - 8(a)所示(T 代替了 PCP)。首先,通过腺苷化反应将氨基酸转化成腺苷酸,然后与邻近的肽载体蛋白 PCP 上的硫基形成硫酯,由 C 结构域催化缩合反应形成肽键[图 14 - 8(b)]。依次连接多个氨基酸,使肽链延长,最后在 TE 催化下终止释放。具体过程如下:

(1) 前一个模块的 A 结构域从底物池中选择结合特定的氨基酸,在 ATP 的作用下合成相应的氨酰- AMP 使氨基酸底物得到活化;氨酰- AMP 与该模块 PCP(或 T)结构域结合,形成氨酰-S-载体复合物。

(2) 另外一个氨基酸残基被转移至下一个模块的 PCP(或 T)上,在该模块的 C 结构域催化下,与来自前一个模块的氨酰-S-载体复合物缩合形成新肽键,从而产生延长了一个氨基酸的新的肽酰-S-载体复合物。

(3) 重复以上组装过程,就可以得到不断延长多个氨基酸单元的肽链;最后被 TE 终止。

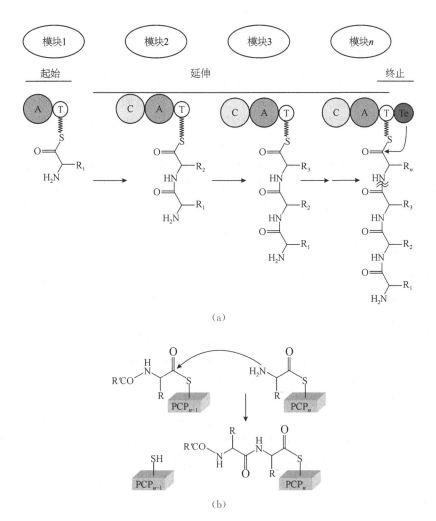

(a)

(b)

图 14 - 8　基本的 NRPS 合成步骤(a)与肽键形成(b)

第二节 关键技术

生物合成研究经历了同位素示踪、酶、基因研究三个发展阶段,涉及天然产物、酶工程、基因工程、基因组学、生物信息学技术方法,需要化学、生物、计算机等多学科交叉。目前,其关键性技术涉及生物合成机制研究、基因簇异源表达、组合生物合成与生物信息学分析几个方面,具体包括同位素示踪、基因文库构建、功能基因(簇)克隆、异源表达、基因敲除、化合物分离鉴定、色谱分析、序列比对分析等。

一、生物合成机制研究技术

生物合成研究的首要内容是揭示相关天然产物的生物合成机制。只有明确了具体的生物合成机制才能进一步通过异源表达来制备目标产物,也才能通过遗传操作改变生物合成的相关环节进行组合生物学研究,最终制备新的天然产物。一些关键技术如下。

(一) 同位素示踪

同位素示踪是用放射性核素或稀有稳定核素作为示踪剂,研究化学、生物或其他过程的方法。由于放射性核素能不断地发射具有一定特征的射线;通过放射性检测可以随时追踪含有放射性核素的标记物在体内或体外的位置及其数量的变化情况。在生物合成研究方面,同位素示踪法是最早被用来研究相关化学反应机制的。例如,利用碳(^{13}C),氢(^{2}H),氮(^{15}N)和氧(^{17}O)等一些普通元素的同位素示踪法可鉴别碳原子之间和碳与其他原子之间的连接和断开,区别分子内和分子间的结构重组。在生物合成研究中,同位素示踪法常与微生物发酵、天然产物分离结合使用,通过喂养实验(包括前体喂养)、发酵制备相关代谢产物,研究小分子是如何通过生化反应生成结构复杂的大分子的。

(二) 基因(簇)克隆

次级代谢产物的生物合成由组成复杂的基因簇完成,涉及多个酶的共同作用。因此,研究揭示生物合成机制离不开单个酶基因以及完整基因簇的克隆。常用到的技术包括 DAN 提取、PCR、基因文库构建与筛选、基因测序等。①对于基因簇克隆而言,大片段 DNA 制备是前提,插入有大片段 DNA 的高质量的基因文库构建是关键。②常用的基因组文库构建采用的载体包括质粒、黏粒和细菌人工染色体(BAC)载体。Fosmid,Cosmid 是常用的两种适合大片段克隆的粘粒载体,DNA 插入片段长度在 40 kb 左右。BAC 载体插入的 DNA 长度可达 120 kb 以上。目前文库的构建有成熟的试剂盒可以选择。③文库筛选一般基于核酸序列和功能进行筛选。④测序方面,2005 年以来,以 Roche 公司的 454 技术、Illumina 公司的 Solexa 技术以及 ABI 公司的 SOliD 等技术为代表的新一代测序技术相继诞生,实现了传统 DNA 测序技术的技术性改变,具有高通量、测序时间短等优点。其中 454、Solexa、HeliScope 测序都是基于边合成边测序的策略,SOLiD 测序原理是基于磁珠的大规模并行克隆连接 DNA 测序。

(三) 酶与模块功能分析

对于克隆到的酶基因,可以通过基因工程异源表达、分离纯化获得酶,研究其功能。

对于通过基因文库构建与筛选、测序获得的基因簇，可以采用生物信息学技术进行模块与功能分析。例如，DNA 序列分析开放阅读框架（ORF）分析可以使用 FramePlot 3.0 Beta 在线软件。DNA、氨基酸序列同源性分析可以使用美国国家生物信息中心提供的 Blast 引擎（http://www.ncbi.nlm.nih.gov/BLAST/）与各数据库进行对比。多个氨基酸序列之间的比较分析可使用 Bioedit 分析软件。用于 PKS/NRPS 基因簇功能分析的数据库有：Norine（Nonribosomal peptides）数据库（http://bioinfo.lifl.fr/norine/index.jsp）、RPS-PKS 数据库（http://www.nii.res.in/nrps-pks.html）和 Cluscan（http://bioserv.pbf.hr/）等。

（四）基因敲除与突变株构建

为了揭示功能基因在生物合成中的作用，生物合成研究中常需要敲出相关功能基因，获得突变株，通过与野生株在代谢产物合成方面的比较，从而确定该功能基因的作用。这是生物合成机制研究最常用的技术之一，常与微生物发酵、代谢产物制备、HPLC 等谱图分析结合使用。

基因敲除是 20 世纪 80 年代发展起来的一种重要的分子生物学技术，利用微生物体内的同源重组系统，在一定选择压力下使体外改造的某些功能基因与受体细胞染色体上的功能基因之间发生同源重组，从而改变细胞的遗传特性。基本程序是：用 PCR 技术扩增目的基因序列，在体外插入卡拉霉素、四环素等受体菌原先不具有的抗性标记，使目的基因失活，再将失活的目的基因构建到一环状载体上，采用电转化、显微注射等方法将构建好的载体转化入受体细胞内，以抗性标记初步筛选阳性菌或进行目的基因功能的失活检测，再以 PCR、southen 杂交等进一步验证。基因敲除中敲除载体的设计及构建非常重要。同时，在载体构建的过程中要建立合理、可靠的筛选方法。同源重组的效率较低，因此对重组子的筛选和检测是基因敲除的关键。目前基因敲除的策略主要有：非复制型质粒载体敲除法、不稳定型质粒载体敲除法、温度敏感型（Ts 型）质粒载体敲除法、线形转化敲除法、结合转化敲除法等[11]。

基因敲除获得的突变株如果丧失目标产物的合成能力，通过基因回补获得恢复株又能恢复目标产物的合成能力，就说明该功能基因在目标产物生物合成中起着重要作用。

二、生物合成基因簇的异源表达

随着生物合成基因簇克隆技术的日趋成熟，人们已成功实现了一些次级代谢产物的基因簇在异源宿主中的表达。例如，PKS-NRPS 杂合型的 yersiniabactin（Ybt）和 PKS 类红霉素前体 6-dEB 在大肠杆菌中的表达，PKS 类的放线紫红素（actinorhodin）在链霉菌中的表达，等等。目前采用的较多的系统有：

（一）链霉菌表达系统

以 *S.lividans* 最为常用，优点：①不含内生质粒，遗传背景清楚，对外源基因无明显的限制修饰系统；②对标记的抗生素敏感；③外源基因导入方法成熟；④内源性蛋白酶分泌量远小于大肠杆菌和枯草芽孢杆菌。

（二）大肠杆菌表达系统

大肠杆菌是目前应用最广泛的外源基因表达宿主。优点：①易培养，生长快；②易于遗传操作;③遗传背景和基因表达与调控研究的最清楚;④基因表达系统较完善;⑤多数基因在大肠杆菌中的表达量较高。

(三) 枯草芽孢杆菌表达系统

优点:①枯草芽孢杆菌能分泌大量蛋白到胞外;②遗传背景比较清楚;③具有遗传可操作性;④已发展了一系列可用于基因克隆的质粒载体。

目前已经发展了黏粒(cosmid)、福斯质粒(fosmid)、BAC 等载体,能容纳较大的外源DNA 片段(30 kb 以上)。可以根据化合物分子大小选择单个或多个质粒异源表达生物合成基因簇。一些载体具有链霉菌/大肠杆菌双重复制子及在这两种菌中可供选择的标记,因此便于在大肠杆菌中建立基因文库,并在链霉菌中进行表达。

对于次级代谢产物生物合成基因簇的异源表达,需要重点解决的问题包括:大片段多功能酶基因的正确组装和表达、翻译后蛋白的修饰、生物合成所需底物的供应、细胞内环境对异源基因表达的影响、分子伴侣在多功能酶的折叠与组装中的作用、跨膜转运蛋白在抗生素合成及胞外分泌中的机制与选择性,以及宿主菌对异源表达产物的抗性等。

三、组合生物合成

组合生物合成(combinatorial biosynthesis)是指结构不同但生物合成途径相似的抗生素生物合成基因之间可以进行重组、组合或互补产生新结构的化合物。在了解微生物生物合成途径以及克隆有关生物合成、调节基因的基础上,在体外对这些不同来源(种内或种外)的基因进行删除、添加、取代以及重组,然后定向合成所需的化合物。自从 1985 年Hopwood 等首次报道应用遗传工程的手段合成"非天然"的产物 isochromanequinone 以来,组合生物合成得到了蓬勃发展。随着对天然产物生物合成机制的深入了解,组合生物合成技术为改造天然产物或制造新型的天然产物提供了可能[5]。

聚酮化合物的化学结构由 PKS 模块中结构域功能(包括对底物的选择、还原程度及立体构型等)决定,NRPS 的最终产物结构与编码基因也存在对应关系,肽链序列与相应的模块顺序保持一致。这都使通过"排列与组合"生物合成基因来设计新产物成为可能。运用组合生物合成对 Ⅰ、Ⅱ 型 PKS 进行改造主要有以下三种策略:①PKS 模块的减少、增加和替换;②PKS 模块中结构域的减少、增加和替换;③PKS 的后修饰,包括修饰环系统、改变链长或者引入不同的延伸单元等[12]。此外,改变前体也是一有效途径。目前,随着对 PKS 和NRPS 生物合成机制研究的不断深入,利用组合生物合成获得新的 PKS 和 NRPS 化合物取得了非常大的进展。

以 avermectins PKS 基因工程改造合成 lvermectins 为例(图 14-9),自然的生物合成途径如图 14-9(a)所示,生物合成的产物是 avermectins,在 22-23 碳会形成一个双键或者在23 碳连接一个羟基。通过基因工程操作在自然合成途径中的 M2 上的 DH-KR 中加入一个 ER(烯还原酶 enoyl reductase)功能域,就成为工程化的新的生物合成途径[图 14-9(b)],从而使 22-23 碳成为完全还原状态,合成 lvermectins。

再以前面图 14-3 所示的红霉素生物合成为例,通过基因工程获得突变株的策略可以得到天然途径合成不了的化合物(图 14-10)[13]。第 1 个突变是将 M2 中的 KR 用 DH-ER-KR 替换,从而脱去羟基;第 2 个突变是将 M5 中的 KR 删除,达到保留羰基的目的;第 3个突变是将 M6 中甲基丙二酸单酰特异性的 AT 与 M2 中丙二酰特异性 AT 相互交换,从而

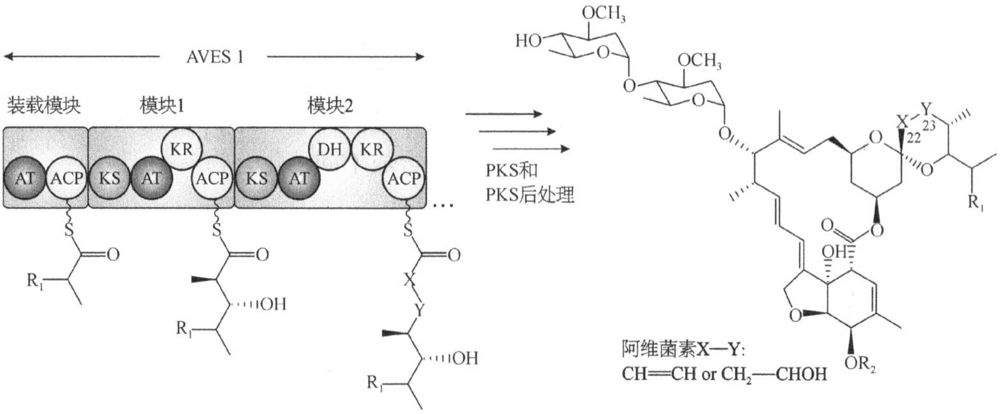

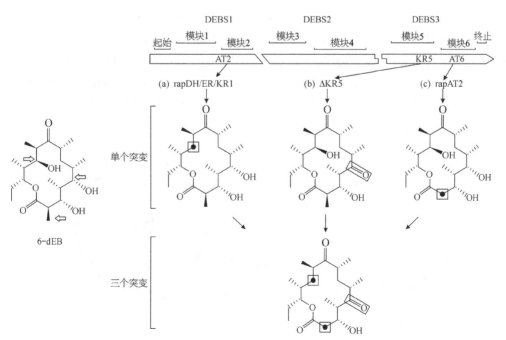

（a）自然的生物合成途径

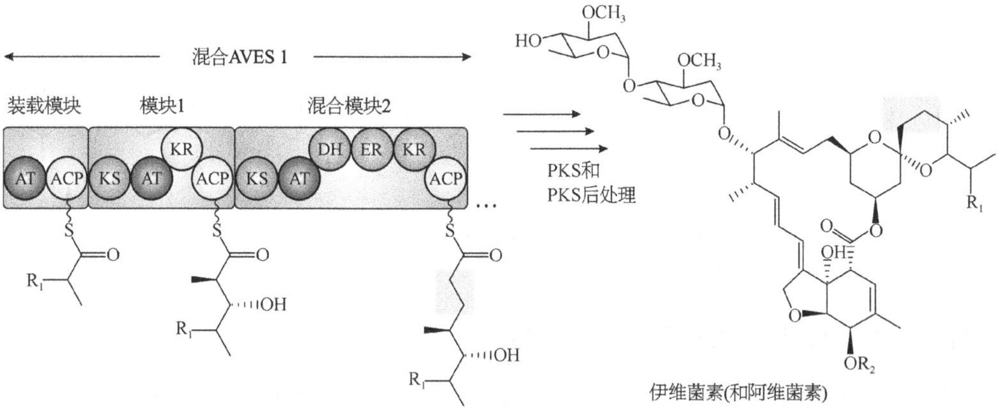

图 14-9 基于组合生物合成策略的 avermectins PKS 基因工程改造合成 Lvermectins[7]

（b）工程化的合成途径

图 14-10 红霉素组合生物合成改造结构（左边为未经突变的生物合成途径生成的前体）[13]

去掉一个甲基。可见,与图 14-10 左边的自然生物合成途径合成的红霉素前体 6-dEB 相比,通过三个单独的突变策略可以获得三个不同红霉素前体,通过三重突变能获得另外一个不同的红霉素前体,从而实现对红霉素结构的改造。如图 14-11 所示,红霉素结构的改造也可以采用另外一个途径,即采用喂养不同的前体来合成不同的化合物[14]。

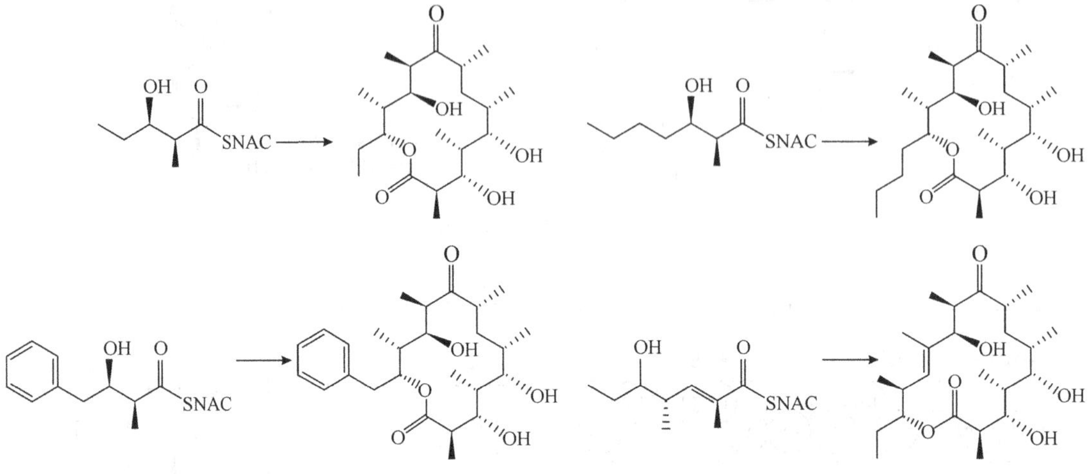

图 14-11　利用不同前体产生的化合物[14]

四、基于基因组的生物信息学的分析

自从 1995 年 *Haemophilus influenzae* Rd 第一个基因组被测序以来,截至 2009 年,已经有 700 多株细菌的基因组的报道,包括 53 株放线菌(其中 4 株链霉菌),基因组大小从 1.93 M (*Bifidobacterium animalis* subsp. lactis)到 10.15 M (*Streptomyces scabies*)不等,编码蛋白的基因从 1 605 个(*Mycobacterium leprae*)到 8 983 个(*Streptomyces scabies*)[15]。

以海洋放线菌 *Salinispora tropica* CNB-440 为例,其基因组如图 14-12 所示,含有 PKS、NRPS 等多种次级代谢产物的生物合成基因簇,可以合成的天然产物包括: lymphostin、salinilactam、sporolide、desferrioxamine 和 salinosporamide。以 lymphostin、salinosporamide 和 salinilactam 为例,其相应的生物合成基因簇见图 14-13[16]。

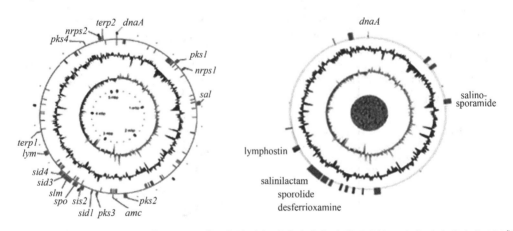

图 14-12　*Salinispora tropica* CNB-440 基因组中次级代谢产物相关基因(左)及合成的代谢产物(右)[15]

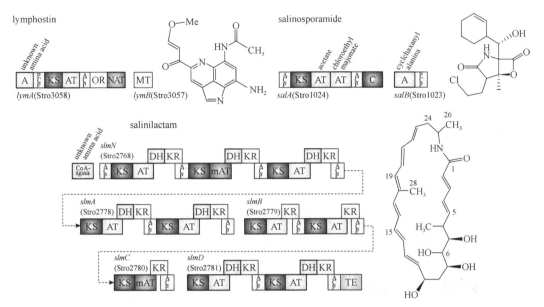

图 14 - 13　Salinispora *tropica* CNB - 440 相关天然产物及其生物合成基因簇[16]

　　随着基因组学技术以及高通量测序技术的不断发展，以及基因组数据库的不断完善，使基于基因组分析的微生物生物合成潜力分析成为可能，并为有目的、高效的分离天然产物提供指导。

第三节　研究实例

　　由于海洋天然产物的生物合成研究才刚刚开始，相对于陆地生物或者生产抗生素的工业微生物的生物合成途径研究相比，还很少有非常深入的研究报道。下面结合第二节介绍的聚酮类(PKS)与非核糖体多肽类(NRPS)生物合成原理，重点针对 NRPS、PKS、NRPS - PKS 杂合型三类天然产物的生物合成进行分析。

　　（一）海洋 NRPS 类天然产物 cyclomarin 的生物合成

　　cyclomarins 和 cyclomarazines 分离自海洋放线菌，属于 NRPS 类天然产物，具有抗炎等生物活性[17]。下面结合该基因簇针对图 14 - 14 中的化合物 cyclomarins A1、A3 的生物合成进行分析。

　　1. 基因簇模块功能分析　通过对 cyclomarins 和 cyclomarazines 产生菌 *Salinispora arenicola* CNS - 205 基因组的测序分析得到了 *cym* 基因簇（图 14 - 15）。*cym* 基因簇属于 NRPS，长约 47 kb，由 *cymA~W* 共 23 个开放阅读框（ORF）组成，*cym* 基因簇中各模块及其功能见表 14 - 2。其中 *cymA* 是最大的 ORF，长约 23 kb，包括 M1~7 共 7 个模块（图 14 - 15），是 cyclomarin A 合成的核心模块。其中 M1 由 A 和 T 组成，是起始模块，T 上连接有起始单位。M2 由 C - A - MT - T 组成，MT 在连接的氨基酸的 N 上连接上一个甲基。M3、M4、M5 分别连接上不同的氨基酸，使肽链得以延长。M6 上的 MT 在 N 上连接上一个甲基。M7 上 TE 使链延伸终止，获得除 cyclomarin A1 上的 2 -氨基- 3,5 二甲基- 4 -己烯酸

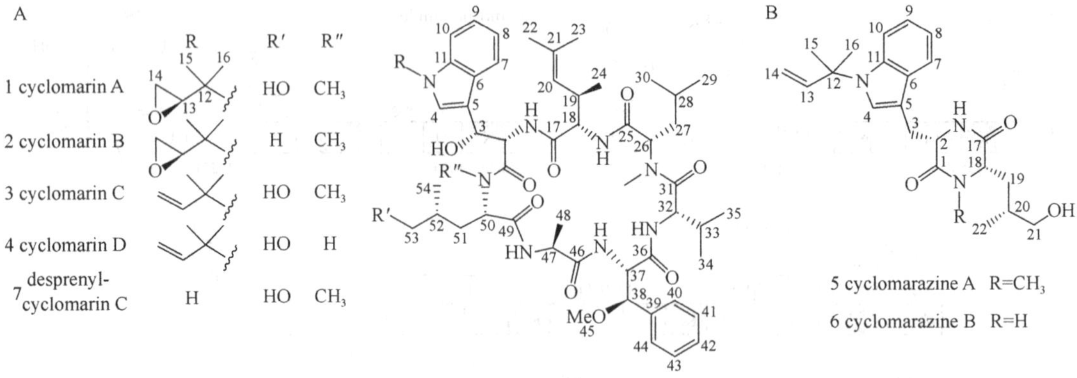

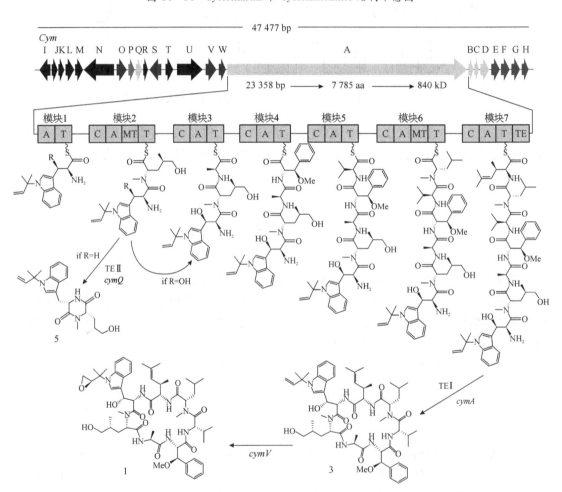

图 14-14　cyclomarins 和 cyclomarazines 结构示意图

图 14-15　cyclomarin A（1）和 cyclomarin C（3）两个化合物的生物合成[17]

（ADH）以外的碳骨架。此外，2-氨基-3,5 二甲基-4-己烯酸（ADH）由 *cymE-H* 负责合成。*cym* 基因簇中其他 ORF 在 cyclomarin A1 合成中也起着非常重要的作用。例如，*cymD* 是 N 异戊烯转移酶；*cymV* 是环氧酶最后催化形成 cyclomarin A1。这些模块与上面的 *cymA* 核心模块一起负责完成目标化合物的生物合成。

表 14-2 cym 基因簇的 ORF 及其功能[17]

蛋白	氨基酸	可能的功能	蛋白	氨基酸	可能的功能
cymI	386	磷酸烯醇丙酮酸盐合成酶	cymU	877	调节
cymJ	214	未知	cymV	395	环氧酶
cymK	200	糖酵解调节	cymW	264	色氨酸-β-水解酶
cymL	314	cyclomarin 转运子	cymA	7785	cyclomarin 合成
cymM	264	cyclomarin 转运子	cymB	71	NRPS 相关
cymN	1043	调节	cymC	196	异戊烯基二磷酸盐异构酶
cymO	404	苯丙氨酸 β-水解酶	cymD	373	N 异戊烯转移酶
cymP	263	β-羟基色氨酸的 O-甲基化	cymE	295	合成 ADH
cymQ	242	硫酯酶	cymF	348	合成 ADH
cymR	163	未知	cymG	327	合成 ADH
cymS	420	亮氨酸-δ-水解酶	cymH	264	合成 ADH
cymT	274	转座酶			

2. 同位素示踪确认碳骨架 同位素示踪是生物合成机制研究中最常用的确定化合物碳骨架的方法。采用[13]C 标记的[U-^{13}C]葡萄糖、[甲基-^{13}C]蛋氨酸、[3′-^{13}C]色氨酸、[1-^{13}C]异丁酸盐同位素示踪法对 *Salinispora arenicola* CNS-205 进行喂养实验,得到[13]C 标记的如图 14-16 所示的 cyclomarins A1 结构,从而通过实验证明了 cyclomarins A 的碳骨架来源于以氨基酸为原料的 NRPS 生物合成途径。

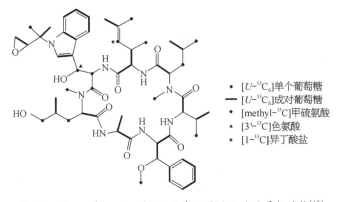

- ● [U-[13]C₆]单个葡萄糖
- ▬ [U-[13]C₆]成对葡萄糖
- ＊ [methyl-^{13}C]甲硫氨酸
- ▲ [3′-^{13}C]色氨酸
- ★ [1-^{13}C]异丁酸盐

图 14-16 cyclomarins A1 同位素示踪确认的碳骨架结构[17]

3. 基因敲除确认功能基因功能 在生物合成机制研究中一个重要内容就是基因簇各模块中功能蛋白(酶)的催化功能分析,利用的技术主要包括基因敲除、回补实验、LC-MS波谱指认等。cyclomarin 类化合物生物合成是典型的 NRPS 类天然产物,涉及复杂的生物合成途径。例如,在 *cym* 基因簇的 23 个酶共同作用下才可能合成 cyclomarin A1。在基因簇的众多功能模块中,尽管每一种酶都是缺一不可的,但是一些酶起着关键或者限制性的作用。如果将 *Salinispora arenicola* CNS-205 野生株 *cym* 基因簇中的 *cymD* 和 *cymV* 这两个基因敲除,获得的突变株不会再合成 cyclomarin A1,那么 *cymD* 和 *cymV* 的关键或限制性作用就可以确认。图 14-17 显示的是 *Salinispora arenicola* CNS-205 野生株和 *cymD* 和 *cymV* 敲除后的突变株发酵液的代谢产物的 LC-MS 图谱,可见,与图 14-17(a)相比,

cymD[图 14 - 17(b)]和 *cymV*[图 14 - 17(c)]缺失的 *Salinispora arenicola* CNS - 205 不再合成 cyclomarin A1[图 14 - 17(a)中的峰 1]。尤其是 *cymV* 缺失后,化合物 1、3、4 全部不能再合成。可见,*cymD* 和 *cymV* 在 cyclomarin A1 合成中起着重要作用。

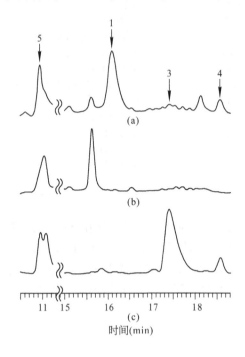

图 14 - 17　LC - MS 分析 *Salinispora arenicola* CNS - 205 野生株和突变株发酵液的代谢产物(210 nm)[17]

[(a)——野生株;(b)——突变株 *cymD*⁻;(c)——突变株 *cymV*⁻。峰 1~5 分别对应图 17 中的化合物 1、3、4、5。化合物 1 是 cyclomarins A1]

(二) 海洋 PKS 类天然产物 bryostatin 的生物合成

海洋聚酮类天然产物是海洋天然产物的重要组成部分。苔藓虫素(bryostatin)(图 14 - 18)分离自苔藓虫 *Bugula neritina*,属于 PKS 类天然产物,具有显著的抗肿瘤等生物活性。

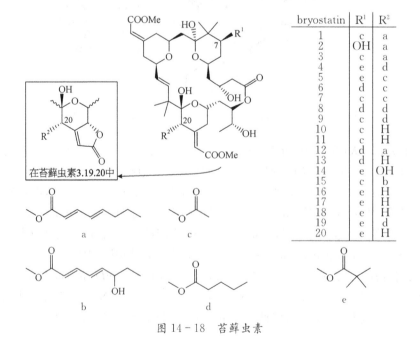

bryostatin	R¹	R²
1	c	a
2	OH	a
3	c	a
4	c e	a d
5	e d	c c
6	e d	c c
7	c c	c d
8	c d	c d
9	c c	d d
10	c c	d H
11	c c	H H
12	d c	a H
13	d d	a H
14	d e	OH
15	c e	b
16	e e	H H
17	e e	H H
18	e e	H H
19	e e	d H
20	e	H

图 14 - 18　苔藓虫素

下面以苔藓虫 *Bugula neritina* 未培养共生微生物生物合成苔藓虫素为例，介绍苔藓虫素前体的生物合成[18]。

bry 基因簇通过构建苔藓虫的宏基因组文库获得，长约 71 kb，主要由 *bryA*、*bryB*、*bryC*、*bryD*、*bryX* 和附属的 *bryP*～*S* 基因构成[图 14-19(a)]。其中 *bryA*、*bryB*、*bryC*、*bryD* 四个基因组成的 12 个模块用于合成苔藓虫素的 27 个碳的前体图[14-19(c)]，然后在该前体基础上完成后续的修饰转化形成苔藓虫素。苔藓虫素（bryostation）前体经 PKS 途径的生物合成的具体过程分析如下：

（1）*bryA* 由起始模块 ML 和三个延伸模块 M1、M2、M3 组成，负责苔藓虫素合成的初始阶段。首先由 ML 上的 Fkbh、DH、KR 经催化合成苔藓虫素生物合成的起始单元 *D*-乳酸[图 14-19(b)]，然后由 M1、M2、M3 模块将三个延伸单元（丙二酸单酰辅酶 A）依次通过克莱森缩合反应加到碳链上，使碳链延长 6 个碳，同时由 M1 和 M2 上的 KR 将羰基还原为羟基[19]。

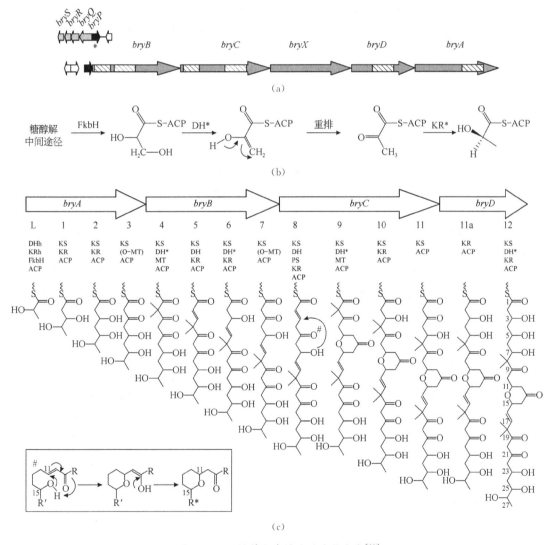

图 14-19 苔藓虫素前体的生物合成[18]

[(a)——基因簇结构；(b)——成起始单位的合成；(c)——合成步骤，*——没有活性的结构域]

（2）*bryB* 有 M4～7 四个延伸模块，经过四次组装连接 4 个延伸单元（丙二酸单酰辅酶A），将碳链从 9 个碳延长到 17 个碳，其中 M4 上的 MT（甲基转移酶）在碳上连接上两个甲基。M5 上的 KR 和 DH 将羰基还原为双键。

（3）*bryC* 含有 M8～11 模块，连接 4 个延伸单元（丙二酸单酰辅酶 A），将碳链从 17 个碳延长到 25 个碳。需要说明的 M8 由 KS-DH-PS-KR-ACP 结构域组成，其中 PS 为吡喃合成酶，催化合成苔藓虫素中的四氢吡喃环（见图 14-19 左下方图框）。M9 上的 MT 再连接上两个甲基。

（4）*bryD* 的 M12 负责完成最后的一个延伸单元的碳链延伸，成为 27 个碳的苔藓虫素前体。

（三）海洋 PKS-NRPS 杂合型天然产物 jamaicamide 的生物合成

海洋天然产物中存在很多结构复杂的 PKS-NRPS 杂合型化合物，该类化合物的生物合成同时涉及 PKS 和 NRPS，因此生物合成远比单独的 PKS、NRPS 复杂。下面以具有钠离子通道阻塞活性和鱼毒活性的海洋蓝细菌 *Lyngbya majuscula* 合成的 jamaicamide（图 14-20）为例，介绍下 PKS-NRPS 类杂合型天然产物的生物合成[20]。

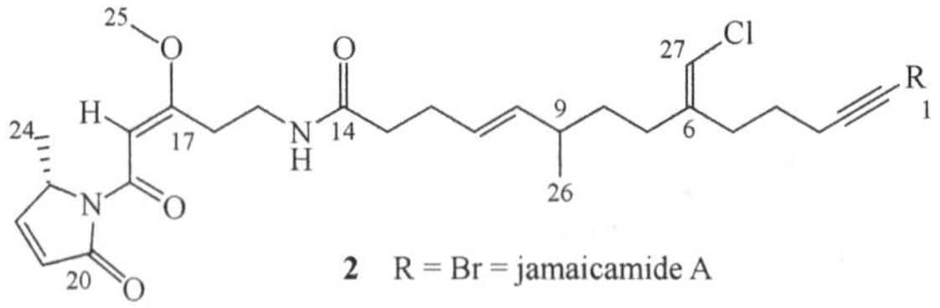

2 R = Br = jamaicamide A
3 R = H = jamaicamide B

图 14-20　jamaicamides 化合物

通过 fosmid 基因文库构建获得 5 个含有目的基因簇的克隆，测序拼接后获得了负责 jamaicamides 生物合成的 *jam* 基因簇，长约 58 kb[图 14-21(a)]。*jam* 基因簇由 *jamA～P* 的 17 个基因组成 8 个模块[图 14-21(b)]。其中 *jamL*、*jamO* 是 NRPS，其他是 PKS。可见，jamaicamides 生物合成以 PKS 途径为主。*jam* 基因簇各模块的功能及 jamaicamide 的生物合成步骤如下：

jamA 是己酰-ACP 合成酶（AS）。*jamC* 将起始单位活化，由 M1 上得 *jamE* 连接一个丙二酸单酰辅酶 A 延伸单位延长 2 个碳，在 ACP 上通过 *jamH*、*jamG*、*jamI* 等催化完成相关生物转化，并连接上一个氯原子。*jamG* 与脂肪酸合成的蛋白最相似，为 KSd（KS/脱羧酶）。*jamH* 是 HMGCS（β-羟基-β-甲戊二酸单酰辅酶 A）。*jamI* 是 ECH（烯酰水合酶）。M2 的 *jamJ* 是一个非常大的 PKS，含有包括 KS-AT-DH-CM-ER-KR-ACP 的 7 个结构域，延长 2 个碳，并由 CM（C-甲基转移酶）连接上一个甲基。M3 还原形成双键。*jamL* 是一个 PKS-NRPS 杂合型基因，PKS 由 6 个结构域（KS-AT-DH-ER-KR-ACP）组成，NRPS 由四个结构域（DC-C-A-PCP）组成，其中 DC 为脱羧酶。M4 延长 2 个碳后再由 M5 的 NRPS 连接一个丙氨酸单位。M6 连接一个丙二酸单酰辅酶 A 延伸单位延长 2 个碳，并由 OM（O-甲基转移酶）连接上甲氧基。M7 的 *jamO* 是一个典型的 NRPS。M8 的 *jamP* 是一个典型的 PKS，具有 TE 功能域，连接一个丙二酸单酰辅酶 A 延伸单位，并还原为双键，解链后在 *jamQ* 催化下由 Cy 环化生成 jamaicamide A 或 B。

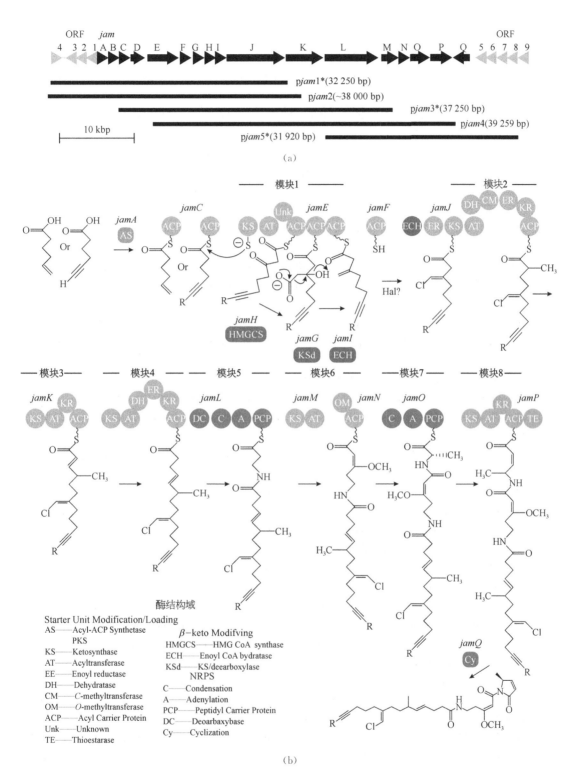

图 14-21　jamaicamides 的生物合成[20]

参考文献

[1] Blunt JW, Copp BR, Munro MHG, Northcote PT, Prinsep M R. Marine natural products [J]. Natural Product Reports, 2010,27:165 - 237.

[2] Blunt JW, Copp BR, Hu W, Munro MHG, Northcote PT, Prinsep MR. Marine natural products [J]. Natural Product Reports, 2009,26:170 - 244.

[3] Lane AL, Moore BS. A sea of biosynthesis: marine natural products meet the molecular age [J]. Natural Product Reports, 2011,28:411 - 428.

[4] Chan YA, Podevels AM, Kevany BM, Thomas MG. Biosynthesis of polyketide synthesis extender units [J]. Natural Product Reports, 2009,26:90 - 114.

[5] Cane DE, Walsh CT, Khosla C. Harnessing the biosynthetic code: combinations, permutations, and mutations. Science, 1998,282:63 - 68.

[6] 朱峰,乔建军.聚酮合成酶底物专一性的研究进展[J].中国抗生素杂志,2006,31(11):641 - 645,664.

[7] Weissman KJ, Leadlay PF. Combinatorial biosynthesis of reduced polyketides [J]. Nature Reviews Microbiology, 2005,3:925 - 936.

[8] Hranueli D, Nata Peric N, Branko Borovicka B, Bogdan S, Cullum J, Waterman PG, Hunter IS. Molecular biology of polyketide piosynthesis [J]. Food Technology and Biotechnology, 2001, 39: 203 - 213.

[9] Donadio S, Monciardini P, Sosio M. Polyketide synthases and nonribosomal peptide synthetases: the emerging view from bacterial genomics [J]. Natural Product Reports, 2007,24:1073 - 1109.

[10] 王世嫒. 非核糖体肽合成酶(NRPSs)作用机理与应用的研究进展[J]. 微生物学报,2007,47(4):734 - 737.

[11] 谢承佳,何冰芳,李霜.基因敲除技术及其在微生物代谢工程方面的应用[J].生物加工过程,2007,5(3):10 - 14.

[12] 张能江,姚远.组合生物合成研究进展[J].国外医药抗生素分册,2011,32(1):10 - 15,31.

[13] Rodriguez E, McDaniel R. Combinatorial biosynthesis of antimicrobials and other natural products [J]. Current Opinion in Microbiology, 2001,4:526 - 534.

[14] 胡又佳,朱春宝,朱宝泉.组合生物合成进展[J].中国抗生素杂志,2001,26(5):321 - 330.

[15] Nett M, Ikeda H, Moore BS. Genomic basis for natural biosynthetic diversity in the actinomycetes [J]. Natural Product Reports, 2009,26:1362 - 1384.

[16] Udwary DW, Zeigler L, Asolkar RN, Singan V, Lapidus A, Fenical W, Jensen PR, Moore BS. Genome sequencing reveals complex secondary metabolome in the marine actinomycete *Salinispora tropica* [J]. The Proceedings of the National Academy of Sciences, USA. 2007,104:10376 - 10381.

[17] Sudek S, Lopanik NB, Waggoner LE, Hildebrand M, Anderson C, Liu H, Patel A, Sherman DH, Haygood MG. Identification of the putative bryostation polyketide synthesis gene cluster from "*Candidatus Endobugula sertula*", the uncultivated microbial symbiont of the marine bryozoan *Bugula neritina* [J]. Journal of Natural Products, 2007,70:67 - 74.

[18] Hildebrand M, Waggoner LE, Liu H, Sudek S, Allen S, Anderson C, Sherman DH, Haygood M. bryA: An unusual modular polyketide synthase gene from the uncultivated bacterial symbiont of the marine bryozoan *Bugula neritina* [J]. Chemistry & Biology, 2004,11:1543 - 1552.

[19] Schultz AW, Oh D, Carney JR, Williamson RT, Udwary DW, Jensen PR, Gould SJ, Fenical W, Moore BS. Biosynthesis and structure of cyclomarins and cyclomarazines, prenylated cyclic peptides of

marine actinobacterial origin [J]. Journal of the Americal Chemical Society，2008，130：4507－4516.

[20] Edwards DJ，Marquez BL，Nogle LM，McPhail K，Goeger DE，Roberts MA，Gerwick WH. Structure and biosynthesis of the jamaicamides，new mixed polyketide-peptide neurotoxins from the marine cyanobacterium *Lyngbya majuscule* [J]. Chemistry & Biology，2004，11：817－833.

（李志勇）

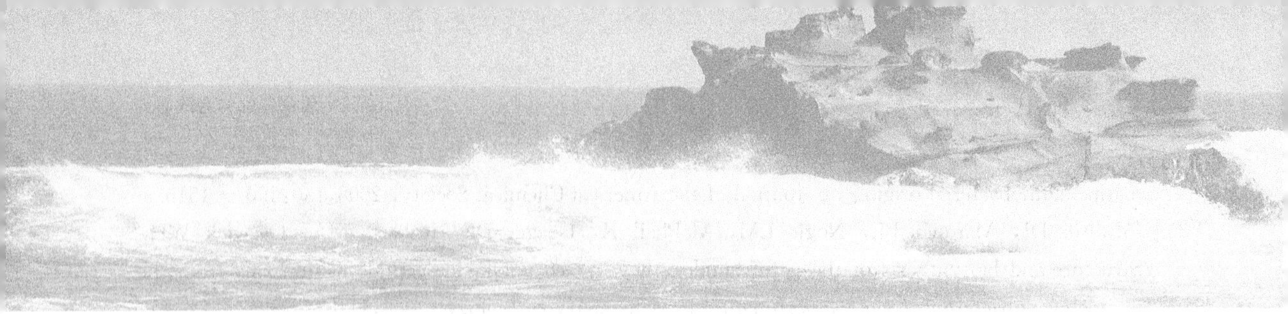

第十五章
化学合成研究

第一节 概 述

  天然产物的化学合成是从可简单购得或天然存在的有机分子出发,通过各式各样的有机反应来实现一个完整复杂目标分子的合成。从使用的原料来分,有机合成可分为全合成(total synthesis)和半合成(semi synthesis)两类。全合成是指利用简单易得的起始原料,通过化学反应合成最终产物的化学合成方法。全合成强调了获取天然产物目标分子的途径在人工上的纯粹性。半合成指以来自于动物、植物或微生物的天然产物为起始原料合成最终产物的化学合成方法,所需原料通常已具备最终产物的基本骨架及其多数官能团,甚至已具备最终产物所需的构型。

  天然产物有机合成的第一个例子可追溯到 1828 年尿素的合成,在接下来的近两百年里,有机合成特别是天然产物全合成随着有机化学的发展而逐步发展壮大,一直是有机化学中的热点和最重要的研究方向之一,也是有机化学整个学科的精华所在。复杂天然产物的全合成是一项极富挑战性和探索性的工作,具体地说,完成一个天然产物的全合成,要求把每一个基团、每一个原子都必须准确无误地安装到分子的合适位置上,需要化学家不仅对有机反应的理解掌握达到相当高的程度、熟悉有机反应的特点和技巧,还要做到周到和细致的计划,甚至有时还需要一些灵感。因此,人们说有机合成不仅仅是一门科学,同时更是一门精巧的艺术。天然产物全合成研究也是最能体现化学家创造性、智慧和灵感的研究领域[1]。

  天然产物合成化学是天然产物化学研究最重要的组成部分之一。在绝大多数情况下,对复杂天然产物的合成是一种对合成化学本身的探索。因为天然产物的复杂性对合成化学家来说本身就意味着一种挑战。要想从化学角度真正了解一个化合物,唯一的途径就是在实验室完成它的合成。也正是由于合成化学家对具有新的结构复杂天然产物合成的不懈追求,努力解决合成中遇到的困难和挑战,导致了新的合成方法和策略的发展,不断地推动合成化学向前发展。

  天然产物合成的发展与天然产物化学的发展是密不可分的。随着分离和波谱鉴定手段的不断进步,越来越多结构新颖复杂、生物活性显著的天然产物分子不断地被人们所发现,为有机合成提供了永无止境的研究目标和课题,尤其是海洋天然产物化学在过去 40 余年的发展过程中,发现了大量结构特异复杂、生理活性显著的次生代谢产物,如:河豚毒素(tetrodotoxin,TTX)、短裸甲藻毒素(brevetoxin)、苔藓虫素(bryostatin-1)、海鞘素 743(ecteinascidin 743,Et 743)、沙海葵毒素(palytoxin,PTX)等(图 15-1),这些新颖的活性结构为合成化学家不断提供极富挑战性的目标。这些海洋天然产物的发现和合成,极大地推动了有机合成化学的发展。海洋天然产物的合成成为合成化学近年来最活跃的一个研究热点,合成化学领域最重要的进展和成就往往与海洋天然产物合成有关。1994 年,哈佛大学的 Kishi(岸义人)小组完成的沙海葵毒素(palytoxin,PTX)的全合成工作就是一个很好的例证。该化合物是目前所完成全合成的有机化合物中分子量最大、手性碳最多的一个化合物,它的合成堪称有机合成化学界的珠穆朗玛峰,也被列为化学史上最优秀的成果。有人把这项工作称之为世纪性的工作,因为沙海葵毒素是一个结构十分复杂的天然产物(分子式是 $C_{129}H_{223}N_3O_{54}$,分子量为 2 680,含有 64 个手性中心和 7 个骨架内双键),立体专一地合成如此复杂的分子,其难度是可想而知的。又由于沙海葵毒素是当时已知的最毒物质之一,它的合成自然是十分引人注目的。

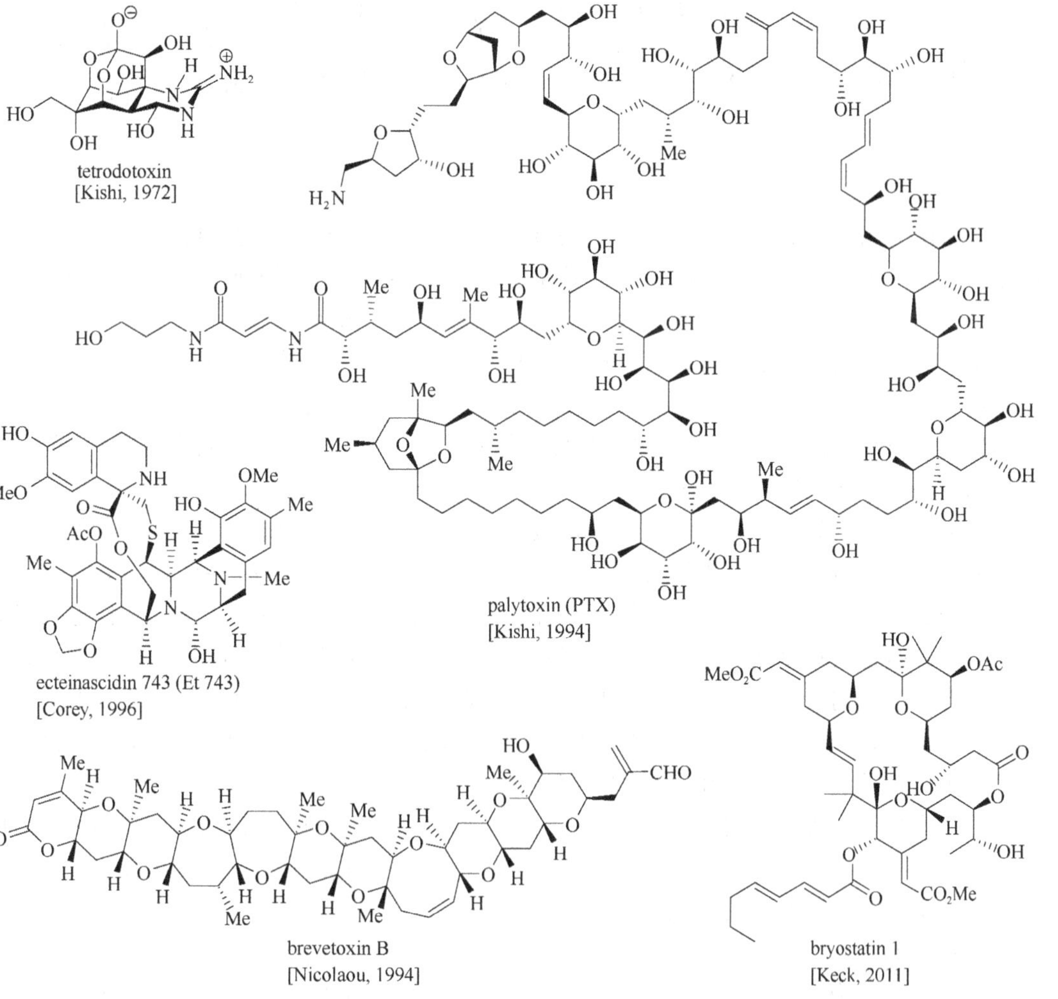

图 15-1 具有代表性的海洋天然产物全合成的例子

但是，科学的发展是无止境的，有机合成化学也是如此。相信这项工作只是有机合成化学家非凡创造力的阶段性展示，而不是技术发展的终结。1992 年，代表着现代鉴定技术 NMR－MS 在天然产物化学结构研究中最高应用水平的刺尾鱼毒素（maitotoxin，MTX）的结构鉴定圆满完成（图 15－2），为有机合成化学家提供了新的目标。MTX 的分子量达 3 422，分子式为 $C_{164}H_{256}O_{68}S_2Na_2$，是目前被发现的最复杂的一个聚醚梯类化合物。目前，美国加州 Scripps 研究所的 Nicolaou 小组已经开始了其全合成研究。

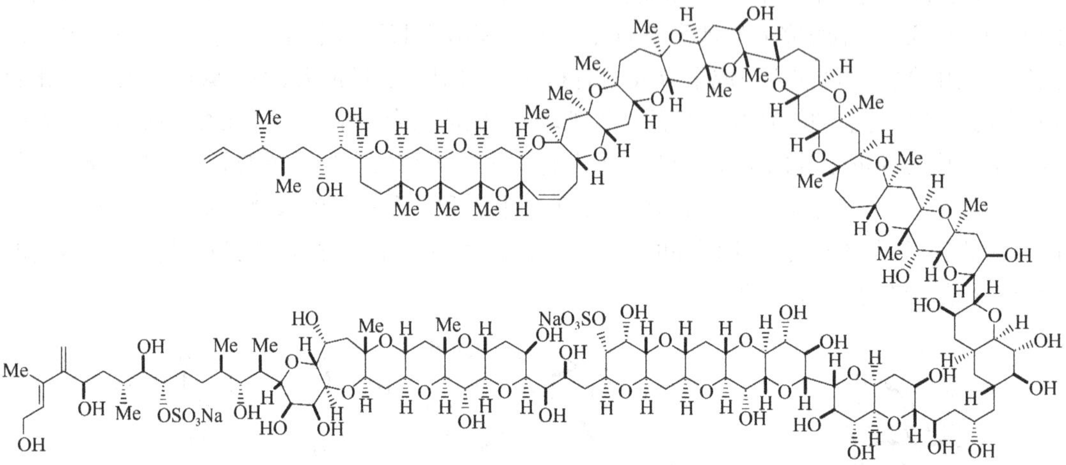

图 15－2　maitotoxin 的结构

有人认为当今在低分子量天然产物的合成上，不论是如何复杂的结构也难不倒有机合成化学家了。也有人认为天然产物的合成速度已接近于结构阐明的速度了。过去一个具有略微复杂结构的天然产物的合成往往要滞后于结构测定十几年或数十年之久。而今天，一个或是具有独特结构或是具有显著生理活性的天然产物，它的结构一出现，立刻就会成为合成工作者的"众矢之的"，竞争十分激烈，形成了一个十分繁荣的局面。例如，具有显著抗肿瘤活性的 cortistatin A，2006 年其结构报道后，就有近 20 个小组开展其合成研究工作，到 2011 年，已有 5 个小组完成了其全合成。

今天复杂有机分子的合成研究正在深度和广度上继续发展，几乎包含了分离到的所有类型的分子，如生物碱、大环内酯类、聚醚类、甾体类、萜类、皂苷、多肽、多糖等。

当今的全合成，在复杂天然产物结构确定方面也仍然有着无法替代的作用，它是最直接、最严格的，也是对复杂天然产物结构最后的证明。虽然在分析仪器非常先进的今天，很多新化合物的结构可以仅通过光谱分析来测定，结构测定对全合成的依赖程度已不像几十年以前那样高，但一些复杂天然产物结构、构型无法确定或结构、构型被定错，最后只能通过全合成来纠正的事在 21 世纪的今天也时有发生[2]。

天然产物全合成已经成了试验和推广新化学反应，展示有机合成化学精妙之处的场地。当代全合成工作看重方法的创新，具体讲又集中于新反应和新方法。一个方法上没有新意的全合成很难获得学术界的注意和认同。

更重要的是，天然产物全合成在医药和生物学领域也发挥着重要作用。多年来天然产物一直是获得药物先导化合物最重要的途径之一[3]。研究者可以采用他们合成生理活性天然产物的路线合成其结构类似物,以提高药效和降低毒性,有可能发现一系列新药。另外,许多复杂天然产物从自然界中分离的量极少、难以满足深入的活性和作用机制的研究,有时甚至连结构都确定不了,只有通过人工合成的途径提供足够量的样品。如今,天然产物全合成已经成为化学生物学的一个重要组成部分,例如,随着把天然产物作为研究化学生物学手段的愿望与日俱增,合成化学家更多地关注那些在合成上具有挑战性,同时又有助于开展化学生物学领域研究的目标分子,而天然产物分子仍然处于这些研究的中心位置。

<h2 style="text-align:center">第二节 技 术 方 法</h2>

事实上,天然产物化学合成的进化过程本身就是一部与时俱进的科学发展史。如果说20世纪90年代以前合成化学的发展解决了天然产物能不能被合成的问题,那么到了21世纪全合成的发展则是解决"好不好"的问题。像维生素 B12、沙海葵毒素这么复杂的分子都能被合成出来,那么一般无论来自陆地还是海洋的天然产物的合成,都不再是困扰全合成大师的难题。当前,随着社会的发展以及所涉及的生态、资源、经济等方面的问题已被人们所普遍关注,对有机合成的要求也不断提高,天然有机分子的全合成已不仅仅限于目标分子的合成,而合成的有效性、选择性、经济性等方面对环境的影响也提出了更高的要求。20世纪90年代初,化学家提出了与传统的"治理污染"不同的"绿色化学"的概念,即如何从源头上减少、甚至消除污染的产生。绿色化学的思想也是人类可持续发展的客观要求和具体体现。为了使天然产物全合成更加符合"绿色化学"的思想,合成化学家在合成策略上主要通过仿生合成(仿生合成启发)和串联反应等,在合成技术上主要是利用新的反应和合成方法学;另外,合成化学家还提出了"理想合成"[4]、"集体合成"[5]的新思想。

一、合成策略

过去40多年来,有机合成大师、1990年诺贝尔化学奖获得者 E. J. Corey 提出的逆合成分析(retrosynthesis analysis)作为确定合成策略的首要工具为研究者提供了基于已有知识或全新的反应对特定目标分子进行合乎逻辑和系统切断的方法。这一方法长期以来引导创新性策略的形成,作为一个经过无数实践所证实的理论其作用必将与日俱增。但是,随着人们对生物合成途径日益深化的认识和"绿色化学"要求的提高,仿生合成和串联反应将越来越多地被采用。

(一)仿生合成(仿生合成启发)

大自然毫无疑问是化学艺术大师,她对复杂天然产物的精巧以及高效率组装往往令人叹为观止。在实验室中通过模仿她所采用的反应和途径来制备天然产物,已期达到她所能达到的极高效率是合成化学家追求的理想目标。

例如,具有细胞毒和抗癌活性的 lamellarins 类海洋天然产物,其生源合成是多巴胺通过三个关键氧化过程构筑两个碳碳键和一个碳氧键,形成其多环骨架,并最终得到天然产物,整个过程也是氧化态逐渐升高的过程(图15-3)。受此仿生合成的启发,贾彦兴教授课题组利用 AgOAc 氧化构筑 A 键、Pb(OAc)₄ 氧化构筑 B 键,以及三氟醋酸碘苯氧化构筑 C 键,完成了 lamellarin D 的合成[6],如图15-4所示。

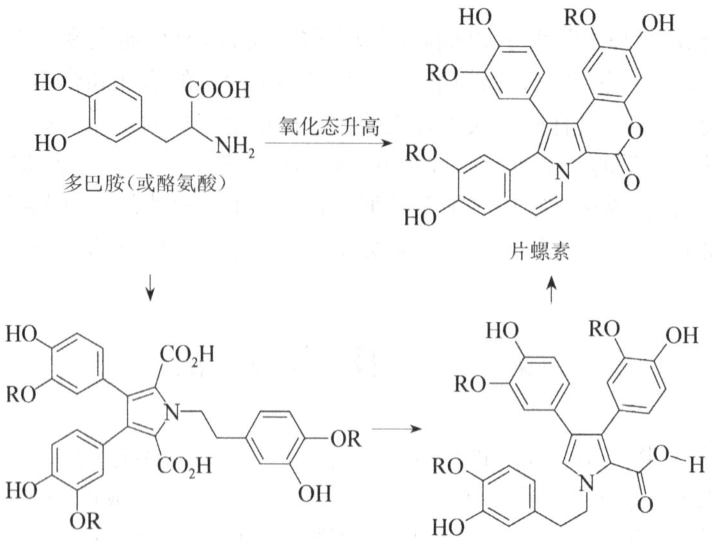

图 15-3 lamellarins 类海洋天然产物的仿生合成分析

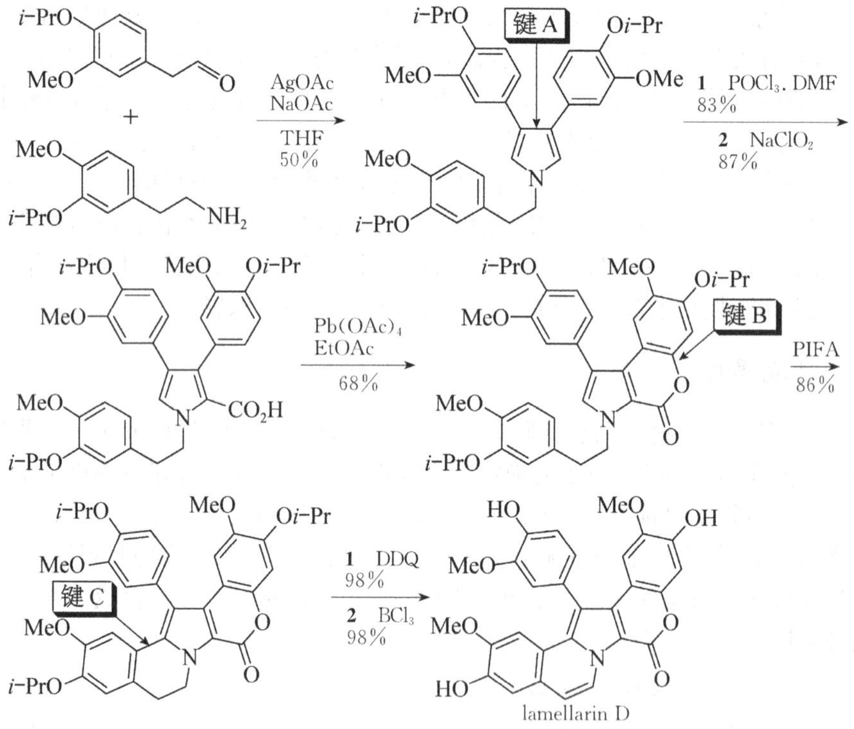

图 15-4 lamellarin D 的仿生合成

(二) 串联反应

除了仿生合成策略外,近年来,合成化学家也通过对已知反应的巧妙组合,设计串联反应以达到与仿生合成同样的目标。例如,K. C. Nicolaou 小组在合成海洋天然产物 trichodimerol 时(图 15-5),从仿生合成和串联反应的角度出发,利用简单的原料经过连续的 Michael 反应和缩酮化反应,一步就得到了目标产物,成键效率之高,令人惊叹![7]。这一策略在随后的 cortistatin A 的全合成中也得到较好的体现。

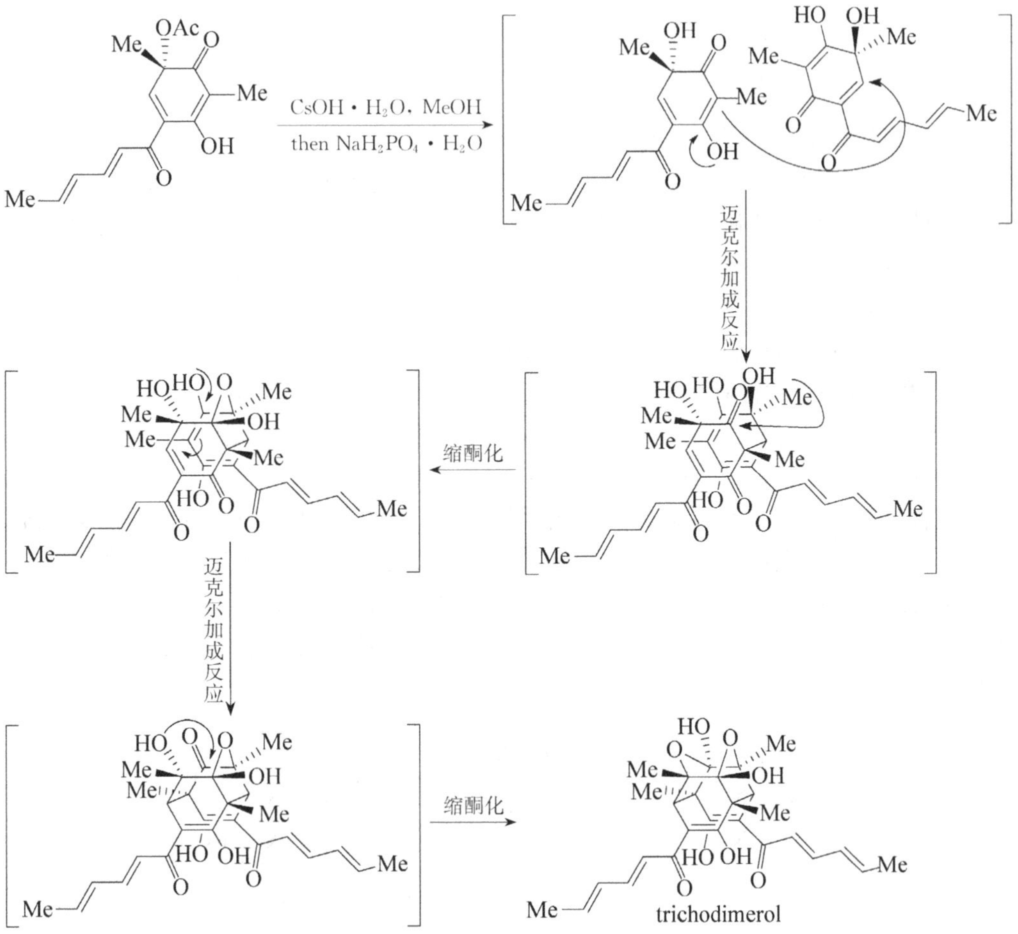

图 15-5　KC Nicolaou 小组利用串联反应合成海洋天然产物 trichodimerol

二、关键技术

在选定了目标天然产物、确定了其合成策略、设计了其合成路线后，接下来就要对合成路线中所涉及到的反应的选择性、手性中心的引入、碳碳键或碳杂键的形成以及环系的构建等进行全方位的考察，下面就从这四个方面加以简要概述。

（一）反应的选择性

随着科学的发展，在当代有机合成中，有越来越多反应条件温和、选择性好的新反应和新试剂来供选择。但是，当某一反应和试剂应用于目标物的合成时，尤其在复杂分子合成中，首先必须要考虑反应的选择性问题。反应的选择性可以从反应的底物和产物两方面考察，通常分为三类：

1. 化学选择性（chemoselectivity）　不同官能团或处于不同化学环境中的相同官能团，在不利用保护或活化基团时区别反应的能力；或一个官能团在同一反应体系中可能生成不同官能团产物的控制情况。

2. 区域选择性（regioselectivity）　在具有一个不对称的官能团（产生两个不等同的反应位点）的底物上反应，试剂进攻的两个可能位点及生成两个结构异构体的选择情况。

3. 立体选择性（stereoselectivity）　又可以分成两类：一是相对立体化学或非对应选择

性(diastereoselectivity)的控制；二是绝对构型或对应选择性(enantioselectivity)的控制。

（二）不对称合成

随着现代科学在分子层次的发展和要求，尤其是人们对复杂分子对映体不同生理作用的深入了解（一对对映体或非对映体可能显示完全不同的生理活性），推动了现代有机合成化学领域中不对称合成研究的迅速发展，这也促使着有机合成化学家竭尽所能地对目标天然产物进行不对称全合成。不对称合成简言之就是通过某种控制方式选择性地在分子中引入新的手性元素的过程，手性元素可以是手性中心、手性轴及手性平面。下面主要概述一下有关手性中心的不对称引入，主要有两种手段。

1. 手性源的手性控制　其又可以分成两类：①天然手性源(chiral pool)的利用，即以天然手性物质为原料，把所需要的手性中心从天然产物中巧妙地引入到目标产物的分子骨架中来。糖类、有机酸[（＋）-酒石酸、（＋）-乳酸、（－）-苹果酸和（＋）-抗坏血酸等]、氨基酸、萜类化合物和生物碱等是最常用的天然手性源。②手性辅基(chiral auxilaries)的利用，采用手性辅基方法是现代不对称合成中最广泛的方法之一，许多易于制备且能循环使用的手性辅基得到了巧妙的应用。很多手性辅基是从廉价易得的天然产物如 α-氨基酸、α-羟基酸等衍生而来的。如手性辅基噁唑烷酮侧链上羰基 α-位发生烷基化反应时，就立体控制地得到单一构型的产物（图 15-6）。

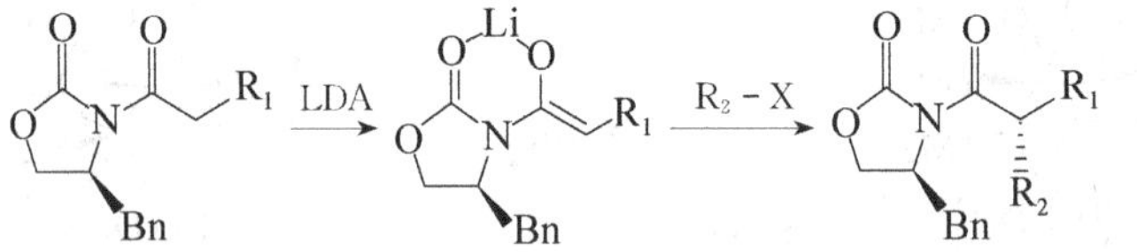

图 15-6　手性辅基诱导不对称中心模型

2. 手性催化剂控制　其又主要可以分成三类：①手性有机金属催化剂控制，手性有机金属催化剂是手性配体和金属离子的络合物。由于过渡金属配体在反应中心周围编织了一个复杂的络合过渡态，在反应空间造成了不对称的微环境，使得进攻试剂有了明显的选择性，从而达到控制产物的立体构型的目标。在过去的 30 年间，手性过渡金属络合物催化剂成为不对称研究中最为耀眼的研究领域之一，近年来，各种新型高效的手性配体层出不穷，许多过渡金属配合物为研究催化立体可控反应开辟了无限广阔的前景。1980 年，Sharpless 等人报道了第一例不对称环氧化的方法，他们发现四异丙基氧钛 $Ti(O-i-Pr)_4$ 和光学活性的酒石酸二乙酯(DET)组合起来作为催化剂，用叔丁基过氧化氢(TBHP)作为氧化剂，可以对烯丙醇分子中的双键进行立体控制环氧化反应，高产率地得到 ee 值超过 90%(enantiomeric excess)的 2,3-环氧醇产物，这就是著名的 Sharpless 不对称环氧化反应。这个反应的立体控制效果非常卓越，最终使 Sharpless 赢得 2001 年诺贝尔化学奖。②手性有机小分子催化控制，手性有机小分子催化剂的历史可以追溯到 20 世纪 70 年代的 Hajos-Parrish-Eder-Sauer-Wiechert 反应，不过这方面的研究直到 21 世纪初才得到迅猛的发展。目前，手性有机小分子催化剂多种多样，有氨基酸及其衍生物、多肽、生物碱等，其中脯氨酸无疑是明星分子。他们参与的反应类型广泛，比如 Aldol 反应、Mannich 反应、环加成反应、不对称环氧化反应等；反应的机制也各不相同，有共价键形式参与反应的催化剂，也有以非共价键方式如氢键参与反应，或者两者兼而有之。③酶催化控制，酶作为生物催化剂和一般催化剂相比，在许多方面是相同的，但是又表现出特有的特征，比如酶催化的高效性、高度专一性、酶活性的可调控性和酶催化温和的反应条件,值得一提的是其温和的反应条件,因为酶是蛋白质,其在高温、强酸、强碱等环境中容易失去活性,因此酶促反应一般在常温、常压、中性酸碱度等温和的条件下进行。

3. 碳碳键和碳杂键的构筑　与其他要素相比,新反应和新方法学的发展也许更能推动全合成实施方式的演变。比如经典的构建碳碳键和碳杂键的方法有格式试剂对羰基化合物的加成、Aldol、Michael 加成、Ullmann 反应等,但是它们均或多或少的存在着不足。如 Ullmann 反应,自从其被发现的一百多年里,由于在构建芳—芳键方面的优势,使其成为有机合成中重要的反应之一,然而 Ullmann 反应一般需要剧烈的条件(高于 200 ℃),大量不溶的铜粉,而且反应重现性较差,大大限制了其在复杂天然产物合成中的应用。但是伴随着金属有机化学的发展,各种形成芳—芳键的反应应运而生,如 Suzuki 交叉偶联反应,温和的反应条件,具有较强的底物适应性及官能团容忍性,并且不受水的影响,特别是产生无毒的副产物,最终使得 Suzuki 本人获得 2010 年诺贝尔化学奖。其他一些过渡金属催化的交叉偶联反应,如 Heck、Negishi、Tsuji-Trost、Stille 等也都给合成化学带来了翻天覆地的改变,同时改变着人们在构建碳碳键和碳杂原子键的策略,它们在天然产物合成、制药等领域也得到了充分的体现。

4. 环系的构建　环系在天然产物中广泛存在,从最小的三元环到大到几十元环的天然产物都已经被分离并鉴定。特定类型天然产物中的环系有其特定的构环规律,下面以大环内酯类化合物为例简要介绍构建环系的方法。最常用和最直接的方法就是最后形成酯键来完成环系的构建;另外在合成中还经常应用 Wittig 反应形成烯键来构建环系,然而 Wittig 反应是一化学剂量反应,每生成一分子产物,同时也排放一分子相对分子量高达 278 的三苯基氧膦,从原子经济性的角度来考虑,是一个很不经济的合成反应。近些年发展的烯烃复分解反应,由于其高效性和低排放等优势,越来越多地改变着人们在构建碳碳双键和大环时的策略。同时,过渡金属催化的交叉偶联反应也是构建环系的一个重要工具。

2010 年,Fürstner 小组运用 5 步关键的金属催化和金属促进的偶联反应完成海洋天然产物 ecklonialactone B 的无保护基的全合成就是应用新的技术方法在天然产物全合成中的经典一例[8](如图 15 - 7 所示)。纵观整个合成路线,很好地体现了原子经济性、氧化还原经济性和步骤经济性以及当代有机合成的理念。同时,在有限的无保护基全合成报道中,基本全是生物碱类,而糖、聚酮、脂肪酸类等化合物的无保护基全合成则很少。

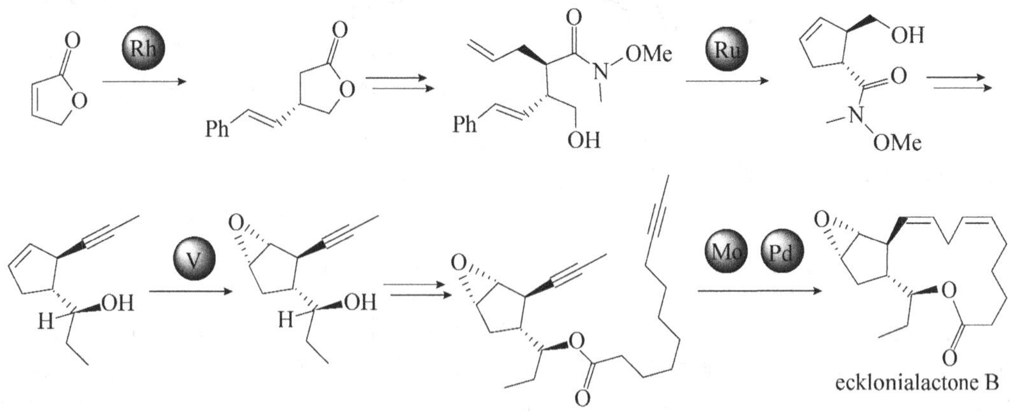

图 15 - 7　ecklonialactone B 的无保护基全合成

第三节 研 究 实 例

由于海洋天然产物合成的内容浩如烟海，我们不可能在一章中将其一一列举，只能选择一些具有代表性的例子，本章主要介绍沙海葵毒素(palytoxin，PTX)和 cortistatin A 的全合成。在沙海葵毒素合成中，主要介绍其合成策略和合成过程中一些新的反应和方法的发现。在 cortistatin A 的全合成中，通过比较不同化学家对同一天然产物的合成采用不同的合成策略与技巧，展现复杂天然产物全合成的艺术性！

（一）沙海葵毒素

沙海葵毒素(palytoxin，PTX)亦称岩沙海葵毒素，它最早是从腔肠动物皮沙海葵科沙群海葵属毒沙群海葵 *palythoa toxica* 中分离出来的一种毒素，该毒素是当时已知的非蛋白毒素中毒性最强烈的化合物，同时还具有抗癌、溶血等多种生物活性[9]。1981 年，日本的平田义正(Y. Hirata)和美国的 Moore 小组完成了其分子结构的鉴定[10]；1982 年，美国哈佛大学的岸义人(Y. Kishi)和日本的平田义正小组通过合成其片断与降解产物对照和应用光谱技术等方法确证了其立体构型[11]；同年 Moore 小组则主要通过应用光谱技术报道了它的立体构型[12]；沙海葵毒素立体构型的确证是一个光谱技术和化学方法相结合进行结构鉴定的经典例证。PTX 和 PTC 的结构如图 15 - 8 所示。

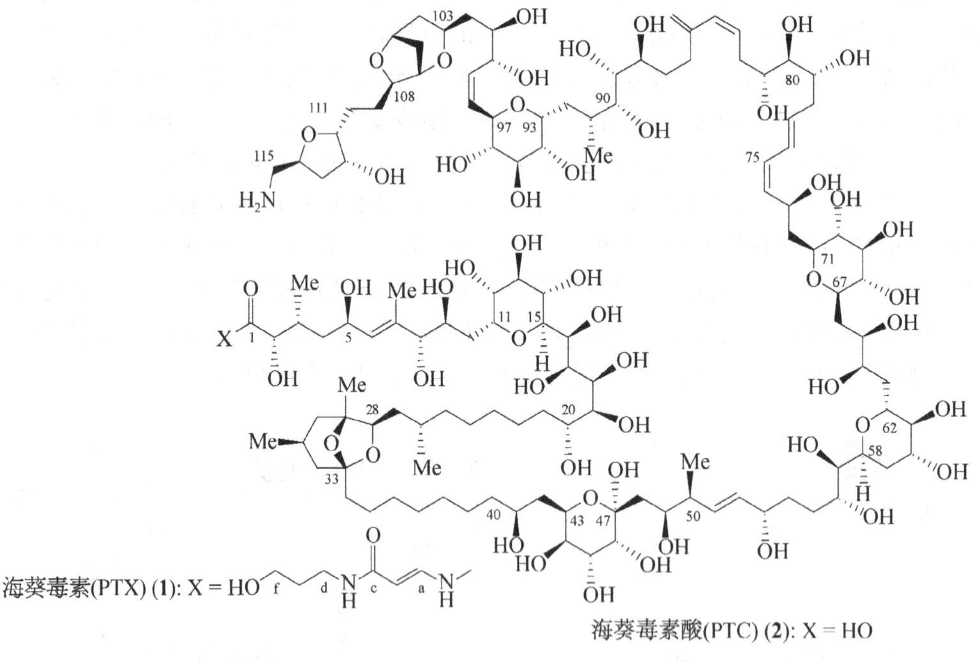

图 15 - 8 palytoxin 和 palytoxin carboxylic acid 的结构

沙海葵毒素的分子式为 $C_{129}H_{223}N_3O_{54}$，含有 64 个手性中心，其中包括 40 个羟基和 8 个甲基，因此，其全合成是极具挑战性的工作。对于这样复杂的对象，若不能对它的立体化学、构象分析、有机合成反应有极为准确地理解，要立体专一地完成它的全合成工作是不能想象的。1989 年，美国哈佛大学的岸义人(Y. Kishi)小组完成了 PTC（palytoxin carboxylic acid)的合成[13]；1994 年，该小组又成功地从 PTC 出发完成了 PTX 的全合成，值得注意的是，该转化过程中没有用到任何保护基[14]！该化合物是目前已知完成全合成有机化合物中分子量最大、手性碳最多的一个化合物；因它的合成堪称有机合成化学界的珠穆朗玛峰而被列为化学史上最优秀的成果。更重要的是在沙海葵毒素的合成过程中发现和发展了大量实用的合成反应，比如：在研究氯化铬（Ⅱ）促进下的烯基碘和醛的加成反应时，发现氯化镍对反应有催化作用，从而改进了 NHK（Nozaki-Hiyama-Kishi）反应；改良了钯催化的 Suzuki 偶联反应制备共轭二烯的方法；发展了一种新的合成烯基酰胺的方法；非环体系的立体控制合成；通过有机合成对立体化学的指认等[15]。

PTX 可以通过 PTC 和胺（**3**）的偶联制备。Kishi 合成 PTC 的基本思想是先合成手性片断 **4～11**，再通过汇聚的思路用恰当的方法偶联各个片断，最终脱除所有保护基得到天然产物。其偶联顺序如图 15-9 所示，其合成关键中间体如图 15-10 和图 15-11 所示。

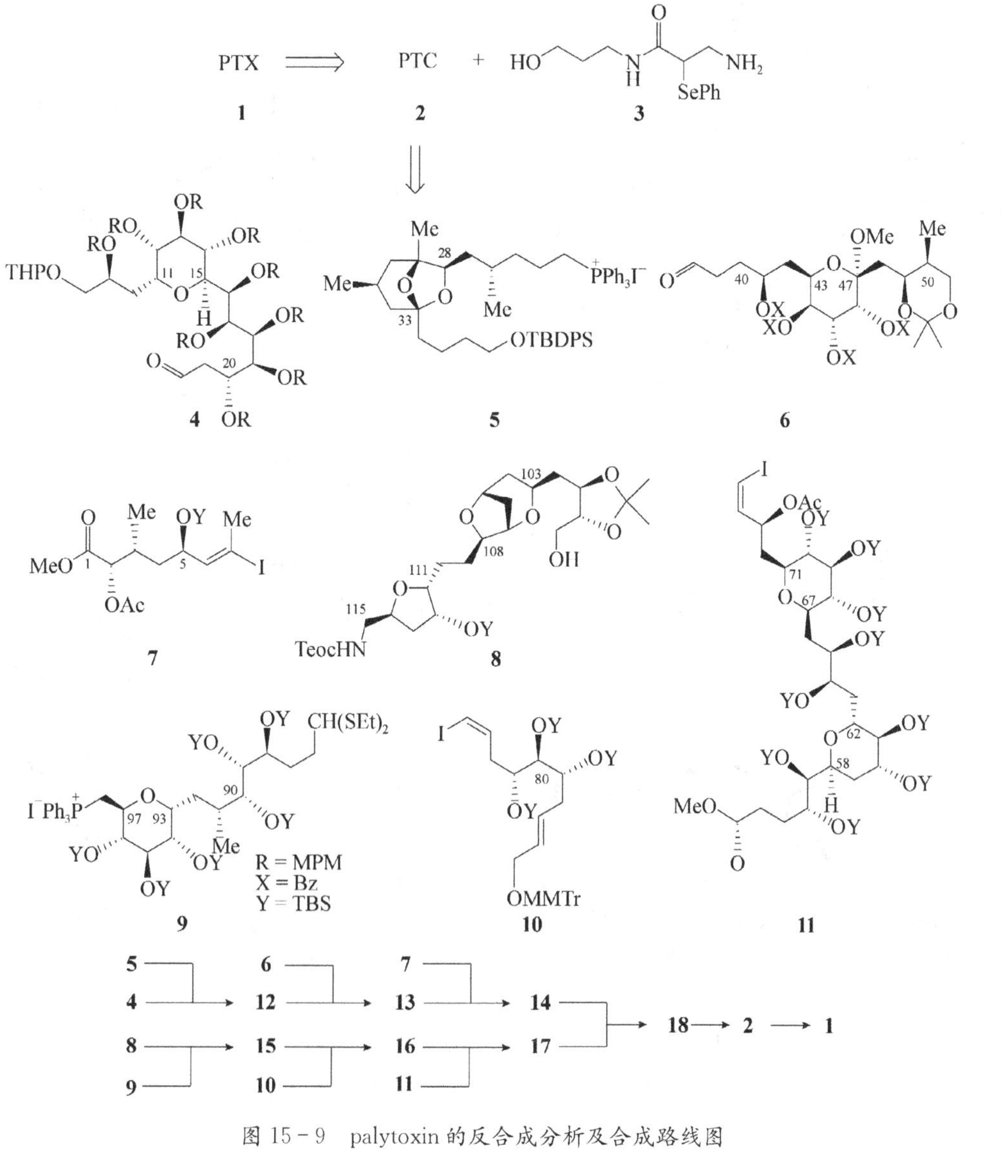

图 15-9　palytoxin 的反合成分析及合成路线图

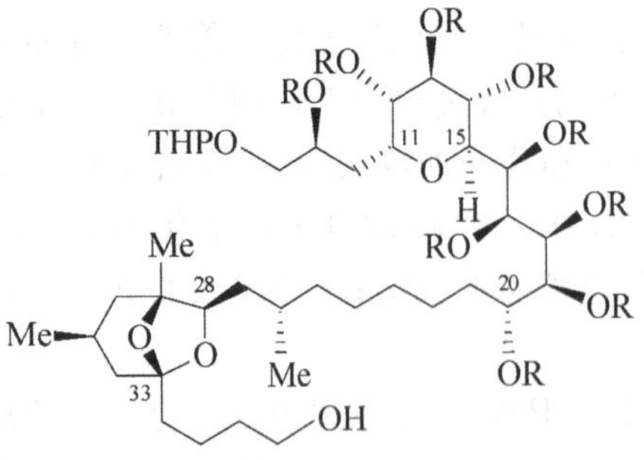

R = MPM
X = Bz
Y = TBS

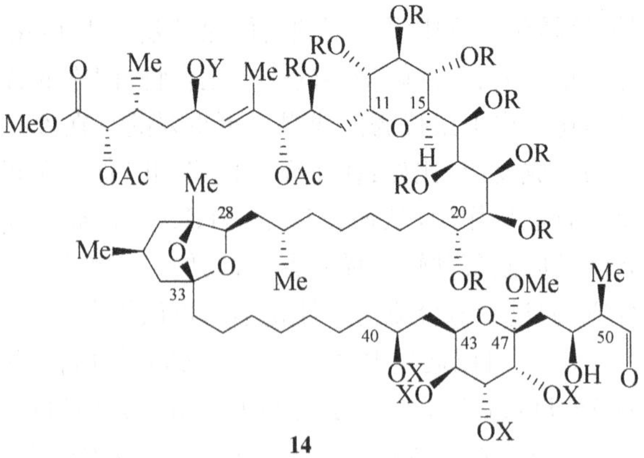

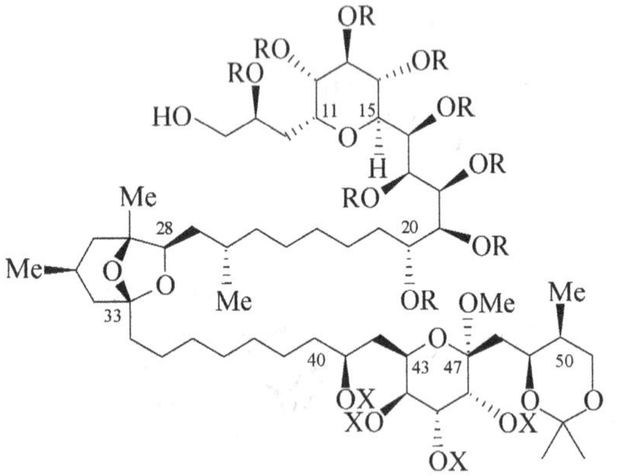

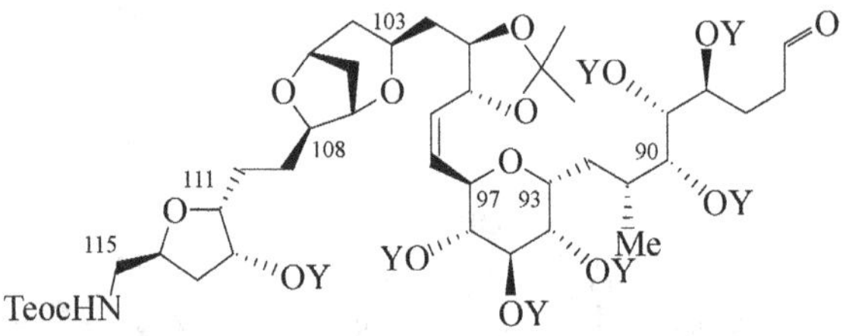

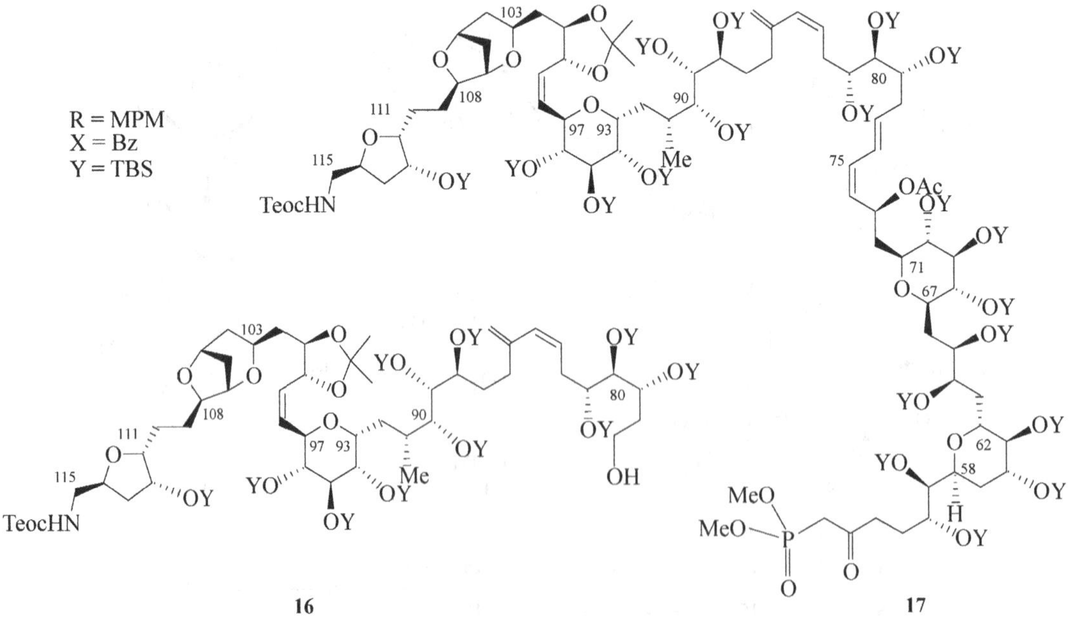

图 15-10 palytoxin 合成关键中间体(1)

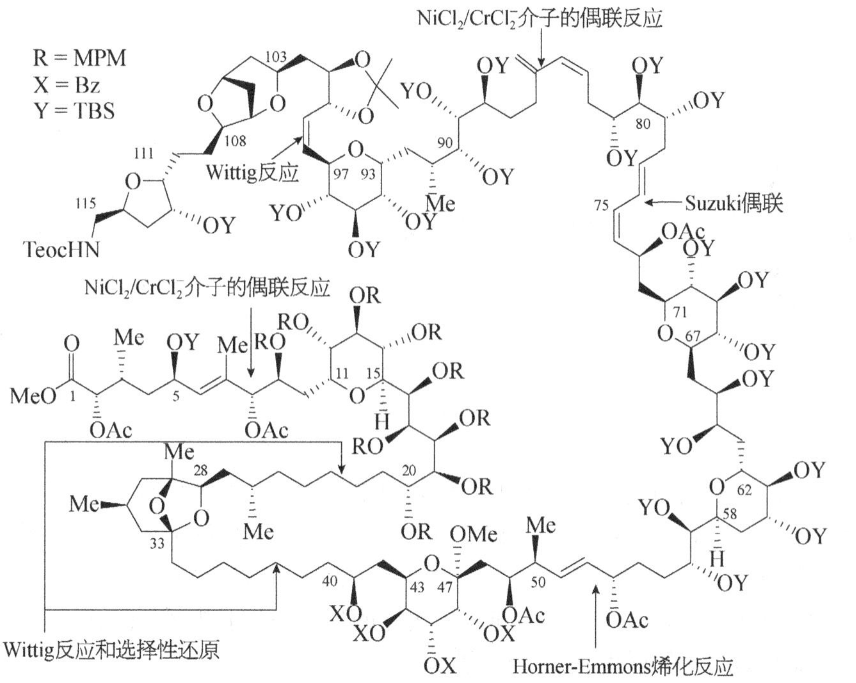

图 15 - 11 palytoxin 合成关键中间体(2)

由于该分子极其庞大,在介绍该分子的合成时,对手性片断的制备不再赘述。我们将主要讨论 PTX 的合成过程中作者如何将所有片断进行偶联以及最后所有保护基的选择性脱除,以让读者更深刻地体会合成中的逻辑思维和整体考虑的重要性。我们知道,由于手性片断官能团和保护基众多,以及随着偶联后分子量的激增,必须选用恰当的方法以保证偶联的高产率,才有可能实现分子的全合成。另外,PTX 包含 40 个羟基,保护基的选择也至关重要,不仅要保证偶联的产率、官能团转化中的正交性,还要考虑到最终能在温和条件下高产率地脱除所有保护基。

片断 **4** 和 **5**、**12** 和 **6** 的偶联是简单易行的,C22 - C23(片断 **4** 和 **5**)和 C37 - C38(片断 **12** 和 **6**)碳碳键的形成是通过 Wittig 反应形成双键接着再对双键进行氢化来实现的(图 15 - 12)。

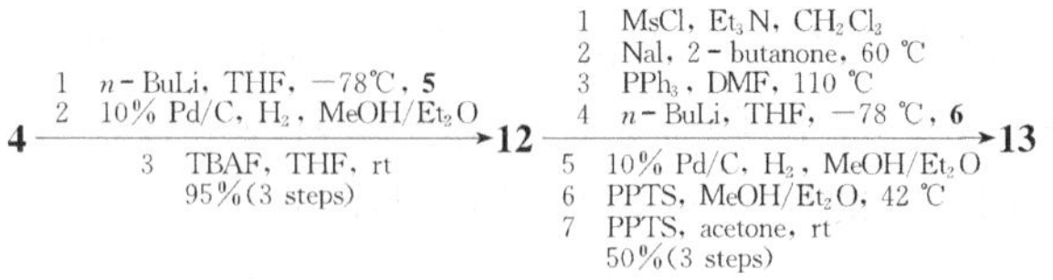

图 15 - 12 片段 4 到片段 13 的转化

片断 **13** 和 **7** 偶联构建 C7 - C8 碳碳键被证明是非常具有挑战性的,其最终通过使用氯化镍/氯化铬促进的 NHK(Nozaki-Hiyama-Kishi)偶联反应获得成功。接下来简要回顾一下 NHK 偶联反应是如何获得发展的。

在 C8 - C22 片断 **4** 的合成中,需要将化合物 **19** 的醛基转化为烯丙基醇。但是,**19** 用经典的方法如 Wittig 反应和 Aldol 缩合等并不能给出满意的结果。作者采用当时 Nozaki 等新报道的氯化铬(Ⅱ)促进的烯基碘 **20** 和醛加成的方法得到了比较满意的结果[16],如图 15-13 所示。

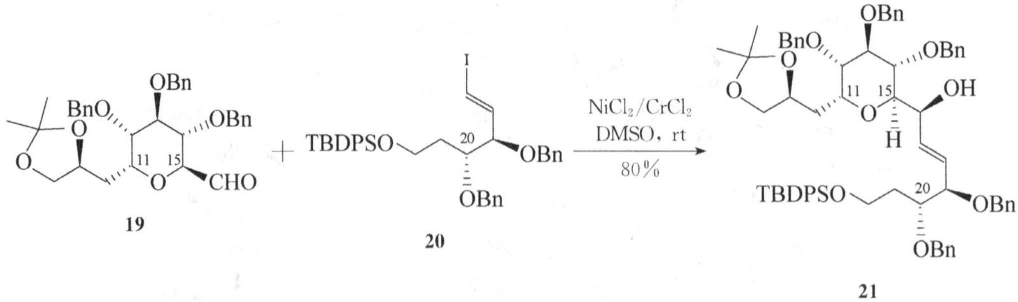

图 15-13　NiCl₂/CrCl₂ 促进的 NHK 反应

　　但在实际操作中他们遇到了技术上的困难,偶联反应的成功与否与氯化铬(Ⅱ)的来源和批次直接相关,他们很自然地意识到氯化铬中某种未知的微量杂质可能对反应的成功起着决定性的作用。因此,作者系统地考察了过渡金属对该偶联反应的影响,并最终发现微量的氯化镍(Ⅱ)对该反应有显著影响;同时,氯化镍的加入量应控制在氯化铬质量的 $0.1\%\sim$ 1%,以避免烯基碘自身偶联生成二烯产物[17]。

　　利用改良的 NHK 偶联反应,可以成功地将氧化 **13** 得到的醛和片断 **7** 偶联,生成所需要构型的烯丙醇,再经过几步转化即完成了关键中间体 **14** 的合成(图 15-14)。需要注意的是,C5 羟基的保护基对偶联产率和 C8 羟基的立体选择性具有显著的影响,TBS 保护基给出了最好的结果,但原因还不清楚!

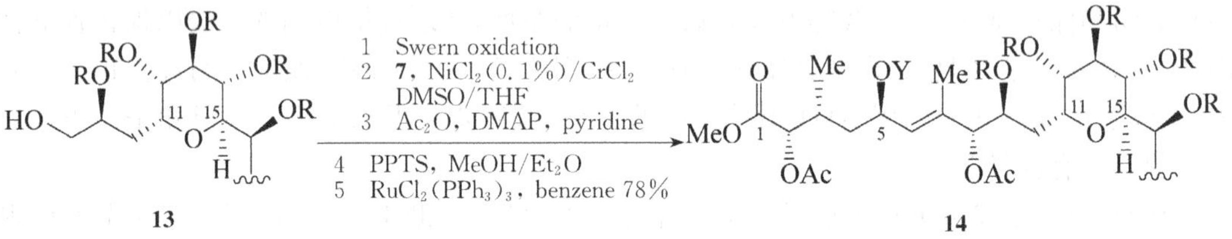

图 15-14　改良的 NHK 反应实现片段 13 和 7 的偶联

　　片断 **8** 和 **9** 的偶联构筑 C98-C99 双键是通过立体选择性的 Wittig 反应完成的(图 15-15)。主要的问题是在偶联过程中,膦盐 **9** 通过开环/关环反应过程引起了 C97 差向异构化。经过条件优化,作者选用特殊的反应条件(LDA,THF/HMPA = 5/1)不仅解决了 C97 差向异构化的问题,还以高产率给出了所需的顺式烯烃。有趣的是,在分离纯化膦盐 **9** 的过程中,也观察到了 C97 差向异构化现象,这个问题最终通过使用 TSK G3000S 聚苯乙烯凝胶柱技术得到解决。

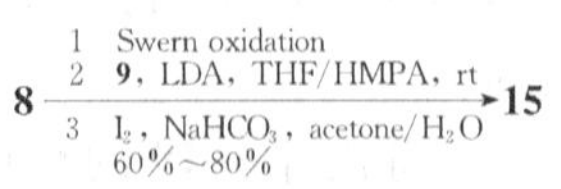

图 15-15　Wittig 反应实现 8 和 9 的偶联

片断 **15** 和 **10** 偶联构筑 C84－C85 双键再次用到氯化镍/氯化铬促进的 NHK 偶联反应，偶联产生的烯丙醇经 PDC 氧化、Wittig 反应即生成所需的二烯化合物 **16**（图 15－16）。需要注意的是，为了使氧化过程容易进行、反应干净，所用的 PDC 需要从蒸馏水中重结晶。

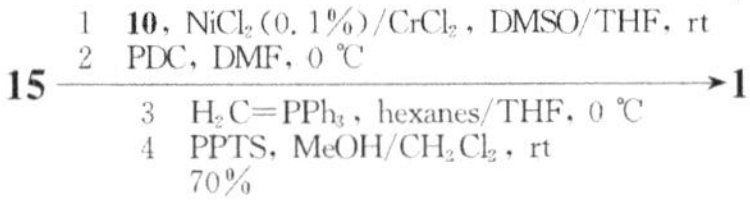

15
1 10, NiCl2 (0.1%)/CrCl2, DMSO/THF, rt
2 PDC, DMF, 0 ℃
3 H2C=PPh3, hexanes/THF, 0 ℃
4 PPTS, MeOH/CH2Cl2, rt
70%
16

图 15－16 片段 15 和 10 的偶联

片断 **16** 和 **11** 偶联构筑 C75－C76 碳碳键：他们采用当时 Suzuki 报道的钯催化的二烯合成新方法[18]（图 15－17）。虽然在简单模型底物中该偶联反应能有效地、立体专一地生成所需的顺，反-二烯产物，但随着实际反应底物分子量的增大，产率急剧下降甚至得不到所需的产物。因此，需要对反应条件进行改进。按照 Suzuki 等对该反应的解释，一个催化循环包含四个关键步骤，即：①零价钯与烯基碘发生氧化加成生成钯复合物；②钯复合物发生配体交换生成新的钯复合物；③新的钯复合物与烯基硼试剂发生金属交换生成中间体；④ 中间体发生还原消除反应生成偶联产物。作者认为如果第一步零价钯与烯基碘发生氧化加成不是决速步骤，生成的活性钯复合物就会大量富集，有可能生成其他副反应，从而使产率降低。如果能使第一步的氧化加成成为偶联反应的决速步骤，就有可能解决该问题。作者认为在第二步配体交换过程中，由于不同的碱和碘负离子反应生成不同的不溶碘盐，因此，通过使用不同的碱能够影响该步骤的速率。该尝试取得了显著的成功，在所有试过的碱中，TlOH 是最好的，大致的相对速率是：TlOH(1 000)，Ag_2O(1 000)，KOH(1)。微妙的是：他们还观察到 C73 羟基的保护基对反应速率也有显著的影响，例如：Ac(<30 s)，MPM(<30 s)，TBS(60 min)；因此，TBS 不能作为 C73 羟基的保护基。而且，这个特殊的底物使作者有机会更深刻地了解该新的反应条件。由于该偶联反应进行的足够慢，使作者有机会跟踪烯基碘消失的速率和产物二烯的生成速率，很明显，在改进后的反应中，零价钯与烯基碘氧化加成的步骤成为决速步骤[19]。经过反应条件的改进，Suzuki 偶联反应甚至能够在 0 ℃反应，许多带有敏感官能团和大分子量的化合物也可用作反应底物；另外，由于氧化加成的步骤成为决速步骤，即使在剂量钯条件下副产物的生成也被消除了。

OH
16
1 Swern oxidation
2 LiCH[B(OCH2CH2CH2O)2]2
3 aq. acid work－up
(HO)2B
1 11, Pd(PPh3)4
TlOH, hexanes
2 LiCH2P(O)(OMe)2
THF
75
76
17

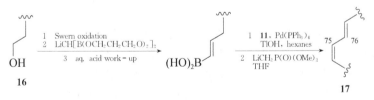

图 15－17 改进的 Suzuki 反应实现片段 16 和 11 的偶联

对于 Suzuki 偶联所需的烯基硼酸，通常用儿茶酚硼烷氢硼化乙炔来制备。作者发现儿茶酚硼烷优先和 C115 的氨基甲酸酯反应。这个问题通过使用 Matteson 发展的试剂（$LiCH[B(OCH_2CH_2CH_2O)_2]_2$）得到解决[20]，该试剂本来用于醛的增碳反应，和醛加成消除后生成烯基硼酸酯中间体，其经过氧化水解即可得到增碳的醛。作者将烯基硼酸酯中间体用酸水解即生成所要的烯基硼酸，通过该方法制备的烯基硼酸以反式为主，从而发展了一种新的制备烯基硼酸的方法。在优化的偶联反应条件，使用 1∶1 摩尔比的两个片断以 70%

的收率得到所需的偶联产物,接着甲酯用常规的方法能定量的转化到磷酸酯 **17**。

值得注意的是,尝试 C73 羟基没有保护的烯基碘作为反应底物进行 Suzuki 偶联反应没有成功,因此,保护 C73 羟基是必须的;如果使用 MPM 作为 C73 羟基的保护基,偶联产物顺,反-二烯醇在 DDQ 脱保护条件下,在发生脱保护后进一步发生醇氧化反应直接生成了顺,反-二烯酮。因此,C73 羟基的保护基不能选择 TBS 和 MPM。

片断 **14** 和 **17** 偶联构筑 C51-C52 双键(图 15-18):作者尝试了各种各样的方法构筑烯键,发现 HWE(Horner-Wadsworth-Emmons)烯化反应给出了最满意的结果,以 75%～80% 的收率生成反式 α,β-不饱和酮。LiBH$_4$/EuCl$_3$ 在 MeOH/Et$_2$O 条件下还原 C53 的酮羰基以定量的产率和至少 5:1 的选择性生成所需的烯丙醇,最后,乙酰化主要的烯丙醇产物生成了全保护的 PTC。至此,PTC 整个分子的骨架被成功构筑。

$$17 \xrightarrow[\substack{3 \text{ Ac}_2\text{O, DMAP, pyridine} \\ 90\%}]{\substack{1 \text{ NaH, THF, then } \mathbf{14} \\ 2 \text{ LiBH}_4\text{, EuCl}_3\text{, MeOH/Et}_2\text{O}}} 18$$

图 15-18 片段 17 和 14 的偶联

保护的 PTC 包含有 8 种总共 42 个保护基,选择温和、高产率脱保护的条件是必要的!举例说明,如果脱除一个 MPM 的产率为 95%,那么脱除 9 个 MPM 的产率仅为 63%。幸运的是所有保护基通过 5 个反应步骤以大约 35% 的总收率被成功脱除,虽然直观上产率并不高,但平均每一个保护基的脱除产率高于 97.5%。5 个反应步骤包括:①DDQ 脱除 MPM 和 DMPM;②HClO$_4$ 脱除 C100、C101 的丙酮叉保护基和 C5 TBS 保护基;③碱水解醋酸酯、苯甲酸酯和内酯;④TBAF 脱除 TBS 和 Teoc;⑤乙酸水溶液水解半缩酮。这里需要注意的是上面这 5 个反应步骤的操作顺序是最好的,DDQ 反应必须在碱水解之前,否则 C73 羟基会被氧化;碱水解必须在 C47 半缩酮水解之前(图 15-14)。

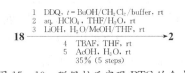

$$18 \xrightarrow[\substack{4 \text{ TBAF, THF, rt} \\ 5 \text{ AcOH, H}_2\text{O, rt} \\ 35\% \text{ (5 steps)}}]{\substack{1 \text{ DDQ, } t\text{-BuOH/CH}_2\text{Cl}_2\text{/buffer, rt} \\ 2 \text{ aq. HClO}_4\text{, THF/H}_2\text{O, rt} \\ 3 \text{ LiOH, H}_2\text{O/MeOH/THF, rt}}} 2$$

图 15-19 脱保护后实现 PTC 的合成

从 PTC 出发合成 PTX 同样具有相当的挑战性,因为 PTX 即使在温和的酸性和碱性条件下也是相当不稳定的,容易水解生成 PTC。而文献中已有的合成 N-乙酰插碳脲基团的方法都不能满足该合成的应用。因此,作者发展了一种新的方法,包含两步,偶联和氧化消除苯硒。该方法不仅条件温和,而且生成双键顺、反的比例可以通过溶剂来调控。更为重要的是,作者在 PTC 合成时观察到,PTC 在乙酸水溶液中能够环化形成 PTC δ 内酯,而 PTC δ 内酯不仅能在碱性条件下水解回 PTC,而且当和氨水反应时可以直接开环生成酰胺,这给用 PTC 合成 PTX 提供了重要的线索。作者用 PTC δ 内酯和胺 **3** 直接反应生成了酰胺 **22**,它在 Davis' oxaziridine 氧化下直接生成了 PTX;在这里,使用氧化剂 Davis' oxaziridine 是至关重要的,在硒化物和 C115 胺基同时存在时,它优先氧化硒化物。值得注意的是,化合物 **3** 中没有保护的一级羟基对开环反应和氧化反应没有影响。因此,从 PTC 合成 PTX 的过程中没有用到任何保护基(图 15-20)!

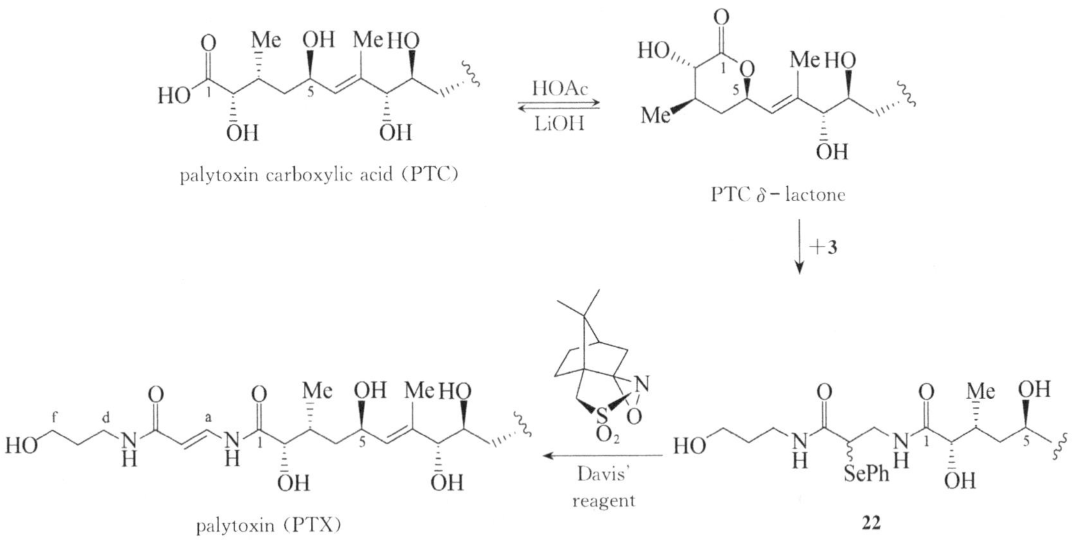

图 15-20　PTC 到 PTX 的无保护基转化

（二）cortistatin A

cortistatin 类海洋天然产物是日本化学家 Kobayashi 于 2006 年从在印尼海域生长的一种名为 *Corticium simplex* 的海绵中分离得到的一类结构新颖的甾体生物碱，此类化合物具有新颖的 9-(10,19)-*abeo*-雄甾烷的基本骨架，B 环由氧原子桥连 C5 与 C8 形成氧杂二环 [3.2.1]辛烯结构，C17 位连有异喹啉或其他含氮支链[21]。cortistatin A 的化学结构式及骨架编号（以下涉及到 cortistatin A 及骨架编号均以此为基准）如图 15-21 所示。

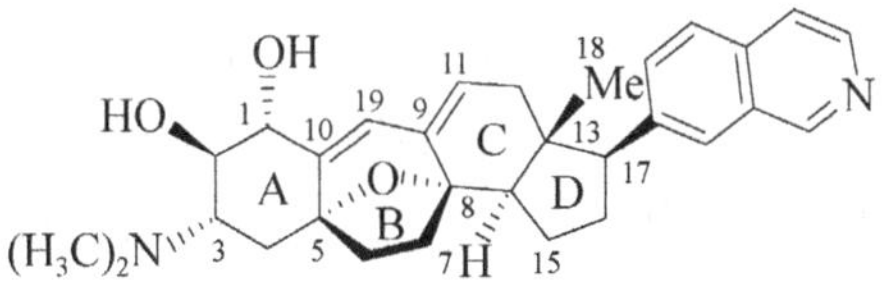

图 15-21　cortistatin A (1) 的结构

Cortistatin 类化合物具有显著的血管新生抑制作用，其中 cortistatin A 抑制人脐静脉内皮细胞（HUVECs）增殖的生物活性最强，半数抑制浓度（IC_{50}）为 1.8 nmol/L，而其对正常人类真皮纤维细胞（NHDF）和其他几种肿瘤细胞系（KB3-1，K562 和 Neuro2A）的抑制活性却在 μmol/L 级别，选择性指数达到 3 300 以上，因此，它有可能成为新型的抗肿瘤药物。

由于 cortistatin A 显著的生物活性，从分离至今，吸引了近 20 个小组开展其合成研究工作，目前只有美国加州 Scripps 研究所的 P. S. Baran[22]、新加坡的 Nicolaou 和 Chen[23]、哈佛大学的 M. D. Shair[24] 和 A. G. Myers[25]、日本东北大学的 M. Hirama 小组[26]完成了其全合成工作。其合成策略各具特色，设计巧妙，再次展示了有机合成的科学性和艺术性。下面对这几个小组的全合成工作做一简要的介绍[27]。

1. P. S. Baran 小组对 cortistatin A 的合成　2008 年，Baran 小组率先报道了 cortistatin A 的合成，他们选用廉价易得的商品强的松（**6**）（prednisone，每克 1.2 美元）为起始原料，采用半合成策略进行 cortistatin A 的合成（图 15-22）。其策略的显著优势是合成原料已具有甾体四环骨架并且大部分环系具有相同的氧化态,含有 cortistatin A 所需 70％的碳原子和一些必要的手性中心,面临的最大挑战是:①如何高效地进行强的松 A 环立体选择性的官能团化;②B 环的扩环和 C5－C8 之间醚键的构筑;③立体选择性地引入异喹啉结构单元。

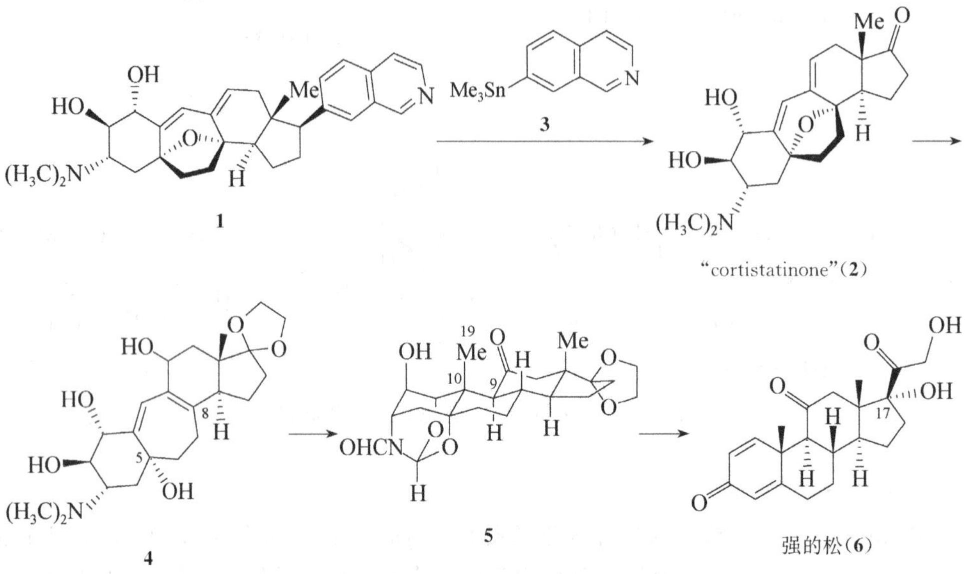

图 15－22 Baran 小组对 cortistatin A 的逆合成分析

(1) A 环官能团化:如图 15－23 所示,强的松(**6**)经硼烷还原,NaIO$_4$ 氧化和乙二醇选择性保护 C17 位的酮羰基,以 92％的收率生成化合物 **7**。**7** 经过过氧叔丁醇区域和立体选择性地环氧化 C1－C2 双键,C3 酮羰基还原胺化和甲酰基保护得到化合物 **8**。用三乙胺和醋酸原位产生的乙酸根对化合物 **8** 中的环氧开环主要生成所需的反式开环产物 **9**。化合物 **9** 经一锅△4 双键的 Mukaiyama 水合反应(烯键首先发生区域选择性地硅氢化,再经 O$_2$ 立体选择性地氧化得到 C5－α－OH)、原甲酸酯酯交换反应和酯水解反应即生成 A 环官能团化的化合物 **5**。

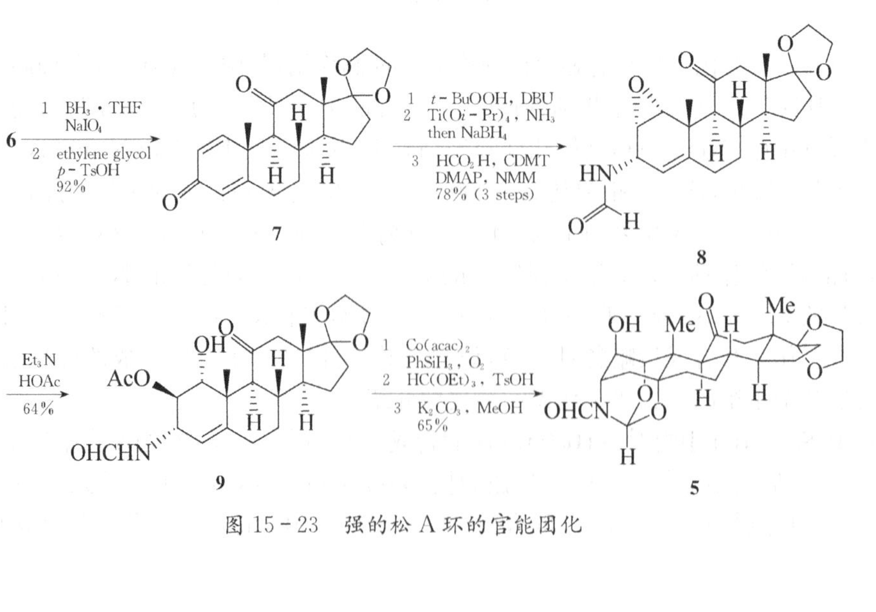

图 15－23 强的松 A 环的官能团化

（2）B 环的扩环：A 环所有官能团引入以后，接下来最重要的也是最具有挑战性的便是 B 环的扩环，主要包括 C19 甲基官能团化、环丙烷化和扩环（图 15 - 24）。化合物 **5** 中 A 环的"杂金刚烷"结构使得 C2 羟基和 C19 甲基处于 1,3 - 双竖键构象，其空间距离很近（单晶数据表明 C2 - OH 和 C19 - CH$_3$ 的空间距离为 2.894 Å），因此，C2 - OH 导向的 C19 - CH$_3$ 官能团化成为可能。在一些尝试之后，作者发现 化合物 **5** 在 PhI(OAc)$_2$/Br$_2$ 条件下可以成功生成所需的偕二溴代化合物 **14**，使用二溴代化合物是为了后面更方便的引入双键，该反应的大致过程如图所示。为了避免分子内环醚化反应发生，反应完后 TMS 保护 C2 - OH 是必须的 。这也是首例通过羟基导向实现甲基的偕二卤代反应。在碱性条件下，化合物 **14** 通过分子内 的 α - 烷基化反应生成 B 环扩环前体 **15**，它经二碘化钐（SmI$_2$）引发的环丙烷自由基扩环产生烯醇盐 **18**，TBCHD 终止反应生成 C9 - 溴代的 B 环扩环产物 **19**。碱性条件下消除 **19** 中的 HBr 生成二烯化合物 **20**。

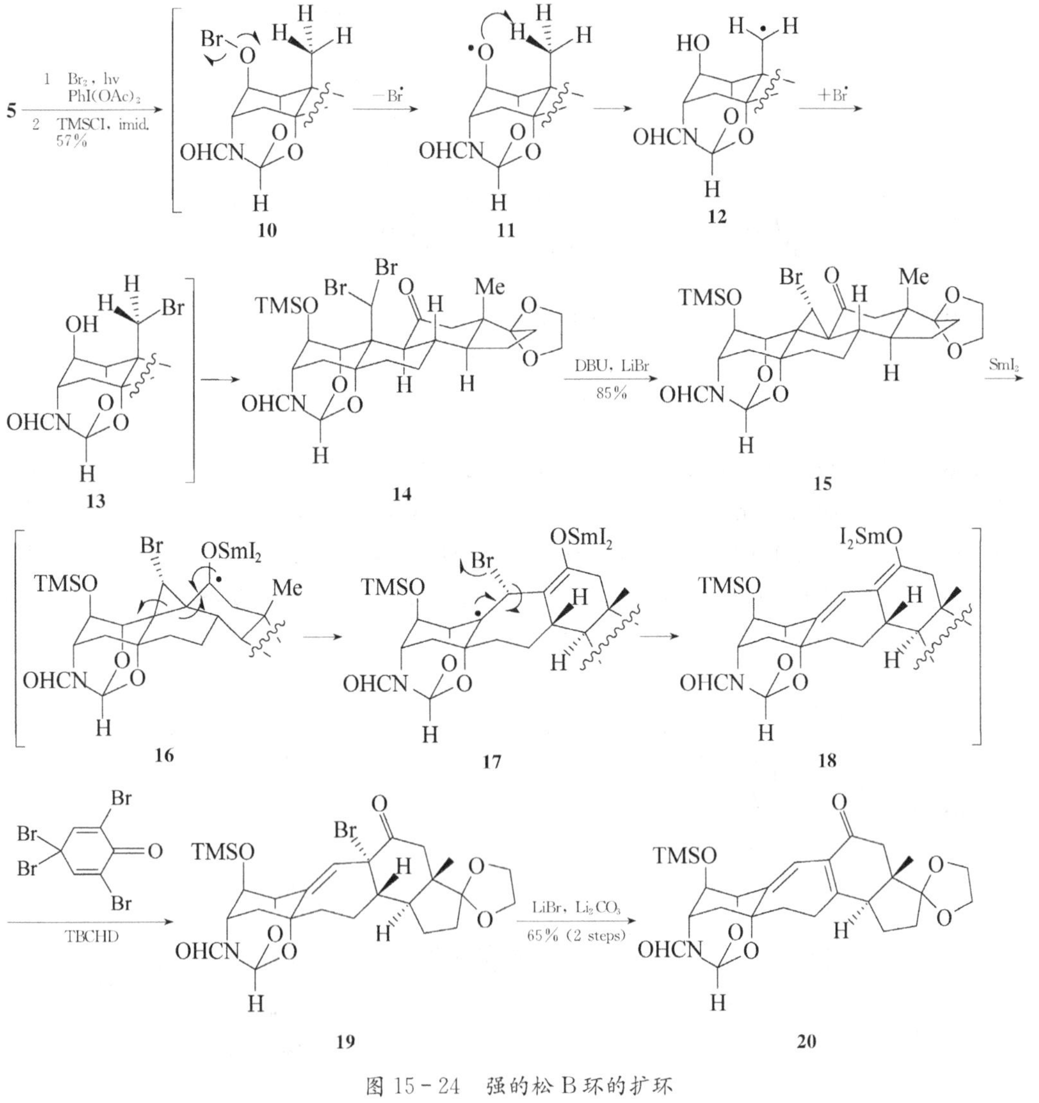

图 15 - 24　强的松 B 环的扩环

（3）C5－C8 醚键的构筑和异喹啉结构单元的引入：如图 15－25 所示。AlH₃ 还原化合物 **20** 中 C11－羰基、C3－氨基上的原酸酯和甲酰基，随后脱除 TMS 得到四羟基共轭二烯 **4**。化合物 **4** 在路易斯酸 BiCl₃ 作用下，不仅引发 C5－OH 发生分子内 S$_N$1′ 或 S$_N$2′ 反应成功构筑了 C5－C8 的醚键，同时脱除了缩酮保护基直接生成关键中间体 cortistatinone（**2**）。化合物 **2** 利用 Bartont 条件转化为烯基碘，与三甲基锡基化合物（**3**）在 Corey-Stoltz 条件下发生 Stille 偶联，Raney Ni 化学和立体选择性还原苄型 C16－C17 双键即成功实现了天然产物 cortistatin A 的首次合成。

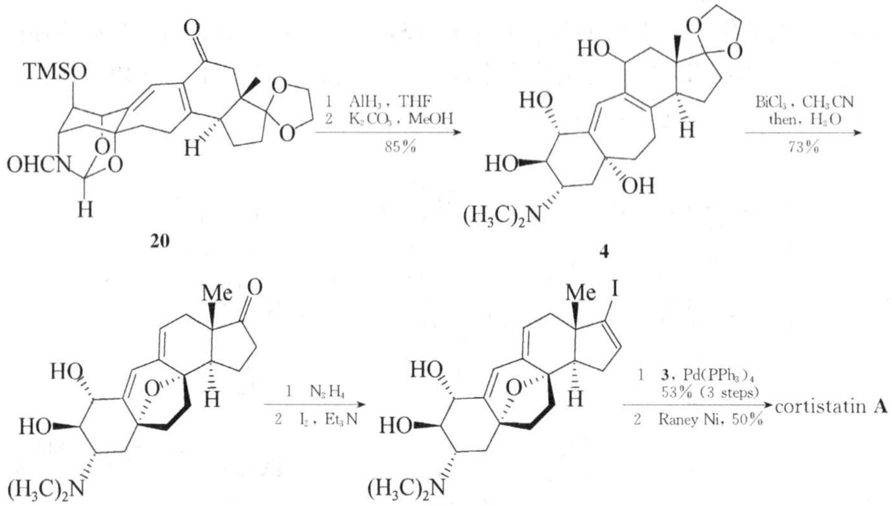

图 15－25　Baran 小组对 cortistatin A 的最终合成

2. K. C. Nicolaou 小组对 Cortistatin A 的合成　继 Baran 小组之后，2008 年，Nicolaou 和 Chen 领导的新加坡研究小组也完成了 cortistatin A 的全合成。与 Baran 小组的半合成不同，他们是以具有甾体 CD 环骨架的 Hajos-Parrish 酮（**25**）为起始原料采用全合成策略完成了 cortistatin A 的合成。如图 15－26 所示，其关键步骤是化合物 **24** 经串联的分子内 1,4－Michael 加成/Aldol 反应/脱水反应构筑 B 环和 C5－C8 之间的醚键。

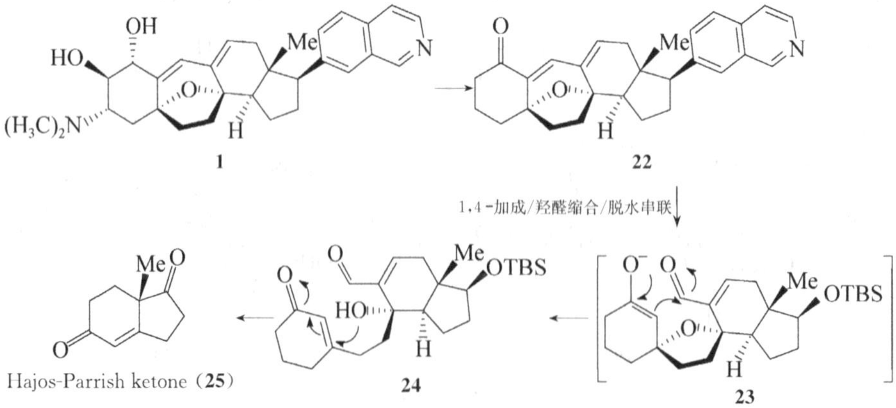

图 15－26　Nicolaou 小组对 Cortistatin A 的逆合成分析

Nicolaou 小组的全合成路线如图 15-27 所示。按照 Danishefsky 等报道的路线[28]，Hajos-Parrish 酮(**25**)经 5 步反应转化生成化合物 **26**。化合物 **26** 的烯烃经双羟基化、丙叉保护后，分子中羰基在 comins 试剂条件下生成烯基三氟甲磺酸酯，接着在钯催化下发生插羰基反应完成化合物 **27** 的合成，它经 4 步反应转化为 α-羟基醛 **28**。醛 **28** 在 Ohira-Bestman 反应条件下成功转化为末端炔，随后经 Pd/Cu 共催化的 Sonogashira 偶联、脱除二噻烷保护基团和化学选择性催化氢化炔基等操作得到串联反应关键前体 **24**。在碱性条件下，**24** 通过分子内 1,4-Michael 加成/Aldol 反应/脱水一步串联反应以 52% 的收率得到化合物 **29**。化合物 **29** 具有 cortistatin A/B/C/D 环基本骨架，与天然产物相比，只是少了 A 环的官能团和 D 环的异喹啉片段，Nicolaou 小组按照先引入异喹啉片段后再对 A 环官能团化的顺序完成了 cortistatin A 的合成。为了在 D 环引入异喹啉环，化合物 **29** 经过四步反应转化成为相应的烯基三氟甲基磺酸酯 **30** 后与异喹啉硼酸酯 **31** 经 Suzuki-Miyaura 反应得到偶联产物 **32**。化合物 **32** 经酸性条件下脱除二氧戊环保护基、Pd/C 氢气立体和区域选择性还原 C16-C17 双键后成功引入异喹啉片段。此时，cortistatin A 基本骨架的立体选择性构建工作已完成，剩余工作主要是 A 环的官能团化。首先，化合物 **22** 的烯醇硅醚经过 Saegusa 氧化以 46% 的收率得到不饱和酮 **33**；接着 C2-C3 双键在 *t*-BuOOH/DBU 条件下立体选择性地环氧化，Luche 条件下还原 C2 酮羰基；最后，在四异丙基氧钛和二甲胺作用下发生环氧开环，顺利得到天然产物 cortistatin A。

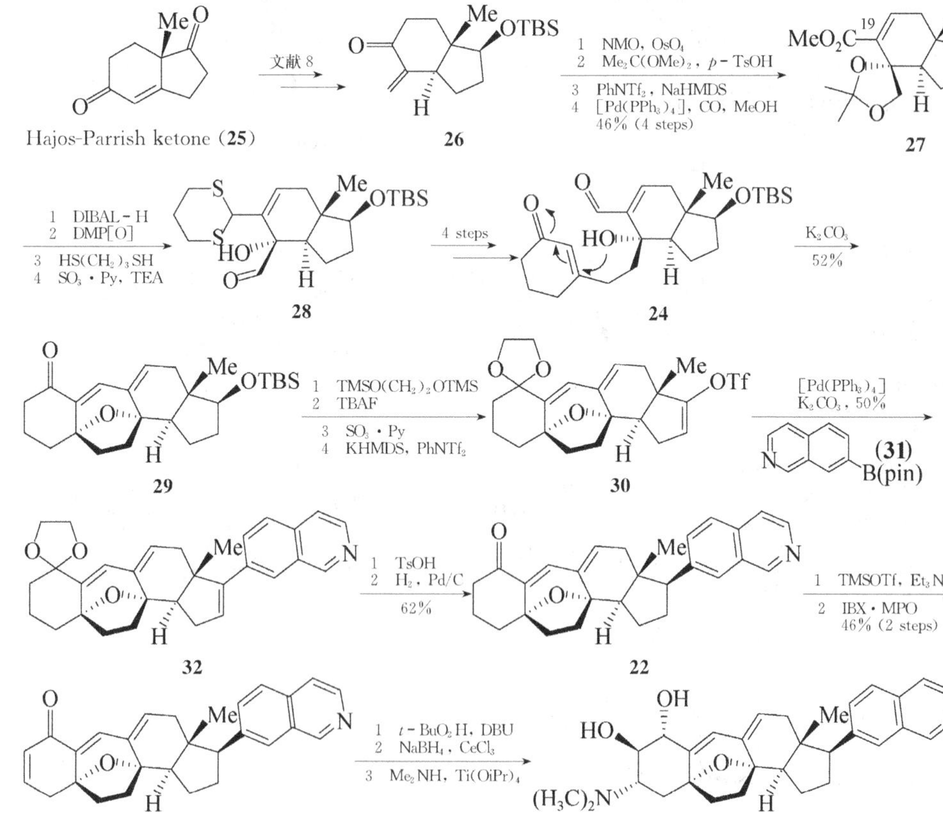

图 15-27 Nicolaou 小组合成 cortistatin A 的合成路线

3. M. D. Shair 小组对 cortistatin A 的合成 2008 年,哈佛大学 Shair 小组同样也以 Hajos-Parrish 酮(**25**)为原料完成了 cortistatin A 的全合成。该合成的关键步骤是利用 aza-Prins 环化反应一步构建目标化合物的 A 环和 B 环中的呋喃环,如图 15 - 28 所示。

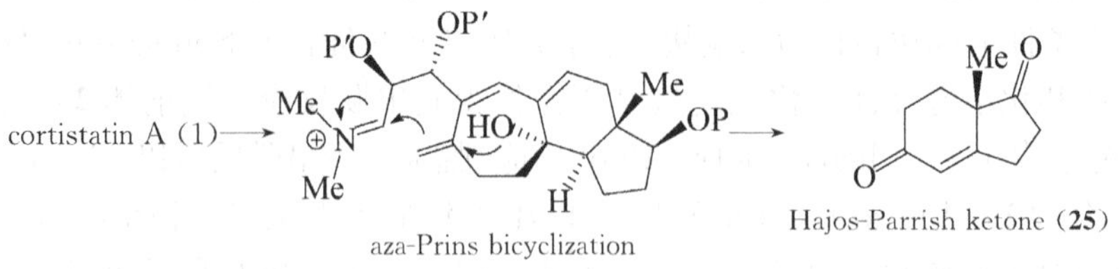

图 15 - 28　Shair 小组对 cortistatin A 的逆合成分析

其合成路线如图 15 - 29 所示。Hajos-Parrish 酮经过 9 步反应转化为化合物 **34**,后者脱水得到 β,γ-不饱和酮,其与 comins 试剂反应生成烯基三氟甲磺酸酯后,再与格氏试剂进行 Kumada 偶联得到烯丙基硅化合物 **35**。为了构建七元环,化合物 **35** 先与二溴卡宾发生环丙烷化生成化合物 **36**,**36** 在二氟三甲硅酸-三(二乙胺基)锍(TASF)作用下发生扩环/消除反应生成具有 B/C/D 环结构的化合物 **37**,值得注意的是,在这里使用二烷氧硅相比三甲基硅烷能得到更好的收率,主要是由于二硅氧烷更容易和氟离子形成配位,从而促进硅酸盐导

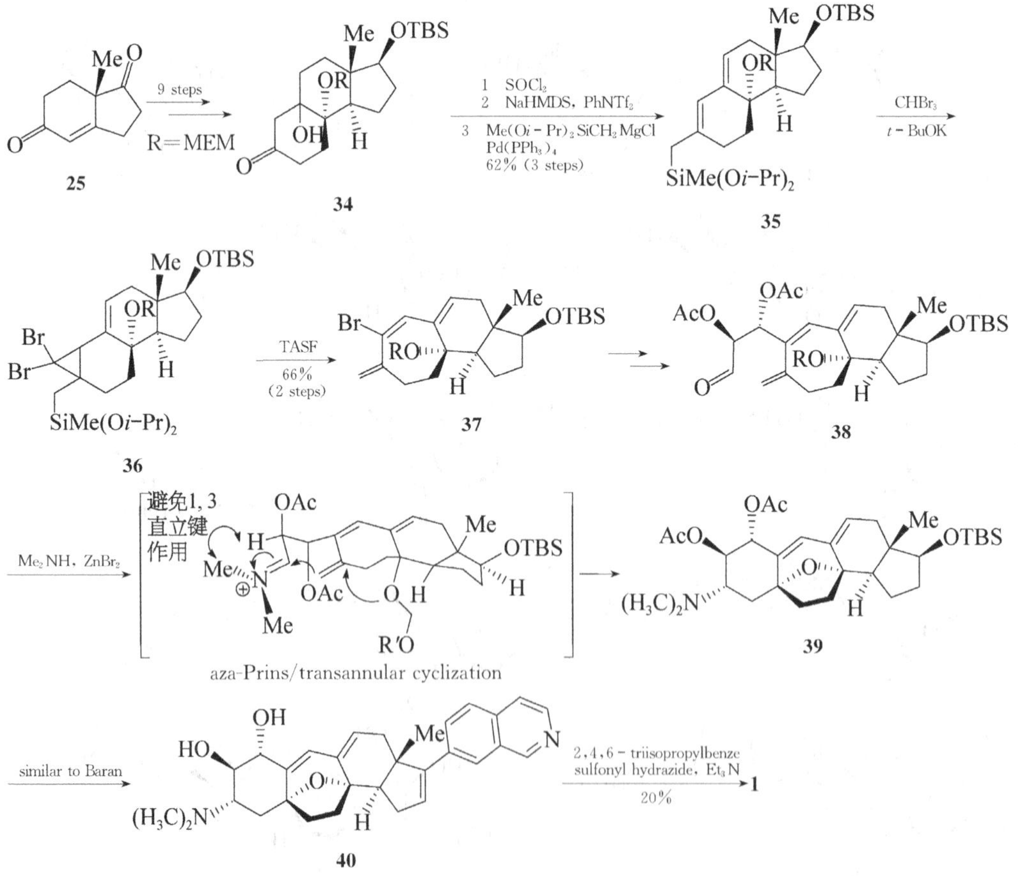

图 15 - 29　Shair 小组合成 cortistatin A 的合成路线

向的消除反应。溴化物 **37** 经几步官能团转化后生成关键的 aza-Prins 环化反应前 体醛 **38**。其与二甲胺在溴化锌作用下通过 C8 氧原子参与的 aza-Prins 环化反应以大于 95% 的非对映选择性生成化合物 **39**；产物高的非对映选择性可以通过亚胺离子中间体的优势构象来解释；另外，极不稳定、容易发生 β-消除的醛 **38** 能以高产率生成产物 **39** 也是格外引人注目的。随后按照 Baran 小组引入异喹啉结构单元的方法，作者完成了 cortistatin A 的合成。值得一提的是，在尝试 Raney Ni 等多种催化氢化反应区域和立体选择性还原化合物 **40** 中的 C16-C17 双键时，均未能得到满意的结果。最终，作者使用从三异丙基苯基甲磺酰肼原位产生的二亚胺还原化合物 **40** 以 20% 的低收率完成 cortistatin A 的合成。

4. A. G. Myers 小组对 cortistatin A 的合成　2010 年，哈佛大学 Myers 小组也以 Hajos-Parrish 酮(**25**)为原料完成了 cortistatin A 的全合成。如图 15-30 所示，该合成的关键策略是首先利用 C/D 环和 A 环连接汇聚合成烯烃复分解反应前体化合物 **43**，再用 RCM 反应构建七元 B 环和苯酚氧化-去芳构化-环醚化串联反应构建 B 环醚键，从而完成四环骨架的合成。该策略的另一优势是，关键中间体叠氮醇 **41** 还可以应用于 cortistatin 家族其他天然产物的合成，如：cortistatin J、K、L 等，符合"多样性导向合成"(diversity-oriented synthesis ，DOS)的概念。

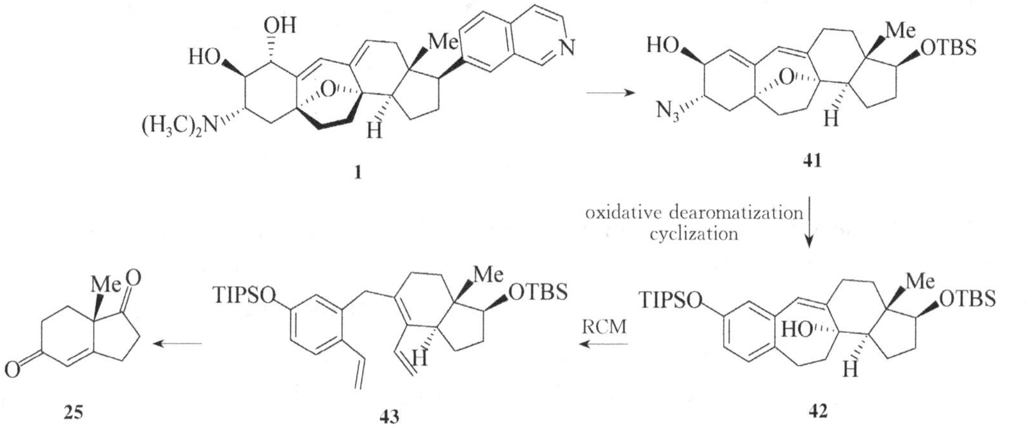

图 15-30　Myers 小组对 cortistatin A 的逆合成分析

如图 15-31 所示。Hajos-Parrish 酮经过 8 步反应转化为化合物 **44**，其与锌试剂 **45** 发生 Negishi 偶联生成三烯 **43**，化合物 **43** 在 Grubbs 二代催化剂的作用下得到关环产物 **46**，其经过区域和立体选择性环氧化、双键的催化氢化和碱性条件下发生消除/环氧开环反应生成烯丙醇 **42**。选择性脱除 **42** 的酚羟基 TIPS 保护基后，在三氟醋酸碘苯的作用下发生苯酚氧化-去芳构化-环醚化串联反应立体专一性地生成环醚 **47**。其经过多步官能团转化后给出化合物 **48**，它已具备合成目标分子所需的全部潜在官能团。**48** 经过 Staudinger 还原、伯胺的还原胺化、双羟基的 TES 保护后得到化合物 **49**。最后的关键问题是如何立体选择性地引入异喹啉结构单元。前面已经介绍，Baran、Nicolaou 和 Shair 都是采用烯基碘或烯基三氟甲基磺酸酯与 7-金属异喹啉发生 Stille 或 Suzuki 偶联，再对双键进行立体选择性地还原，但是，事实已经证明还原反应的收率很低。与他们不同，Myers 小组采用的是异喹啉锂盐对 C17-羰基的 1,2-加成、自由基脱氧策略立体选择性地引入异喹啉片段，从而最终完成

cortistatin A 的合成。

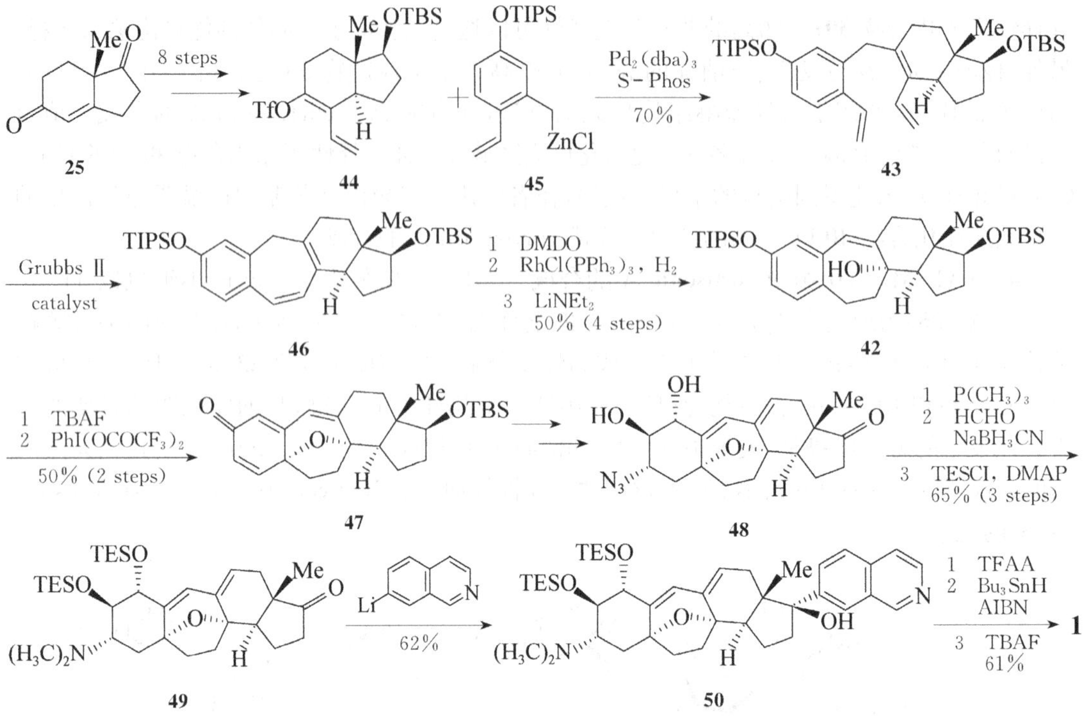

图 15-31 Myers 小组对 cortistatin A 的合成路线

5. M. Hirama 小组对 cortistatin A 的合成 2011 年,日本东北大学的 Hirama 小组也完成了 cortistatin A 的全合成[26]。事实上,早在 2008 年,该组就报道了 cortistatin 类化合物五环骨架的构建[29],随后于 2009 年发展了一条引入异喹啉结构单元的新方法[30],克服了前几个小组在引入异喹啉片段时效率低下、产率不高的缺点。

与 Nicolaou、Shair 和 Myers 相同,Hirama 小组同样以 Hajos-Parrish 酮为起始原料,而其主要策略则是在获得 A/C/D 环后,通过分子内电环化反应和自由基加成反应构筑 B 环及其中的醚键,如图 15-32 所示。

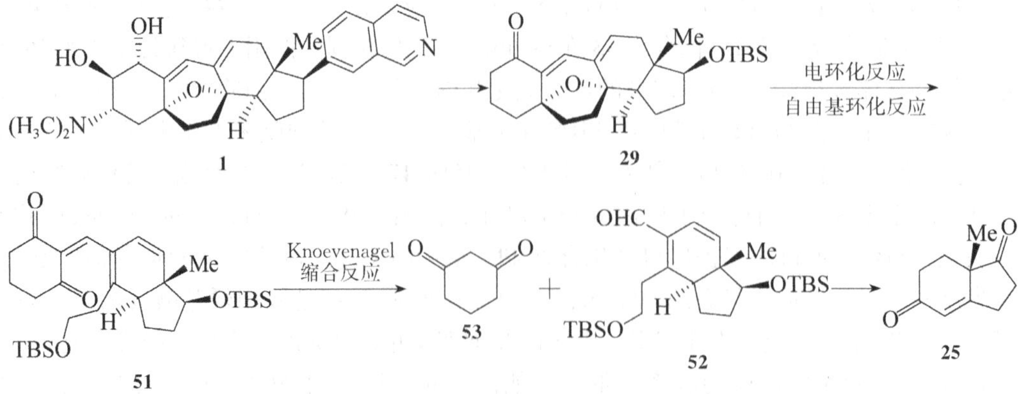

图 15-32 Hirama 小组对 cortistatin A 的逆合成分析

Hajos-Parrish 酮经 10 步反应得到相应的醛 **52**，它与 1,3 -环己二酮（**53**）经串联的 Knoevenagel 缩合和电环化反应以 5∶1 的立体选择性生成化合物 **54**。化合物 **54** 经侧链脱保护基和碘代反应生成化合物 **55**（$dr=10∶1$），值得一提的是，化合物 **55** 在 $-30\,℃$ 下放置 12 h 后，dr 值可以提高到 20∶1；室温下，1 h 后 dr 值变为 7∶1，7 h 后 dr 值变为 5∶1，这表明化合物 **55** 与其异构体通过逆电环化处于平衡状态。化合物 **55** 由三乙基硼和三（三甲基硅基）硅烷在低温下引发自由基发生环加成反应成功地生成 Nicolaou 的合成中间体 **29**（图 15－27），即完成了 cortistatin A 的 B 环结构单元的构筑。

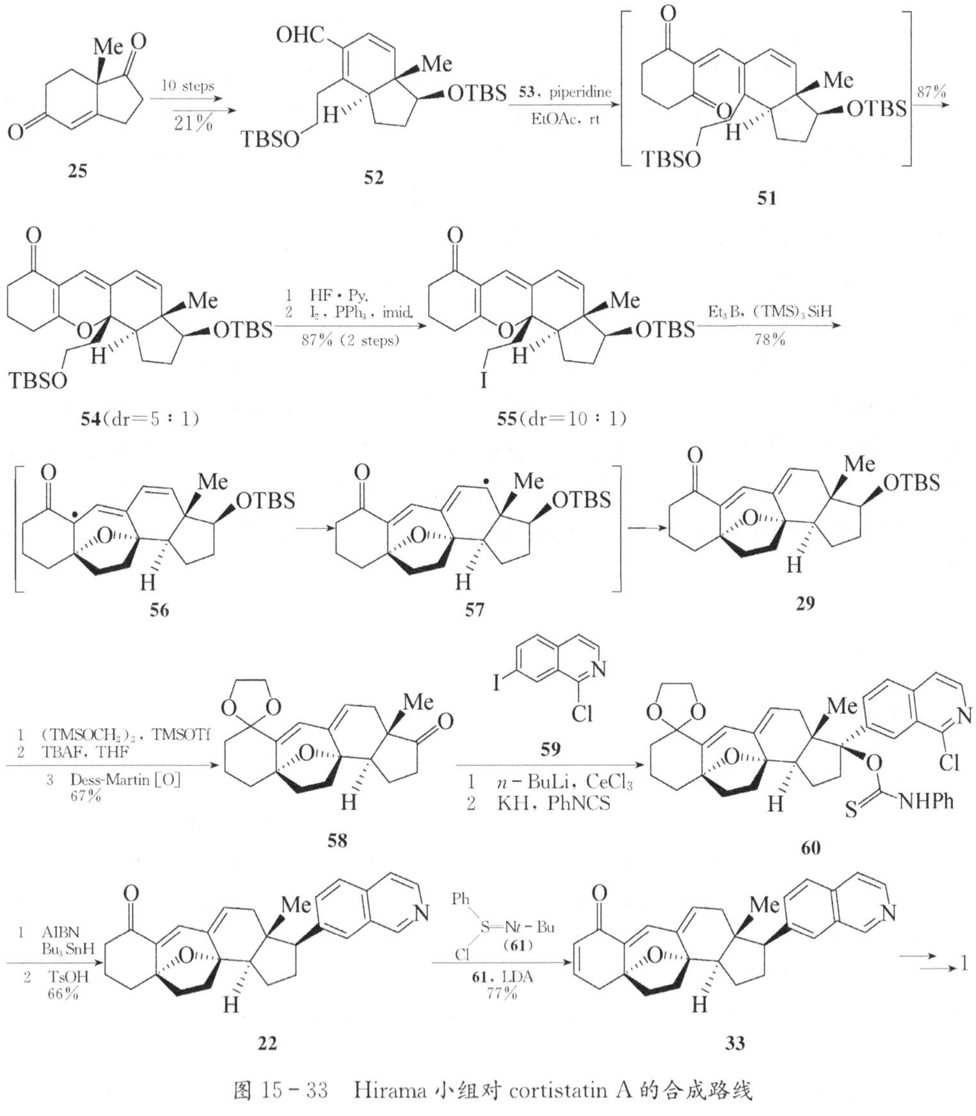

图 15－33　Hirama 小组对 cortistatin A 的合成路线

　　针对上述 Baran、Nicolaou 和 Shair 在引入异喹啉结构单元时存在的问题，Hirama 小组发展了一种高选择性引入 17β-取代异喹啉环的方法。碘化物 **59** 与丁基锂发生金属交换，其在三氯化铈存在下与化合物 **58** 的酮羰基发生高立体选择性地加成反应，加成产物的 17β-羟基与苯基硫代异氰酸酯反应得到相应的 C－17β-硫代氨基甲酸酯化合物 **60**，化合物 **60** 在

AIBN/Bu₃SnH 条件下发生自由基脱氧反应给出单一的 17β-异喹啉取代产物，酸性条件下脱除缩酮保护基后得到 Nicolaou 的合成中间体 **22**，按照 Nicolaou 的合成方法，最终完成了天然产物的合成。需要指出的是，化合物 **22** 氧化为不饱和酮 **33** 时，Hirama 小组使用的是 Mukaiyama 试剂 **61**，产率可以高达 80%，与 Nicolaou 的方法相比，产率提高了近一倍。

小结，Baran 小组以强的松为原料，经过不足 20 步反应，以 3% 总收率完成了 cortistatin A 的合成，并实现了克级规模样品制备。毫无疑问，这条路线是目前合成 cortistatin A 的方法中最有实用价值的；但是，对于其在最后引入异喹啉片段的策略和方法还有待于完善。Nicolaou 小组应用他们发展的分子内串联的 1,4-Michael 加成/Aldol 缩合/脱水反应构筑 cortistatin 类化合物 B 环骨架的策略完成了 cortistatin A 的全合成。但是该路线直线反应步骤超过了 30 步，一些关键反应或选择性差，或转化产率较低，合成的总收率不足 0.01%。但此合成路线确实为考察 cortistatin 类化合物的构效关系提供了许多有用的化合物，如含 cortistatin A/B/C 或 A/B/C/D 环结构单元的化合物，含 cortistatin C/D 环与异喹啉结构单元的化合物等等。Shair 小组的合成路线共经历 25 步反应，总收率 0.14%，通过 aza-Prins 环化反应一步构筑 A 环和 B 环以及 C5-C8 之间醚键是其合成中最大的亮点。Myers 小组利用 RCM 反应和苯酚氧化-去芳构化-环醚化串联反应构建 B 环结构单元，从而完成四环骨架的合成，最终以 25 步 0.46% 的总收率完成了 cortistatin A 的合成，另外，该策略的一大优势是，从关键中间体叠氮醇 **41** 出发，可以同时完成 cortistatin 家族其他化合物的合成。Hirama 小组从 Hajos-Parrish 酮经 25 步反应以总收率 0.8% 完成了 cortistatin A 的合成，该合成方法的成功之处在于 B 环的构筑策略和异喹啉片段的引入方法。相比较而言，Baran 小组的半合成路线在母核合成中效率最高，而 Hirama 小组引入异喹啉的方法最为高效，如果将两者结合起来，便可以实现天然产物量的累积，为生物活性的筛选和研究提供可靠的物质来源。

参考文献

［1］(a) Nicolaou KC, Vourloumis D, Winssinger N, et al. The art and science of total synthesis at the dawn of the twenty-first century [J]. Angewandte Chemie International Edition, 2000, 39(1): 44 - 122. (b) Nicolaou KC, Snyder SA. Classics in total synthesis [M]. VCH, Germany, 2003.

［2］Nicolaou KC, Snyder SA. Chasing molecules that were never there: misassigned natural products and the role of chemical synthesis in modern structure elucidation [J]. Angewandte Chemie International Edition, 2005, 44(7): 1012 - 1044.

［3］Newman DJ, Cragg GM. Natural products as sources of new drugs over the last 25 years [J]. Journal of Natural Products, 2007, 70(3): 461 - 477.

［4］Gaich T, Baran PS. Aiming for the ideal synthesis [J]. The Journal of Organic Chemistry, 2010, 75(14): 4657 - 4673.

［5］Jones SB, Simmons B, Mastracchio A, et al. Collective synthesis of natural products by means of organocascade catalysis [J]. Nature, 2011, 475: 183 - 188.

［6］Li Q, Jiang J, Fan A, et al. Total synthesis of Lamellarins D, H, and R and Ningalin B [J]. Organic Letters, 2011, 13(2): 312 - 315.

[7] Nicolaou KC, Simonsen KB, Vassilikogiannakis G, et al. Biomimetic explorations towards the bisorbicillinoids: total synthesis of bisorbicillinol, bisorbibutenolide, and trichodimerol [J]. Angewandte Chemie International Edition, 1999,38(23):3555 – 3559.

[8] Hickmann V, Alcarazo M, Fürstner A. Protecting-group-free and catalysis-based total synthesis of the ecklonialactones [J]. Journal of the American Chemical Society, 2010,132(32):11042 – 11044.

[9] For review on palytoxin, see: (a) Moore RE. Prog. Chem. Org. Nut. Prod [M]. Springer-Verlag: New York, 1985: Vol. 48, p81, and reviews cited therein. (b) Hirata Y, Uemura D, Ohizumi Y. Handbook of Natural Toxins [M]. Tu, A. T., Ed. Marcell Dekker: New York, 1988: Vol. 3, p241.

[10] For the gross structure of palytoxin, see: (a) Uemura D, Ueda K, Hirata Y, et al. Further stdies on palytoxin. II. structure of palytoxin [J]. Tetrahedron Letters, 1981, 22 (29): 2781 – 2784, and references cited therein. (b) Moore RE, Bartolini G. Structure of palytoxin [J]. Journal of the American Chemical Society, 1981,103(9): 2491 – 2494, and references cited therein.

[11] For the stereochemistry assignment primarily based on organic synthesis, see: Cha JK, Christ WJ, Finan JM, et al. Stereochemistry of palytoxin. Part 4. Complete structure [J]. Journal of the American Chemical Society, 1982,104(25):7369 – 7371, and preceding papers.

[12] For the stereochemistry assignment primarily based on spectroscopic methods, see: Moore RE, Bartolini G, Barchi J, et al. Absolute stereochemistry of palytoxin [J]. Journal of the American Chemical Society, 1982,104(13): 3776 – 3779.

[13] (a) Armstrong RW, Beau JM, Cheon SH, et al. Total synthesis of a fully protected palytoxin carboxylic acid [J]. Journal of the American Chemical Society, 1989, 111 (19): 7525 – 7530. (b) Armstrong RW, Beau JM, Cheon, Cheon SH, et al. Total synthesis of palytoxin carboxylic acid and palytoxin amide [J]. Journal of the American Chemical Society, 1989,111(19):7530 – 7533.

[14] Suh EM, Kishi Y. Synthesis of palytoxin from palytoxin carboxylic acid [J]. Journal of the American Chemical Society, 1994,116(24):11205 – 11206.

[15] Kishi, Y. Palytoxin: an inexhaustible source of inspiration-personal perspective [J]. Tetrahedron, 2002,58(32):6239 – 6258.

[16] Takai K, Kimura K, Kuroda T, et al. Selective Grignard-type carbonyl addition of alkenyl halides mediated by chromium(II) chloride [J]. Tetrahedron Letters, 1983,24(47):5281 – 5284.

[17] (a) Jin H, Uenishi J, Christ WJ, et al. Catalytic effect of nickel (II) and chloride and palladium(II) acetate on chromium(II)-mediated coupling reaction of iodo olefins with aldehydes [J]. Journal of the American Chemical Society, 1986,108(18):5644 – 5646. (b) Takai K, Tagashira M, Kuroda T, et al. Reactions of alkenylchromium reagents prepared from alkenyl trifluoromethanesulfonates (triflates) with chromium(II) chloride under nickel catalysis [J]. Journal of the American Chemical Society, 1986,108(19):6048 – 6050.

[18] Miyaura N, Yamada K, Suginome H, et al. Novel and convenient method for the stereo-and regiospecific synthesis of conjugated alkadienes and alkenynes via the palladium-catalyzed cross-coupling reaction of 1 – alkenylboranes with bromoalkenes and bromoalkynes [J]. Journal of the American Chemical Society, 1985,107(4):972 – 980, and references cited therein.

[19] Uenishi J, Beau JM, Armstrong RW, et al. Dramatic rate enhancement of Suzuki diene synthesis. Its application to palytoxin synthesis [J]. Journal of the American Chemical Society, 1987,109(15): 4756 – 4758.

[20] Matteson DS, Moody RJ. Deprotonation of 1,1 – diboronic esters and reactions of the carbanions with

alkyl halides and carbonyl compounds [J]. Organometallics, 1982,1(1):20-28.

[21] (a) Aoki S, Watanabe Y, Kobayashi M, et al. Cortistatins A, B, C, and D, anti-angiogenic steroidal alkaloids, from the marine sponge *Corticium simplex* [J]. Journal of the American Chemical Society, 2006,128(10): 3148-3149. (b) Aoki S, Watanabe Y, Kobayashi M, et al. Cortistatins J, K, L, novel abeo-9(10-19)-androstane-type steroidal alkaloids with isoquinoline unit, from marine sponge *Corticium simplex* [J]. Tetrahedron Letters, 2007, 48(26):4485-4488. (c) Watanabe Y, Aoki S, Kobayashi M, et al. Cortistatins E, F, G, and H, four novel steroidal alkaloids from marine sponge Corticium simplex [J]. Tetrahedron, 2007,63(19):4074-4079.

[22] (a) Shenvi RA, Guerrero CA, Baran PS, et al. Synthesis of (+)-cortistatin A [J]. Journal of the American Chemical Society, 2008,130(23):7241-7243. (b) Shi J, Manolikakes G, Baran PS, et al. Scalable synthesis of cortistatin A and related structures [J]. Journal of the American Chemical Society, 2011,133(20):8014-8027.

[23] (a) Nicolaou KC, Sun YP, Peng XS, et al. Total synthesis of (+)-cortistatin A [J]. Angewandte Chemie International Edition, 2008, 47(38): 7310-7313. (b) Nicolaou KC, Peng XS, Sun YP, et al. Total synthesis and biological evaluation of cortistatins A and J analogues thereof [J]. Journal of the American Chemical Society, 2009,131(30):10587-10597.

[24] Lee HM, Nieto-Oberhuber C, Shair MD. Enantioselective synthesis of (+)-cortistatin A, a potent and selective inhibitor of endothellal cell proliferation [J]. Journal of the American Chemical Society, 2008,130(50):16864-16866.

[25] Flyer AN, Si C, Myers AG. Synthesis of cortistatins A, J, K and L [J]. Nature Chemistry, 2010,2: 886-892.

[26] Yamashita S, Iso K, Hirama M, et al. Total synthesis of cortistatins A, and J [J]. The Journal of Organic Chemistry, 2011,76(8):2408-2425.

[27] (a) 史勇,田伟生. 新型甾体血管新生抑制剂的结构、生物活性与合成[J]. 有机化学, 2010, 30(4):515-527. (b) Nising CF, Brase S. Highlights in steroid chemistry: total synthesis versus semisynthesis [J]. Angewandte Chemie International Edition, 2008,47(49):9389-9391.

[28] Isaacs RCA, Di Grandi M, Danishefsky SJ. Synthesis of an enantiomeically pure intermediate containing the CD substructure of taxol [J]. The Journal of Organic Chemistry, 1993,58(15):3938-3941.

[29] Yamashita S, Iso K, Hirama M. A concise synthesis of the pentacyclic framework of cortistatins [J]. Organic Letters, 2008,10(16):3413-3415.

[30] Yamashita S, Kitajima K, Iso K, et al. Efficient and stereoselective installation of isoquinoline: formal total synthesis of cortistatin A [J]. Tetrahedron Letters, 2009,50(26):3277-3279.

(贾彦兴)

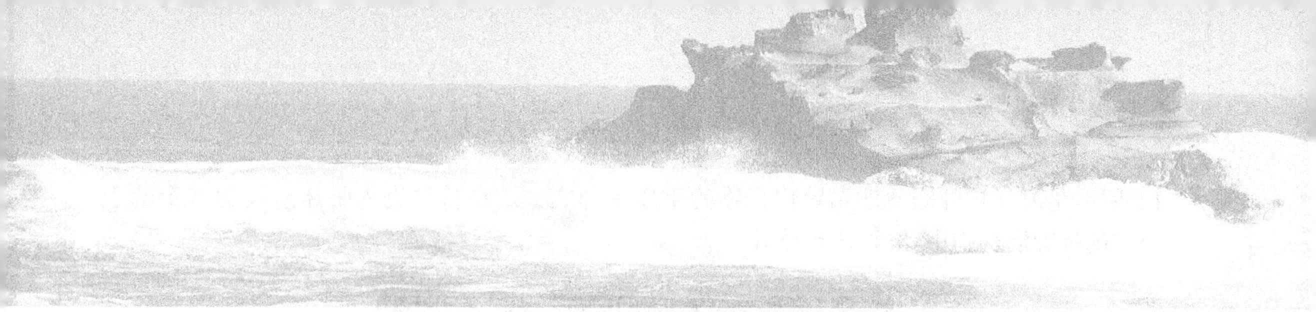

第十六章
海洋药物研究实例

20世纪80年代以来，海洋天然产物化学的研究已经不再是单纯地追求发现新的化学结构，而是与生物活性密切结合[1]，特别是一些具有良好生物活性的"明星产物"引起各领域科研工作者的广泛关注。其中，在海洋天然产物领域具有标志性意义的"明星产物"——Et-743(1)，从其发现到结构确定、全合成、药理研究以及临床实验研究，无不显示了Et-743在人类药物研究史上的重大意义。本章就Et-743的发现、人工合成及构效关系研究、临床前研究、临床实验以及报批上市等方面予以探讨。

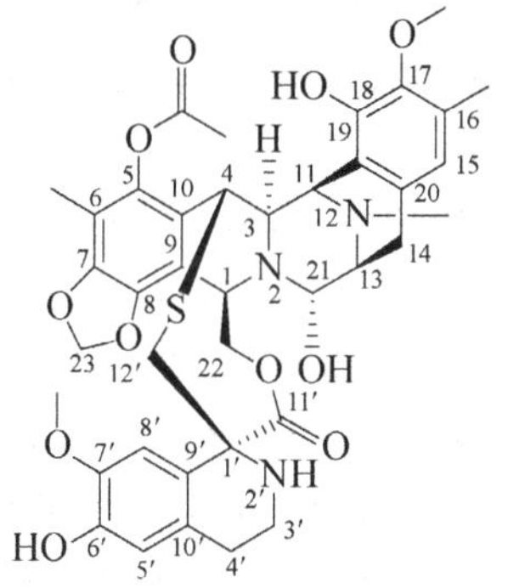

1

———————————— 第一节 发 现 ————————————

一、研究背景与研究简史

海鞘(ascidians)属于脊索动物门、尾索动物亚门、海鞘纲，全世界约有1 250种，在潮间带、开放海域和深海海洋均有分布，其生长、繁殖、新陈代谢、适应机制等许多方面具有显著的特性。20世纪80年代以来，人们从海鞘中发现了许多抗肿瘤、抗病毒的活性物质，其中以抗肿瘤活性物质最引人注目。海鞘中含有种类丰富、结构新颖的次生代谢产物，具有多种生物活性,是海洋抗肿瘤活性先导化合物的重要来源之一。在首先进入临床阶段的 6 个源于海洋的抗肿瘤药物中,3 个源于海鞘。

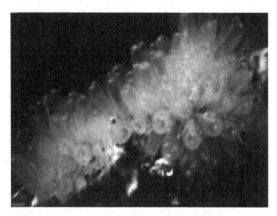

图 16-1　加勒比海海鞘 *Ecteinacidia turbinate*

在 1969 年的海洋食品药品论坛上,第一次报道了加勒比海被囊类动物 *Ecteinacidia turbinate* 具有较高的抗癌作用[2],其提取物对抗 P388 小鼠白血病细胞的 T/C 值为 272;1972 年,美国伊利诺斯大学实验室开展了抗肿瘤活性成分的分离和结构鉴定工作[3],但是鉴于当时的实验条件,没有成功地从海鞘的提取物中分离出有效成分;1978 年,加勒比海探发现的 *Ecteinacidia turbinate* 样品再次显示了细胞毒性,于是在 1981 年,伊利诺斯大学实验室又开始致力于分离该海鞘中的有效成分;5 年之后,在 1986 年成功地得到了六个化合物——*ecteinascidins* (Et's) 729, 743, 745, 759A, 759B, 770。同年,西班牙 Zeltia 生物制药集团成立了专门研发海洋抗肿瘤药物的 PharmaMar 公司,开发 Et-743;1990 年关于 ET-743 的第一篇文献问世[4],并通过 NMR 技术确定了 Et-743 的相对结构为四羟异喹啉生物碱[5];Sakai 等人在 1992 年分离得到了 Et-743 的 N^{12}-氧化物单晶,确定其绝对构型[6];1996 年,美国的 Corey 首次完成了 Et-743 的化学全合成[7];2001 年 5 月,欧洲药品评估机构批准 Et-743 作为治疗软组织肉瘤的孤药,后期又批准其作为治疗卵巢癌的孤药;经过长时间的临床研究,PharmaMar 公司和 Ortho Biotech 公司联合开发的 Et-743(商品名 Yondelis®)已于 2007 年 7 月被欧洲药物管理署(EMEA,European Medicines Agency)批准用于治疗软组织恶性肉瘤,成为第二个上市的海洋药物[1]。

二、Et-743 的提取与分离

有关 Et-743 分离的方法包括专利方法较多[3],以 1992 年 Rinehart 等人的研究专利为例[4],介绍大体分离过程:将新鲜采集的海鞘 *Ecteinacidia turbinate* 样品(30.5 kg),在采集地速冻,在实验室解冻,经过粉碎和粗滤处理后,得到 6.3 kg 固体物,将固体物用甲苯萃取脱脂,水溶液用二氯甲烷萃取,经过减压浓缩得到总浸膏,将总浸膏用二氯甲烷-甲醇分散溶解,并用正己烷萃取得到正己烷萃取部位,余下不溶于正己烷的溶液,用二氯甲烷萃取,得到二氯甲烷萃取部位,运用离心逆流色谱,中压柱色谱等色谱手段对二氯甲烷部位进行活性追踪分离,最后经反相 HPLC 纯化得到 27 mg Et-743(图 16-2)。

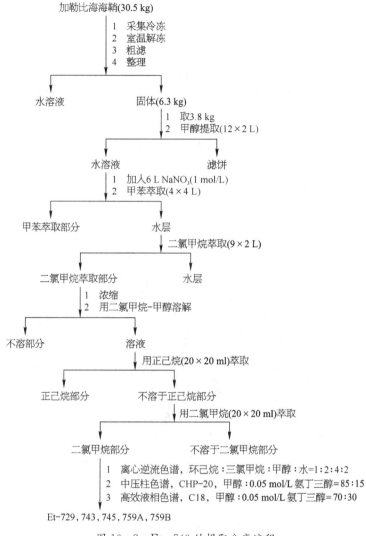

图 16-2 Et-743 的提取分离流程

三、Et-743 的结构鉴定

(一)Et-743 平面构型及相对构型的确定[4]

Et-743 的结构复杂,由 3 个四氢异喹啉结构单元连接而成,分子中有 7 个手性中心,其核心部分是一个哌嗪并双四氢异喹啉的五环骨架[5]。Et-743 的结构确定过程主要依靠现代波谱技术实现。

紫外谱:λ_{max}287nm(ε6 200),240(sh,15 000),末端吸收为 202 nm(81 000),红移在基部,虽然不明显,但是显示存在三个多氧化的苯基。

质谱:FAB MS/MS 测定,高分辨质谱测定结果 $M-1 = 760.252\,2$。对于 Et-743 的结构确定至关重要,FABMS/MS 质谱的信号可以方便质谱碎片的归属,质谱碎片的形成情况如图 16-3 所示[4]。

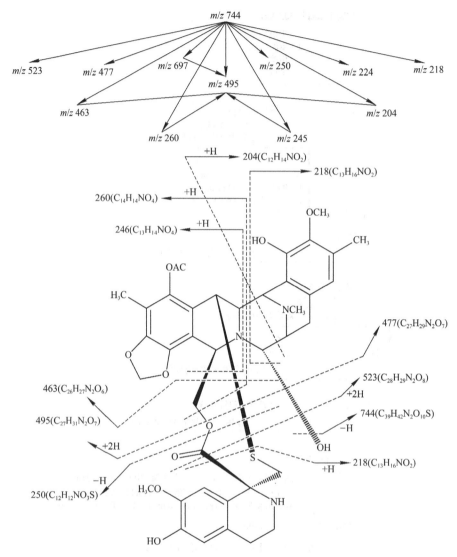

图 16-3　Et-743 的质谱碎片形成情况

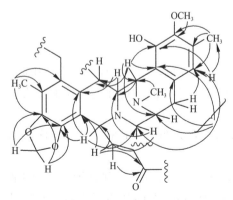

图 16-4　Et-743 结构中 A、B
部分的 H 与 C 相关

　　A 片段与 safracin B 有相似的[13]C 和[1]H 化学位移,同时在 m/z 204.102 7($\triangle$－0.2 mmu)和 m/z 218.117 4($\triangle$0.7 mmu)处的关键 FAB 质谱峰(图 16-3)也与 safracin B 一样显著。并且 HMBC 谱证实了片段 A,如图 16-4 所示。

　　片段 B 的结构通过 HMBC 谱确定,如图 16-4 所示,并且通过 HMBC 谱证实与 A 片段发生部分重叠。通过 FABMS/MS 数据(图 16-3)证实了后者,A 片段和 B 片段的重叠组合在 m/z 495 存在分子离子。

片段 C 的结构通过 HMBC 谱确定,如图 16－5 所示,化学位移和偶合常数信息证实亚甲基碳将硫原子与片段 C 上的季碳连接起来,片段 C 上的季碳(δ 64.7)上还连有一个氮原子,硫通过稳定化学键连接在芳甲基上(δ 42.2),羧基连在季碳上。其余的基团连在片段 C 的氮上及片段 B 的氨基甲基碳上。

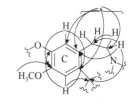

图 16－5　Et－743 结构中 C 部分的 H 与 C 相关

NMR 信号归属:NMR 的信号归属通过测定 1D－NMR 和 2D－NMR 结果确定。信号归属如表 16－1[3]。

表 16－1　Et－743 的 ^{1}H－NMR 和 ^{13}C－NMR 信号归属

No.	C	H	No.	C	H
1	56.3, d	4.78, br s	1'	65.3, s	
3	58.8, d	3.72*	3'	40.3, t	3.13, dt (4.0, 11.0)
4	42.7, d	4.58, br s			2.77, ddd (3.5, 5.5, 11.0)
5	142.2, s		4'	28.6, t	2.60, ddd (5.5, 10.5, 16.0)
6	113.9, s				2.42, ddd (3.5, 3.5, 16.0)
7	146.5, s+		5'	115.6, d	
8	141.9, s		6'	146.4, s+	
9	116.0, s		7'	146.4, s+	
10	122.0, s		8'	111.3, d	6.42, brs
11	55.6, d	4.40, br d (3.5)	9'	125.4, s	
13	54.0, d	3.52, br s	10'	128.8, s	
14	24.5, d	2.91, 2H, br d (4.5)	11'	173.1, t	
15	120.9, d	6.55, s	12'	43.1, t	3.38, br d (15.5)
16	131.2, s				2.05*
17	145.1, s				
18	149.8, s				
19	119.2, s		5OAc(C=O)	169.8, s	
20	131.5, s		(CH₃)	20.5, q	2.29, s
21	92.1, d	4.26, d (3.0)	6CH₃	9.9, q	2.01, s
22	61.2, t	5.14, d (11.0)	16 CH₃	16.1, q	2.28, s
		4.09, dd (11.0, 2.0)	17OCH₃	60.2, q	3.72, s
OCH₂O	103.1, t	6.07, d (1.0)	7'OCH₃	55.7, q	3.58, s
		5.98, d(1.0)	12NCH₃	41.1, q	2.23, s

注:根据 COSY 和去偶合谱归属氢信号,碳谱的归属根据 APT、DEPT 的归属。测定溶剂为 CD₃OD:CDCl₃(3:1)。* 信号与甲基信号重叠,+信号可以互换;()中的数据为偶合常数。

Et－743 的 HMBC 谱可以归属 H 与 C 间的相互关系,H 与 C 间相关性如图 16－6 所示[3]。通过一些重要的 HMBC 相关,归属出上述的 A,B 和 C 片段,如在 A 片段中,通过与 N－12 相连的 H₃C—H 与 C－11、C－12 的相关,确定>N—CH₃ 的连接位置;在 B 片段中,由 H－23 与 C－7,C－8 的相关,可以将片段中的过氧五环并合到苯环上,通过 H－22 与 C－1,C－9 以及 C－11' 的相关,可以将脂键连接到 B 片段的六元氮杂环的 C－1 位。但是,在 HMBC 谱中,C 片段的质子和碳原子不存在与 A 片段、B 片段以及分子中剩余下的 CH_2-12、硫原子的关联,因此,确定化合物中片段 C 片段的连接关系,对进一步确定骨架结构非常重要,由于化学位移和缺少耦合参数,需要将 C-12′附加到片段 C 的季碳 C-1′和硫键上;结合化学位移,将 C 片段的季碳 C-1′附加到此片段的 N-2′,确保硫键是稳定的,同时结合化学位移,将羰基碳 C-11′结合到 C-1′上。C 片段剩下的化学键以及氮原子连接到 B 片段的甲胺基的碳原子上。尽管对于结构片段—CH(N<)$_2$,其碳原子(δ 82.1)和氢原子(δ 4.26)的化学位移出现在极低磁场,但是与 safracin B 中的结构片段—CH—(OH)—N<的数据相吻合。因此,Et-743 的平面化学结构得以确定。

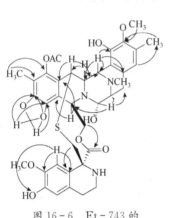

图 16-6　Et-743 的
HMBC 信号归属

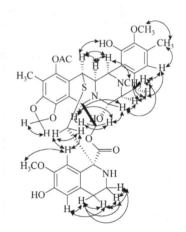

图 16-7　Et-743 结构中 H 与
H 的远程相关

Et-743 分子的相对构型可以通过 NOE 谱进行归属,如图 16-7 所示[3]。通过 H-1 与 H-3,H-3 与 H-11,H-11 与 H-12 以及 H-12 与 H-3 等大量的 NOE 相关,可以证明 H-1、H-3、H-11 及 H-13 在 Et-743 分子平面的同侧,从而可以确定 C-1,C-3、C-11 以及 C-13 的相对构型,但是通过 NOE 相关不足以证明 C-4 与 C-21 的相对构型,而 C-21 与 safracins 和 saframycins(C-21 和 H-1 表现了相似的化学位移和偶合常数)相同,并且基于 H-3 和 H-4 观测到的偶合数据是缺失的,假设 C-4 的构型与 bromosafracin A 相似的,但是这样同样是武断的。C-4,C-21 以及其他手性中心的构型,在后续的实验中得到证实。

(二)Et-743 绝对构型的确定

通过核磁、快原子轰击质谱和联用质谱技术(FABMS/MS)测得 Et-743 的结构为四氢化-β-咔啉取代的双四氢异喹啉生物碱,但是利用核磁数据,考虑了 NOE 效应,不能明确解决 C-1′或者 C-4 立体结构。Sakai 等[6]通过进一步的化学研究,从海鞘的细胞毒素提取物中分离的到 Et-743 的 N^{12}-氧化物,并重结晶得到了该化合物的单晶,通过晶体结构可以准确得到其化学结构,确定了分子中所有手性中心的相对构型,并表明 Ets 同 safracin 在 C-1 位具有相同的绝对构型,从而确定绝对构型手性中心 *R* (C-1),*R* (N-2),*R* (C-3),*R* (C-4),*R* (C-11),*S* (C-13),*S* (C-21)和 *R* (C-1′),并且证明了 B 环有轻微的弯曲,N-2、C-3、C-11、N-12、C-13 及 C-21 在 B 环平面的下面。

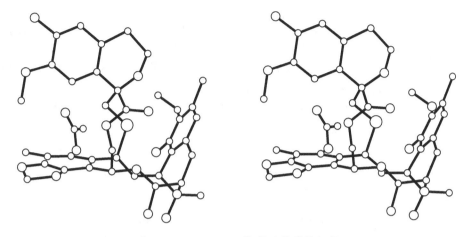

图 16-8 Et-743 N^{12}-氧化物单晶衍射

第二节 化学合成及构效关系研究

一、Et-743 的合成研究

Et-743 的产率极低,仅有 0.000 1%,其生物合成研究以及化学合成研究起初只是停留在学术研究阶段,但是随着结构优化以及药源问题的深入研究,生源合成研究、化学全合成研究以及两者的有机结合,已经成为一种必须的工作,并且对 Et-743 的药物发展有着深远的意义。并且了解其合成与构效关系研究可以让我们更加直观的了解 Et-743 的化学结构,更加突出海洋天然产物的特色。

(一)Et-743 的生物合成研究

Kerr 等[8]以两分子酪氨酸(**2**)或 *L*-DOPA(**3**)为原料,先用化学方法合成了环二肽(**4**),然后利用从海鞘中提取的酶作催化剂,合成了 Et-743,从而证明该类化合物的生源合成途径是由天然苯丙氨酸类化合物转化而来,如图 16-9 所示。这一研究可以指导对 Et-743 的仿生合成,可以让我们更加清楚地了解 Et-743 是哪些前体或者中间产物产生的,通过人为注入所需的前体氨基酸或者中间产物来增加 Et-743 的积累和产量,从而达到人工控制、定向培育的目的;同时还具备指导从海洋生源关系亲密的物种寻找新的海洋活性成分的作用。

(二)Et-743 的化学全合成研究[9~10]

由于以天然采集的海鞘提取物作为药物的来源使 Et-743 的发展受到限制,因此导致了 *Ecteinascidins* 成为天然产物全合成的热点,特别是 Et-743 的全合成研究,先后已经有四个研究小组完成了其全合成。1996 年,Corey 等[7]首次报道了 Et-743 的全合成。他们在构建该类五环骨架时巧妙地运用了两个经典反应:Strecker 反应和分子内 Mannich 反应,经过 40 多步反应,总收率为 0.53%得到目标化合物。他们首先用 Strecker 反应将

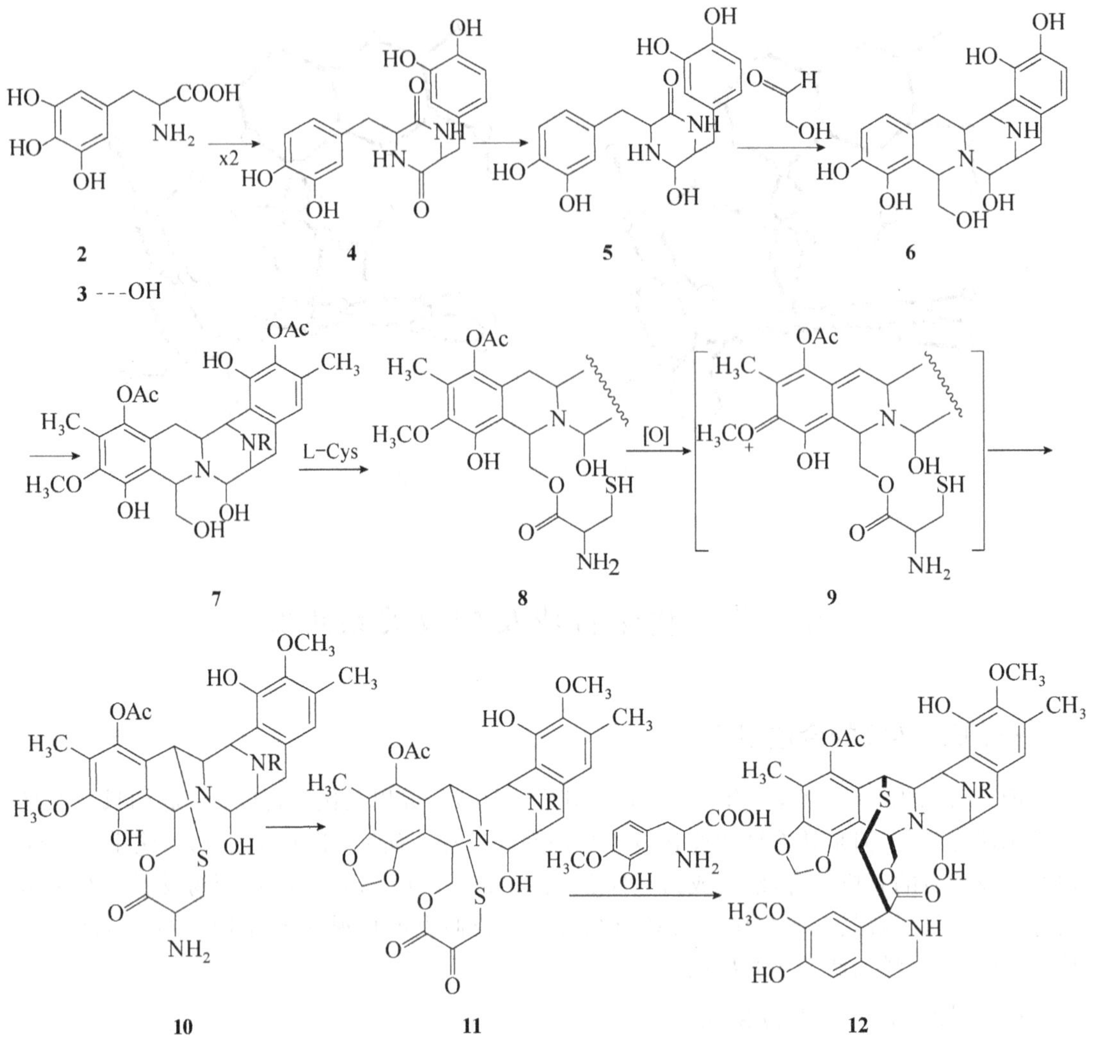

图 16-9　Et-743 的生物合成途径

一分子的四氢异喹啉衍生物(**13**)和另一分子取代的苯丙氨基醛(**14**)连接起来,再用
Mannich 反应进行分子内的合环,从而形成五环结构。该方法的优点在于,通过一步反应
同时搭建 C、D 两环,但由于两个前体化合物的合成非常繁琐,因而限制了该方法的适用
(图 16-10)。需要指出的是他们用与中间体(**17**)类似的化合物为起始原料不对称合成
了 saframycin A[7, 11]。

2000 年,Cuevas 等[12]由 cyanosafracin B (**21**)为起始原料进行了半合成研究,共经过
21 步反应以 1.0% 的总收率得到 Et-743。反应利用了原料与 Et-743 相似的五环骨架和
五个正确的手性中心,只是对其他部位的取代基进行结构修饰(图 16-11)。

2003 年,该小组又报道了 Et 家族其他化合物(Et-729,Et-745,Et-759B,Et-736,
Et-637,Et-594)的半合成研究。他们仍以 cyanosafracin B 为起始原料,通过对不同官能
团的保护、去保护及其他修饰最终得到目标化合物[13]。

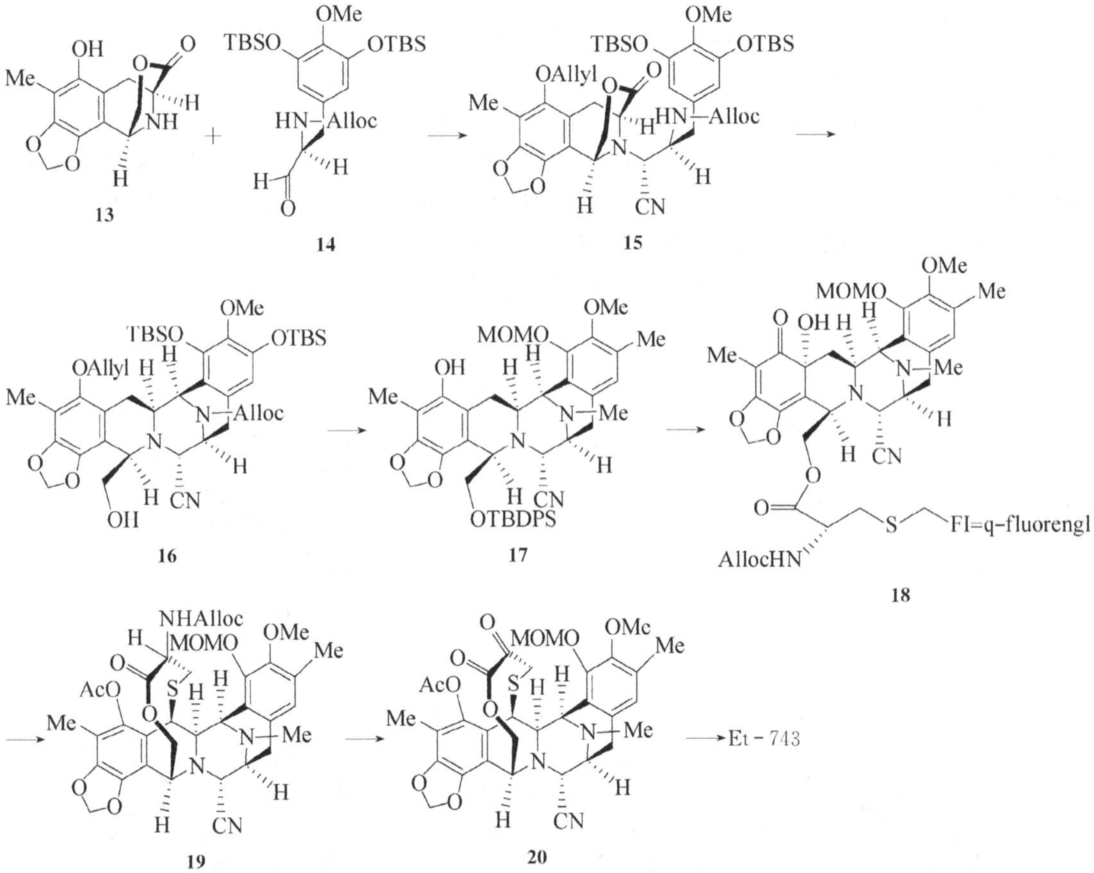

图 16 - 10　Corey 等人的 Et - 743 化学全合成路线

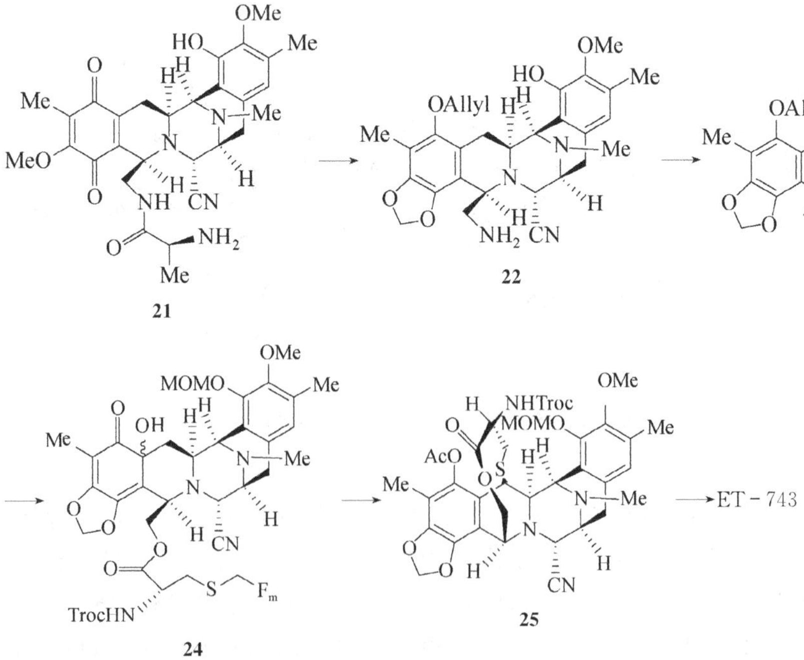

图 16 - 11　Cuevas 等人的 Et - 743 化学半合成路线

2002 年，Fukuyama 等[14]利用多组分反应完成了 Et－743 的全合成(图 16－12)。整个路线也经历了 40 多步反应,总收率达到 0.78%。他们首先分别合成出苯基甘氨醇衍生物(**26**)和碘代苯丙氨酸衍生物(**27**)两个结构片断,然后与对甲氧基苯基异氰化物(**28**)及乙醛(**29**)通过四组分 Ugi 缩合反应,生成二肽化合物(**30**)。通过一步反应就得到了关键五环中间体骨架。合环后,得到哌嗪二酮化合物(**31**),中间体(**32**)经过分子内 Heck 反应得到四环化合物(**33**),酚-醛环化构建五环中间体(**35**),酸诱导生成十元环硫化物(**36**),最后经 P－S 反应生成 Et－743。该路线是按照 C→D→B 依次构环的。

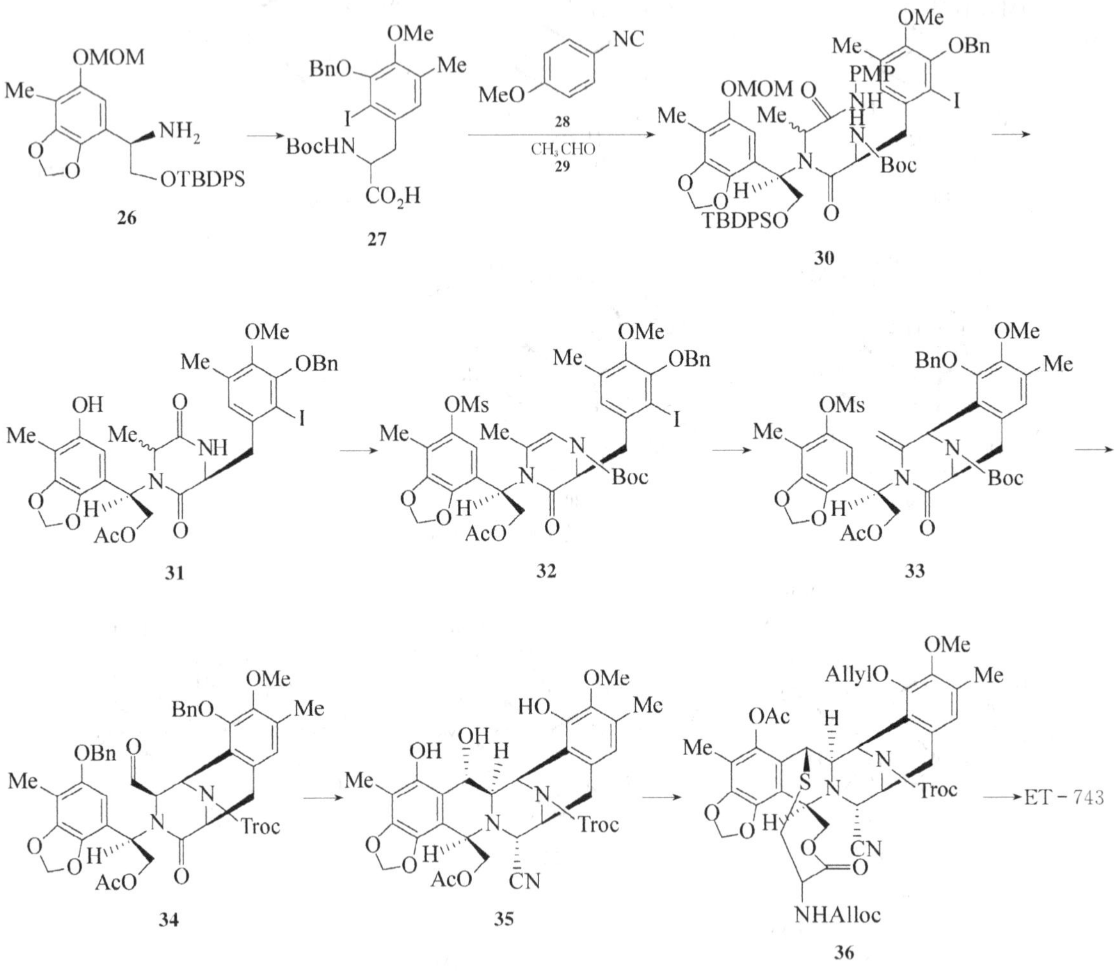

图 16－12　Fukuyama 等人的 Et－743 化学全合成路线

　　Zhu 等[15]于 2006 年报道了 Et－743 的全合成,构环顺序为 D→C→B。氨基醇 37 由 3-甲基儿茶酚经多步反应合成,手性中心为不对称催化氢化引入。化合物(**37**)与 Garner 醛经区域与立体选择性分子间 Pictet-Spengler 反应构建 D 环得化合物(**38**);**38** 经官能团转化生成化合物(**39**),经 N-烃化反应同化合物(**40**)连接得化合物(**41**);**41** 通过官能团转换经 Strecker 反应构建 C 环生成化合物(**43**),再通过 Pomerranz-Frisch 反应构建 B 环生成五环化合物(**44**)。化合物(**45**)经 7 步反应完成 Et-743 的全合成。该路线以 3-甲基儿茶酚为初始原料计算共经历 31 步反应,总收率 1.7%。同前两条合成路线相比较,由于没有特别苛刻的反应条件有可能适用于较大规模的制备,且总收率有所提高(图 16-13)。

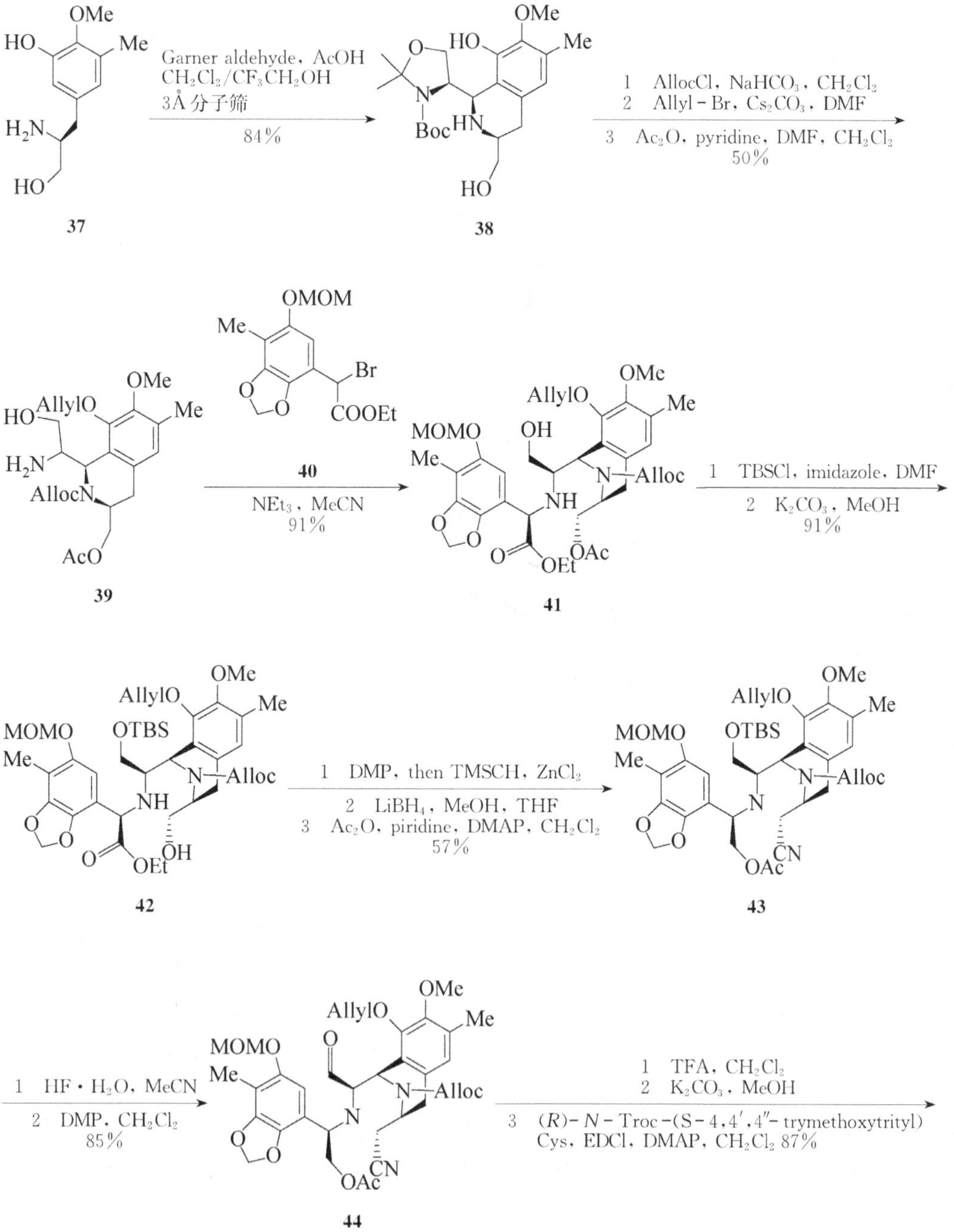

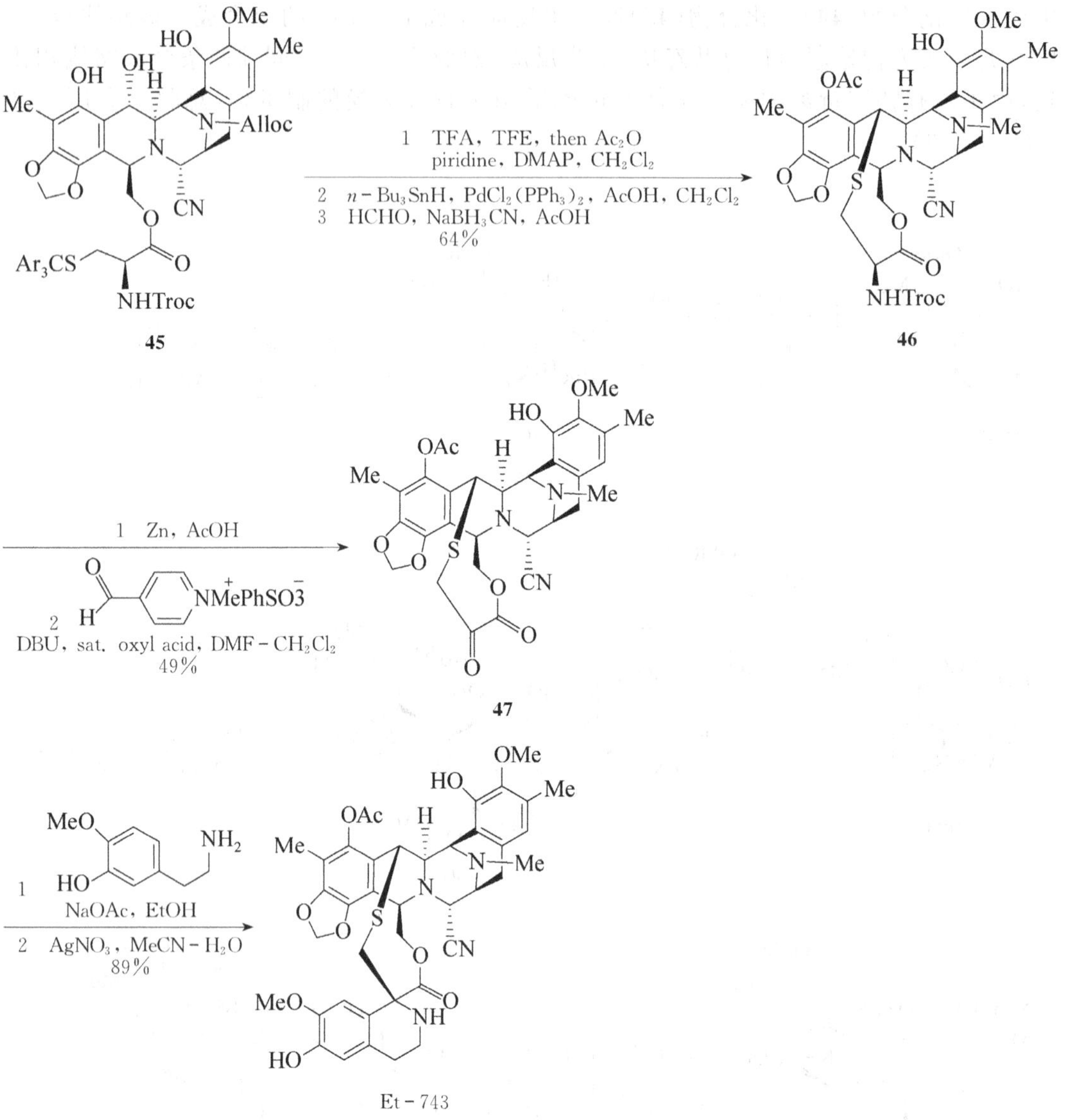

图 16-13　Zhu 等人的 Et-743 化学全合成路线

随后，Danishefsky 等[16]也于 2006 年完成了 Et-743 的全合成(图 16-14)，从初始原料(**48**)出发，经 13 步反应得化合物(**49**)，类 Pomerranz-Frisch 反应构建 B 环得化合物(**50**)，肽缩合连接左右两部分得化合物(**52**)，经消除反应在 C3—C4 引入烯键；经 Dess-Martin 氧化，分子内 Pictet-Spengler 反应构建 C，D 环得化合物(**54**)；再经 10 步结构修饰生成化合物(**58**)，该化合物为 Fukuyama 合成 Et-743 路线中的关键中间体，剩余部分同 Fukuyama 合成路线(图 16-12)。构环顺序为 B→C，D。该合成路线具有如下特点：①前体化合物可以从廉价原料方便直接的合成；②邻羟基苯乙烯结构片断进行插烯型分子内 Pictet-Spengler 反应构建 C、D 环；③通过对 C3=C4 烯键的环氧化，还原两步反应在 3 位引入羟基，并且确保 C3，C4 的正确构型。该路线的缺点是邻羟基苯乙烯结构片断进行插烯型分子内 Pictet-Spengler 反应构建 C、D 环一步的产率只有 42%～58%。

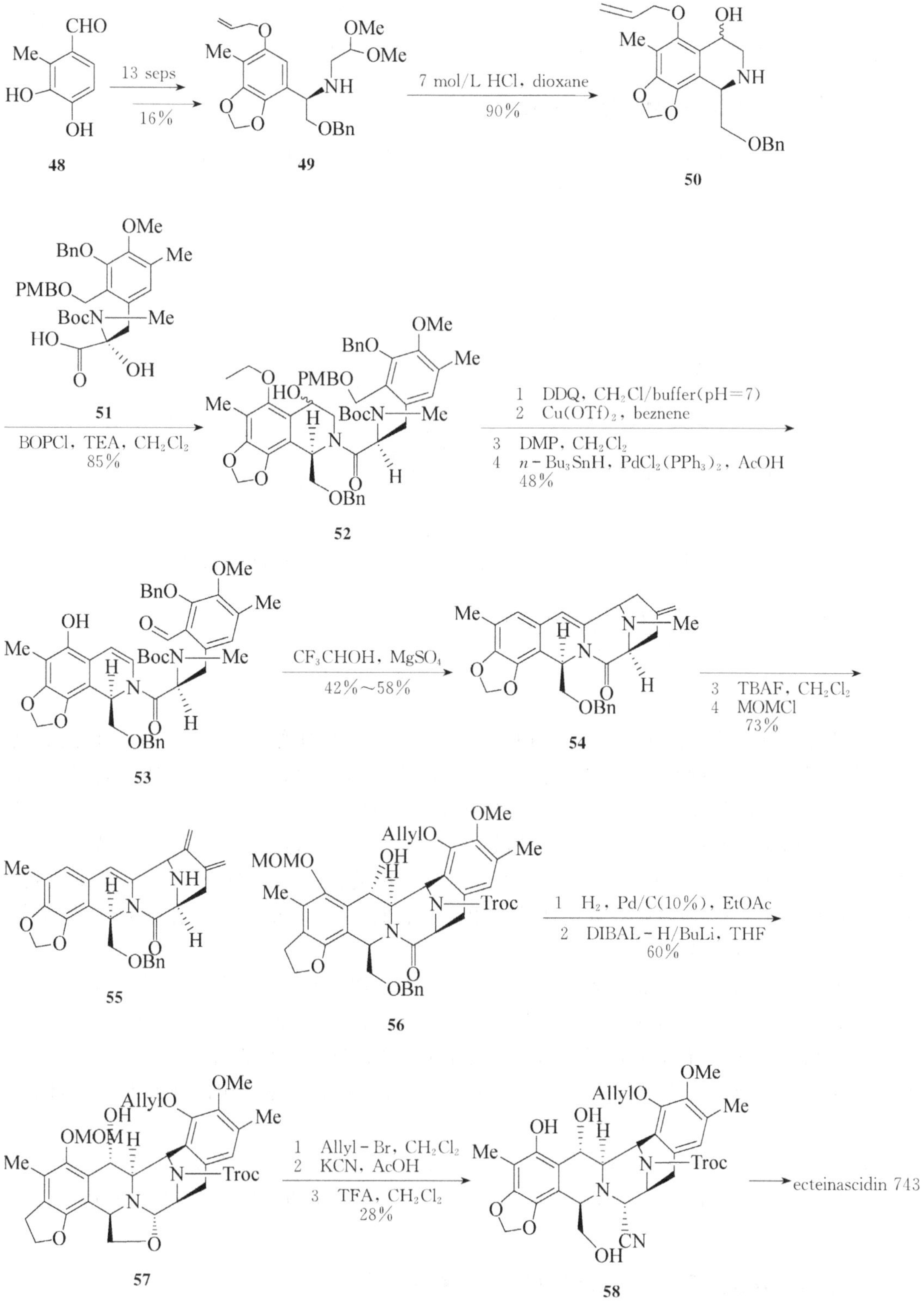

图 16－14　Danishefsky 等人的 Et－743 化学全合成路线

此外,还有一些研究小组也在进行 *Ecteinascidins* 的全合成研究,虽然没有完成最终产物的全合成,但在芳环修饰,五环骨架的构建上都有创造性的研究成果[17—20]。

二、Et-743 及其类似物构效关系研究

Et-743 类似物具有 Et-743 类化合物的五环骨架和五个正确的手性中心,我们对这些化合物进行生物学活性评价,研究其构效关系,以期寻找和发现新的结构先导化合物(图 16-15)。

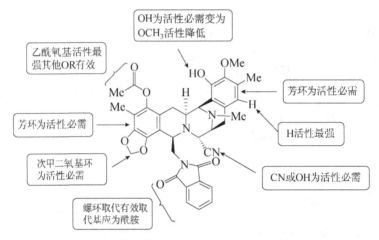

图 16-15　Et-743 衍生物 pathalascidin 的构效关系

在测定了这些化合物的抗肿瘤活性后,表明 Et-743 类似物具有与 Et-743 相同的抗肿瘤活性,只是 IC_{50} 有所不同。之后,进行了它们的构效关系研究,构效关系研究表明:五环分子骨架是主要的药效团,A 环上酚羟基必须用小基团保护,如乙酰基,丙酰基,甲氧乙酰基,甲磺酰基,甲基或乙基等,其中乙酰基最佳。但是 E 环上的酚羟基必须裸露,否则抗肿瘤活性降低。21 位最好是—OH 和—CN。当 1 位用苯甲酰胺,顺-环己烷-1,2-二羧酰亚胺,顺式-环己烯-1,2-二羧酰亚胺取代邻苯二甲酰亚胺时,也具有很强的抗肿瘤活性,但是邻苯二甲酰亚胺的活性最佳[21]。

对 C-1 位进行化学修饰,合成酯和酰胺类的化合物,研究表明,这些化合物的 IC_{50} 在 $10^{-6} \sim 10^{-7}$ mol/L 之间,就这些化合物而言:①酯类化合物,芳香族化合物的活性要高于脂肪族化合物,分子中含有不饱和双键和部分杂环化合物也具有较好的活性。②酰胺化合物,研究结果显示,酰胺化合物的活性不如酯类化合物,即使含有邻苯二甲酰亚胺基团,活性也一般。

综上所述,抗肿瘤活性研究结果表明,大部分的 Et-743 结构类似物的活性其 IC_{50} 在 $10^{-6} \sim 10^{-7}$ mol/L 之间,部分化合物保留了与 Et-743 相同的抗肿瘤活性,其 IC_{50} 达到 $0.1 \sim 1$ nmol/L。

三、Et-743 成药后药源问题的最终解决方法

药源问题常是海洋药物研发中遇到的最难解决的问题。由于天然采集需要大量人力、物力和财力,且很多物种在天然界存在的数量很少,单靠天然采集很难满足需求。药源问题

还需要通过探索水产养殖，化学合成等途径来解决。加勒比海鞘的海水养殖实验已取得成功，Et－743 的化学合成也在取得一步步的进展。

海鞘是雌雄同体的低级生物，常年能见到它繁殖的孢子，但是主要 3 月末至 5 月繁殖最旺盛。在佛罗里达进行的水产养殖研究试验证实，无论是在人工养殖场还是在大海里，加勒比海鞘都可以进行海水养殖。Ⅰ 期工程包括采集妊娠期的群落，将分离开的幼虫安置在养殖罐中不同材质的载体上，而后在养殖罐或大海中实施养殖实验。此项工程成功的证明了幼虫能附着在许多大小不同的材料上面，而后在大海或养殖罐中成长发育，最终长成加勒比海鞘的成熟群落。Ⅱ 期放大养殖工程的中期实验结果也同样令人鼓舞。海洋养殖已被证实是可靠和成功的。养殖罐中养殖实验也非常成功。虽然在养殖罐中海鞘成熟期要长一些，但是其产量却令人满意，也不失为放大技术的一种选择。

尽管加勒比海鞘的海水养殖实验已获成功，Et－743 的化学合成也是一条不容忽视的途径。近些年来，已经有多种 Et－743 的合成方案见诸报道。各种合成方案均具有一定的利弊，其中需要考虑的问题主要包括初始原料的经济问题、生产工艺问题、总收率问题、环境、经济与效益的协调问题等，所以各研发公司应该根据自身的具体条件选择具体的生产路径[22]。

第三节　Et－743 的药理活性、毒理学、药代动力学研究及临床研究

1990 年 Reinhart 等[4] 从 *E. turbinate* 中分离得到 Et－743 及其他类似化合物，随后 Scott 等[23] 又分离到 Et－722、736。在这一系列化合物中，其中含量最多、活性最高、化学结构最稳定的就是 Et－743。

一、Et－743 的抗肿瘤活性研究

Et－743 的基本结构为哌嗪并双四氢异喹啉的五环骨架，其与微生物来源 saframycins、naphthyridinomycins、safracins、quinocarcins 以及海洋来源的 jorumycin 和 renieramycin J 等的骨架相同。另外 Et－743 在环外有独特的硫桥结构。

（一）Et－743 的抗癌机制

Et－743 的抗癌机制极为复杂，多种机制并存：①Et－743 的抗癌活性可能与其结构中的 2 个四羟基异喹啉环能与 DNA 的小沟结合，导致 DNA 的一个鸟嘌呤残基烷基化有关。而且 2 个四羟基异喹啉环与 DNA 的小沟结合亦使 DNA 向大沟弯曲，使 DNA 构象发生改变，这可能是 Et－743 所独有的特点。另外 Et－743 凸出的第三环可能与未知的 DNA 结合蛋白作用。这也有可能是 ET－743 药效的关键[24]。②Et－743 的抗癌机制还有可能干扰肿瘤细胞的微管网络，减少微管纤维导致微管分布的变化，这和紫杉醇的作用相似[26]。③Et－743 可以抑制细胞的有丝分裂，阻止细胞周期 G1 到 G2 的生长，使其停留在 G2/M 期，引起 G2/M 期的积累，从而干扰细胞周期，抑制 DNA 的合成。Et－743 在 pM 级的浓度就可诱导细胞发生 S/G2 期阻滞，并且不改变 P－gp 及 B cl－2 的表达水平[25—26]。处于 G1 期的肿瘤细胞，特别是软组织肉瘤细胞对 Et－743 非常敏感。④在分子生物学的领域，我们

知道细胞 DNA 发生突变时,这种突变通常为 DNA 修复机制所修复。其中有一种修复机制,称为"核苷切除修复"(nucleotide excision repair,NER),即将损伤的 DNA 部分切除掉,替代以正确的 DNA 片段。而人体 NER 系统的缺陷将会导致紫外线诱发的皮肤癌和神经退行性疾病。研究表明,Et-743 的细胞毒性作用依赖于 Tc-NER(Transcription coupled Nucleotide Excision Repair)核苷酸转录合并切除修复途径的存在而与 P53 基因无关。因此,干扰这条 DNA 修复途径被认为是 Et-743 活性作用的中心所在[27]。⑤Et-743 能抑制 $hsp70$,$p21$ 等基因的诱导表达,另外,通过抑制 MDR1 基因的表达,Et-743 可以增强其他化疗药物的疗效,如 Et-743 与阿霉素和 taxol 合并用于治疗软组织肉瘤时具有协同作用。

(二) Et-743 的体外活性研究

体外研究表明,先给药阿霉素或顺铂,再给予 Et-743 对于软组织肉瘤细胞有较好的抑制作用[28]。体外实验中,Et-743 对骨肿瘤细胞也有较好的抑制作用[29]。Et-743 抑制白血病细胞 L1210 细胞生长的 IC_{50} 低至 0.5 ng/ml。Et-743 还可下调 P-gp,起着逆转 MDR 的作用[30](表 16-2)。

表 16-2　Et-743 的体外抑瘤结果　　　　　　　　　　　　　(mol/L)

肿瘤类型	IC_{50}	肿瘤类型	IC_{50}
Colon (直肠癌)	<1	SCL (小细胞肺癌)	23
CNS (中枢神经瘤)	<1	Breast (乳腺癌)	<100
Melanoma (黑色素瘤)	<1	Ovarian (卵巢癌)	2 020
Renal (肾癌)	<1	Prostate (前列腺癌)	3 430
NSCL (非小细胞肺癌)	4	Leukemia (白血病)	>10 000

(三) Et-743 的体内活性研究

当用 27 μg/(kg·d)剂量腹腔给药治疗鼠腹膜内植入的白血病时,每 4 天给药 1 次,共给 5 次,生命延长率达到 148%,用 13.4 μg/(kg·d)剂量腹腔给药治疗植入的 B16 黑色素瘤时,每天给药 1 次,共给 9 次,生命延长率达到 178%,在植入肿瘤细胞后,其存活率大于等于 60 天;皮下植入早期 MX-1 乳腺癌的裸鼠(植入后进行治疗)接受静脉注射最佳剂量 40 μg/(kg·d)和 60 μg/(kg·d)时,给药 5 天,分别有 70% 和 100% 的小鼠完全缓解,表明存在剂量依赖效应;当用 Et-743 对 MX-1 晚期乳腺癌进行治疗时(植入后第 9 天开始治疗),第 23 天最佳剂量完全缓解率达到 90%,第 58 天,又连续有 40% 完全缓解,表明 Et-743 对人乳腺癌治疗具有较大的潜能,而且在该剂量水平,治疗动物相关的体重减少很小,未发现药物致死;用 Et-743 对皮下植入人肿瘤的裸鼠进行静脉注射,如非小细胞肺癌、黑色素瘤、卵巢癌。剂量研究表明,间歇治疗(0、4、8 天)比分别连续治疗(1~2 天,13~15 天)效果更好,当用异环磷酰胺、达卡巴嗪、顺铂等阳性药作阳性对照时,Et-743 活性更高;对于皮下植入对顺铂耐药的 HOC18 卵巢癌细胞的裸鼠,在第 28 天开始静脉注射 Et-743,第 2 次在第 42 天,通过延迟治疗,模拟人体晚期癌症,该实验模型证明一是有效的[31](表 16-3)。

表 16-3 ET-743 的体内抑瘤结果

动物模型	肿瘤类型	活性	$T/C(\%)$	无肿瘤(天)
MX-1	乳腺癌	9/10 CR	<1	9/10 (23)→4/10(58)
MEXF989	黑色素瘤	6/6 CR	0.2	6/6 (35)
LXFL529	非小细胞肺癌	3/4 CR	0.1	3/7 (33)
HOC22	卵巢癌	5/6 CR	<1	5/6 (120)
MRIH121	肾癌	5/5 PR	30	—/5 (39)
PC2	前列腺癌	5/5 PR	44	—/5 (20)

二、Et-743 的毒理学研究

Ghielmini 等检测了不同剂量 Et-743 对造血细胞的毒性,并用一系列人体肿瘤细胞确定 Et-743 的"体外"治疗指数,研究表明,长时间(24 h)给药或重复给药(1 次/天,给药 5 天)对骨髓的毒性比单独 1 h 给药毒性更大,但是长时间给药有更好的体外治疗指数。在体外对一系列非肿瘤细胞的毒性试验中发现,Et-743 对肝脏细胞、骨髓细胞均有毒性,对心脏细胞有较少毒性,但对肾脏细胞和骨骼肌细胞不敏感。在 Et-743 对鼠造血干细胞毒性研究中发现,骨髓细胞用 Et-743 给药,培养 24 h,使之成为成熟血细胞,然后与未处理的细胞相比较,试验表明,Et-743 对造血干细胞的毒性中等,用 Et-743 得不到长期的骨髓抑制。

Et-743 在体内毒性主要表现为血液和肝脏毒性,其敏感程度由高到低依次为:雌性大鼠、雄性大鼠、狗、小鼠、猴子。剂量限制性毒性(doselimiting toxieities,DLT)为血液和肝脏毒性,其中雌性大鼠比雄性大鼠敏感,而雄性狗比雌性狗敏感,在小鼠、大鼠、狗中,单剂量和多剂量有相似的毒性形式。在单剂量时,毒性表现为白细胞减少、贫血及中度血小板减少,所有反应在 3~4 周后消失,肝脏毒性表现为转氨酶升高;多剂量研究表明 DLT 的发病率及严重性可能和血浆峰浓度有关,对猴子进行最高耐受剂量(maximum tolerated dose,MTD)研究时会产生中度血液毒性和轻微的肝毒性。在 I、II 期 I 临床研究中表现出的毒性主要为 DLT,包括白血球减少、中性粒细胞减少、血小板减少、转氨酶升高、恶心和呕吐。

三、Et-743 的药代动力学研究

ET-743 的代谢产物主要是由非酶作用产生的 Et-743 主链断裂后的产物,在血浆中发现痕量的脱乙酰化产物,虽然在患者胆汁、尿或血浆中未检测到葡萄糖苷酸化的产物,但是在体外试验中检测到了此产物。

在对 69 例软组织肉瘤患者每 3 周进行 1 次 24 h 连续静脉注射 1 500 μg / m^2 剂量 Et-743 的 II 期 I 临床试验中,所有患者都具有正常或接近正常的肝肾功能,药代动力学研究表明,血浆峰浓度为(1.14±0.5) ng / ml,药-时曲线下面积(area under concentration-time curve,AUC)为(39.9±16.6) $ng \cdot h$ / ml,总清除率(CL)为(36.7±16.4)L / h,研究表明 CL 和体表面积(body surface area,BSA)($r=0.13$)、体重($r=0.058$)、身高($r=0.21$)、理想体重($r=0.20$)或身体质量指数($r=0.13$)无相关性,从 BSA 不能给出 Et-743 的标准剂量。

四、临床实验

Et-743 具有抵抗多种肿瘤细胞株、啮齿类动物肿瘤和人体外培养的移植肿瘤等多种肿瘤的潜在的细胞毒活性。最近在欧洲、俄罗斯、韩国等地通过批准,以药名"Yondelis®"上市,用于治疗晚期软组织肉瘤,同时也通过了乳腺癌、前列腺癌及卵巢癌的临床实验。Et-743 的抗增殖活性要比红豆杉醇、喜树碱、丝裂霉素 C 和顺铂更高。

(一)Et-743 的 I 期临床实验

对于软组织肉瘤,Et-743 的活性作用在 I 期临床实验中就显现出来[32~33]。在 Et-743 正式用于该组织疾病的实验之前,一项来自 I 期实验和酌情使用 Et-743 的汇总分析,报告 25 例软组织肉瘤患者中有 14 例在使用 Et-743 之后,病情得到了控制[34]。

(二)Et-743 的 II 期临床实验

随后,在之前化疗失败的患者中进行了一系列 II 期实验,所有实验对象使用 Et-743 1.5 mg/m² 剂量,持续 24 h 静脉输注,每 3 周一次。欧洲癌症研究和治疗组织对 99 例可评估的患者[35],进行了 Et-743 的相关研究,总共 410 个疗程。其中,8 例部分缓解,45 例病情稳定(44%),在 26% 的病例中病情稳定时间大于 6 个月。两者合计(部分缓解+无变化)显示出 53% 的抑制率(95%CI,42% 至 62%),疾病进展时间的中位数为 105 天,6 个月无进展存活率为 29%,中位生存时间是 9.2 个月。在胃肠道间质瘤中,没有发现 Et-743 的活性作用[36]。

Yovine[37]等治疗了 52 例患者,和 EORTC 治疗的患者相比,这 52 例患者在使用 Et-743 治疗之前,都进行了更大程度的化疗。这 52 例患者都进行了中位数为 3 疗程的治疗(范围 1~20),28% 的患者接受了 6 个以上的疗程。两例部分缓解,13 例(25%)病情稳定,病情进展抑制率为 29%(95%CI,17%~43%)。6 个月的无进展生存率为 24%,中位生存时间为 12.8 个月,30% 的患者存活超过 2 年。

Garcia-Carbonero[38]等治疗了 36 例,1 例完全缓解,2 例部分缓解,整体回应率为 8%(95%CI,2%~23%),缓解时间可持续至 20 个月。遗憾的是,Garcia-Carbonero 没有提供病情稳定患者的数据,但一年进展率和总生存率分别为 9%(95%CI,3%~27%)和 53%(95%CI,39%~73%)。在一项正在开展的随机化 II 期实验中,比较 3 周和 24 h 的相同输注量[39],病情进展抑制率变化于 47% 至 64% 之间。

值得一提的是所有 II 期实验的患者,都是诊断明确的患者,有的甚至处于肿瘤快速进展期[40],这表明针对某些病例有更佳的反应率,不存在选择偏倚。尽管缺少随机化数据,但不同研究小组的数据都表明,研究结果的出奇一致性不是患者选择所致,而是一个真实的观察结果。

在 JCO 中,Garcia-Carbonero[41]等报告了 Et-743 在剂量为 1~5 mg/m²,每天一次,24 h 持续静脉输注的相关经验,治疗的 36 例患者,在使用 Et-743 之前,都未曾接受过化疗。前期的新辅助/辅助性化疗病例可以考虑进入研究中,但必须是在研究前 12 个月进行化疗的患者,约占总人数的 11%,35 例可评估患者中,有 6 例患者对治疗有反应性(1 例完全缓解,5 例部分缓解),总体反应率为 17%(95%CI,7% 至 34%),如果除外 1 例软骨肉瘤病例,总体反应率为 18%。在治疗的患者中,肿瘤体积超过 5 cm 的占 2/3,在 19% 的患者中,肿瘤体积大于 10 cm。由此可以看出,研究者并未故意选择对 Et-743 有更佳反应率的患者。

在Ⅱ期临床实验中,Et-743 被用于治疗卵巢癌、直肠癌、乳腺癌、非小细胞肺癌、黑色素瘤和间皮瘤等多种类型的癌症,而治疗效果最显著的是软组织肉瘤、乳腺癌和卵巢癌;在 3 项包括 189 名先前接受过治疗的软组织肉瘤患者的Ⅱ期临床研究数据表明,Et-743 能使 50% 的患者产生抗癌应答及病情稳定,中位生存期为 10.3 个月,19.8% 的患者无进展生存中位数为 6 个月,29.3% 的患者生活期在 2 年以上。Et-743 对其他化疗药物如阿霉素和异环磷酰胺无效的患者也有效。Et-743 能被患者很好地耐受,剂量限制毒性(dose-limiting toxicity, DLT)不累积、可逆和可控,不同于其他细胞毒药物的是其没有心脏和神经毒性,秃头症也很少。其他最新临床数据也证实,Et-743 治疗软组织肉瘤疗效显著,能提高患者的生存率。

（三）Et-743 的Ⅲ期临床实验

在Ⅲ期临床实验中,ET-743 被用于治疗软组织肉瘤和卵巢癌。欧盟和 FDA 已先后认同 Et-743(商品名 Yondelis)是治疗软组织肉瘤和卵巢癌的罕见药物[42]。

第四节　Et-743 成药上市以及上市后面临的问题

Yondelis®(trabectedin)是西班牙 Zeltia 公司和美国强生公司联合研制的首个海洋源性抗肿瘤生物药物,Zeltia 公司是专门从事从海洋生物提取生物制剂的高科技公司,有多种生物制剂药物在市场销售,另有多种药物处在研制临床实验阶段。Yondelis® 欧盟批号为 EU/1/07/417/001, trabectedin 为海洋生物 Ecteinascidia turbinata 的提取物,作为一种全新概念的抗肿瘤生物制剂,它直接作用于肿瘤细胞中 DNA 短支的缺口,影响并抑制蛋白质的合成,从而抑制肿瘤细胞的分裂和成长,达到抑制恶性肿瘤的作用,也认为是一种全新的细胞毒性药物,尤其用于治疗进展型软组织肉瘤的二线治疗。

治疗中,主要不良反应为骨髓抑制,Ⅰ＋Ⅱ级白细胞下降,血小板下降,恶心呕吐,Ⅲ＋Ⅳ级的脱发症状,静脉炎,肝功能异常,ALT 升高,疲劳乏力Ⅲ＋Ⅳ级。经观察,不良反应无累积。

Trabectedin 作为世界首个海洋源性生物抗癌药物,仍有尚未解答的问题,这也是今后要继续研究的方向,我们认为应该在以下几点展开进一步的研究:

（1）有关其毒副作用,既避免毒副作用的方法。

（2）由于上市时间不长,在与其他药物的联合用药及配伍疗效有待研究。目前 Trabectedin 主要用于对化疗不敏感或无效的患者,即为软组织肉瘤的二线药物,作为一线药物的治疗研究正在继续,需要一段时间。

（3）考虑到 Trabectedin 治疗肿瘤的原理的特异性,现在利用 Trabectedin 对卵巢癌及其他种类肿瘤的临床研究也正在进行。

（4）对于 Trabectedin 的药物合成,在反应条件、收率、产品质量、成本等方面仍有许多需要改进和研究的地方。

近 30 年来,那些对于标准治疗策略无反应的患者都找不到其他的治疗选择,虽然 Trabectedin 仍有以上许多尚未解决的问题,Trabectedin 的问世对他们来说也还是一条好消息。研究表明:对未接受治疗的、不能切除的、局部晚期或转移性软组织肉瘤患者,采用 Trabectedin 治疗能获得良好的应答效果,患者病情无进展,生存期也明显增高。

参考文献

[1] 史清文,霍长虹,李力更等. 海洋天然产物研究的历史回顾[J]. 中草药,2009,11:1687－1695.

[2] 徐任生,叶阳,赵维民. 天然产物化学(第二版)[M]. 北京:北京科学技术出版社,2004:711－712.

[3] 吴立军. 天然产物化学(第五版)[M]. 北京:人民卫生出版社,2007:410－414.

[4] Kenneth LR,Tom GH,Nancy LF,et al. Ecteinascidins 729,743,745,759A,759B,and 770: Potent Antitumor Agents from the Caribbean Tunicate *Ecteinascidia turbinata* [J]. Journal of Organic Chemistry, 1990,55(15):4512－4515.

[5] Verschraegen CF,Glover K. Et－743. (PharmaMar/NCI/Ortho Biotech) [J]. Current Opinion In Investigational Drugs, 2001,2(11):1631－1638.

[6] Sakai R,Rinehart KL,Guan Y,et al. Additional antitumor ecteinascidins from a Caribbean *tunicate*: Crystal structures and activities in vivo [J]. Proceedings of the National Academy of Sciences, 1992, 89:11456－11460.

[7] Corey EJ,Gin DY,Kania RS. Enantioselective Total Synthesis of Ecteinascidin 743 [J]. Journal of the American Chemical Society, 1996,118:9202－9203.

[8] Shanti J,Joann MK,Russell GK. Diketopiperazines as Advanced Intermediates in the Biosynthesis of Ecteinascidins [J]. Tetrahedron, 2000,56(21):3303－3307.

[9] 王晔,唐叶峰,刘站柱等. Saframycins 及 Ecteinascidins 化合物的合成研究进展[J]. 有机化学,2005, 25(1):42－52.

[10] 廖祥伟,董文芳,刘站柱等. 抗肿瘤活性四氢异喹啉生物碱全合成研究进展[J]. 有机化学, 2010,30 (3):317－329.

[11] Martinez EJ,Corey EJ. Enantioselective Synthesis of Saframycin A and Evaluation of Antitumor Activity Relative to Ecteinascidin/Saframycin Hybrids [J]. Organic Letters, 1999,1(1):75－78.

[12] Cuevas C,Pérez M,Martín MJ,et al. Synthesis of Ecteinascidin ET－743 and Phthalascidin Pt－650 from Cyanosafracin B [J]. Organic Letters,2000,2 (16):2545－2548.

[13] Menchaca R,Martínez V,Rodríguez A,et al. Synthesis of Natural Ecteinascidins (ET－729, ET－745, ET－759B, ET－736, ET－637, ET－594) from Cyanosafracin B [J]. Journal of Organic Chemistry, 2003,68(23):8859－8866.

[14] Atsushi E,Yanagisawa A,Fukuyama T,et al. Total Synthesis of Ecteinascidin 743 [J]. Journal of the American Chemical Society,2002,124(23): 6552－6554.

[15] Chen J,Chen X,Zhu J,et al. Total Synthesis of Ecteinascidin 743 [J]. Journal of the American Chemical Society, 2006,128(1):87－89.

[16] Zheng S,Chan C,Danishefsky SJ,et al. Stereospecific formal total synthesis of ecteinascidin 743 [J]. Angewandte Chemie International Edition, 2006,45(11):1754－1759.

[17] Chandrasekhar S,Ramakrishna RN,Srinivasa RY. Synthetic studies on Ecteinascidin－743: synthesis of building blocks through Sharpless asymmetric dihydroxylation and aza-Michael reactions [J]. Tetrahedron,2006,62(51):12098－12107.

[18] Fishlock D,Williams RM. Synthetic Studies on Et－743. Asymmetric,Stereocontrolled Construction

of the Tetrahydroisoquinoline Core via Radical Cyclization on a Glyoxalimine. Organic Letters，2006，8 (15)：3299 - 3301.

[19] Fishlock D，Williams RM. Synthetic studies on Et - 743. Assembly of the pentacyclic core and a formal total synthesis [J]. Journal of Organic Chemistry，2008，73(24)：9594 - 9600.

[20] González JF，Salazar L，Avendaño C，et al. Synthesis of phthalascidin analogs [J]. Tetrahedron，2005，61(31)：7447 - 7455.

[21] 王晔. 海洋天然产物 ET - 743 结构类似物的合成及抗肿瘤活性研究[D].北京:中国协和医科大学，2005.

[22] 易杨华,焦炳华. 现代海洋药物学[M].北京:科学出版社，2006：408 - 409.

[23] Scott JD，Williams RM. Chemistry and biology of the tetrahydroisoquinoline antitumor antibiotics [J]. Chemical Reviews，2002，102(5) ：1669 - 1730.

[24] Aune GJ，Furuta T，Pommier Y. Ecteinascidin 743：a novel anticancer drug with a unique mechanism of action [J]. Anticancer Drugs，2002，13(6)：545 - 555.

[25] Minuzzo M，Marchini S，Mantovani R，et al. Interference of transcriptional activation by the antineoplastic drug ecteinascidin - 743 [J]. Proceedings of the National Academy of Sciences of the United States of America，2000，97(12)：6780 - 6784.

[26] Friedman D，Hu Z，Kolb EA，et al. Ecteinascidin - 743 inhibits activated but not constitutive transcription [J]. Cancer Research，2002，62(12)：3377 - 3381.

[27] Takebayashi Y，Pourquier P，Popescu N，et al. Antiproliferative activity of ecteinascidin 743 is dependent upon transcription-coupled nucleotide ex cision repair [J]. Nature Medicine，2001，7(8)：961 - 966.

[28] Scotlandi K，Perdichizzi S，Manara MC，et al. Effectiveness of ecteinascidin - 743 against drug-sensitive and-resistant bone tumor cells [J]. Clinical Cancer Research，2002，8：3893 - 3903.

[29] Simmons TL，Andrianasolo E，McPhail K，et al. Marine natural products as anticancer drugs [J]. Molecular Cancer Therapeutics，2005，4：333 - 342.

[30] Kanzaki A，Takebayashi Y，Ren XQ，et al. Overcoming multidrug drug resistance in P-g lycoprote in / MDR1-overexpressing cell lines by ecte inascid in 743 [J]. Molecular Cancer Therapeutics，2002，1：1327 - 1334.

[31] Jimeno JM，Faircloth G，Cameron L，et al. Progress in the acquisition of new marine-derived anticancer compounds：development of ecteinascidin - 743 [J]. Drugs of the Future，1996，21(11)：1155 - 1165.

[32] Twelves C，Hoekman K，Bowman A，et al. Phase I and pharmacokinetic study of Yondelis (ecteinascidin - 743；ET - 743) administered as an infusion over 1 h or 3 h every 21 days in patients with solid tumours [J]. European Journal of Cancer，2003，39：1842 - 1851.

[33] Cvitkovic RS，Figgitt DP，Plosker GL. Ecteinascidin - 743 (ET - 743) [J]. Drugs，2002，62 ：1185 - 1192.

[34] Delaloge S，Yovine A，Taamma A，et al. Ecteinascidin - 743：A marinederived compound in advanced，pretreated sarcoma patients-Preliminary evidence of activity [J]. Journal of Clinical Oncology，2001，19：1248 - 1255.

[35] Le Cesne A，Blay JY，Judson I，et al. Phase Ⅱ study of ET - 743 in advanced soft tissue sarcomas：A European Organisation for the Research and Treatment of Cancer (EORTC) Soft Tissue and Bone Sarcoma Group trial [J]. Journal of Clinical Oncology，2005，23：576 - 584.

[36] Blay JY，Le Cesne A，Verweij J，et al. A phase Ⅱ study of ET - 743/trabectedin (Yondelis) for patients with advanced gastrointestinal stromal tumours [J]. European Journal of Cancer，2004，40：

1327－1331.

[37] Yovine A,Riofrio M,Blay JY,et al. Phase Ⅱ study of ecteinascidin－743 in advanced pretreated soft tissue sarcoma patients [J]. Journal of Clinical Oncology,2004,22:890－899.

[38] Garcia-Carbonero R,Supko JG,Manola J,et al. Phase Ⅱ and pharmacokinetic study of ecteinascidin 743 in patients with progressive sarcomas of soft tissues refractory to chemotherapy [J]. Journal of Clinical Oncology,2004,22:1480－1490.

[39] Samuels BL,Rushing D,Chawla SP,et al: Randomized phase Ⅱ study of trabectedin (ET－743) given by two different dosing schedules in patients with leiomyosarcoma or liposarcomas refractory to conventional doxorubicin and ifosfamide chemotherapy [J]. Processing of American Society of Clinical Oncology,2004,40:818.

[40] Lopez-Martin JA,Verweij J,Blay J,et al. An exploratory analysis of tumor growth rate (TGR) variations induced by trabectedin (ecteinascidin－743,ET－743) in patients (pts) with pretreated advanced soft tissue sarcoma (PASTS) [J]. Processing of American Society of Clinical Oncology,2003,22:819.

[41] Garcia-Carbonero R,Supko JG,Maki RG,et al. Ecteinascidin－743 (ET－743) for chemotherapy-naive patients with advanced soft tissue sarcomas:Multicenter phase Ⅱ and pharmacokinetic study [J]. Processing of American Society of Clinical Oncology,2005,23:5484－5492.

[42] 郭雷,宋晓凯,王淑军等. 海洋抗肿瘤药物的临床研究进展[J]. 海洋科学,2010,34(3):82－87.

（林厚文）

结　语

　　21世纪是海洋的世纪,进入21世纪的人类社会面临着日益严重的"人口剧增,资源匮乏,环境恶化"三大问题的严峻挑战。随着陆地资源的不断减少,开发海洋、向海洋索取食物和药物变得日益迫切和重要。而随着全球气候变化和环境污染的日益加重,许多海洋生物种类在人类还未来得及跟他们见面、起名或编号之前就悄悄灭绝了。因此更有必要加强和加速海洋生物资源的种类研究,通过系统深入的生物学和化学研究,尽快获得其对人类有重要应用价值的内在信息,并使其能早点为人类的生存和发展服务。

　　医药工业资源的匮乏与膨胀性的发展需求之间的矛盾,极大地加剧了各国政府以及医药公司间日益激烈的竞争,也对我国本就孱弱的药物研究及产业发展提出了极大挑战。一方面,尽管在海洋资源和海洋药物研究历史等方面我国拥有着一定的优势,但在近代海洋生物开发利用方面远远落后于西方发达国家却是不争的事实。以新药研究为例,美国及欧洲已经在创新性海洋药物的研究方面做出了令人瞩目的成果和突出贡献,近年来已经上市的海洋新药就有3个,在临床各阶段研究的新药14个,而近十年来进行临床前研究的新药先导化合物多达1 458个;但目前国内新药研究工作还较多地停留在初级代谢产物的研究和开发阶段,如海藻多糖、甲壳素和酶制剂等。这些活性物质作为药品及保健品在促进人们健康、提高生活质量方面发挥了重要的作用。但这些大分子物质的化学结构、理化性质和作用机制不明确,作为药品在品质控制及知识产权保护方面存在困难,这对形成自主知识产权的创新成果十分不利。而具有自主知识产权、结构明确、机理清楚已进入临床研究的小分子海洋新药或完成临床前研究的候选新药先导化合物目前我国几乎还没有。中国具有自主知识产权海洋新药的研究任重而道远。另一方面,欧美和日本等发达国家在海洋生物学、海洋天然产物化学、海洋化学生态学等研究方面较为领先,出于知识产权的考虑,他们对许多更有意义的研究工作大多申请了专利保护。不仅如此,近年来这些国家的研究触角已伸到了我国的近海邻国,如泰国、越南、菲律宾等,这对我国将是一个潜在巨大的威胁,如不针锋相对加快对我国生物资源的开发和研究,将有可能在不久的将来,我国海域内海洋生物中的宝贵物质将会因国外知识产权的保护而不能得到有效利用。

　　为应对这种局面,尤其是在我国加入WTO后医药领域面临更加严峻的知识产权和研究创新的挑战,国内近年来显著加大了对海洋资源开发利用的重视和资金投入,制定了《中国海洋21世纪议程》并将海洋生物技术列入"863"高新技术研究发展规划,在国家计划的宏观指导调控下,国家十五海洋"863"计划首次将"海洋药物研究"列为一个独立专题,并启动了以提供新药先导物为目的的海洋天然产物研究项目。通过两个五年计划的实施,我国海洋药物研究由早期的零星、分散研究逐步进入了一个快速发展期,在新技术应用及新研究方向开展等方面均取得了长足进步,缩小了与发达国家的差距。目前,HPLC 等高端色谱分离仪器设备以及 NMR、MS 等昂贵的波谱分析仪器以及二维 NMR 及高分辨 MS 等先进技术得到普遍应用,尤其是 HPLC-MS、HPLC-NMR 等各种新技术的应用,在化合物的甄别、定位方面显示出强大的作用,提高了有效部位和有效成分的分离和纯化效率;逆流分配色谱及串联 HPLC 等新型色谱技术的应用,在减少样品损耗、提高分离效果方面达到了新的高度。在化合物结构鉴定方面,已经不满足于化合物简单的平面结构和相对构型的确定,开始注重绝对构型鉴定技术的应用。在普遍应用经典的激子手性法及化学沟通方法等技术的基础上,成功地将改良的 Mosher 法引入到国内海洋天然产物化学领域,随后在 ECD 结合量子化学计算应用于复杂分子的绝对立体构型鉴定技术方面进行了一系列探索,使这一经典技术得到更为广泛的应用。晶体衍射技术由于 X 射线发生器由钼靶到铜靶的改进,也使得原来必须有重原子才能确定的绝对立体构型目前在氧原子的存在下即可得以解决。与此同时,这一时期在分子生物学技术领域的发展和突破,导致对于海洋活性物质的筛选和评价系统也得到长足的发展和完善。初期的动物模型被现在的分子和细胞模型所代替,大大地降低了对被筛选样品量的要求。尤其高通量、高内涵筛选技术的发展提高了活性测试的效率、降低了活性测试的费用,使生物学与化学的紧密沟通和完美结合得以实现,推动了我国海洋天然产物研究的进步和加速发展。

但是,一个不能回避的事实是,海洋资源考察的不全面性、海洋标本采集的随机性以及海洋分子本身的复杂结构及不稳定性,使海洋天然产物研究的难度大大提高,极大阻碍了我国海洋天然产物研究的进程及队伍建设,海洋天然产物研究从总体上来说还是我国天然产物研究领域最薄弱的环节。到目前为止,国内得到系统研究的海洋生物仅数百种。这与中国海洋大国的地位极不相称,也与全球海洋天然产物作为热点研究领域的现状格格不入。要想改变这种落后局面,尽快赶上世界先进水平,开发出具有自主知识产权的创新海洋药物,就必须重视和开展扎实的海洋生物学、生态学、化学及药理学等多方面的基础研究。以期从分子结构的基础上了解认识海洋生物体内代谢的本质,从而提供足够的新颖化合物供药理筛选,提高新药先导物发现的几率,最终研究出具有中国自主知识产权的海洋新药。

海洋生物已经是、并将继续是为新药开发提供结构独特新颖的生物活性化合物的重要和丰富的资源宝库。通过对海洋天然产物的研究,大量结构新颖的化合物不断被发现,这丰富了有机化学的内容,不断加深人类对于海洋乃至自然界的认识。近年来,我国海洋天然产物化学研究领域特别值得关注的一个工作领域是海洋软体动物及其食源生物的化学和化学生态学研究。相同类型的化合物在不同种类的动物中被发现,不但可以解决这些化学物质的来源问题,也为以后的人工培养和工业化生产埋下了伏笔,同时对阐明生物间共生、共栖以及捕食-被捕食的生态关系提供了化学依据。

海洋天然产物研究发展到今天,已经从天然产物化学辐射到药理学、生态学、分类学、分子生物学、地质学、材料学和物理学等诸多相关学科。各学科间的交叉越来越多,相互影响越来越大。相关学科的技术进步,会降低天然产物研究的难度并提高研究效率;而天然产物研究水平的提高又反过来会进一步促进相关学科的发展。

　　海洋世界是一个统一、和谐的整体,对海洋天然产物的研究是人类求得生存和发展的需要,也是人类认识海洋、保护环境的过程。任何以破坏生态为代价的掠夺式开发都是不足取,也是不道德的。运用现代科学技术合理的开发和利用海洋,使之造福于人类,是应当引起科学工作者乃至全社会充分重视的问题。

（张　文）